Médecine et santé dans les campagnes

Medicine and Health Care in the Countryside

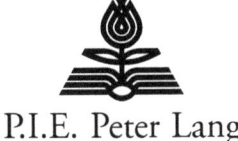

P.I.E. Peter Lang

Bruxelles · Bern · Berlin · New York · Oxford · Wien

Histoire des mondes modernes

Volume 6

Directeur de collection

Pr. François-Joseph Ruggiu, *Université Paris-Sorbonne (Paris)*

Conseil scientifique

Dr. Guillaume Carré, *École des Hautes Études en Sciences Sociales (Paris)*

Pr. Charlotte de Castelnau, *Université Paris-Diderot (Paris)*

Pr. Charles-ÉdouardLevillain, *Université Paris-Diderot (Paris)*

Pr. Alain Tallon, *Université Paris-Sorbonne (Paris)*

Dr. Constanța Vintilă-Ghițulescu, *Institutul de Istorie "Nicolae Iorga" (Bucarest)*

Depuis le début des années 2000, les historiographies nationales, en particulier dans les pays francophones, éprouvent un double mouvement. À l'élargissement des horizons géographiques, et à l'émergence de l'histoire globale, sensibles pour toutes les périodes, répond souvent une tendance à l'hyper-spécialisation des thématiques et des champs disciplinaires. Ces tendances rendent d'autant plus nécessaires l'existence de lieux institutionnels ou éditoriaux où se construise le dialogue entre les différentes communautés d'historiens ainsi qu'avec les sciences de l'érudition et les sciences sociales.

La collection « Histoire des mondes modernes » aspire à être un tel lieu. Elle souhaite accueillir des travaux historiques couvrant un spectre chronologique large, de la fin du Moyen Âge aux premières décennies du XIXe siècle. Particulièrement intéressée par les États européens et par l'Europe, à une période charnière de sa constitution en espace diplomatique, économique et culturel, elle se veut aussi ouverte à l'histoire des espaces colonisés par les Européens ainsi qu'à celle des autres Empires mondiaux. Sensible aux orientations de l'histoire globale et de l'histoire comparée, elle entend accueillir l'ensemble des thématiques historiques actuelles sans aucune restriction – histoire politique, religieuse, économique, sociale, culturelle, ou de genre – et apportera une attention particulière aux interfaces pluridisciplinaires, en particulier avec les études spatiales, le droit ou la science politique.

Les ouvrages proposés pourront être aussi bien des monographies, issues ou non de travaux académiques, que des essais, des commentaires de sources historiques, ou des livres collectifs. Cette dernière forme d'écriture, qui associe autour d'un thème ou d'un objet historique commun des chercheur-e-s venu-e-s de pays, de traditions historiographiques, ou de disciplines différentes, est, en effet, l'une des plus à même d'assurer le dialogue placé au cœur de cette collection. Elle est, par ailleurs, servie par la tradition des éditions Peter Lang de publier des ouvrages où voisinent des langues différentes, en particulier le français et l'anglais.

Marie BOLTON, Patrick FOURNIER, Claude GRIMMER (dir.)

Médecine et santé dans les campagnes : Approches historiques et enjeux contemporains

Medicine and Health Care in the Countryside: Historical Perspectives and Contemporary Challenges

Information bibliographique publiée par « Die Deutsche Bibliothek »
« Die Deutsche Bibliothek » répertorie cette publication dans la « Deutsche Nationalbibliografie » ; les données bibliographiques détaillées sont disponibles sur le site <http://dnb.ddb.de>.

La publication de cet ouvrage collectif a été assurée avec la subvention du Centre d'Histoire Espaces et Cultures (CHEC, EA 1001) de l'université Clermont-Auvergne et avec la subvention de l'Association pour le développement de l'histoire et de la recherche en Auvergne (ADHRA).

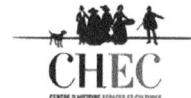 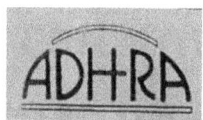

Illustration de couverture : Pieter Jansz Quast, *Le chirurgien du village*, 2e quart du XVIIe siècle. Huile sur bois
© Musée des Beaux-Arts de Dole, cl. Jean-Loup Mathieu

ISSN 2406-7083 • ISBN 978-2-8076-0708-8
ePDF 978-2-8076-0709-5 • ePUB 978-2-8076-0710-1
MOBI 978-2-8076-0711-8 • DOI 10.3726/b15223
D/2019/5678/02

Cette publication a fait l'objet d'une évaluation par les pairs.

© P.I.E. PETER LANG s.a.
Éditions scientifiques internationales
Bruxelles, 2019
1 avenue Maurice, B-1050 Bruxelles, Belgique

Toute représentation ou reproduction intégrale ou partielle faite par quelque procédé que ce soit, sans le consentement de l'éditeur ou de ses ayants droit, est illicite. Tous droits réservés.

www.peterlang.com

Table des matières

Remerciements 13

Introduction – Médecine et santé dans les campagnes :
les enjeux d'une approche historique /
Introduction – Medicine and Health Care in the Countryside:
The Challenges of a Historical Approach 15
Patrick FOURNIER

PREMIÈRE PARTIE – PART ONE

TERRITOIRES ET ACTEURS DE LA SANTÉ DANS LES CAMPAGNES :
LES PROCESSUS DE MÉDICALISATION AVANT LA MÉDECINE PASTORIENNE /
LOCALITIES AND HEALTH CARE PROVIDERS IN THE COUNTRYSIDE:
MEDICALIZATION PRIOR TO PASTEURIAN MEDICINE

Introduction 37
Claude GRIMMER

Hiring Medical Practitioners during the Late Middle Ages
and the Early Modern Period in Algemesí (Kingdom
of Valencia, Crown of Aragon) / L'embauche de médecins
à la fin du Moyen Âge et pendant l'époque moderne
à Algemesí (Royaume de Valence, Couronne d'Aragon) 43
Carmel FERRAGUD

Le service de santé dans le terroir de Marseille en temps
de peste (1720-1722) / Public Health in the Marseille
Backcountry in Times of Plague (1720-1722) 61
Jamel EL HADJ

Situation sanitaire et potentiel médicinal des campagnes
du sud-ouest de la France aux XVIIe et XVIIIe siècles /
Sanitation and Medicinal Potential in the 17th and
18th Centuries Southwestern French Countryside 79
Stéphanie LACHAUD-MARTIN

La poudre d'Ailhaud : automédication et relations sociales
dans les campagnes françaises du XVIIIe siècle /
Ailhaud's Powder: Self-Medication and Social Relations
in the 18th Century French Countryside 101
Pauline DUBOIS

L'encadrement médical des campagnes en pays héraultais
et gardois entre le milieu du XVIIe et le début du XIXe siècle /
Medical Care in the Lower Languedoc Countryside from
the Mid-17th to the Early 19th Century 123
Sylvain OLIVIER

Promouvoir un réseau médical rural dans la France du début
du XIXe siècle / Promoting a Rural Medical Network
in Early 19th Century France 143
Olivier FAURE

DEUXIÈME PARTIE – PART TWO

LES ENJEUX POLITIQUES ET SOCIAUX DE LA MÉDICALISATION DES CAMPAGNES (XIXe-XXe SIÈCLES) / POLITICAL AND SOCIAL DIMENSIONS OF RURAL MEDICALIZATION (19th TO 20th CENTURIES)

Introduction 163
Patrick FOURNIER

La santé dans les établissements scolaires ruraux vue
par les instituteurs primaires (France, XIXe siècle) /
Health in Rural French Schools as Seen by Primary
Schoolteachers in the 19th Century 169
Séverine PARAYRE

Religieuses et soin des malades dans le monde rural au début
du XXᵉ siècle, au prisme de la politisation des campagnes /
Nuns and Rural Health Care in the Early 20th Century Seen
through the Prism of the Politicization of the Countryside 189
Vincent FLAURAUD

La médicalisation des campagnes roumaines dans
Le Guide Sanitaire et Hygiénique (1899-1907) /
The Medicalization of the Romanian Countryside:
The Sanitary and Hygiene Handbook, 1899-1907 211
Ligia LIVADĂ-CADESCHI

Prophylaxie rurale, triomphalisme colonial et médecins
ambulants au Cameroun : de la science civilisatrice
aux prémices du consumérisme commercial /
Rural Disease Prevention, Colonial Triumphalism, and
Traveling Doctors in Cameroon: From Civilizing Science
to the Origins of Commercial Consumerism 229
Nicolas MONTEILLET

Organisations contemporaines des professionnels de santé
dans des territoires ruraux reculés du Massif central /
Contemporary Organizations of Professional Health Care
Providers in Remote Rural Areas of the Massif Central 247
Adélaïde HAMITI

TROISIÈME PARTIE – PART THREE

ENTRE NATURE ET CULTURE : LA RURALITÉ EN QUESTION
DANS LES SAVOIRS ET PRATIQUES MÉDICALES /
NATURE MEETS CULTURE: RURALISM THROUGH
THE PRISM OF MEDICAL CARE AND KNOWLEDGE

Introduction 269
Marie BOLTON

La circulation des savoirs botaniques et médicaux dans
l'Apennin ligure oriental / The Circulation of Naturalistic
and Medical Knowledge in the Eastern Ligurian Apennines 275
Raffaella BRUZZONE, Sandro LAGOMARSINI

Quand le paysan éclairait le médecin. Botanique savante et
savoirs médicaux vernaculaires dans les campagnes françaises
au XVIIIe siècle / When Peasants Enlightened Physicians:
Botanical Knowledge and Popular Medicine in
the 18th Century French Countryside 293
Émilie-Anne PÉPY

Fit Only for Rustics: Peasant Diet and Peasant Health
in European Medical Dietary Literature, 1500-1800 /
Seulement pour les campagnards : alimentation et
santé des paysans dans les ouvrages de diététique
médicale européenne (1500-1800) 315
David GENTILCORE

The Lemon: A Medical Cure-All in the Early Modern British
Countryside / Le citron : un remède universel dans
les campagnes britanniques de l'époque moderne 329
Paul LLOYD

Stature, indice de masse corporelle et morbidité dans l'Algérie
rurale du début du XXe siècle. Analyse statistique des dossiers
médicaux des soldats indigènes et européens des classes
1936-1937 / Stature, Body Mass Index, and Morbidity in
Rural Algeria at the Beginning of the 20th Century: Statistical
Analysis of the Medical Files of Indigenous and European
Soldiers of the Draft-Cohorts, 1936-1937 351
Laurent HEYBERGER

Barren Lands and Barren Bodies in Navajo Nation: Indian
Women WARN about Uranium, Genetics, and Sterilization /
Terres stériles et corps stériles dans la Nation navajo :
l'alerte des femmes indiennes de WARN face aux enjeux
de l'exploitation de l'uranium, de la génétique
et de la stérilisation 373
Marie BOLTON, *Nancy C.* UNGER

Épilogue : Deux regards sur la médecine d'aujourd'hui et de demain / Epilogue: Two Visions of Medical Practices Today and Tomorrow 393

Le témoignage d'un médecin de campagne... Des solutions / Testimony of a Country Doctor... Some Solutions 395
François ABRIAL

Des déserts médicaux aux oasis de santé / From Medical Deserts to Oases of Health Care 401
Guy VALLANCIEN

Les auteurs / About the Authors 407

Remerciements

Cet ouvrage est le résultat d'une réflexion collective initiée lors d'un colloque et d'une table ronde organisés du 14 au 16 octobre 2015 à l'université Blaise-Pascal de Clermont-Ferrand, intégrée depuis le 1er janvier 2017 dans la nouvelle université Clermont-Auvergne (UCA). L'UCA englobe désormais les deux composantes qui ont contribué à la réussite de cette manifestation : l'UFR Lettres, Cultures et Sciences Humaines et l'UFR de médecine et des professions paramédicales. Nous remercions le Centre d'Histoire Espaces et Cultures (CHEC, EA 1001) de l'université Clermont-Auvergne, la Maison des sciences de l'homme de Clermont-Ferrand, l'Institut d'Auvergne du développement des territoires (IADT) et l'IUT de Clermont-Aurillac qui ont été les structures d'accueil du colloque et de la table ronde, leur apportant un soutien financier et logistique, ainsi que le Centre d'études et de recherches en développement international (CERDI, UCA), l'université Lumière Lyon 2 et la région Auvergne qui ont également participé à leur financement.

Nous remercions aussi tous ceux qui ont contribué à faire vivre ce projet, depuis la phase d'organisation jusqu'à la publication de l'ouvrage.

Le comité d'organisation du colloque était composé de Marie Bolton (université Clermont-Auvergne), Patrick Fournier (université Clermont-Auvergne), Stéphane Frioux (université Lumière Lyon 2), Claude Grimmer (université Clermont-Auvergne) et Laurent Rieutort (université Clermont-Auvergne). Le comité scientifique comprenait Jonathan Barry (University of Exeter), Isabelle Von Bueltzingsloewen (université Lumière Lyon 2), Didier Foucault (université Toulouse-Jean-Jaurès), Claire Fredj (université Paris-Ouest-Nanterre-La Défense), David Gentilcore (University of Leicester), Laurence Moulinier-Brogi (université Lumière Lyon 2), Marilyn Nicoud (université d'Avignon), Christelle Rabier (EHESS).

La contribution de professionnels de santé a permis d'enrichir la réflexion, notamment à l'occasion des débats lors de la table ronde qui s'est tenue en duplex avec l'IUT de Clermont-Aurillac. Notre reconnaissance s'adresse au professeur Jean Chazal, neurochirurgien et doyen de la faculté de médecine de Clermont-Ferrand de 2012 à 2017, qui a accepté d'animer cette table ronde, ainsi qu'aux autres participants : le docteur François Abrial, médecin généraliste à Saint-Héand (Loire) et coordinateur de l'EHPAD Public de ce village, le docteur Marie-Françoise André, conseiller médical du directeur général de l'Agence régionale de santé Auvergne, le docteur Pierre de Haas, médecin généraliste, président de la fédération française des maisons et pôles de santé (FFMPS), le docteur Désiré Nanji, médecin généraliste à Buzancy (Ardennes), Norbert Paquel, économiste et consultant en utilisation des technologies informatique et télécom, en particulier dans le domaine de la santé, fondateur du groupe « données publiques » du GFII, le docteur Guy Vallancien, chirurgien, professeur honoraire d'urologie à l'université Paris-Descartes, membre de l'Académie nationale de médecine, et le docteur Philippe Vorilhon, médecin généraliste à Lempdes-sur-Allagnon (Haute-Loire), enseignant au département de médecine générale de la faculté de médecine de Clermont-Ferrand.

La publication de cet ouvrage collectif a été assurée avec les subventions du Centre d'Histoire Espaces et Cultures (CHEC, EA 1001) de l'université Clermont-Auvergne et de l'Association pour le développement de l'histoire et de la recherche en Auvergne (ADHRA).

Introduction
Médecine et santé dans les campagnes : les enjeux d'une approche historique

Patrick FOURNIER
Université Clermont-Auvergne
Centre d'Histoire Espaces et Cultures (CHEC, EA 1001)

Résumé : Bien que l'histoire territoriale de la médecine et de la santé ne puisse être étudiée en dehors des relations entre espaces urbains et ruraux, l'objectif de cette réflexion collective est de focaliser le regard sur les processus de médicalisation à l'œuvre dans les campagnes, depuis le début de l'époque moderne jusqu'à nos jours. Quelles sont leurs spécificités ? Comment se sont exprimées les formes d'encadrement médical et les demandes sanitaires des ruraux ? Quelle fut la part des campagnes dans l'invention et la diffusion de remèdes et de pratiques médicales ? L'approche historique a pour objectif d'éclairer les politiques publiques contemporaines. En effet, malgré les mutations majeures des savoirs et des méthodes de soin intervenues depuis deux siècles, l'expression des besoins médicaux peut être analysée sur la longue durée, en tenant compte des multiples paramètres concernant les médiations sanitaires. Les préoccupations actuelles autour de la constitution de « déserts médicaux » trouvent des échos nombreux dans l'histoire. Pour analyser ces enjeux, trois axes historiographiques servent de fil directeur : les apports de la démographie historique et de l'étude des caractéristiques des populations rurales ; les formes de la médicalisation entendue dans un double sens de densité des structures médicales (équipements et personnels) et de pouvoir médical ; l'impact de l'hygiénisme et des progrès sanitaires depuis le xixe siècle. La double analyse des organisations territoriales et des relations sociales construites autour des enjeux médicaux est au cœur de la démarche proposée.

Abstract: The history of medicine and health in the countryside is generally studied with an accent on the relationship between urban and rural regions. In contrast, the objective of this collection of essays is to focus on various processes of medicalization at work in the countryside from the beginning of the modern period to the present. What have been their specificities? What different forms have medical protocols and health needs of the rural population taken? What roles have rural areas played in the invention and diffusion of medical remedies and practices? This historical perspective seeks to illuminate contemporary public policy. While major changes in medical knowledge and methods have occurred over the past two centuries, the health needs of rural populations can nonetheless be analyzed over the *longue durée*, taking into account multiple parameters concerning medical practices. Current concerns about a dearth of health care in rural areas are but echoes of numerous similar situations in the past. Three historiographical perspectives tie together the essays in this volume and demonstrate the challenges of the historical approach: demographic and social histories of rural populations; the medical networks underlying not only the density of health care providers (both in terms of equipment and staff) but the forms of power structuring the medical community; and, the importance of the hygiene movement and sanitary progress since the 19th century. A dual analysis of health care organization in the field and the social relations constructed around medical issues also lies at the core of the approach taken in this volume.

L'organisation d'une réflexion collective sur l'histoire de la santé dans les campagnes est partie du constat que les campagnes avaient été trop souvent négligées par les historiens de la médecine et qu'il fallait donc combler une lacune. À vrai dire, cette assertion reste approximative : l'état de la recherche est forcément plus complexe. Ainsi, les histoires générales de la médecine, et de manière plus globale l'histoire sociale, se sont intéressées aux taux de médicalisation en comparant les types de territoires[1], aux formes spécifiques de l'assistance en milieu rural, au semis hospitalier dans les villes et les campagnes depuis le Moyen Âge[2], aux phénomènes migratoires induits en partie par les équipements sanitaires, au point que l'origine des personnes présentes dans les hôpitaux a permis de tracer des cartes de l'attractivité d'un territoire[3] ; elles ont pris en compte, certes modestement et avec un peu de méfiance, les savoirs médicaux spécifiques aux campagnes, fondés sur l'empirisme et les traditions accumulées par les

---

[1] Matthew Ramsey, *Professional and Popular Medicine in France, 1770-1830: The Social World of Medical Practice*, Cambridge, New York, New Rochelle, CUP, 1988.
[2] La présence hospitalière est un critère de centralité permettant de dépasser le clivage entre villes et campagnes : Jean-Luc Fray, *Villes et bourgs de Lorraine. Réseaux urbains et centralité au Moyen Âge*, Clermont-Ferrand, Presses universitaires Blaise Pascal, 2006.
[3] Parmi les nombreuses histoires hospitalières, celle de l'hôtel-Dieu de Clermont-Ferrand aborde cette question de l'attractivité : Bernard Dompnier (dir.), *L'Hôtel-Dieu de Clermont-Ferrand. Histoire d'un établissement hospitalier*, Clermont-Ferrand, Presses universitaires Blaise Pascal, 2014.

guérisseurs, rebouteux et sorcier(e)s[4] ; elles se sont intéressées aux maladies qui touchent les espaces ruraux (maladies du bétail et leurs rapports avec les maladies humaines, paludisme et typhoïde qui sans être des maux spécifiques des campagnes frappent fréquemment des foyers villageois, certaines maladies de carence dues à des consommations spécifiques…) ; elles se sont penchées sur les efforts réalisés en matière d'assainissement, de bonification et d'approvisionnement destinés à améliorer la santé des populations[5].

Quels que soient les efforts faits pour intégrer ces données dans la réflexion historique, il n'en reste pas moins que les campagnes ont presque toujours été considérées par les historiens de la santé comme des marges et que c'est par rapport à des réalités, voire à des « normes » urbaines que la situation des territoires ruraux a été évaluée, alors même que la population était très majoritairement rurale[6]. Certes, les médecins de campagne étaient très peu nombreux, voire totalement absents, jusqu'à la fin du XVIIIe siècle, mais d'autres personnes jouaient un rôle essentiel par leur présence continue ou passagère : chirurgiens, prêtres, religieuses, « notables », guérisseurs, marchands de remèdes… Les relais de la médicalisation méritent donc une attention particulière : la présence d'une médecine d'origine universitaire dans les campagnes ne devient indispensable qu'à partir du moment où les médecins sont capables de prouver l'efficacité de leurs gestes et de leurs actions, au moins dans certains domaines, et de convaincre les populations de leur utilité.

Jusqu'au XVIIIe siècle, et même souvent au-delà, le médecin remplit d'abord une fonction de consultation qui tient compte de l'histoire du malade et de l'histoire de la maladie[7] : dans les deux cas, il ne peut pas entretenir de relation directe et individuelle avec les habitants des campagnes, en dehors de quelques élites de plus en plus urbanisées. Lorsqu'il intervient au cours d'un phénomène épidémique, c'est à la demande des autorités et en menant une expertise qui leur est destinée[8]. Il est rare qu'il

---

[4] Ronald Hutton, *The Witch. A History of Fear, from Ancient Times to the Present*, New Haven, Yale University Press, 2017 ; Peter Elmer, « Science, Medicine and Witchcraft », dans *Palgrave Advances in Witchcraft Historiography*, Jonathan Barry et Owen Davies (dir.), Basingstoke, Palgrave MacMillan, 2007, p. 33-51.
[5] Jean-Michel Derex (dir.), *Zones humides et santé*, Paris, Publications du Groupe d'Histoire des Zones Humides, 2007.
[6] Voir par exemple Mary Lindemann, *Medicine and Society in Early Modern Europe*, Cambridge, CUP, 1999.
[7] Joël Coste, *Les écrits de la souffrance. La consultation médicale en France (1525-1825)*, Seyssel, Champ Vallon, 2014.
[8] Patrick Fournier, « Épidémies et médicalisation des territoires ruraux », dans *Dire l'espace*, Pierre Cornu (dir.), *Siècles*, 2e semestre 2009, n° 30, p. 61-83.

s'adresse directement aux populations, mais il se plaint fréquemment de leur réticence à suivre ses recommandations. Étudier la médecine en zone rurale, c'est donc se pencher sur des actions médiatisées par des relais et des supports multiples qui diffusent remèdes et pratiques avec une assez large autonomie par rapport aux préceptes et recommandations de la médecine savante, depuis les annonces des journaux dès la création d'une presse autonome au XVIIe – c'est le cas avec la *Gazette de France* fondée en 1631 par Théophraste Renaudot – jusqu'aux émissions télévisées consacrées depuis la fin du XXe siècle aux questions de santé[9]... Ainsi faut-il distinguer une histoire des médecins, qui reste forcément longtemps centrée sur les villes malgré les efforts de renforcement du maillage médical des campagnes à la période contemporaine, et une histoire de la médecine et de la santé, pour laquelle la place des campagnes doit être reconsidérée sur la longue durée.

Partant de ces constats, l'approche menée dans cet ouvrage collectif a pour objectif d'éclairer les processus de médicalisation des campagnes dans la longue durée, de la fin du Moyen Âge à nos jours, en faisant le pari que les héritages et les mutations aident à comprendre les enjeux contemporains. La médicalisation sera abordée dans sa double signification de densification de la présence médicale et de renforcement du pouvoir de la médecine savante, en tenant compte des mécanismes politiques et sociaux à l'œuvre, mais aussi des phénomènes de « déprise » qui amènent désormais un certain nombre d'interrogations sur la constitution de « déserts médicaux » et sur l'expression des besoins des populations. Elle intégrera des problématiques actuelles comme le rôle des thérapeutiques spécifiques au monde rural et la prise en compte des caractéristiques sanitaires et environnementales des campagnes qui justifient dans certains cas des politiques spécifiques de santé. La dimension territoriale sera constamment au cœur de la démarche avec une insistance particulière sur les inégalités sociales et spatiales, sur la circulation des savoirs et des pratiques et sur les actions menées par les pouvoirs publics pour lutter contre toutes les fragilités médicales et sanitaires des espaces ruraux.

Ces enjeux étant définis, un bilan des acquis de la recherche fournit de solides éléments d'analyse. L'histoire de la médecine et de la santé peut s'appuyer sur des travaux issus de traditions historiographiques complémentaires que nous regrouperons en trois ensembles.

---

[9] Pascal Mansier, Cécile Méadel et Claire Sécail (dir.), « Dossier *Santé à la Une* », dans *Le Temps des médias. Revue d'histoire*, hiver 2014, n° 23, p. 6-163.

Introduction

Les apports de la démographie historique

La démographie historique développée à partir des années 1950 en France et dans les pays anglo-saxons fut fondamentale car elle partait justement d'une étude des campagnes qui, pour des questions d'échelle d'analyse, était plus pertinente que celle des villes, du moins dans un premier temps[10]. Ainsi fut démontrée la vulnérabilité des populations face à la maladie et à la mort jusqu'à des périodes historiques récentes. La surmortalité des villes analysée en fonction des spécificités urbaines – insalubrité, concentration de la population favorisant la propagation des épidémies – s'inscrivait dans un régime démographique caractérisé par une mortalité générale élevée due au manque d'hygiène, à la mauvaise qualité des aliments et de l'eau, à une prophylaxie rudimentaire et à l'absence de méthodes curatives efficaces face à de nombreuses maladies. Pour la période contemporaine, l'étude du recul progressif de la mortalité prenait la forme d'une épopée à laquelle l'histoire des représentations et des pratiques en matière d'hygiène collective apportait son lot de « conquêtes » en tous genres : « conquête de l'eau[11] », conquête du « propre[12] », croisades hygiénistes[13], « médicalisation » des campagnes et « conquête de la santé[14] » apportaient une vision assez positiviste fondée sur les progrès accomplis au cours des deux derniers siècles par une médecine enfin devenue scientifique, ce qui n'excluait par lenteurs, errements et inégalités.

S'il n'est évidemment pas question de nier les apports des nombreuses découvertes médicales réalisées depuis le XIXe siècle, il est nécessaire de s'interroger sur leurs conséquences dans le rapport entre les villes et les campagnes. Alors que la ville avait jusqu'au XVIIIe siècle la réputation d'être un « mouroir » malgré ou même à cause de la concentration d'institutions d'assistance comme les hôpitaux, le rapport s'inverse progressivement au

---

[10] Jacques Dupâquier (dir.), *Histoire de la population française*, Paris, PUF, 1988, 4 t. ; Edward Anthony Wrigley et Roger S. Schofield, *The Population History of England 1541-1871*, Cambridge, CUP, 1989 ; Robert W. Fogel, *The Escape from Hunger and Premature Death, 1700-2100: Europe, America, and the Third World*, Cambridge, CUP, 2004.

[11] Jean-Pierre Goubert, *La conquête de l'eau. L'avènement de la santé à l'âge industriel*, Paris, Robert Laffont, 1986 ; Petri S. Juuti, Tapio S. Katko et Heikki S. Vuorinen (dir.), *Environmental History of Water*, London, IWA Publishing, 2007.

[12] Georges Vigarello, *Le Propre et le Sale : L'hygiène du corps depuis le Moyen Âge*, Paris, Seuil, 1985.

[13] Patrice Bourdelais (dir.), *Les hygiénistes, enjeux, modèles et pratiques (XVIIIe-XXe siècles)*, Paris, Belin, 2001.

[14] Calixte Hudemann-Simon, *La conquête de la santé en Europe (1750-1900)*, Paris, Belin – De Boeck, 2000.

XIXᵉ siècle lorsque les efforts pour améliorer la salubrité urbaine se multiplient. La modernité urbaine est finalement célébrée lorsque les réseaux d'adduction d'eau et d'assainissement se perfectionnent[15] et lorsque les hôpitaux deviennent des institutions de soin[16]. Ainsi, les campagnes acquièrent-elles une réputation d'insalubrité relative et d'archaïsme dans les pratiques d'hygiène qui n'allait pas de soi dans les siècles antérieurs. Cependant, les dangers de la ville lors de grandes épidémies ou d'endémies redoutées restent une préoccupation, même à l'époque contemporaine : choléra, tuberculose, maladies infantiles, grippe espagnole, voire SIDA font des ravages proportionnellement supérieurs dans les villes mais les politiques hygiénistes et les progrès de la médecine et de l'encadrement médical rendent ces phénomènes moins prégnants sur la longue durée, ce qui contribue à inverser la représentation du rapport ville-campagne, du moins dans certains contextes de sous-développement relatif[17].

Il n'en reste pas moins que sauf contexte particulier, les campagnes européennes n'ont jamais été particulièrement défavorisées par rapport aux villes dans le domaine de la santé des populations. Si elles ont souffert, c'est plutôt à cause des crises de subsistance qui ont pu les frapper plus durement, autre paradoxe, que des villes qui mobilisaient des moyens importants pour leur approvisionnement[18]. Mais cela aussi touchait à la santé et au corps. Les maladies de carence étaient nombreuses : ergotisme, pellagre, crétinisme décrit par Fodéré et Balzac[19]. Quant à la typhoïde et aux paratyphoïdes qui viennent notamment de la mauvaise qualité de l'eau et des aliments, elles ont causé aussi de grands ravages dans les campagnes dont témoignent par exemple les topographies médicales de la seconde moitié du XVIIIᵉ siècle et leur interprétation dès le siècle suivant, lorsque l'étiologie de ces maladies commence à être comprise[20]. Au XIXᵉ

---

[15] Stéphane Frioux, *Les batailles de l'hygiène. Villes et environnement de Pasteur aux Trente Glorieuses*, Paris, PUF, 2013.
[16] Yannick Marec (dir.), *Accueillir ou soigner ? L'Hôpital et ses alternatives du Moyen Âge à nos jours*, Rouen, Le Havre, Publications des universités de Rouen et du Havre, 2007.
[17] Gérard Salem, Stéphane Rican et Zoé Vaillant, « Géographie, santé et pathocénose », dans *Histoire de la pensée médicale contemporaine*, Bernardino Fantini et Louise L. Lambrichs (dir.), Paris, Seuil, 2014, p. 279-289.
[18] John D. Post, *Food Shortage, Climatic Variability and Epidemic Disease in Preindustrial Europe. The Mortaliy Peak in the Early 1740s*, London, Cornell University Press, 1985.
[19] François-Emmanuel Fodéré, *Traité du goître et du crétinisme, précédé d'un Discours sur l'influence de l'air humide sur l'entendement humain*, Paris, Bernard, an VIII (1799) ; Honoré de Balzac, *Le médecin de campagne*, Paris, Mame-Delaunay, 1833.
[20] Maximilien Simon, *Étude pratique rétrospective et comparée sur le traitement des épidémies au XVIIIᵉ siècle : appréciation des travaux et éloge de Lepecq de La Cloture*, Paris, J. B. Baillière, 1854.

siècle, des régions rurales sont caractérisées par des conditions sanitaires qui peuvent sembler déplorables, par comparaison avec d'autres[21], mais cela tient davantage aux conditions sociales qu'aux caractères propres à la ruralité. Nombreux sont les témoignages de médecins évoquant l'insalubrité des logements, le manque d'aération, l'humidité, l'obscurité et la promiscuité qui y règnent. Les observations peuvent concerner aussi bien l'habitat paysan qu'ouvrier : la condition sociale prime alors sur la localisation. Les études d'anthropométrie historique ont fondé une approche scientifique des « conditions biologiques » qui montrent les inégalités existant entre les différentes campagnes en fonction de leurs spécificités géographiques, économiques et sociales[22].

La démographie attire aussi l'attention sur les conséquences des modifications de la structure par âge. Une population plus âgée n'a pas les mêmes problèmes et préoccupations de santé publique qu'une population jeune. Les phénomènes de vieillissement, qui ont marqué les évolutions sociales mondiales au fur et à mesure du développement, et qui restent un défi majeur aussi bien dans les pays développés – les cas de l'Allemagne et du Japon contemporains sont emblématiques – que dans les pays pauvres, sont souvent encore plus accentués dans les campagnes et ont nécessité des adaptations[23]. L'urbanisation de pays émergents a tendance à renforcer une coupure entre « vieux/ruraux » et « jeunes/urbains ». Les historiens du contemporain, confrontés à ce sujet, ont encore de nombreuses études à mener pour comprendre à quel moment ce basculement des campagnes dans les problématiques du vieillissement a contribué à modifier le rapport des populations à la santé. Pour l'Angleterre, des recherches sur ce sujet ont été menées récemment par Samantha Williams et Steven King dans le cadre de leurs travaux concernant la mise en œuvre des lois sur les pauvres au cours de la période moderne, et plus spécifiquement aux XVIIIe et XIXe siècles[24] : elles mettent en évidence la prise de conscience sociale et politique des problèmes posés par le vieillissement lorsqu'ils concernent des

---

[21] Alain Corbin, *Archaïsme et modernité en Limousin au XIXe siècle (1845-1880)*, Paris, Macel Rivière, 1975, 2 vol.

[22] Laurent Heyberger, *La révolution des corps : décroissance et croissance staturale des habitants des villes et des campagnes en France 1780-1940*, Strasbourg, PUS, 2005.

[23] Jacques Palard et Jean Vézina (dir.), *Vieillissement : santé et société. Défis et perspectives*, Laval, PUL, 2007.

[24] Samantha Williams, *Poor Relief, Welfare and Medical Provision in Bedfordshire: The social, Economic and Demographic Context, c. 1770-1834*, Ph. D., Cambridge University, 1999 ; Steven King, « Pauvreté et assistance. La politique locale de la mortalité dans l'Angleterre des XVIIIe et XIXe siècles », *Annales. Histoire, Sciences Sociales*, 2006/1, p. 31-62.

populations démunies, montrant le caractère déterminant de l'assistance dans l'amélioration de la santé des personnes âgées mais aussi le caractère différencié des politiques locales. Les maisons de retraite rurales, souvent héritières de petits hôpitaux de campagne, constituent de nos jours des équipements majeurs dans le devenir des campagnes les plus reculées, avec des enjeux politiques que l'histoire peut éclairer.

La médicalisation des campagnes : un processus complexe

Un second champ historiographique concerne les relations que les populations entretenaient avec le corps médical. L'histoire sociale de la médecine a maintenant plus d'un demi-siècle de recherches à son actif. Pour différents espaces européens, les voies de la médicalisation ont été analysées de façon critique en prenant en compte à la fois la détresse de nombreuses populations rurales et les interventions ciblées des pouvoirs de toutes natures – dont le pouvoir médical – mais aussi, au fur et à mesure que la recherche progressait, les nombreuses stratégies thérapeutiques des soignants et des soignés[25]. Le constat de la complexité des processus à l'œuvre a incité à mener des travaux sur la manière dont les populations participaient aux dispositifs de soins et de prévention, notamment sur les interactions entre savoir populaire et savoir savant et sur les « transactions » qui s'opéraient avec l'ensemble des acteurs de la santé[26].

Les premiers travaux d'histoire de la médicalisation ont surtout cherché à montrer l'extrême fragilité des populations face à la maladie, soulignant l'abandon dont souffraient notamment les habitants des campagnes. Il n'est que de relire la conclusion de Jacques Léonard à sa magistrale thèse sur *Les médecins de l'Ouest au XIXe siècle* pour constater l'importance qu'il accordait à ce problème[27]. Il y défend le principe d'une opposition cultu-

---

[25] Michel Foucault, « Histoire de la médicalisation », *Hermès, La Revue*, 1988/2, p. 11-29 ; Steve Sturdy (ed.), *Medicine, Health and the Public Sphere in Britain (1600-2000)*, Oxford, Taylor & Francis, 2002 ; Isabelle von Bueltzingsloewen, *Machines à instruire, machines à guérir. Les hôpitaux universitaires et la médicalisation de la société allemande, 1730-1850*, Lyon, PUL, 1997.

[26] David Gentilcore, « Was there a "Popular Medicine" in Early Modern Europe? », *Folklore*, 2004 Aug, 115/2, p. 134-148 ; *id.*, *Medical Charlatanism in Early Modern Italy*, Oxford, Oxford University Press, 2006 ; Christelle Rabier, « Le carrefour thérapeutique : médecine, techniques et pouvoirs dans l'Europe moderne », *Artefact* 4, 2016, p. 83-95.

[27] Jacques Léonard, *Les médecins de l'Ouest au XIXe siècle*, Lille & Paris, Honoré Champion, 1978, 3 vol., t. 3, p. 1505-1536.

relle complexe entre villes et campagnes, pointant le rôle ambigu des structures religieuses, et soutient une interprétation paradoxale du recours à la médecine : c'est l'amélioration du niveau de vie, et donc de la durée de la vie, qui aurait conduit à recourir plus fréquemment au médecin considéré comme un auxiliaire, et non la médicalisation accrue qui aurait entraîné une hausse de l'espérance de vie dans les campagnes, du moins jusqu'aux apports beaucoup plus mesurables de la médecine pasteurienne des années 1880. Avant ce tournant, il ne parvient pas à établir de corrélation entre le taux de médicalisation et le recul de la mortalité dans les différents cantons bretons qu'il étudie. Il montre aussi qu'à rebours d'un progrès de la conscience sociale, les élites provinciales du XIXᵉ siècle se sont montrées réticentes à l'idée de financer des soins gratuits pour les indigents des campagnes. Il a donc lancé un champ de recherche sur les développements de l'assistance médicale gratuite institutionnalisée par la loi de 1893[28]. L'« encombrement médical » qu'il décèle au cœur du XIXᵉ siècle remet en cause le principe de déserts médicaux, alors même que les campagnes étaient beaucoup moins encadrées qu'aujourd'hui : il y aurait eu trop de médecins non pas en valeur absolue, mais par rapport à la demande, d'où une absence de rendement de l'activité médicale et une démotivation des professionnels de santé, y compris ceux considérés comme étant de seconde classe – officiers de santé et pharmaciens. L'appui sur les réseaux charitables et les structures cléricales aurait résulté d'une attitude commune des élites et du peuple, bien que les raisons en fussent différentes. Ce schéma ne peut pas être généralisé, notamment dans une perspective européenne. Il n'en pose pas moins des questions essentielles sur les rapports des populations à la médecine et met en perspective le concept de médicalisation.

Compte tenu de la nature des sources disponibles, de l'ancienneté des préoccupations de santé publique qui s'y sont manifestées et de ses traditions historiographiques, la Grande-Bretagne constitue un autre champ d'étude privilégié. Elle a ainsi donné lieu à des recherches sur les types de maladies grâce aux archives paroissiales, aux enquêtes et aux dossiers médicaux qui subsistent. Le travail minutieux de Mary Dobson sur des comtés du sud de l'Angleterre (Essex, Sussex et Kent) montre que les campagnes étaient tout autant que les villes des espaces d'interaction entre le « climat » au sens large, c'est-à-dire l'environnement, et de multiples facteurs sociaux tels que les évolutions agraires, les modifications volontaires apportées

---

[28] Olivier Faure, « La médecine gratuite au XIXᵉ siècle : de la charité à l'assistance », *Histoire, économie et société*, 1984, 3/4, p. 593-608.

aux conditions d'habitat, les capacités des populations à se protéger en fonction de leur niveau d'aisance[29].

Plus récemment, Ian Mortimer a développé la thèse de l'existence d'une première « révolution médicale » au XVIIe siècle dans le sud-est de l'Angleterre, notamment le Kent, en mettant en œuvre une source nouvelle, les *probate accounts* (comptes d'homologation) qui établissent un bilan de la situation du défunt en vue de l'administration de ses biens et de son héritage, chaque fois que nécessaire – soit pour 1 à 2 % de la population. Il a fourni des interprétations qui renouent avec celles de Jacques Léonard tout en déportant le regard deux siècles en arrière[30]. La force du propos est de rompre avec l'idée sous-jacente à une large part de l'historiographie antérieure d'une inertie médicale dans le monde rural à cause d'une présence trop faible de praticiens[31]. La médicalisation de la société anglaise débute lorsque des personnels aux statuts variés – médecins, chirurgiens, apothicaires, infirmières – renforcent leur présence dans les campagnes, non par une hausse significative de leurs effectifs mais par un accroissement de leur rayon d'intervention, la hausse et la diversification des actes pratiqués, et la diffusion de remèdes. La « révolution » du XVIIe siècle est moins celle de la science médicale, dont on connaît les limites, que celle de la demande médicale. Il n'est pas nécessaire de suivre Mortimer dans toutes ses conclusions, parfois discutables – notamment sur la régression du recours à Dieu dans la lutte contre les maladies ou sur une amélioration générale de la culture médicale – pour mesurer l'importance de ses apports : la mise en évidence d'une mutation précoce et profonde des modes de consommation thérapeutique, y compris dans des populations rurales parfaitement aptes à rompre avec la routine et à reconsidérer leur rapport à la maladie et à la mort.

En France aussi, la recherche de nouvelles sources et de nouvelles méthodes d'interprétation doit permettre de mieux comprendre les processus de médicalisation pendant la période moderne. Les analyses de Tim McHugh sur la Bretagne au XVIIIe siècle démontrent la réalité de la pratique médicale assurée par les sœurs du Saint-Esprit dans les cam-

---

[29] Mary Dobson, *Contours of Death and Disease in Early Modern England*, Cambridge, CUP, 1997.

[30] Ian Mortimer, *The Dying and the Doctors. The Medical Revolution in Seventeenth-Century England*, London, Royal Historical Society, 2009.

[31] John H. Raach, *A Directory of English Country Physicians, 1603-1643*, London, Dawsons of Pall Mall, 1962 ; Margaret Pelling, « Medical Practice in Early Modern England: Trade or Profession ? », dans *The Professions in Early Modern England*, Wilfrid Prest (dir.), London, Croom Helm, 1987, p. 90-128.

pagnes, sous le patronage des seigneurs bretons[32]. Les religieuses disposent de compétences qui en font davantage que des auxiliaires des médecins, par ailleurs largement absents hors des villes. Le regard porté par les médecins sur leur propre action peut être étudié en amont de la création de la Société royale de médecine en 1778 à travers les comptes rendus d'interventions publiés dans le *Recueil périodique d'observations de médecine, de chirurgie et de pharmacie* (1754-1757) puis dans le *Journal de médecine, chirurgie, pharmacie* (1758-1793). Antérieurement, de nombreux ouvrages donnent également à voir des actions médicales au sein du corps social. Les articles du *Journal de médecine* comportent de très nombreuses études de constitutions médicales et de « climats » locaux fort peu originales par rapport au savoir médical de l'époque. À travers ce « média », les médecins se mettent en scène et donnent à lire leur savoir et leurs actions. Les campagnes ne sont pas les seuls espaces concernés mais elles apparaissent souvent comme des terres de mission qui offrent un champ privilégié à la théâtralisation de l'action médicale[33].

L'enquête de la Société royale de médecine (1778-1793) qui a été fortement valorisée par l'historiographie innove moins par son contenu que par la posture des médecins. Médiatisant et valorisant son action, le corps médical entre progressivement dans un projet qui le dépasse en cherchant à quadriller le territoire national. Il crée un espace de savoir et de pouvoir qui englobe de larges pans du territoire français et inclut les campagnes, avec la claire conscience que c'est aussi dans les espaces ruraux et auprès des populations des campagnes que se joue le devenir de la santé publique globale. Cette vision, élaborée en vue de diffuser un discours savant et de montrer la participation du milieu médical à la construction d'un idéal de philanthropie, oppose des cultures médicales divergentes et place les campagnes dans la dépendance de villes dispensatrices d'un savoir et d'un pouvoir. Il est remarquable notamment que la structure spatiale du regard médical part presque toujours d'un point central – ville ou bourg, même modeste – et englobe des cercles plus ou moins lointains qui en dépendent. Ce premier mode de médicalisation a une valeur heuristique pour cerner les évolutions de la prise en charge des territoires ruraux par les réseaux médicaux, y compris de nos jours.

---

[32] Tim McHugh, « Expanding Women's Rural Medical Work in Early Modern Brittany: The Daughters of the Holy Spirit », *Journal of the History of Medicine and Allied Sciences*, 2012 Jul, 67/3, p. 428-456.

[33] Patrick Fournier, « Les médecins et la médiatisation de la théorie des climats dans la France des Lumières », *Le temps des médias. Revue d'histoire*, automne 2015, 25, p. 18-33.

Ainsi, en déportant le regard sur des périodes antérieures aux révolutions cliniques puis pasteuriennes, de nouvelles hypothèses peuvent être formulées sur la nature et l'impact de la médicalisation des campagnes[34]. L'analyse doit porter non plus seulement sur le nombre et la répartition des praticiens, mais aussi sur des critères comme l'offre et la consommation de soins dans des contextes concurrentiels, sur la capacité des populations à surmonter l'obstacle de la distance géographique ou sur la place des femmes.

L'entrée dans l'ère de l'hygiénisme et des progrès sanitaires

Un troisième champ d'étude est celui de l'hygiénisme et de ses prolongements aux XIXe et XXe siècles. Le terme complexe et polysémique d'hygiénisme ne concerne pas spécifiquement les zones rurales mais y prend une coloration particulière. Le cas français, sans être un modèle, permet de cerner de nombreux enjeux. De façon significative, le traité d'Alexandre Layet sur *Hygiène et maladies des paysans* publié en 1882 a été beaucoup moins diffusé que son traité sur l'hygiène industrielle de 1875 et a donné lieu à beaucoup moins d'analyses[35]. Il y donne pourtant une étude comparative européenne très intéressante sur la mortalité dans les villes et les campagnes en Europe – constatant qu'elle reste inférieure en zones rurales – et aborde des thèmes à la fois très classiques comme l'insalubrité de l'habitat et les mauvaises pratiques des paysans, et d'autres plus novateurs comme l'étude du suicide parmi les paysans. La question de l'éducation des masses paysannes est alors au cœur des préoccupations politiques, avec une dimension sanitaire, même si elle reste secondaire.

Les historiens de la médecine française du XIXe siècle ont insisté sur la politisation des débats médicaux[36]. La nécessité de développer une

---

[34] Une enquête est en cours sous l'égide du professeur Jonathan Barry : « The Medical World of Early Modern England, Wales and Ireland, c. 1500-1715 », University of Exeter, Centre for Medical History.
http://humanities.exeter.ac.uk/history/research/centres/medicalhistory/projects/earlymodernmedicine/.

[35] Alexandre Layet, *Hygiène et maladies des paysans. Étude sur la vie matérielle des campagnards en Europe*, Paris, Masson, 1882 ; *id.*, *Hygiène des professions et des industries*, Paris, J.-B. Baillière et fils, 1875.

[36] Olivier Faure, *Les Français et leur médecine au XIXe siècle*, Paris, Belin, 1993 ; Pierre Guillaume, *Le rôle social du médecin depuis deux siècles (1800-1945)*, Paris, Association pour l'étude de l'histoire de la sécurité sociale, 1996 ; Lion Murard et Patrick

médecine rurale, avec des médecins de second rang appelés « officiers de santé », se heurte à de multiples réticences. Les politiques de santé publique disposent d'instruments nouveaux dont le plus connu est la vaccine qui présente l'intérêt de concerner *a priori* tous types de populations, même les plus pauvres, et de contribuer à l'unification des pratiques médicales entre villes et campagnes. Toutefois, les échecs de la vaccination systématique, perceptibles dès les années 1820[37], sont de nature à remettre en cause la légitimité du médecin rural. Les institutions sanitaires créées à partir de la Restauration et systématisées après 1848 par les conseils d'hygiène installés dans chaque chef-lieu de département, voire, en théorie, d'arrondissement, renforcent le poids des villes dans le contrôle de la mise en œuvre de politiques hygiénistes et préventives. Le rôle croissant des ingénieurs dans les opérations d'aménagements va dans le même sens. À la fin du XIXᵉ siècle, Freycinet et Bechmann, observateurs de réalités européennes et notamment britanniques, mettent ainsi en avant l'importance de la complémentarité entre villes et campagnes pour l'assainissement mais les procédés d'épandage utilisés sont loin de garantir toutes les conditions de salubrité malgré le discours tenu et les études techniques menées[38]. Ils affrontent les hygiénistes partisans d'une meilleure précaution à l'égard du devenir des matières usées, tel le Dʳ Albert Calmette[39].

Toutefois, les acteurs de l'hygiénisme n'abandonnent pas les chantiers antérieurs[40]. Un exemple peu connu est celui de la poursuite des enquêtes sur les épidémies jusqu'au début du XXᵉ siècle. L'académie de médecine créée en 1820 réalise régulièrement des rapports, à partir des années 1830, après une première synthèse couvrant la période 1770-1830, et ce au moins jusqu'en 1905[41]. La surveillance épidémiologique fait donc partie

---

Zylberman, *L'hygiène dans la République. La santé publique en France, ou l'utopie contrariée (1870-1918)*, Paris, Fayard, 1996.

[37] Jean-Baptiste Fressoz, « Le vaccin et ses simulacres : instaurer un être pour gérer une population, 1800-1865 », *Tracés*, 2011, 21, p. 77-108.

[38] Patrick Fournier, « Charles de Freycinet, théoricien et acteur de l'assainissement à l'âge de l'hygiénisme », *SABIX*, février 2016, 85, p. 19-29.

[39] S. Frioux, *Les batailles de l'hygiène, op. cit.*, p. 37-45.

[40] Pour une approche synthétique à l'échelle européenne : Stéphane Frioux, Patrick Fournier et Sophie Chauveau, *Hygiène et santé en Europe de la fin du XVIIIᵉ siècle aux lendemains de la Première Guerre mondiale*, Paris, SEDES, 2011.

[41] Quelques jalons : François-Joseph Double, *Académie royale de médecine. Rapport de la commission chargée de rédiger un projet d'instruction relativement aux épidémies*, Paris, impr. de Rignoux, 1822 ; Auguste Delpech, *Rapport sur les épidémies pour les années 1870, 1871, 1872, présenté à l'Académie de médecine*, Paris, G. Masson, 1875 ; André Chantemesse, *Rapport général à M. le président du conseil, ministre de l'Intérieur, sur les épidémies qui ont sévi en France pendant l'année 1905*, Melun, impr. administrative, 1907.

de ses attributions avec un effort pour englober tous les départements en incluant villes et campagnes, dans la continuité de l'enquête commencée au XVIIIe siècle par la Société royale de médecine. Si l'impact semble moins fort que dans la période prérévolutionnaire, la pratique plus routinière, il faut s'interroger sur l'effet de source et les objectifs recherchés. Les synthèses de l'académie s'appuient en fait sur des enquêtes de terrain très nombreuses rendant compte de phénomènes qui ont inquiété les autorités à un moment ou à un autre : épidémies de choléra ou de variole, foyers de croup ou de typhoïde, impact de la tuberculose et des fièvres éruptives…

La législation française qui se met progressivement en place jusqu'à la loi du 15 février 1902[42] sur la protection de la santé publique possède d'évidentes limites dans son application, bien montrées dans différentes études. Elle témoigne cependant d'un effort foisonnant de surveillance sanitaire qui s'appuie sur les échelons de la commune – loi du 21 juin 1898 sur le Code rural[43] – et du département. Cette tradition perdure de nos jours et crée les conditions d'une prise en compte des territoires ruraux, avec des capacités d'intervention accrues grâce aux relais départementaux. La question des inspections départementales d'hygiène (IDH) dans les départements ruraux se pose pendant de nombreuses années, les Conseils généraux rechignant parfois aux dépenses. Les inspecteurs doivent aussi affronter – moins toutefois que les ingénieurs – la question des projets d'adduction d'eau potable, qui interviennent parfois tardivement, et souvent après l'électrification. Les médecins inspecteurs de la santé qui les remplacent à partir des années 1940 disposent de moyens accrus mais leurs missions restent complexes[44].

L'histoire de la médecine rurale au XXe siècle reste encore largement à écrire. Sans doute ce siècle a-t-il été le temps du triomphe du médecin de famille et d'une certaine façon du médecin de campagne qui pourfend les préjugés et remplace vraiment le curé dans l'assistance aux populations, au moins jusqu'à la « fin des paysans » au sortir des Trente Glorieuses[45]. Cette période d'une technique clinique éprouvée et bien enseignée associée à des thérapeutiques nouvelles à l'efficacité célébrée peut être considérée comme

---

[42] S. Frioux, *Les batailles de l'hygiène*, op. cit., p. 87-93 et 359-363.
[43] *Loi du 21 juin 1898 sur le Code rural*, Paris, H. Charles-Lavauzelle, 1902.
[44] Jacques Raimondeau, Pierre-Henri Bréchat, « 100 ans d'une histoire des médecins inspecteurs de santé publique », *Actualité et dossier en santé publique*, décembre 2002, 41, p. 67-71.
[45] Bénédicte Vergez-Chaignon, *Le monde des médecins au XXe siècle*, Paris, Complexe, 1996 ; Hélène Berlan et Étienne Thévenin, *Médecins et société en France du XVIe siècle à nos jours*, Toulouse, Privat, 2005, p. 131-193.

un âge d'or de la médecine des campagnes, avec un dévouement marqué par la fréquence et l'ampleur des visites à domicile. Il ne s'agit nullement d'idéaliser un moment de l'histoire car la conquête de la santé a toujours été difficile et les conditions de travail de ces médecins de campagne étaient pénibles. Toutefois, les populations rurales plus diversifiées et globalement plus aisées que dans les périodes antérieures avaient davantage de moyens pour faire appel au médecin, phénomène renforcé par la création de la Sécurité Sociale à la Libération, malgré les fortes et durables résistances du monde agricole au régime des assurances sociales institué par les lois de 1928 et 1930. La médecine rurale devenait donc rentable, en termes d'image comme de profit, tandis que les actions sanitaires dans les campagnes progressaient. Aussi n'est-il pas étonnant que le « bon docteur » de campagne ait été également un notable engagé politiquement, maire ou conseiller général, souvent radical ou modéré.

Cependant, ces progrès avaient leurs revers que l'histoire environnementale a récemment aidé à mieux évaluer avec les travaux sur les conséquences sanitaires de l'usage massif des pesticides et engrais chimiques dans le cadre d'une agriculture très productiviste[46]. Pour comprendre la sous-évaluation de ces dangers par le monde médical, il faut tenir compte de la puissance acquise par le champ de la médecine microbienne qui focalisait l'attention au détriment d'autres pathologies. La santé des travailleurs agricoles a fait l'objet d'analyses spécifiques[47], bien que cette question soit encore largement négligée par les pouvoirs publics. L'étude des relations entre santé et alimentation prolonge la réflexion sur les impacts du productivisme qui induit des changements dans la nature des aliments – risques liés aux pesticides ingérés ou aux organismes génétiquement modifiés. L'impact sanitaire des pollutions rurales, du fait par exemple de l'exploitation minière, est une autre préoccupation contemporaine. L'histoire peut aider à comprendre la genèse du phénomène, mais aussi les multiples

---

[46] Christophe Bonneuil, Frédéric Thomas et Olivier Petitjean, *Semences : une histoire politique. Amélioration des plantes, agriculture et alimentation en France depuis la Seconde Guerre mondiale*, Lausanne, Charles Léopold Mayer, 2012 ; Nathalie Jas, « Pesticides et santé des travailleurs agricoles en France. Questions anciennes, nouveaux enjeux », *Le Courrier de l'environnement de l'INRA*, 2010, 59, p. 47-59.

[47] Frédéric Décosse, « La santé des travailleurs agricoles migrants : un objet politique ? », *Études rurales*, 2008, 182/2, p. 103-120 ; *id.*, « Entre "usage contrôlé", invisibilisation et externalisation. Le précariat étranger face au risque chimique en agriculture intensive », *Sociologie du Travail*, 2013, p. 322-340.

stratégies menées pour minimiser le risque dans l'opinion, alors que les conséquences sont souvent durables[48].

Enfin, l'histoire de l'hygiénisme pose la question de l'impact du modèle occidental des politiques de santé, avec des héritages toujours actuels[49]. La « médecine tropicale », née à la fin du XIXe siècle, était d'abord conçue comme une médecine coloniale. Ce champ d'étude permettait de réinvestir des savoirs sur l'environnement et sur la société tout en testant les nouvelles avancées de la médecine microbienne. Peste, typhus, paludisme par exemple, qui avaient exercé des ravages sur les populations européennes dans les siècles précédents devenaient des maladies tropicales qui légitimaient l'action des occidentaux dans le monde. Cela pouvait concerner aussi bien le corps médical lui-même que ses auxiliaires. Ainsi, la justification de l'expansion européenne pouvait se fonder sur l'apport sanitaire, aux côtés d'autres missions civilisatrices[50]. Mais du même coup, des enjeux plus anciens réapparaissaient, avec la concurrence d'autres traditions fondées sur des techniques de soin différentes[51]. Les réticences des populations à faire appel à la médecine « moderne » rejouaient, avec une complexité accrue, les affrontements qui s'étaient produits antérieurement en Europe. La sous-médicalisation de nombreux territoires, malgré des interventions ponctuelles ou prolongées des médecins, prêtres, sœurs missionnaires, voire officiers de l'armée, devenait un problème de santé publique à l'échelle du monde dont l'Organisation Mondiale de la Santé allait s'emparer après la Seconde Guerre mondiale[52].

*

Sommes-nous encore les héritiers de ce lent et complexe processus de médicalisation et de renforcement d'une stratégie hygiéniste ? Devons-nous au contraire affronter désormais des défis d'une nature différente,

---

[48] Hervé Pujol (dir.), *Tristes mines. Impacts environnementaux et sanitaires de l'industrie extractive*, Bordeaux, LEH, 2014.
[49] Waltraud Ernst (dir.), *Plural Medicine, Tradition and Modernity, 1800-2000*, New York, Routledge, 2014.
[50] Claire Fredj, « Les médecins de l'armée et les soins aux colons en Algérie (1848-1851) », *Annales de démographie historique*, 2007/1 (113), p. 127-154.
[51] Anne Retel-Laurentin (dir.), *Étiologie et perception de la maladie dans les sociétés modernes et traditionnelles*, Paris, L'Harmattan, 1987.
[52] Sylvia Chiffoleau, *Genèse de la santé publique internationale. De la peste d'Orient à l'OMS*, Rennes, PUR, 2012 ; Kelley Lee et Jennifer Fang, *Historical Dictionary of the World Health Organization*, Lanham, Toronto-Plymouth, The Scarecrow Press, 2013 (2nd ed.).

Introduction

dans un temps d'extrême sophistication de la médecine et de mondialisation économique ? L'alternative entre continuité et rupture, au cœur de l'épistémologie historique dans une perspective foucaldienne[53], nous oblige à nous interroger sur la valeur heuristique de la notion d'héritage.

Il est important de ne pas réduire la réflexion sur la santé dans les campagnes à la notion contemporaine de désert médical[54], ce qui conduirait à de nombreux anachronismes sur la longue durée, sans avoir de vertu explicative simple pour notre époque. Les campagnes ont toujours présenté des spécificités. En Europe, elles sont désormais bien mieux prises en charge par le savoir savant – hospitalier et universitaire – qu'elles ne le furent jamais avant le XXe siècle. Ainsi l'Auvergne, territoire relativement peu attractif, se situe globalement dans la moyenne nationale et les ruraux y bénéficient de services médicaux de qualité, malgré des inégalités[55]. Pour autant, on ne saurait se contenter de relativiser les problèmes rencontrés. Il faut plutôt raisonner en termes de configurations : relations entre lieux centraux et périphéries ou marges, gestion de la distance et des déplacements, rapports de la médecine scientifique avec les médecines traditionnelles ou parallèles – en tenant compte de l'impact des systèmes de sécurité et d'assurance médicales, de la place des grandes institutions de soin, des services offerts aux populations et des modalités de l'intervention médicale.

L'approche géographique met en avant la diversité des campagnes : les zones rurales les plus reculées et les moins densément peuplées comptent logiquement un maillage médical faible, mais les zones périurbaines peuvent aussi montrer des signes de fragilité à cause de la proximité de centres mieux équipés et de la forte densité de populations aux revenus modestes. La montée en puissance des technologies numériques vient complexifier le modèle. Elle est à la fois radicalement nouvelle par la qualité des soins qu'elle rend possible, malgré la distance, et préparée par une longue tradition de médiatisation des techniques médicales à travers une presse ou des journaux et dictionnaires spécialisés[56].

---

[53] Michel Foucault, *Sécurité, territoire, population*, Paris, Gallimard, 2004 ; *id.*, *Naissance de la biopolitique*, Paris, Gallimard, 2004.

[54] Véran Olivier, « Des bacs à sable aux déserts médicaux : construction sociale d'un problème public », *Les Tribunes de la santé*, 2013/2 (39), p. 77-85 ; Virginie Chasles, Alice Denoyel et Clément Vincent, « La démographie médicale en France, le risque des déserts médicaux. L'exemple de la Montagne ardéchoise », *Géoconfluences*, 2013, http://geoconfluences.ens-lyon.fr/doc/transv/sante/SanteDoc4.html.

[55] Séverine Barbat-Bussière, *L'offre de soins en milieu rural. L'exemple d'une recherche appliquée en Auvergne*, Clermont-Ferrand, Presses universitaires Blaise Pascal, 2009.

[56] Quelques jalons non exhaustifs permettent de prendre conscience de la continuité de la demande sociale depuis le XVIIIe siècle au moins. *La médecine et la chirurgie des*

Les expériences historiques montrent aussi la grande diversité des acteurs directs et indirects de la santé. Pour être efficace, l'action médicale a besoin de relais et de médiateurs qui peuvent user de leurs fonctions sociales en encadrant, alertant et suscitant des formes d'organisation. C'est notamment le rôle dévolu de nos jours aux infirmières et infirmiers dans des territoires sous dotés en médecins. La préservation de la santé met en mouvement l'ensemble du corps social[57]. Les impacts des interventions dans les campagnes obligent toujours à penser la nature des relations sociales et les attentes réciproques des soignants et des soignés. L'implantation de nouvelles structures médicales rurales, notamment les maisons de santé en France[58], constitue une réponse possible aux difficultés rencontrées par les professionnels de santé pour répondre aux attentes des habitants des campagnes, notamment avec les changements de mode de vie et de travail des nouvelles générations. L'apport se mesure à travers le dynamisme et l'attractivité du lieu d'implantation, aux côtés d'autres services rendus à la société. Cependant, les nouvelles structures ne sont jamais suffisantes par elles-mêmes, car au-delà du projet immobilier, c'est l'attractivité sur les jeunes générations de soignants qui importe.

Les enjeux territoriaux se doublent de préoccupations sociales et culturelles. Historiquement, la médecine rurale est associée à la notion de médecine populaire, liée elle-même à celle de « maladie populaire », expression courante jusqu'au XIXᵉ siècle. Certes, les villes sont confrontées à des poches de pauvreté et des inégalités sociales tout aussi importantes, voire plus fortes, face à la maladie. Les campagnes apparaissent cependant traditionnellement comme des espaces fragiles à cause de l'isolement et de l'absence d'équipements collectifs suffisamment importants[59]. À l'échelle planétaire, les territoires ruraux sous-développés ont souvent un accès très faible aux structures sanitaires. La précarité y est accrue par les fortes inéga-

---

pauvres du mauriste Dom Nicolas Alexandre, publiée pour la première fois en 1714, connut de nombreuses rééditions jusqu'en 1839. Au XIXᵉ siècle, le *Manuel de santé à l'intention des milieux populaires* de Vincent Raspail, devenu *Manuel annuaire de santé*, joue un rôle similaire ; il paraît de 1845 à 1935. Le *Larousse médical* a connu sa première édition en 1912 ; sa plus récente est de 2012.

[57] Christine André, « Les systèmes de santé européens en longue période », *Revue de la régulation. Capitalisme, institutions, pouvoirs*, 1ᵉʳ semestre 2015, 17, mis en ligne le 18 juin 2015. URL : http://regulation.revues.org/11177.

[58] Olivier Marchand *et al.*, « Développement et fonctionnement des maisons de santé pluriprofessionnelles dans la région Rhône-Alpes », *Santé Publique*, 2015, 27/4, p. 539-546.

[59] Emmanuelle Bonerandi-Richard et Emmanuelle Boulineau (dir.), *La pauvreté en Europe. Une approche géographique*, Rennes, PUR, 2014.

lités dans la répartition des investissements et des infrastructures de santé, malgré des interventions à l'occasion des grandes épidémies qui inquiètent les pays les plus riches[60]. Du coup, les actions médicales peuvent y prendre un caractère à la fois plus ponctuel, plus massif, et plus anonyme, retardant les prises de décision dans les politiques de prévention – les réactions face à la propagation du virus Ebola l'ont encore montré récemment en Afrique[61] – et amenant à opposer des territoires et des groupes sociaux plutôt qu'à gérer les problèmes sanitaires de façon anticipée et coordonnée.

Ces confrontations, qui peuvent prendre des formes violentes, incitent à penser plus globalement les inégalités spatiales : si les villes sont des foyers de maladies où les problèmes s'amplifient rapidement, les campagnes constituent des vecteurs à forte charge symbolique et émotionnelle dans l'imaginaire collectif. C'est depuis une ruralité profonde, voire peu accessible à l'homme, que sont venus jusqu'à nous, dans un passé lointain ou au contraire récent, des fléaux redoutés, souvent des zoonoses[62] : la peste issue des profondeurs de l'Asie centrale, les virus Ebola et du SIDA sortis des forêts africaines, la grippe aviaire et porcine dont la source semble provenir des élevages du Sud-Est asiatique… La manifestation de ces grandes épidémies est rendue visible par les phénomènes urbains, mais la « sauvagerie » du rural et de l'animalité porteuse des maladies en question – par le vecteur des rongeurs, grands singes, chauves-souris, porcs et oiseaux… – est encore une métaphore puissante des menaces qui pèsent sur nos sociétés.

Ainsi, la ruralité est à la fois un cadre d'analyse spécifique dont nous pouvons chercher à cerner les contours objectifs, et une source de représentations et de valeurs diverses, parfois contradictoires, dont nous ne devons pas négliger l'impact sur notre appréhension globale de la santé. À ce titre, elle justifie une approche sur la longue durée croisant de multiples paramètres sociaux, politiques, culturels et scientifiques, qu'ils soient le résultat d'héritages ou au contraire en rupture avec le passé. Les analyses qui suivent offrent des aperçus variés qui couvrent les périodes moderne et contemporaine. Elles sont organisées en trois parties : les deux premières sont consacrées à la médicalisation des campagnes de part et d'autre de la ligne de partage que constitue la naissance de la médecine pastorienne dans

---

[60] Randall M. Packard, *A History of Global Health. Interventions into the Lives of Other Peoples*, Johns Baltimore, Hopkins University Press, 2016.
[61] Sofiane Bouhdiba, *Pavillon jaune. Histoire de la quarantaine, de la Peste à Ebola*, Paris, L'Harmattan, 2016.
[62] Rolf Bauerfeind *et al.*, *Zoonoses: Infectious Diseases Transmissible From Animals to Humans*, Washington, ASM Press, 2016.

la seconde moitié du XIXᵉ siècle ; la troisième interroge les relations entre nature et culture à travers plusieurs exemples d'impact des caractéristiques du milieu rural et des savoirs élaborés dans les campagnes sur la santé des populations. La majorité des études porte sur la France (neuf sur dix-sept) ; cinq sur d'autres exemples européens (Espagne, Roumanie, Italie du Nord, Grande-Bretagne et Europe occidentale dans sa globalité) ; trois sur des territoires extra-européens « dominés » qui permettent d'interroger l'impact sanitaire d'une domination à la fois politique, économique et sociale (Cameroun et Algérie pendant la période de la colonisation française, Nation navajo au sud-ouest des États-Unis dans la seconde moitié du XXᵉ siècle). Le cas français est donc placé au centre de la réflexion, mais avec des ramifications coloniales et des exemples permettant d'élargir le regard et de faire des comparaisons. C'est toujours le point de vue de la médecine occidentale, malgré la diversité des héritages et des cultures la modelant, qui fournit le fil directeur de la réflexion : ce choix est volontaire, car d'autres traditions médicales, notamment en Asie, auraient sans nul doute apporté des perspectives différentes qu'il n'était pas possible d'aborder dans cet ouvrage.

Première partie

Territoires et acteurs de la santé dans les campagnes : les processus de médicalisation avant la médecine pastorienne

Part One

Localities and Health Care Providers in the Countryside: Medicalization Prior to Pasteurian Medicine

Introduction

Claude GRIMMER
Université Clermont-Auvergne
Centre Roland Mousnier, UMR 8596 – Sorbonne Université

Résumé : L'étude des processus de médicalisation des campagnes de la fin du Moyen Âge au milieu du XIXe siècle est menée ici dans un souci de montrer la complexité des pratiques de soin et des échanges de savoirs entre villes et campagnes. La présence de personnels de soin variés dans les territoires ruraux révèle aussi la nature des relations entre localités de niveaux très différents. Les analyses portent donc sur les interactions médicales et sanitaires à différentes échelles, du village aux structures urbaines, provinciales et étatiques, tout en mettant en évidence certaines dynamiques à l'œuvre.

Abstract: The study of the medicalization of the countryside from the late Middle Ages to the 19th century demonstrates both the complexity of health care practices as well as the differences in medical knowledge in urban and rural areas. The varying presence of health care professionals in the countryside also reveals the nature of the relations between rural localities of different levels. The articles in Part One focus on different scales of medical and sanitary interactions, from village to urban, provincial, and state structure, highlighting the various dynamics at work.

S'intéresser à la médicalisation des campagnes dans l'Europe de l'époque moderne – période étendue jusqu'aux nouvelles formes de médicalisation introduites par la médecine pasteurienne –, c'est parfois tordre le cou à des idées reçues.

La forte mortalité infantile, l'âge au décès qui, à l'aune de nos sociétés contemporaines, est extrêmement précoce, les nombreuses épidémies ou fièvres entretiennent l'idée d'une population qui subit les maladies et attend la mort avec résignation. Le corps est le principal outil de travail des ruraux mais il semble absent des préoccupations quotidiennes. Seules la douleur ou l'incapacité de remplir les tâches quotidiennes obligent le paysan ou l'artisan à se soigner, à soulager son mal pour pouvoir continuer à vivre et travailler. Des expressions familières comme « il est dur au mal » montrent bien la grande différence avec les élites qui dans leur correspondance ont le souci de leur corps, de leur bonne ou mauvaise mine[1].

La rareté de sources concernant les populations rurales, en comparaison de celles produites par les élites qui dans leurs correspondances ont laissé de nombreux témoignages contribue souvent à réduire notre champ d'investigation aux notables et aux villes, éventuellement aux petites villes insérées dans un tissu rural. N'oublions pas cependant que les campagnes sont des microcosmes sociaux avec leurs élites (nobles, notaires, membres du clergé...), leurs paysans et artisans de toute condition, leurs pauvres honteux et mendiants.

Les recherches récentes obligent à la modestie mais permettent d'amorcer de nouvelles pistes de réflexion : que signifie se soigner à l'époque moderne pour les habitants des campagnes ? L'implication de l'État auprès des ruraux malades se réduit-elle au temps de crise ? Comment les savoirs universitaires sont-ils reçus par les habitants des campagnes dont les savoirs vernaculaires relèvent de logiques propres ? Le système médical mis en place au début du XIXe siècle est-il l'héritier des questionnements du siècle des Lumières ou introduit-il de nouvelles ruptures ?

Partout on remarque une grande variété d'acteurs qui peuvent agir seuls ou en interaction. Le paysan, quel que soit le territoire étudié, fait un appel important à l'automédication : le fumier en compresse pour soulager les fractures[2], le citron, les plantes en décoction, en tisane ou infusion[3]... L'appel au chirurgien est un recours possible. Souvent issu du monde rural, il y habite, alors que les médecins des villes se déplacent plus exceptionnellement et surtout pour les notables ou en cas d'épidémie grave et inquiétante pour les autorités urbaines. Lors de la maladie de Jean-Rigal de Scorailles en avril 1666, au château de Cropières dans les montagnes d'Auvergne, les deux chirurgiens du bourg le plus proche sont présents mais on a aussi fait venir un médecin de la petite ville de Murat et surtout deux médecins réputés d'Aurillac à six lieues de là. Pas

---

[1] Arlette Farge, *La Déchirure. Souffrance et déliaison sociale au XVIIIe siècle*, Paris, Bayard, 2013.

[2] Jacques Gélis, « Le fumier comme thérapeutique : approche anthropologique », communication donnée au séminaire « Regards croisés sur la petite enfance », Paris, EHESS, 17 janvier 2014.

[3] Alain Fournet-Fayard, « Le livre de raison de Claude Dumarest », *Vivre et mourir à Saint-Étienne aux XVIIe et XVIIIe siècles*, Saint-Étienne, Publications de l'université de Saint-Étienne, 1998, p. 71-126.

moins de cinq soignants assistent le patient et se consultent[4]. Mais pour les plus pauvres ou les domestiques, l'accès aux soins est laissé aux mains des religieuses, du curé ou de l'épouse du seigneur, dame de charité.

La multiplicité des acteurs de la santé et les conflits entre des pratiques médicales concurrentes sont des réalités anciennes. Stéphanie Lachaud montre l'opposition entre l'homme de l'art et l'homme à secrets dans la France rurale du sud-ouest au XVIIIe siècle. Rebouteux et sorciers sont consultés régulièrement. Quant aux charlatans, ils parcourent la campagne avec succès. Venus de loin, ils apparaissent paradoxalement comme des « spécialistes », tel Michel Brogio qui se dit « fils de Joseph Brogio de Milan et chirurgien réputé venant de Vienne en Autriche qui parcourt l'Auvergne ». Mais ils ne sont pas à l'abri d'un procès pour exercice illégal de la chirurgie[5]. La vente de pommades et onguents sur les foires, souvent associée aux images pieuses est moins risquée.

Ces différentes voies de soin sont empruntées pas tous, quel que soit le niveau de richesse et on peut discerner des échanges entre les différents savoirs. Travaillant sur le long terme dans le royaume de Valence, Carmel Ferragud dégage des dynasties de chirurgiens, docteurs et apothicaires, héritières d'un temps où juifs, chrétiens et musulmans cohabitaient. L'acculturation commencée aux XVe et XVIe siècles dans les pratiques médicales a perduré plusieurs siècles. À la fin du XVIIIe siècle en France, les correspondants de la Société royale de médecine signalent aussi des pratiques populaires véhiculées par toutes sortes d'intermédiaires, soit parce qu'ils les trouvent dangereuses, soit au contraire parce qu'ils s'étonnent qu'elles se révèlent efficaces, comme le montrent les enquêtes mises en lumière par Stéphanie Lachaud.

Plusieurs contributions (Carmel Ferragud, Jamel El Hadj, Sylvain Olivier) apportent un éclairage intéressant sur l'interaction villes-campagnes qui est beaucoup plus importante qu'on ne le pense *a priori* et qui s'intensifie lors des épidémies. Jamel El Hadj, en étudiant l'organisation des soins dans l'arrière-pays marseillais en temps de peste entre 1720 et 1722, distingue d'une part la volonté et les demandes des échevins de la ville et d'autre part les initiatives prises par les praticiens, particulièrement par les garçons-chirurgiens. Cette première organisation ponctuelle est révélatrice d'une véritable préoccupation des pouvoirs publics en matière de santé publique qui s'affirme et se renforce au cours du XVIIIe siècle.

---

[4] Archives départementales du Cantal, Minutes de Maître Froquiéres, III E 227/357, dossier 3, f° 79.
[5] *Ibid.*, 1 B 1024 (2), Procès pour exercice illégal de la chirurgie 1763.

Dès la Renaissance, le rôle des autorités locales et du bas clergé est primordial en temps de crise. Ces acteurs deviennent des observateurs des plus démunis et des interlocuteurs pour les pouvoirs supérieurs, notamment les intendants en France aux XVIIe et XVIIIe siècles. Cela aboutit à la mise en place d'une véritable politique sanitaire pour les plus éloignés. L'exemple marseillais (Jamel El Hadj) attire l'attention sur la complexité de la définition des campagnes : le terroir d'une grande ville présente des particularités différentes d'un village éloigné d'une cité importante. L'organisation sanitaire et les réseaux de la médicalisation dépendent des structures territoriales, sociales et politiques.

La commercialisation de remèdes dans les campagnes constitue un bon critère des mutations de la période moderne, notamment au XVIIIe siècle. Les remèdes d'Helvétius, du nom de leur créateur et de son fils, qui assurent leur distribution dans les campagnes françaises contre d'importants bénéfices de la fin du XVIIe à 1755 connaissent une grande fortune jusqu'à la fin de l'Ancien Régime, François de Lassonne reprenant le contrôle du système après 1755. L'instauration de « boîtes » envoyées aux intendants à partir de 1721 crée un véritable système de santé publique. Ces boîtes contiennent divers remèdes d'origine végétale, animale et minérale sous formes de pilules, poudres, baumes et herbes. Elles sont envoyées aux intendants pour en faire bon usage ; ceux-ci font confiance aux curés et aux charités des bourgs pour les distribuer. De nouveaux remèdes comme la poudre d'Ailhaud, étudiée ici par Pauline Dubois, se répandent dans les provinces durant la même période grâce à un système de publicité faite par les usagers eux-mêmes et exploité par les fabricants, selon un modèle bien étudié aussi en Angleterre et en Italie[6]. Dans le cas français, la concurrence entre le modèle « officiel » – les boîtes de remèdes – et les réseaux privés contribue au développement de nouveaux besoins thérapeutiques parmi les populations rurales, avec des stratégies complexes pour conquérir des marchés émergents qui peuvent éclairer les relations entre intérêts publics et intérêts privés. C'est un champ de recherche qui mérite de nouveaux travaux.

Au tournant des XVIIIe et XIXe siècles, les pouvoirs publics démontrent une véritable volonté de comprendre. C'est le temps des enquêtes, de la dénonciation des habitudes du peuple par les élites, des statistiques. La prévention des crises devient une priorité ; la naissance de la statistique sociale permet d'établir un lien entre pauvreté et mortalité, entre certaines

---

[6] David Gentilcore, *Medical Charlatanism in Early Modern Italy*, Oxford, Oxford University Press, 2006 ; Roy Porter, *Quacks: Fakers and Charlatans in English Medicine*, Stroud, Tempus Publishing, 2000.

activités, le manque d'hygiène et plusieurs pathologies, ou encore entre insalubrité et multiplication des épidémies. Peu à peu se met en place une organisation structurée qui aboutit au XIXe siècle à un maillage plus dense, comme le montrent les analyses régionales de Sylvain Olivier et Olivier Faure. Dans les campagnes du Languedoc, sous la coupe de la faculté de Montpellier, un contrôle des soignants s'organise : enregistrements, jurys, lutte contre le charlatanisme, enquête sur les compétences. Sylvain Olivier insiste sur les écarts entre les intentions et la réalité du terrain. Olivier Faure constate toutefois qu'au début du XIXe siècle, il n'existe pas véritablement de « déserts médicaux » en France et qu'avec la nouvelle organisation mise en place sous l'Empire, les campagnes sont au contraire l'objet de l'attention des pouvoirs publics. Le personnel soignant (officiers de santé, sages-femmes, médecins, pharmaciens) est de plus en plus formé et de mieux en mieux accepté dans les campagnes. Il contribue à la diffusion d'un savoir académique et universitaire, qui supplante peu à peu la voix des autres médecines, sans toutefois les occulter totalement, tant les circuits de la médicalisation deviennent multiples.

George Sand se fait l'écho de cette évolution. Son roman *La petite Fadette* nous fait pénétrer dans les campagnes berrichonnes au milieu du XIXe siècle quand les savoirs des élites se heurtent aux connaissances empiriques. Le rejet social que subit Fanchon Fadet « qui connaît la propriété des herbes », puis son acceptation par son mariage avec Landry Barbeau constituent un véritable message pour la coexistence des cultures populaires et savantes[7] et l'acceptation de « la sorcière » qui met elle-même en avant ses dons de guérisseuse : « Mais si on avait été bon et humain envers moi, je n'aurais pas songé à contenter ma curiosité aux dépens du prochain. J'aurais renfermé mon amusement dans la connaissance des secrets que m'enseigne ma grand' mère pour la guérison du corps humain ».

---

[7] Vincent Robert, *La petite-fille de la sorcière. Enquête sur la culture magique des campagnes au temps de George Sand*, Paris, Les Belles Lettres, 2015.

Hiring Medical Practitioners during the Late Middle Ages and the Early Modern Period in Algemesí (Kingdom of Valencia, Crown of Aragon)*

Carmel FERRAGUD

Universitat de València
Institute for the History of Medicine and Science "López Piñero"

Abstract: This study analyzes the process by which Algemesí, a small village attached to the town of Alzira from the Moorish conquest in 1245 until its independence in 1574, attracted, hired, and negotiated with medical practitioners (doctors, barber-surgeons, and apothecaries) to provide health care to fellow town dwellers. It also examines the origin of these practitioners and their family ties with Algemesí, as well as their competence as advisors in times of epidemics or as expert witnesses in court. All in all, we see a rural world clearly concerned about health, considered to be a highly prized asset, and willing to invest part of its resources to ensure suitable medical care.

Résumé : La présente étude vise à analyser le processus par lequel Algemesí, un petit village appartenant à la ville d'Alzira de la conquête maure en 1245 jusqu'à son autonomie en 1574, attirait des praticiens médicaux (médecins, chirurgiens-barbiers et apothicaires) et les embauchait après négociation afin de dispenser des soins médicaux aux populations des localités voisines. Elle examine aussi l'origine de ces praticiens et leurs liens familiaux avec Algemesí, ainsi que leurs compétences en tant que conseillers en période d'épidémies ou lorsqu'ils sont appelés comme experts dans les tribunaux. En définitive, nous observons un monde rural fortement préoccupé par le sujet de la santé, considéré comme une priorité, et

---

* This article was made possible by the financial support of the Spanish Ministry of the Economy and Competitiveness (FFI2014–53050-C5–3-P [2015–18]), as well as European Union ERD funds. My thanks for the helpful comments and contributions made by Vicent Niclòs and Josep Antoni Domingo. Translation was provided by Andrew Stacey.

désireux d'investir une partie de ses ressources afin de s'assurer de disposer de soins médicaux appropriés.

Beginning in the middle of the 13th century, after the Christian conquest of the Muslim *taifa* kingdoms in Valencia, the territory composed of a large number of *alqueries*, from Arabic *al-qàrya*, the most common Moorish form of dwelling and farm, was organized by means of the share-out and settlement organized by King James I of the Crown of Aragon. This was the case south of the river Xúquer, in the region called La Ribera.

La Ribera was a large, low-lying region, measuring about forty kilometres long by thirty wide, and criss-crossed by the many meanders of the river Xúquer, the largest in the modern-day Valencian countryside. There were many towns and villages scattered about its flood plain. Ecological problems and its low volume of water these days make it hard for us to guess its true significance for the region's economy in the past. The river characteristically had periods with very little water in it, followed by sudden rises in its level which frequently caused devastating floods. Nevertheless, its sediments and the control of its water levels with numerous hydraulic infrastructures since the 13th century had made rich agriculture possible.[1]

The region was split between an area under royal control, comprising the town of Alzira (one of the largest in the kingdom, represented at the parliament) and its territories, with about twenty dependent villages, or *llocs*, nine of which belonged to it directly, as well as a larger fiscal and jurisdictional district.[2] Only a small core of the Muslim population remained in the town's Moorish quarter, and it would gradually diminish with the subsequent conversion and then expulsion of the *Moriscos* in 1609.

Algemesí was one of the Muslim *alqueries* that became a Christian *lloc*.[3] Three kilometres south of Alzira, Algemesí was one of the most dynamic settlements, with a population of 167 families. It had all the

---

[1] Tomàs Peris Albentosa, *Història de la Ribera. De vespres de les Germanies fins a la crisi de l'Antic Règim [segles XVI-XVIII]*, 6 vols., t. 1, *L'escenari i els protagonistes* (Alzira: Bromera, 2001), 19-64, 93-120.

[2] Antoni Furió, *El camperolat valencià en l'Edat Mitjana. Demografia i economia rural (segles XIII-XVI)*, Valencia, Universitat de València, doctoral thesis, 1986, 4 vol., t. I, 94-107.

[3] On Algemesí during the Middle Ages, see A. Furió, *El camperolat valencià, op. cit.*, 463-464, 468. Salvador Vercher Lletí, *L'abastiment municipal de cereals i de carns a la vila d'Alzira i el seu terme (1370-1415): una contribució a les relacions ciutat-camp en la Ribera del Xúquer*, Valencia, Universitat de València, doctoral thesis, 2017, 37, 42, 44-45, 55, 85, 102, 105, 135-145.

characteristics of a rural village with clear signs of the city's influence. A varied group of craftsmen lived there, some of whom did not possess land, and others who combined their activity with tending small plots, or working as day-labourers. A large number of individuals migrated to Algemesí not only from other parts of the Kingdom of Valencia, but also from Castile, Biscay and Aragon. This increased the levels of poverty and marginalization in Algemesí. For most of them it was very difficult to start a new life far from their old homes, without properties, with the necessity of credits for establish themselves in their new town, buying food, house, or creating a workshop. They were at a disadvantage compared to the old neighbours.

An exhaustive examination of sources can give some idea of the medical care network established in the region, especially in the royal jurisdiction, Alzira and its *llocs*, which became independent in the early modern period. However, I shall be paying particular attention to Algemesí. Its administrative situation, dependent upon Alzira from the 1238 conquest and colonization until its subsequent separation in 1608, forces us to consider two different periods in the organization of its system of medical care. This post-separation period ended at the same time as the *foral* period did, in 1714, when it was abolished by the Bourbon King Philip V. Medical practitioners in Valencia's early modern centuries have not been the subject of an extensive research outside the capital. In this long-term analysis, I shall investigate the hiring strategies used in this region to attract professionals working in medicine –physicians, barber-surgeons and apothecaries– trained in the Galenic tradition, predominant in those centuries, along with their residence in towns and their relationships with the authorities. I shall avoid other significant forms of medical care such as empirical and magical approaches which require separate analysis that cannot be undertaken here.

Algemesí under the Jurisdiction of Alzira

After the conquest and settlement of the new kingdom, the need was felt for medical practitioners to look after the incomers who established their residence there. Doctors came along with the army, and in the *Llibre del Repartiment* (a record book in which the King's scribes recorded promises of land grants) we see an early presence of several individuals working in medicine who received grants in La Ribera. From 1271 onwards, the king favoured some medical practitioners with various privileges, from land and house sites, to donations of money and tax exemptions.[4] The king also made his wish very clear that medical practitioners should remain in the new kingdom. For this reason he imposed on them the condition of residence there and not alienating the properties for twenty years. It was becoming more and more usual for the king to have domestic or family doctors in his service in many cities in the kingdom and as the court was itinerant he needed to have the most prestigious professionals available wherever he went with his entire retinue, especially in the period of war with the Muslims. New settlers trained in medicine were arriving in the region. Most of them were humble barber-surgeons, but there were a few apothecaries. The Kingdom of Valencia did not remain oblivious to the general European context, especially in the Mediterranean area, where a way of understanding medicine based on Galenism and its particular model of healer had become highly prestigious.[5]

In order better to understand the organization of medical care in Valencia from the 14th century onwards, it is useful to look at the *foral* legislation, especially the heading *De metges*, or "Concerning doctors", in the laws of 1329-1330. This legislation of King Alfonso III established the division of medical care with seven provisions. The examination system for medical practitioners was regulated along with its general conditions: municipal control, the appointment of examiners, the geographical scope of the measure, academic requirements, and fines in the event of non-compliance; the surgeon was obliged to write an expert report (*dessospitació*) when required to do so; doctors had to swear an oath not to attend to the seriously ill if these had not previously made their confession; the therapeutic indications had to be made with a prescription whose ingredients were specified in "common or vulgar" language, so that apothecaries could understand them; and finally, surgeons had to be

---

[4] Carmel Ferragud, "Els practicants de la medicina en la creació del regne de València (1238-1300)", in *Actes d'Història de la Ciència i de la Tècnica*, 2 (2) (2009), 61-85 (64-65); *Medicina per a un nou regne. El paper de la medicina i els seus practicants en la construcció del regne de València, s. XIII* (Alzira: Bromera, 2009), 96-99.

[5] Numerous studies exist for different European states and territories. For example, and as a magnificent overview, see Nancy Siraisi, *Medieval and Early Renaissance Medicine: an Introduction to Knowledge and Practice* (Chicago-London: The University of Chicago Press, 1990). With regard to the territories of the Crown of Aragon and the Kingdom of Valencia, see Carmel Ferragud, *Medicina i promoció social, Corona d'Aragó, 1350-1410* (Madrid: CSIC, 2005); Michael R. McVaugh, *Medicine Before the Plague. Practitioners and Their Patients in the Crown of Aragon, 128-1345* (Cambridge: Cambridge University Press, 1993); Lluís Garcia Ballester, *La medicina a la València medieval. Medicina i societat en un país medieval mediterrani* (Valencia: Alfons el Magnànim, 1989).

examined, although they were not required to have studied at university. This control was also extended to barbers. This was a declaration of intent that could only be implemented very partially.[6] The kings continued to regulate some aspects, in many cases avoiding the abuses and fraud committed by doctors and apothecaries with regard to their patients, but by the 15th century virtually all elements relative to the practice of medicine had been formalized, a situation what would remain until the suppression of these laws at the beginning of the 18th century.[7]

Most of the information we have concerning the 14th and 15th centuries comes from Alzira. During the whole of the 14th century there were hardly any medical practitioners working there. Some of the physicians we know of were foreigners, coming from places as far away as Avignon. The difficulties of finding people to practise in a town, which in the middle of the century, according to the municipal government (*jurats* (councillors) and *prohoms* (prominent citizens), was understaffed, forced the king to grant licenses to some Christians and Jews to work in the town without needing to be examined or to have paid the usual fee. It seems that by the turn of the century conditions for doctors, and some decided to go elsewhere.[8]

Most of the practitioners were barber-surgeons. Even the smallest, most remote location in the mountains usually had a barber among its residents, or someone who at least went to work there occasionally. Their job consisted of cutting hair and shaving beards, performing small surgical operations and treating external diseases. On their travels they were accompanied by a horse carrying everything they needed to do their work, for example in open-air markets. Muslims also worked as barbers.[9]

In addition to barbers, the most numerous medical practitioners were the apothecaries. The explanation for this is that their work was situated halfway between that of the merchant-shopkeeper and the artisan. As

---

[6] Luis García Ballester, Michael R. McVaugh and Agustín Rubio Vela, *Medical Licensing and Learning in Fourteenth-Century Valencia, Transactions of the American Philosophical Society*, vol. 79, part 6, Philadelphia, 1989, 1-10.

[7] María Luz López Terrada, "El control del ejercicio médico en la Valencia foral: las corporaciones locales frente al poder real", in *Facultades y Grados. X Congreso Internacional de Historia de las universidades hispánicas (Valencia, November 2007)*, vol. II (Valencia: Universitat de València, 2010), 15-34.

[8] Carmel Ferragud, "Medicina i societat a Alzira durant la Baixa Edat Mitjana", in *Actes de la X Assemblea d'Història de la Ribera. Riuades i inundacions a la Ribera del Xúquer en la perspectiva històrica* (Antella: Ajuntament d'Antella, 2005), 89-102.

[9] Carmel Ferragud, "Barbers in the Process of Medicalization in the Crown of Aragon During the Late Middle Ages", in Flocel Sabaté (ed.), *Medieval Urban Identity: Health, Economy and Regulation* (Newcastle: Cambridge Scholars, 2015), 143-165.

well as medicines, they made and sold a wide range of products, including for instance, wax for lighting, spices, sweets, paper, and gunpowder. Apothecaries were indispensable for supplying all these products. The least numerous professionals were the physicians, who were more prestigious and sometimes had received university training. These proportions did not change very much, although the numbers of apothecaries may have dwindled. Increasingly working as pharmacists, they gradually abandoned all the other occupations, which were taken over by other trades.[10]

The first contract with a doctor of medicine, Joan del Miracle, was signed on 18 June 1397. This doctor, a former resident of Valencia, was hired for six years. For the first time, an individual trained at the university and therefore with a solid educational background was going to offer his services in Alzira, for the not inconsiderable sum of eight hundred *sous* a year.[11] The physician had to live in the town for the period of time stipulated and attend to its inhabitants and those of its *contribució* (jurisdictional and fiscal territory) whenever required to, as was customary in this kind of agreement. Since the end of the 13th century, in the municipalities of the Crown of Aragon, as well as those of a large part of the western Mediterranean, especially in the major Italian city-states, governors had become aware of the very important role played by medicine in maintaining their fellow citizens in a good state of health.[12] They therefore hired not just physicians, but in some cases surgeons, apothecaries and blacksmith-horse doctors as well, to ensure free, high-quality medical care. This was yet another sign of the penetration of knowledge considered essential for keeping the population in good health. For many towns close to the capital of the kingdom, attracting medical personnel was by no means easy. The system of hiring doctors under contract (*conducta*) became institutionalized as a habitual formula for the rest of the Late Middle Ages in Alzira and in rural Valencia and Catalonia-Aragon (in the larger municipalities at least), and it would remain in place throughout the *foral* period.[13]

---

[10] Carles Vela, "Defining Apothecary in the Mediaeval Crown of Aragon", in Flocel Sabaté (ed.), *Medieval Urban Identity, op. cit.*, 127-142.

[11] C. Ferragud, "Medicina i societat", *op. cit.*, 98-99. The great majority of medical practitioners were trained in a system of open, artisanal apprenticeship with a master, and this included Muslims and Jews.

[12] Marilyn Nicoud, "Formes et enjeux d'une médicalisation médiévale : réflexions sur les cités italiennes (XIIIe-XVe siècles) ", *Genèses*, 82 (2011/1): 7-30.

[13] I have copied all the municipal documentation of the 15th century, which has enabled me to study in depth the town's medical care system and conclude that the hiring of physicians was constant throughout the century. On medical care in the countryside in the Crown of Aragon in general and contracts with healers in particular, see

Keeping the doctor inside the town boundaries, however, could be complicated. Everything depended on negotiations between the doctor and the town council, hinging on the physician's wish to stay for as long as possible with a contract that would pay him the highest salary, even though this was merely a complement to whatever the clients were able to pay, as well as the needs of the municipality. These conditions were linked to the local economy, seriously affected by the crises caused by plagues, poor harvests, famine and war, which gradually reduced the population by half between 1400 and 1450, the presence or absence of epidemics, the time of year—summer—and the possible risk perceived. Other factors that determined the decision were the doctor's reputation (if he was university trained), his experience, and membership in a long-established family, as he would thus know the makeup of its residents, and the local opinion of his medical skill, especially if he had already been hired before. Many doctors, particularly the younger ones, were itinerant and moved around in search of municipalities that would give them a stable life to whom they offered their services. On other occasions it was the municipal government that sent a representative to Valencia to sound out the market and negotiate hiring a new doctor.

We know of several medical families that worked in the region for generations: the apothecaries Falcó (one of whom was married to a woman from Algemesí), Vendrell, Vidal and Sanç, and the barber-surgeons Blasco and Fontclara.[14] Some individuals from these families and others, those with the deepest roots in the town, were part of the local elite of prominent citizens that governed it. Some of them were members of the general council and others held executive posts (*jurats*) and even the highest post, that of *justícia*. They also purchased the right to manage certain taxes, whereby they consolidated their economic power. Nevertheless, the presence of itinerant medical practitioners who became *aveïnats*, or new residents coming to the town with a request to live and pay taxes there, is notable.

From the enormous amount of archival data we may deduce that the number of medical practitioners per inhabitant grew considerably. This

---

Carmel Ferragud, "La médecine en milieu rural dans la Couronne d'Aragon au Moyen Âge", *Études Roussillonnaises*, 26 (2013-2014), 15-22 (19-20).

[14] Carmel Ferragud, "Els practicants de la medicina a Alzira durant la Baixa Edat Mitjana (1355-1465): activitat econòmica, política i social", in Salvador Comes and Raül Añó (eds.), *Associacionisme i moviment obrer a la Ribera de Xúquer* [Actes de la XIV Assemblea d'Història de la Ribera] (Alginet: Ajuntament d'Alginet-Diputació de València-Cooperativa Elèctrica d'Alginet, 2017), 45-60.

was due to the fact that while Alzira experienced gradual depopulation during the 15th century, similarly to those of other places in the Crown of Aragon, the number of healers rose.[15]

The *llocs* dependent on Alzira, without their own local administration, did not make do with receiving medical care from the town. They also obtained their own healers. This was the case with Algemesí. The earliest information about a medical practitioner in residence, the surgeon Joan Pasqual, dates from 1422. He asked to be examined before the tribunal of the city of Valencia.[16] After his exam, the Algemesí native was considered competent and a notification was sent to the city's civil *justícia* asking him to issue the relevant certificate of his credentials that would allow him to work anywhere in the Kingdom of Valencia. Barber-surgeons are mentioned in Algemesí up to and beyond the end of the 15th century: in 1485, Joan Carbó; from 1499 to 1503, Martí Goçalbo; and from 1500 to 1533, Pere de Morós.[17]

In short, it appears that during the Late Middle Ages Algemesí had a medical care service that was based on barber-surgeons. These were common in all the towns, urban and rural, in the Crown of Aragon. It was only possible to be seen by a doctor by going to Alzira, where the physician, hired since the end of the 15th century, was obliged to treat the inhabitants of the places belonging to it.

Nevertheless, the zeal with which the small elite of Algemesí kept an eye on the quality of medical care, and the affinity with the doctor who was hired, was clearly seen in 1519. The syndics, representatives of Algemesí, protested over the attitude of the *jurats* of Alzira who, without calling a general consultative council, as was mandatory according to the town's ordinances, had hired a doctor without taking into account their opinion. They furthermore refused to allow the taxes of Algemesí to be paid to this doctor.[18] In the early 16th century Algemesí was experiencing a demographic recovery, along with the rest of the region, after a sharp drop in the population throughout the 15th century.

---

[15] C. Ferragud, "Els practicants de la medicina", *op. cit.*

[16] Mercedes Gallent Marco, "Profesionalización y control del personal médico en el siglo XV: la licencia para ejercer del cirujano Johan Pasqual de Algemesí", *Saitabi*, 33 (1983): 97-104.

[17] Arxiu del Reial Col·legi Seminari del Corpus Christi o del Patriarca de València [henceforth ACCPV], No. 26550 (19 Jan 1485); A. Furió, *El camperolat, op. cit.*, t. 4, 1245 and 1247.

[18] ACCPV, No. 11506, fols 40r-v (15 May 1519).

Separation from Alzira and the Hiring of Healthcare Personnel in Algemesí

Around the middle of the 16th century, municipalities that had belonged since the time of the Christian settlement to the town of Alzira or the nearby city of Xàtiva began to break away. Various reasons explain this process. First, there was economic growth, associated with the expansion of mulberry cultivation and the breeding of silkworms. This enriched the peasantry of the *comarca* and gave it a high degree of purchasing power. Signs of this wealth are very much in evidence. The area under cultivation grew considerably, and during the 16th century the area of irrigated land doubled in size. Between 1575 and 1590 Algemesí's tax revenue increased six-fold. Important building work was also undertaken, and in 1582 the new parish church of Sant Jaume Apòstol (Saint James the Apostle) was inaugurated. In 1615 and 1620 jurisdictional rights were acquired over the small lordships of Cotes and Pardines.[19] Secondly, there was considerable population growth, palpable in the very notable increase in baptisms, which rose from 308 between 1540 and 1549 to 816 between 1580 and 1589, a trend that lasted until 1630.[20] Finally, the consequences of the Revolt of the Brotherhoods (*Germanies*) have to be taken into account. This confrontation between the municipal authorities of Valencia and the nobility led to repression and the payment of heavy fines. Alzira, which had stood firm in the revolt, was punished with heavy taxes that were too onerous for it as well as for similarly small localities. The situation was propitious for Algemesí and other places dependent on Alzira seeking to break away from it, especially with the permanent demand for money from the king. In 1574, King Philip II granted the privilege that made Algemesí an *universitat*, that is, an autonomous administrative body, with certain rights and privileges, but above all, with its own territory and government. Some years later, in 1608, Philip III conferred upon Algemesí the title of "royal town".[21]

The new municipalities had to seek out medical personnel, and contracts proliferated when medical needs and financial possibilities converged. A high price was paid to the king for these privileges of administrative independence, and from that moment onwards the newly autonomous

---

[19] Josep A. Domingo, *Terra i treballs. L'agricultura d'Algemesí sota l'Antic Règim* (Valencia: Saó/Ajuntament d'Algemesí, 1998), 14-16.
[20] *Ibid.*, 40.
[21] Josep E. Estrela Garcia, *Els privilegis de la independència d'Algemesí (segles XVI-XVII). Estudi i edició lingüística* (Valencia: Saó/Ajuntament d'Algemesí, 1999), 21-26.

local councils had to attend to an increasing number of municipal obligations. Hiring a doctor was not cheap and some heavily indebted towns could not afford one. However, quite a long time before they gained their autonomy, and even though they did not have a doctor on their books, they usually had medical practitioners, mainly barber-surgeons.

Some localities, especially the smallest, opted for formulas adapted to their situation. At the end of the 16th century in Castelló, which had broken away from Xàtiva in 1587, Doctor Castellano offered to go one day a week with his son, most likely his assistant, to provide remedies to anyone who saw him, as was customary in the town of Alzira. The doctor went on Tuesday, market day, to visit the sick, and this was announced to the people of the nearby villages. The apothecary responsible for making up the medicines prescribed by the doctor was also given a house in Castelló.[22]

From the middle of the 17th century onwards, *conductas* were habitual all over the region and the plague that affected the area between 1648 and 1651 was certainly one of the reasons.[23] The aftermath of the plague was devastating, as shown by the complaints of authorities and local people. Governors died or abandoned the towns, taxes ceased to be collected, economic activity ground to a halt for want of manual labour, everything collapsed, there was a food shortage, and, in short, it was necessary to ask for loans to survive.[24] The work of the doctors was regarded as essential in those circumstances, and many nearby municipalities within a few kilome-

---

[22] José Martí Soro, *Historia de Villanueva de Castellón*, Valencia, Ajuntament de Villanueva de Castellón, 1987, 180. In the 16th century, there was a great variety of *conductas* in Catalan municipalities with all kinds of healers, concerning the type of agreements depending on the services to be performed, the period of health care, sometimes two days a week, or payment in coin or in kind. Manuel Camps Clemente, Manuel Camps Surroca and C. Aler, "Algunes conductes del segle XVI a Catalunya", *Gimbernat*, 9 (1988): 57-73. In general, on medicine in Valencia in the early modern period, see José Mª López Piñero (ed.), *Historia de la medicina valenciana*, 3 vols., t. 1 (Valencia: Vicent Garcia Editor, 1988), 71-162 and t. 2, 1989, 9-75. José María López Piñero and Víctor Navarro, *Història de la ciència al País Valencià* (Valencia: Alfons el Magnànim, 1995), 134-196.

[23] On this plague epidemic, which had devastating effects on the Hispanic kingdoms, for Valencia see Mercedes Vilar Devis, "Las pestes del siglo XVII en Valencia. Su incidencia y repercusión en el Hospital General (1600-1700)", *Estudis*, 18 (1993): 119-146.

[24] J. Martí Soro, *Història de Villanueva, op. cit.*, 172. In Algemesí it was forbidden to purchase silk from anywhere liable to be suffering contagion, the penalty being a fine and the burning of the silk. Arxiu Municipal d'Algemesí [henceforth AMAlg], Manuals de Consells [henceforth MC], H-48/2, fol. 190v (21 Jun 1648). The tax farmers, damaged by the closure of the town due to the risk of contagion, asked for compensation. AMA, MC, H-48/2, fol. 180r (9 Feb 1648).

tres from Algemesí decided to hire them. In 1626 a surgeon was taken on in Alginet and a doctor in 1654, and permanent posts were also created for doctors in Guadassuar in 1656, Castelló in 1660, and l'Alcúdia in 1663.[25]

The case of Algemesí is paradigmatic. A study of the *quinque libri* of the parish of Saint James the Apostle and the municipal records (*Manuals de Consells*) indicates the presence, the permanence, and some aspects of the medical practitioners in this town during the early modern period. These elements were certainly shared with the other towns in La Ribera. Between the first recorded surgeon in 1566, Antoni Ferrando, and the medical personnel known in the 1620s, we have on record five surgeons and eight doctors of medicine.[26] Miquel Jeroni Virués is the first known doctor of medicine in Algemesí, and, curiously, the one about whom we know the most: between 1570 and 1575 he acted as godfather in several baptisms, and in 1576 he presented a daughter born of his marriage to Isabel de Luna for baptism.[27] Miquel Jeroni was the son of the highly prestigious doctor Alonso Virués. He was one of the doctors of Juan de Ribera, archbishop and viceroy of Valencia, and he also treated the prisoners in Valencia's jail. He was born in Benicarló, in the north of the kingdom of Valencia, one of the places where the family lived.[28] He was awarded his bachelor's degree in medicine in October 1568, and his doctorate at an unknown later date. He must only have lived and worked as a doctor in Algemesí for a short while, as his other daughter was baptized in Valencia. Hopes for this doctor must logically have been high, and he did indeed inherit from his father the post of doctor to the archbishop of Valencia and to the prisoners in the municipal jail. Furthermore, in 1598 he was made an examiner of doctors. Several businesses are known, some with his father-in-law, the gentleman Miquel Joan Boïl, in notarial protocols of the city of Valencia, where he still had his residence in 1606. Virués

---

[25] Tomàs Peris Albentosa, *Història de la Ribera. De vespres de les Germanies fins a la crisi de l'Antic Règim [segles XVI-XVIII]*, 6 vols., t. 4, *La cultura popular* (Alzira: Bromera, 2005), 161.

[26] He baptized his son Joan Antoni. Arxiu de la Parròquia de Sant Jaume Apòstol d'Algemesí [henceforth APSJA], Llibre de baptismes i confirmacions [henceforth LBC], 1565-1587, fol. 15 (30 Oct 1566).

[27] APSJA, LBC, 1565-1587, fol. 14r (29 Jun 1570). He was the son of Alonso Virués also a doctor of medicine, a resident of the city of Valencia. APSJA, LBC, 1565-1587, fols 89r-v (15 Nov 1575), fol. 97v (14 Oct 1576). At the baptism of his daughter the godparents were the doctor of theology Francisco Virués and Jerònima Viruesa, a maiden, Jeroni Virués's brother and sister. They were known for their literary writings, as was another brother called Cristóbal, a soldier.

[28] For the biographies of Alonso and Jeroni Virués see Rafael Martínez Seguí, *Sesión apologética dedicada al doctor Jerónimo Virués* (Valencia: Imprenta de Manuel Alufre, 1897).

is the author of about 20 literary works of a religious nature which extol medicine, particularly in opposition to the use of weapons.

Francesc Joan Torres and Antoni Joan Torres, whose ties of kinship are unknown to us, took their children to be baptized in 1597 and 1600.[29] Their presence in the records is short-lived and we are unable to say anything about their work as doctors in Algemesí. The doctors Miquel López de Perona (1586) and Agustí Martí (1593 and 1595) also appear in the documents, acting as godfathers.[30] It seems that these doctors were not residents and that they were asked to be godfathers because of their prestige. It is also possible that they spent very little time in the town because while they had some dealings with inhabitants of Algemesí, they never practised medicine there. The same was true of surgeons Jaume Fort, Miquel Àngel Carbó, Francesc Ros, Joan Lluc and Josep Martí.[31] Excepting the latter, their presence was limited to one year, recorded between 1595 and 1609.

Things began to change in the new century, but very especially from 1620 onwards, not long after Algemesí's process of independence had taken place. Between 1600 and 1613 Doctor Bernardí Granja appears recorded in the parish books. Married to Vicenta Muñoz, both of them acted on numerous (up to eight) occasions as godparents at baptisms, and they had four children.[32] Granja is the first doctor to stay in the municipality for any length of time, but after him a succession of doctors appears. Tomàs Jordà (1620-1631), followed by Bernat Baró (1631-1647), Juan Alonso (1647-1652), Gabriel Plaça (1657-1701), Maties Cubells (1702-1704) and Pere Folqués (1694-1703). None of their contracts seem to have overlapped, except for the last two. This situation is clearly related to the beginning of the municipal government contracts established with doctors. In fact, we only have sporadic information about any other doctors, simply acting as a godfather.

The first municipal documentary register to be conserved begins in 1640, so we cannot be sure when the first contract with a doctor was

---

[29] Francesc was married to one Àngela, and Antoni to Beatriu Àngela; they had a daughter and a son, respectively. APSJA, Llibre de baptismes [LB], 1588-1613, fol. 71v (3 Sep 1597), *Ibid.*, fol. 95 (11 Aug 1600). They and their wives also acted as godparents.

[30] (Perona) APSJA, LBC, 1565-1587, fol. 190 (22 Feb 1586); (Martí) APSJA, LB, 1588-1613 (5 May 1593, 11 Aug 1594, 3 Feb 1595).

[31] (Fort is a godfather at a baptism) APSJA, LBC, 1565-1587, fol. 59r (2 Mar 1572); (Carbó, from Cullera, is a godfather at a baptism) fol. 110r (18-12-1577); (Lluc has his daughter baptized) APSJA, LB, 1588-1613, fol. 19 rº (9 May 1590), (Martí has a son baptized) fol. 57 (5 Oct 1595); (Ros acts as a witness in a document) ACCV, No. 24890 (8 Mar 1574).

[32] APSJA, LBC, 1565-1587, fols 114, 153, 156, 158, 171, 173, 174, 204, 221, 231.

signed. However, seeing his prolonged permanence in the municipality as a resident, it would be no surprise to learn that Tomàs Jordà was the first doctor hired.[33] Nevertheless, the doctor for whom we have certain information was Doctor Bernat Baró. He was hired for a second year in June 1646 for a term of one year and for the same (unspecified) salary. This doctor had been living in Algemesí at least since 1633, and he was already married to Joana Àngela before he arrived in the town, as we have no record of either his marriage or the baptisms of their children. Following the habitual case with doctors he acted as a godfather at baptisms on numerous occasions.

By this period, the council's sensitivity with regard to health and medical care was beyond doubt.[34] When in July 1647 there was no doctor in Algemesí (the last mention of Baró is on 23 April 1647) steps were taken to procure a new practitioner. The *jurat en cap*, the leader of the local council, claiming that the town had been without a doctor for too long, went to Valencia, where he had obtained the services of Juan Alonso, a veteran doctor who was prepared to move to Algemesí for two years, for a salary of 200 pounds. To pay this, a tax was introduced that even clergymen had to pay. Any resident who refused to pay this tax would not be obliged to, but if he wanted to be treated, the doctor was informed that he would have to charge a fee of ten Castilian *reales* per visit.[35] At that time Algemesí was experiencing an economic crisis, which could also be felt in the fall in the marriages as well as the birth rate. A report of 1639 referred to harvests decreasing by 33 % as the consequence of a series of floods, rising salaries (also associated with the expulsion of the Moriscos in 1609), the decline of the silk trade, the town's heavy indebtedness caused by the payments owing to the king, as well as the expenses incurred in the passage of armies or in various lawsuits pursued against Alzira.[36] This may be why not everybody was obliged to pay the tax required to hire the doctor. In any case, the usual formula that would be used from the start to provide the doctor's salary would be a special tax called the *tacha del doctor en medicina*. To collect it, as voted for by the councillors, a collector was appointed by the highest municipal authority. He collected the tax on the basis of a list that he was given, and he undertook to pay the doctor on the agreed dates.

---

[33] Married to Caterina Morla, he had two children. APSJA, LB 4, fol. 56 (27-11-1620), fol. 69v (12 Aug 1622).
[34] AMAlg, MC, H-48/2, fol. 142r (17 Jun 1646).
[35] AMAlg, MC, H-48/2, fol. 167r-v.
[36] J. A. Domingo, *Terra i treballs, op. cit.*, 43-44.

The next doctor to be hired was Vicent Joan Corbí, born in Ontinyent, a town about 44 kilometres south of Algemesí. The date is unknown, although we do know that he had moved by 1656. It was then mentioned in the municipal council that at that time (late October) in in the neighbouring town of Guadassuar there was a trustworthy doctor called Gabriel Plaça who proposed moving to Algemesí for the sum of 250 pounds.[37] The council decided to hire him. Algemesí's relationship with Doctor Plaça lasted, it would seem, virtually until his death in 1702.[38] His contract was renewed every four years, and he was paid a salary of 250 pounds a year, and exempted from paying taxes (*franch de la mòlta, sisa del vi, soldats i altres peches de la vila*).[39] Despite the considerable rise in salary, authorities must have deemed necessary to have a trusted doctor. The contracts with Plaça were drawn up at a time of economic prosperity, when Algemesí was recovering from the serious economic and demographic crisis that reached its highest point in the middle of the 17th century. The traumatic experience of a series of various catastrophes during the first half of the century was by then being overcome. Nonetheless, problems arising due to the situation made it necessary in 1681 to increase the clergy's contribution to the *tacha* from 12 to 20 pounds, alleging economic difficulties and the rise in the number of clergymen (18) in Algemesí.[40] Nonetheless, in 1682 Plaça's salary was reduced by 20 pounds, due to the town's financial difficulties.[41]

In 1702 Doctor Maties Cubells was hired for a period of two years on a salary of 150 pounds. However, the following year Pere Folqués was also hired and each doctor was to receive 150 pounds. With this the municipality obtained the services of two doctors for just 50 pounds more than they had paid Plaça for many years.[42] We can claim that by the early years of the 18th century Algemesí's contingent of healers was quite a lot larger than it had been in the 16th century: two doctors, two surgeons, four barbers and one apothecary.

---

[37] Guadassuar had also managed to break away from Alzira, in a process similar to that of Algemesí. The competition between neighbouring municipalities to hire doctors is also evident in our case. AMAlg, MC, H-48/1, fol. 229r (29 Oct 1656).
[38] Doctor Plaça's daughter, Clementina, married the doctor of medicine Bartomeu Joan Montoliu. Montoliu, who did not practise in Algemesí, was buried on 10 Sep 1692. APSJA, Llibre de mortuoris, 1680-1702, fol. 282r.
[39] AMAlg, MC, H-47/1, fols 44v-45v, 180r and 341r-v.
[40] AMAlg, MC, H-46/1, fol. 90 (17 Aug 1681).
[41] AMAlg, MC, H-46/1, fol. 163 (1 Nov 1682).
[42] AMAlg, MC, H-47/1, fol. 183 (10 Feb 1703).

Surgeons, Midwives and Apothecaries

Everything seems to indicate that in the early modern period the barber-surgeons continued to provide medical care for the majority of the people of the region, as they had done since the Middle Ages. In some small localities, in return for a salary, they were hired for a specific period and stayed to look after the local people free of charge, cutting hair and shaving, providing medicines and bleeding them. Algemesí, on the other hand, always attracted enough barber-surgeons without the need for contracts.

Many of the surgeons who appear in the records were married and baptized their children in Algemesí. Some seem to be the sons of local people, or come from places nearby in the kingdom of Valencia, to judge by their surnames, but many others had quite often came from elsewhere to settle there. This was very common with surgeons who put down roots in Algemesí for the longest periods of time. They arrived while they were still young and got married and apparently began their careers there. Some examples are the surgeon Jacinto Huarte (the son of a merchant from Zaragoza) who was married three times in Algemesí: in 1628 to Esperança Domingo, daughter of the notary of Algemesí; in 1639 to Elisabet Anna Puigverd; and before 1654 to Úrsula Esteve. He had a child with each of them.[43] In 1665, Pedro Medina, from Logroño in Castile, married Paula Pastor, widow of Victoriano Borrell, an inhabitant of Algemesí.[44] On 8 July 1671 Pedro Beortegui, born in Pamplona in the kingdom of Navarre, married Jacinta Borrell and they had four children.[45] This surgeon died a violent death in 1684, according to the sacrament book.[46]

Women were frequently pregnant and they were always assisted in childbirth by midwives.[47] Many children were baptized in the parish, after first being baptized at birth by the midwife due to the high rate of infant mortality.[48] In this respect, a very important role was also played by

---

[43] APSJA, *Quinque libri* [henceforth QL], 1625-1660, fols 59, 152, 218, 332v-333r, 389v, 394v.
[44] APSJA, QL, 1661-1702 (17 Dec 1665).
[45] APSJA, QL, 1661-1702, (married), fol. 315; (baptism) fols 84v, 102r, 147v, 233v. Curiously, when she was widowed, Jacinta married another barber from Navarre, born in Puente de la Reyna, named Cristóbal Sagarundo. *Ibid.*, fol. 350v (8 Feb 1686). Pedro and Jacinta were tobacco importers. ACCPV, No. 17305 (25 Feb 1678). His son of the same name, also a surgeon, was married and had a son in Algemesí.
[46] APSJA, Llibre de defuncions, 1558-1702, fol. 220 (2 Dec 1684).
[47] Jacques Gélis, *History of Childbirth* (Cornwall: Polity Press, 1991), 103-111, 150-165.
[48] In the case of one of the daughters of the surgeon Beortegui, of note is the fact that the midwife baptized her with another name, and that a small symptomatic malformation

midwives, whose job was to attend to women giving birth and to so-called women's ailments. The name of the midwife who brought the baptized child into the world appears in many baptism registers. In Algemesí we know that in 1657 it was established that all women in labour had to hand over a sum of money to the midwife every time they called her.[49]

Apothecaries, indispensable for the supply of medicines and many other products, were also present in Algemesí in the last quarter of the century. Àlex d'Aguirre was an apothecary born in the city of Valencia who settled in Algemesí in about 1580. Around that time another apothecary, Jaume Marc, was also living in the town.[50] In the first decade of the 17th century Miquel Armengol and Joan Armengol were recorded, but only as godfathers; therefore, similarly to what I said about doctors, they almost certainly did not live in Algemesí.[51] Such a paltry number seems to be the reason why Algemesí hired an apothecary. The man chosen was Joan Ximeno. Nevertheless, by 1669 he had closed his workshop due to the requirements of the apothecaries' association of Valencia: two years' practice in an apothecary shop in the city before setting up on his own. The municipality, after exploring several avenues, then had to reach an agreement with another apothecary named Josep Colomer, a resident of Sueca, a nearby town.[52] Years later, in 1683, the son of Joan Ximeno asked to be paid a salary of 20 pounds and exempted from taxes if he reopened his father's apothecary shop. Algemesí hired him on the condition that he provided medicine to the poor of the parish and the hospital free of charge. He made another offer of 12 pounds' salary tax exempt but with payment from the poor and the hospital, in reply to which the authorities agreed to exempt him from all taxes but not to pay him a salary.[53] The

---

showed up: she was one finger short (*y a denou de dits*). It had been commonplace since medieval times for midwives to be able to baptize newborn babies if there was a danger of death, with the aim of ensuring observation of the sacraments. See, for example, Inmaculada Carmona-González and María Soledad Saiz-Puente, "El bautismo de urgencia. Función tradicional de las matronas", *Matronas. Profesión*, 10(4) (2009): 14-19.

[49] AMAlg, MC, 1650-1660, fol. 261 (15 Jul 1657).
[50] Aguirre acted as a godfather on several occasions between 1582 and 1586, which is indicative of how established he was in the town. APSJA, LB, 1585-1587, fols 169, 176, 177, 186, 187, 189. About Marc see APSJA, LB, 1585-1587, fol. 162 (23 Jun 1583).
[51] APSJA, LB, 1588-1613, fol. 144 (17 Jul 1605), fol. 160 (19 Feb 1607), fol. 161 (12 Mar 1607).
[52] AMAlg, MC, H-47/1, fol. 350 (13 Oct 1669); fols 363v-364r (30 Nov 1669). Ximeno had been living in Algemesí since 1615. He was married to Maria Folqués and had three daughters, and he acted as a godfather on several occasions.
[53] AMAlg, MC, H-46/1, fol. 208 (10 Aug 1683), fol. 354 (22 Ap 1686).

appointment in 1687 of the apothecary Francisco Emo, from Nules, in the north of the kingdom, was very different. The *jurats* took him on for a salary of 30 pounds a year for a period of six years, with the obligation to give medicines to the hospital and to the poor free of charge. He was also given a house and exempted from paying taxes, and he was given help to move there.[54] The problems they had had with the Ximeno family, who most probably left in the end, must have made the authorities of Algemesí lose faith in them. On the other hand they pinned all their hopes on the new apothecary.

Conclusion: Best Care with Doctors

During the Middle Ages a medical care system developed in the Kingdom of Valencia that was the origin of practices that were maintained for centuries, until the loss of the *furs* in 1707. The degree of sophistication that the practice of rational medicine, based on Galenism, had reached by the closing stages of the Middle Ages is striking. Its level of penetration in society, the great recognition it received from all members of the population as well as the authorities, merely corroborates the great concern for something as highly valued as health and recovery from illness and injury. These were objectives that were constant priorities of the public authorities.

Following the model introduced in Alzira, many municipalities that emerged in the 16th century hired their own healers. This was the case with Algemesí. In this way they managed to combat common diseases and temporary epidemics. But they could also rely on healers' expert opinions to take the necessary steps when faced with an outbreak of the plague or to advise judges.[55]

It is neither possible nor correct to establish a clear dividing line between what happened in the rural and urban worlds in reference to the practice of medicine.[56] The degree of the penetration of urban health customs in the

---

[54] AMAlg, MC, H-46/1, fol. 389v (1 Jul 1687).
[55] Carmel Ferragud and Mariluz López Terrada, "La intervenció dels experts en medicina en els tribunals de justícia moderns. Els casos d'Alzira i Albalat en els segles XVI i XVII", in Salvador Vercher (ed.), *Actes de l'XI Assemblea d'Història de la Ribera (Corbera, 10, 11 i 12 de novembre de 2006): volum miscel·lani* (Corbera: Ajuntament de Corbera, 2008), 241-254. Vicente L. Salavert, "Los médicos frente a las epidemias en la Valencia del siglo XVI", *Estudios sobre la profesión médica en la sociedad valenciana, 1329-1898* (Valencia: Ajuntament de València, 1998), 161-194.
[56] C. Ferragud, "La médecine", *op. cit.*

countryside of La Ribera is evident, particularly in places like Algemesí. Likewise, the presence of originally rural practices continued in towns. For a young doctor, surgeon, or apothecary, the group of towns enjoying economic and demographic growth that had recently obtained their autonomy in La Ribera must have been a great attraction. It was a good chance to begin a career for some doctors. For others, already veterans in their profession, their experience was exactly what made them attractive and some doctors who had been trained at universities, or who came from large cities, sometimes quite far away, ended up in Algemesí. Some stayed there all their lives, like Plaça, while others moved on after a few years in search of new contracts, as was customary in the Hispanic kingdoms.[57] The authorities began to take steps to replace their practitioner as soon as there was a risk of being left without doctors or apothecaries. Whether in neighbouring places, or in Valencia, they found the appropriate resources. They negotiated salaries and conditions, even when sometimes they were too expensive for them to support. The contracts signed were variable in length, but they ensured the local people's medical care, after paying the corresponding tax, of course. All in all, we see a rural world clearly concerned about health, a highly prized asset, and willing to invest part of its resources to ensure for itself suitable medical care.

---

[57] Although chronologically later, the conclusions are similar in the case of Catalonia and Castile. Alfons Zarzoso i Orellana, *L'exercici de la medicina a la Catalunya de la Il·lustració* (Manresa: PHACS, 2006), 60-84. Miguel Ángel Sánchez García, *Los profesionales sanitarios en la Castilla rural del Antiguo Régimen. Ejercicio profesional y análisis sociológico y familiar en las tierras de Albacete*, Doctoral thesis by the Universidad de Castilla-La Mancha, Albacete, 2012.

Le service de santé dans le terroir de Marseille en temps de peste (1720-1722)

Jamel EL HADJ
Centre Norbert Elias (EHESS)

Résumé : Cette contribution a pour but de montrer la place du terroir dans la politique sanitaire menée par les pouvoirs publics à Marseille durant la peste de 1720-1722. Après avoir défini la nature du terroir et son rôle traditionnel dans les comportements de fuite en temps d'épidémie, l'analyse se focalise sur les différentes facettes des secours médicaux dans cet espace et montre la politique d'encouragement menée auprès des praticiens – médecins et chirurgiens – afin qu'ils s'engagent dans le service de lutte contre la peste et dans l'assistance aux malades. Dans le terroir, cette double action ne débute qu'en décembre 1720, donc avec plusieurs mois de retard par rapport au commencement de la maladie en ville au mois de mai. La prise en charge médicale des pestiférés du terroir devient cependant un élément essentiel du dispositif global de lutte contre l'épidémie qui a pour mission de contenir la contagion en Provence. Elle est mieux organisée lors de la rechute en mars 1722. La comparaison avec le service médical en ville, source de l'épidémie et du pouvoir, s'impose pour comprendre les spécificités de la politique sanitaire dans le terroir et pour préciser le profil des chirurgiens de peste qui y interviennent.

Abstract: This study seeks to demonstrate the importance of the rural backcountry in the development of Marseille's public health policy during the plague of 1720-1722. After defining the nature of the backcountry and its traditional role in times of flight from urban epidemic disease, the analysis focuses on the different aspects of medical aid provided in this space. It also examines the policies put into place to encourage medical practitioners (physicians and surgeons) to engage in the struggle against the plague and to aid its victims. In the backcountry, these dual efforts were not begun until December 1720, several months after the outbreak of the illness in May 1720. Nonetheless, the care given to infected patients in the backcountry became an essential element in the overall fight against the epidemic, with a primary goal of containing contagion to Provence. When the epidemic returned in March 1722, health care was more effectively organized. The comparison between medical care in the city, both the source of the epidemic and the seat of political power, is necessary to understand the specific aspects of public health policy in the backcountry and to analyze the characteristics of surgeons who intervened in the fight against the rural plague.

Les représentations iconographiques de la peste de Marseille en 1720 par Jacques Rigaud[1] et Michel Serre[2] montrent à la fois l'ampleur de la catastrophe et la lutte des détenteurs de l'autorité pour contrôler la situation ; elles véhiculent une vision exclusivement urbaine de l'épidémie. Jean-Noël Biraben a montré la difficulté d'étudier la peste dans la campagne[3], ce qui apparaît clairement dans les études concernant la Provence entre 1720-1722. Cependant, des informations éparses nous permettent de déceler les différentes formes de secours médicaux auprès des pestiférés des campagnes. Ainsi, la majorité des ordonnances royales concernant l'épidémie marseillaise porte la mention « à Marseille et son terroir », ce qui est une façon de montrer l'engagement de la politique royale auprès des habitants des espaces périurbains. Le terroir, bien que distinct du territoire urbanisé, fait partie intégrante de la politique sanitaire de la ville. Il est inscrit dans une politique de santé publique globale qui s'étend à l'ensemble de la Provence dans le but d'étouffer la contagion et d'empêcher son extension vers d'autres provinces du royaume. La comparaison entre le service médical urbain, foyer de l'épidémie et du pouvoir, et celui du terroir éclaire d'un jour nouveau les enjeux de la lutte contre la peste, les moyens déployés et le profil des praticiens médicaux mis à contribution.

Terroir et santé

Il est nécessaire de définir la campagne marseillaise qui porte l'appellation de « terroir ». Ce terme du vocabulaire médiéval et moderne désigne l'espace exploité par une communauté d'habitants. Dans le cas d'une grande ville comme Marseille au XVIIIe siècle (environ 75 000 habitants vers 1700), il englobe la plaine depuis les remparts de la cité jusqu'aux collines qui forment la limite du territoire placé sous l'autorité de l'éche-

---

[1] Archives départementales des Bouches du Rhône [désormais ADBDR], 1 Fi 3445, *Vue de l'Hôtel de ville de Marseille et d'une partie de son port* dessinée par J. Rigaud.
[2] *Vue du cours pendant la peste* et *Vue de l'Hôtel de ville pendant la peste*, Musée des Beaux-Arts de Marseille ; *Scène de la peste de 1720 à la Tourette*, Musée Atger, Montpellier.
[3] « Il n'est pas possible d'étudier la peste dans les campagnes comme nous l'avons fait pour les villes, c'est-à-dire en juxtaposant des observations isolées », Jean-Noël Biraben, *Les hommes et la peste en France et dans les pays européens et méditerranéens*, Paris-La Haye, Mouton-EHESS-CRH, 1975, vol. I, p. 225.

vinage. Nous le voyons clairement représenté sur une carte datée de 1773 (figure 1). Cependant, selon Antoine de Ruffi, historien marseillais du xviie siècle, la dimension de ce terroir a évolué : au xvie siècle, il s'étendait jusqu'aux confins du terroir de la ville d'Aix et des villages des alentours[4], mais avec le temps il s'est réduit à l'espace entourant la ville tel que représenté par Bresson fils en 1773 et repris par Charles Carrière[5].

La notion de terroir est liée à la sphère d'approvisionnement d'une ville. Cet espace produit une partie des denrées nécessaires à l'alimentation des habitants de la ville. Jean-Baptiste Bertrand[6] médecin marseillais qui a vécu la peste de 1720-1722, décrit ainsi ce terroir :

> Derrière ces collines sur lesquelles la ville est bâtie, s'étend une grande & vaste plaine, à plus de deux lieues, bordée par d'autres collines couvertes de thym, de romarin, & d'autres herbes aromatiques, qui croissent aussi en abondance sur de petites collines, qui s'élèvent en quelques endroits de cette plaine. C'est dans cette étendue qu'est le terroir de cette ville, lequel stérile & ingrat de sa nature, est devenu, par l'industrie & par l'opulence de ses habitants, le plus agréable & le plus fertile. Un nombre infini de maisons de campagne, qu'on appelle Bastides, & qu'on fait monter à plus de huit mille, augmentent la beauté de ce terroir, & par leur variété & leur bizarre arrangement font voir une seconde ville dispersée dans une vaste campagne[7].

Depuis longtemps, les citadins, notamment les plus riches, y possèdent des maisons secondaires, appelées bastides. Lors des précédentes poussées épidémiques au xviie siècle, elles ont joué un rôle de refuge pour les habitants. Fuir la ville constitue, depuis des siècles, une « solution curative ou préventive » pour les citadins. Malgré le désordre provoqué par la présence de la peste en ville, Ruffi décrit un espace bien géré :

---

[4] Antoine de Ruffi, *Histoire de la ville de Marseille*, Marseille, Henri Martel imprimeur, 1696, p. 437.

[5] Charles Carrière, Marcel Courdurié et Ferréol Rebuffat, *Marseille ville morte : la peste de 1720*, Marseille, J. M. Garçon, 1968, p. 144 ; Charles Carrière, *Négociants marseillais au xviiie siècle. Contribution à l'étude des économies maritimes*, Marseille, Institut historique de Provence, 1973, t. 1, p. 197.

[6] Jean-Baptiste Bertrand, médecin marseillais décrit par Papon comme suit « réunissait des qualités d'un habile médecin à celles d'un bon citoyen, fut deux fois attaqué de la peste, et deux fois il guérit. À peine ses forces commençaient à se rétablir, qu'il courut encore donner ses soins aux malades. Le chagrin où le plongea la perte de sa famille rendit une troisième attaque si dangereuse, que pendant longtemps, il fut hors d'état de servir ». Voir Jean Pierre Papon, *De la peste, ou époques mémorables de ce fléau, et les moyens de s'en préserver*, t. I, Paris, De l'imprimerie d'Égron, 1799, p. 278-279.

[7] Jean-Baptiste Bertrand, *Relation historique de la peste de Marseille en 1720*, Amsterdam, Chez Jean Mossy, 1779, p. 22-23.

On observe, en ce temps-là, un fort bon ordre dans le terroir où il y a non seulement des intendants établis en chaque quartier qui veillent à la conservation de ceux qui sont sous leur direction, mais aussi un capitaine qui a soin de faire tenir les gens prêts et de les faire marcher vers la ville en équipage de guerre lorsqu'il en est besoin[8].

La superficie du terroir marseillais est très importante si on la compare avec celle de l'espace urbain (figure 2). Suite aux grands travaux menés par la monarchie à partir de 1660, l'espace urbanisé triple de superficie en trente ans[9], atteignant 130 hectares, alors que le terroir s'étend sur 25 000 hectares, soit presque 200 fois la taille de la ville, même si cette superficie reste modeste par rapport à celle du terroir arlésien qui approche 100 000 hectares[10]. Les habitants du terroir marseillais sont moins nombreux que ceux de la ville intra-muros : dans le recensement de 1716, ils sont 8000 contre environ 90 000 âmes à l'intérieur de l'enceinte[11]. À travers ces chiffres, on peut estimer que la densité de la population dans le terroir est de moins d'un habitant par hectare contre 650 dans la ville. Les maladies épidémiques y sont rares en raison de cette faible densité et de la salubrité des lieux en comparaison de l'espace urbanisé et commercial. Bien que la contagiosité y soit relativement faible puisque le contact entre les personnes porteuses de puces est limité, le service médical inclut les bastides dispersées sur l'ensemble du terroir. Il faut noter aussi que le terroir contient plusieurs faubourgs : Saint-Martin, Château Gombert, Saint Loup et d'autres dans lesquels se concentrent les habitants indigènes. Or il s'agit d'espaces particulièrement exposés au développement de l'épidémie. Dans ces conditions, nous devons nous interroger sur les motivations de la mise en œuvre d'un encadrement médical forcément coûteux en temps d'épidémie.

---

[8] A. de Ruffi, *op. cit.*, p. 438.
[9] À la suite des événements de 1658-1660, Louis XIV entre dans Marseille par la brèche pratiquée à travers son rempart pour affirmer son droit de conquête. Il faut punir une cité rebelle, mais aussi prendre très vite les décisions destinées à propulser ce port provençal au premier rang des places de commerce de Méditerranée. À partir de 1660, une nouvelle ère commence : la ville dépend plus fortement des décisions des agents de roi qui interviennent désormais dans l'administration. Les échevins viennent de prendre la place des consuls dans la ville. L'agrandissement de l'espace marseillais permet le développement urbain au-delà des collines et des vieilles murailles. Voir Édouard Baratier (dir.), *Histoire de Marseille*, Toulouse, Privat, 1973, p. 190.
[10] Le terroir d'Arles est le plus vaste de France. Voir O. Caylux, *op. cit.*, p. 17.
[11] C. Carrière, *op. cit.*, p. 198-199.

Figure 1 : Terroir marseillais par Jean-Antoine Bresson en 1773 (détail)

Terroir, Ville, Port et Rade de Marseille et ses Environs où sont distingués ses Limites et ses Bornes, tous les Chemins de Charroy, de Cheval et de pieds, les Noms des Montagnes, Valons, Ruisseaux et Rivieres, les Lieux où sont posés les Bureaux et les Brigades de Messieurs les fermiers Généraux, La Rade avec les îles, les Bateries de Canons et de Mortiers à Bombes qui la defendent. Réduit sur l'original levé sur les lieux / d'après Chevalier et Dédié à Messieurs les Maire, Echevains et Assesseur par leur très obéissant serviteur Bresson fils

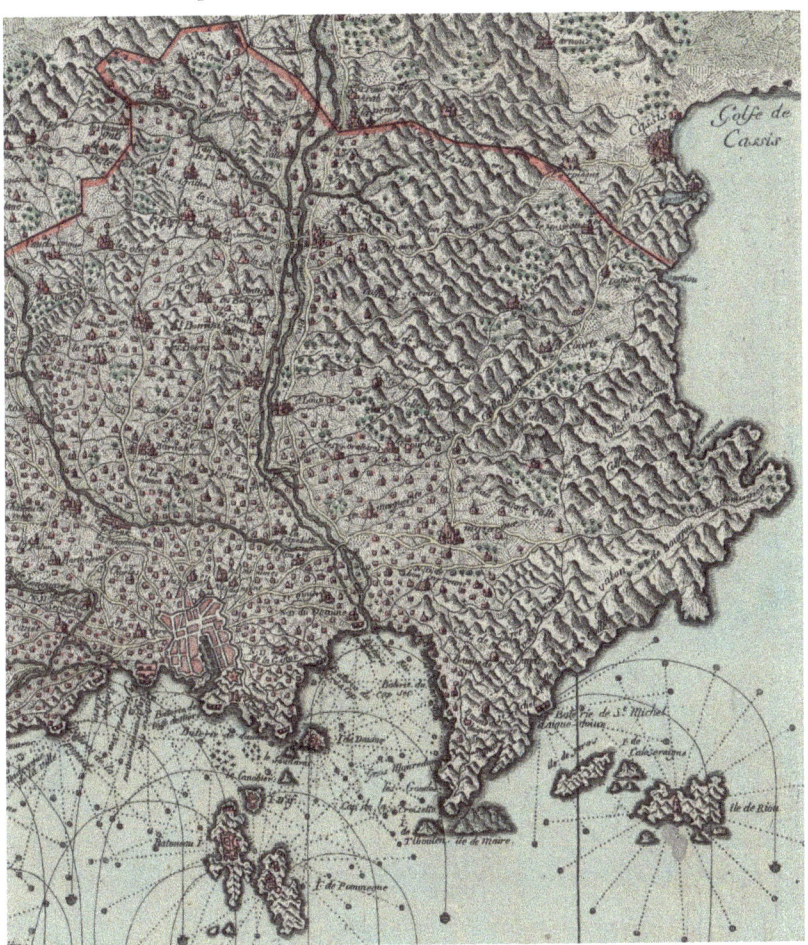

Source : Archives municipales de Marseille, 78 Fi 365
http://gallica.bnf.fr/ark:/12148/btv1b8492837z

Figure 2: *Terroir marseillais par Jean-Antoine Bresson en 1773 (cartouche)*

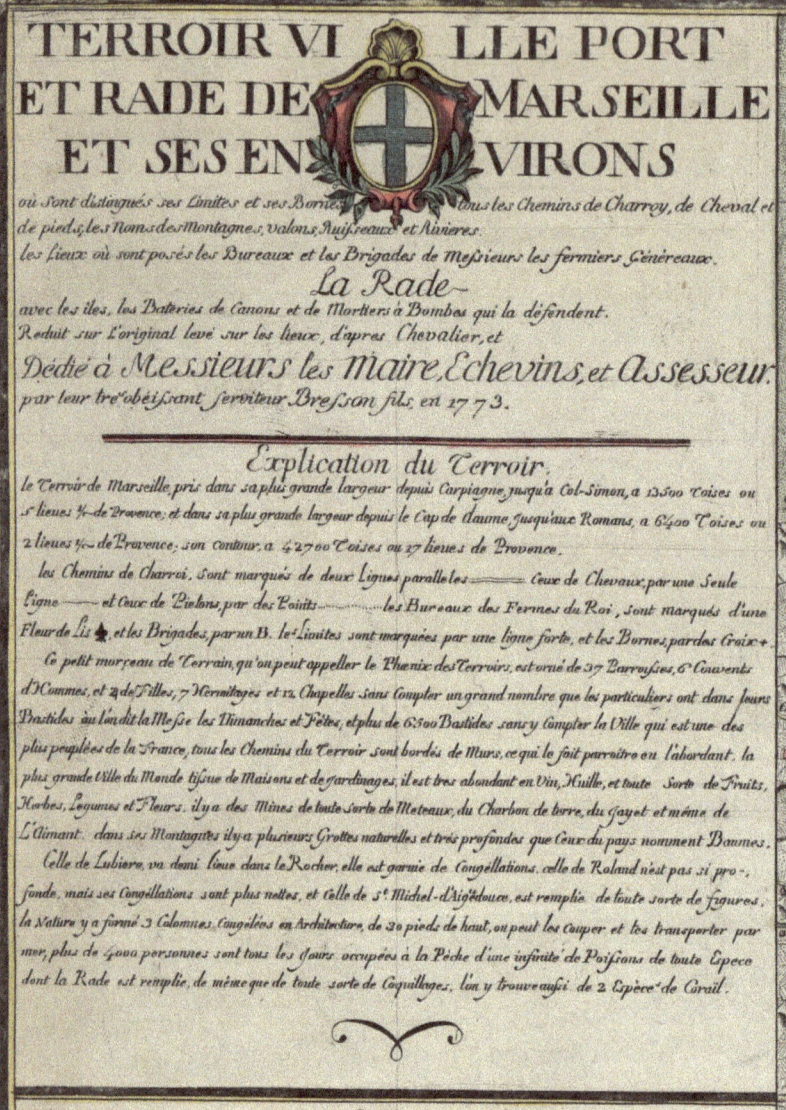

Source : Archives municipales de Marseille, 78 Fi 365
http://gallica.bnf.fr/ark:/12148/btv1b8492837z

Le terroir comme espace d'accueil pour les fuyards urbains

L'histoire de Marseille, comme celle de toutes les villes portuaires de la Méditerranée, est marquée par la fréquence des maladies épidémiques, notamment la récurrence des pestes venues de l'Orient. Face à cela, la ville a dû s'organiser pour tenter de s'opposer à la contagion et a ainsi développé, au fil du temps, une « culture de peste[12] ». Toutefois, cette culture est en partie oubliée au début du XVIIIe siècle. Entre mai et août 1720, malgré le refus des échevins de reconnaître la présence de la peste dans la ville[13], les mouvements de populations dus à la panique sont nombreux, alors que le nombre des victimes augmente régulièrement pour atteindre environ mille morts par jour fin août[14]. Les autorités tardant à prendre des mesures d'urgence, la maladie infecte non seulement la ville mais aussi le terroir. En effet, depuis le début de la peste à Marseille en mai, les fuyards urbains[15] porteurs de la maladie et de parasites infectés contaminent le terroir. Le phénomène est très important puisque les citadins qui rejoignent le terroir peuvent être évalués à plus de 10 000 personnes, soit plus de 10 % de la population urbaine[16]. Les relations entre ville et terroir n'ont jamais

---

[12] O. Caylux, *op. cit.*, p. 41.
[13] Les échevins publient cet avis le 20 août 1720 pour convaincre les Marseillais de l'inexistence de la peste : « Avis au public, avis célèbre, il n'y a point de peste. Sur le rapport qui a été fait à M. le gouverneur et à messieurs les Échevins par messieurs les médecins de Montpellier, ils ont cru devoir avertir le public que la maladie qui règne présentement dans cette ville n'est pas pestilentielle, mais que c'est seulement une fièvre maligne contagieuse dont on espère de pouvoir bientôt arrêter le progrès en séparant les personnes qui en peuvent être soupçonnées d'avec celles qui sont saines, par le bon ordre et l'arrangement que l'on va prendre incessamment », Bibliothèque municipale à vocation régionale de l'Alcazar (Marseille), fonds rare et précieux [désormais BMAM], ms 1411, f° 179, extrait de Paul Giraud, « Journal historique de ce qui est passé dans la ville de Marseille et son terroir, à l'occasion de la peste, depuis le mois de mai 1720 jusqu'en 1723 », Instrumenta archetypa miscellanea. Anno 1742. Manuscrits originaux de différentes matières.
[14] Archives municipales de Marseille [désormais AMM], GG 365, Lettre de Lebret aux échevins de Marseille, 29 août 1720.
[15] Depuis le retour de la maladie en 1348, à Marseille comme partout ailleurs, fuir est la première manière de protéger les soignants et les élites de la société contre la peste. Les praticiens médicaux connaissent le précepte de Galien qui donne la fuite comme le meilleur préservatif face aux épidémies. Voir Jean-Noël Biraben, *Les hommes et la peste en France et dans les pays européens et méditerranéens*, vol. II, *Les hommes face à la peste*, La Haye, Mouton-EHESS-CRH, 1976, p. 127.
[16] J.-N. Biraben, *op. cit.*, vol. I, p. 233 ; Laurent Lemarchand, *La monarchie absolue entre deux âges : épreuves, expériences et réalisations de la Régence (1715-1723)*, thèse d'histoire, université de Rouen, 2007, p. 604.

été interrompues jusqu'au mois de septembre. Habitants du terroir et fuyards regagnent fréquemment la ville : les premiers viennent y chercher des soins, les seconds s'y approvisionnent régulièrement.

Bien qu'il soit impossible de dater précisément l'apparition de la maladie dans le terroir, elle est attestée en octobre 1720. Les premières victimes sont les jardiniers qui vivent à proximité de l'espace urbanisé, puis la peste se propage le long des grandes lignes de déplacement qui relient les différents faubourgs, à partir de Saint-Marcel. Cependant, l'assistance médicale aux campagnards ne commence qu'en décembre : les deux mois de non-intervention constituent une période suffisante pour que la peste gagne tout l'espace et fasse de nombreuses victimes, le taux de létalité atteignant 60 à 90 %[17]. En temps de peste, ce terroir si enchanteur a perdu tout agrément selon le médecin Jean-Baptiste Bertrand : « le vin pleure et la vigne languit, et tous ceux qui avaient la joie dans le cœur sont dans les larmes. Le bruit de tambours, qui faisait la joie de nos campagnes a cessé et les cris de réjouissance ne s'entendent plus. Ils ne boivent plus le vin en chantant des airs, et toutes les liqueurs agréables sont devenues amères[18] ». Le propos montre de façon significative l'influence de la maladie sur la psychologie des habitants et la transformation de leur mode de vie. Le manque de soins et d'assistance aggrave la situation.

En fait, le terroir n'a jamais été écarté de la bataille contre la peste. Au début de l'épidémie, il fonctionne comme un réservoir de main-d'œuvre utile pour la population restée dans le territoire urbanisé, mais il n'est pas l'objet de surveillance spécifique car jusqu'à la fin de l'année, l'attention et les mesures se concentrent sur la zone intra-muros. Une fois l'épidémie contenue, une approche plus globale du territoire urbain redevient possible. En effet, au mois de janvier 1721, les inspecteurs généraux du terroir accompagnés de quelques gardes à cheval parcourent tous les quartiers pour obliger les paysans à travailler aux fosses afin d'enterrer les victimes et à porter de la paille aux hôpitaux et aux chartreux afin de préparer le logement des troupes qui viennent aider à l'organisation des secours et à la protection urbaine. À la fin de janvier, la maladie est très affaiblie en ville, alors qu'elle fait toujours des progrès dans le terroir, pourtant encore considéré par les autorités comme un abri et un refuge pour les citadins. Cette idée est cependant remise en cause par des témoignages qui se mul-

---

[17] Daniel Panzac, *Quarantaines et Lazarets : l'Europe et la peste d'Orient (XVIIe-XXe siècles)*, Aix-en-Provence, Édisud, 1986, p. 12.
[18] J.-B. Bertrand, *op. cit.*, p. 231.

tiplient[19] : population et autorités commencent à considérer que le terroir nécessite aussi une intervention médicale.

Lors des premiers signes de la présence de la maladie en octobre 1720, les habitants du terroir ont allumé des feux devant leurs habitations afin de lutter contre la pestilence, comme cela se pratiquait en ville, et ont utilisé toutes les herbes odoriférantes de la campagne[20]. Les « solutions curatives » et les remèdes se multiplient sur le modèle urbain utilisé dans les rues de la ville après la proposition de Sicard, médecin marseillais, du 4 août 1720, soit « un parfum pendant trois jours et des feux dans toutes les rues[21] » allumés à la même heure, neuf heures du soir, en début de nuit. La désinfection de l'air « corrompu » est une méthode préventive et curative très ancienne qui renvoie à la mémoire collective[22]. Le recours au feu « pour attaquer le venin qui circule avec l'air » résulte d'une tentative de sauver la ville ou le terroir en un seul coup spectaculaire en éliminant la maladie le plus vite possible. Bien que les opérations n'aient pas abouti aux résultats espérés et n'aient pas ralenti la progression de la maladie, la confiance dans cette méthode curative persiste en milieu rural quelques mois après son échec en ville. La première mention de feu allumé dans le terroir date du 31 décembre 1720 à 9 heures du soir[23]. Au milieu du XVIIIe siècle encore, Laurent Heister – un chirurgien allemand, considéré comme un excellent anatomiste et souvent qualifié de « père de la chirurgie » – pense toujours que « le plus prompt et le plus sûr de tous les préservatifs contre la peste est d'abandonner l'air pestiféré, pour aller respirer un air plus pur dans un autre endroit où la contagion n'a pas encore pénétré[24] ».

Cependant, l'idée que la peste est contagieuse est admise dans le public ; le terme même de contagion « se dit par excellence et absolument de la peste[25] ». Cette double explication fait l'objet de débats violents à l'occasion de l'épidémie marseillaise : deux « écoles » s'affrontent, opposant d'une part la théorie contagionniste défendue par Jean-Baptiste Bertrand,

---

[19] BMAM, ms 1411, Paul Giraud, « Journal historique de ce qui est passé dans la ville de Marseille et son terroir, à l'occasion de la peste, depuis le mois de mai 1720 jusqu'en 1723 », Anno 1742, f° 213.
[20] *Ibid.*, f° 217.
[21] AMM, BB 304, f° 153 v°, Registre des copies des lettres écrites par MM. les échevins.
[22] BMAM, ms 1411, f° 165. Pour Paul Giraud, le conseil de Sicard d'allumer des feux dans la ville éveille les soupçons de peste dans la population, alors que les pouvoirs publics veulent cacher cette réalité aux Marseillais.
[23] *Ibid.*, f° 154.
[24] Laurent Heister, *Institutions de chirurgie* [1750], vol. 2, Paris, 1770, p. 68.
[25] François Lebrun, *Se soigner autrefois, médecins saints et sorciers aux XVIIe et XVIIIe siècles*, Paris, Temps Actuels, 1983, p. 156.

Jean-Baptiste Goiffon, Antoine Deidier et la plupart des médecins de Marseille, d'autre part les tenants de la non-contagiosité de la peste qui adoptent les principes infectionnistes, avec notamment la commission médicale envoyée par le pouvoir monarchique sous la responsabilité de François Chicoyneau, laquelle représente la médecine officielle. La théorie non officielle « contagionniste » gagne du terrain sans entamer les certitudes officielles. Or ce débat bien connu de l'historiographie a un impact sur les politiques sanitaires menées dans le terroir : privilégier l'infection, c'est agir d'abord sur la qualité de l'air, avec l'idée que la campagne possède par ses caractéristiques un climat propice à la préservation de la santé puisque l'air n'y est pas corrompu[26] ; craindre la contagion, c'est au contraire mettre l'accent sur la possibilité de répandre la maladie partout où les hommes se déplacent.

L'organisation sanitaire dans le terroir pendant la peste

Avant le mois de décembre 1720, les témoignages relatent que les habitants du terroir sont la cible de quelques praticiens qui veulent exploiter le moment pour gagner de l'argent : Paul Giraud évoque les garçons chirurgiens qui proposent leurs services contre des prix élevés, aux alentours de 100 livres pour une saignée[27]. Jean-Baptiste Bertrand précise que « quelques garçons chirurgiens échappent de temps en temps de la ville et vont faire des secours en campagne, encore faut-il les payer à des prix énormes[28] ». Il ajoute que le paysan qui n'est pas en état de faire cette dépense est privé de ce secours. Ces pratiques choquent car il s'agit d'attitudes jugées abusives en contradiction avec la politique de l'échevinage et même avec les usages des villes française pendant les poussées épidémiques depuis le Moyen Âge. Le service médical est en principe gratuit pour toute la population, quel que soit le statut social des personnes atteintes et leur lieu de résidence, et cela depuis le commencement de la maladie, notamment depuis une assemblée générale des médecins et chirurgiens tenue à l'Hôtel de ville devant le marquis de Piles, gouverneur de Marseille, et les échevins de la cité, le 12 août 1720 : « pour que les médecins et chirurgiens déjà employez servent avec plus d'ardeur, et qu'ils n'exigent

---

[26] Pichatty de Croissainte, *Journal abrégé de ce qui s'est passé en la ville de Marseille depuis qu'elle est affligée de la contagion. Tiré du mémoire de la chambre du conseil de l'Hôtel de ville*, Paris, chez Henry Charpentier et Pierre Prault, 1721, p. 23.
[27] BMAM, ms 1411, f° 217.
[28] J. B. Bertrand, *op. cit.*, p. 194.

rien des malades, ils seront mis aux gages de la ville et on leur donnera des sarrots de toile cirée, et des chaises à porteurs, afin qu'ils puissent plus facilement aller par tous (*sic*)[29] ». C'est donc l'éloignement et le manque de surveillance sanitaire qui laissent la porte ouverte aux dépassements. Les pouvoirs locaux, malgré leur volonté d'assurer un service public, privilégient les secours apportés aux citadins. Le décalage temporel entre les poussées épidémiques en ville et dans le terroir aggrave le phénomène.

Après le recul du nombre des victimes en ville, la politique sanitaire s'oriente vers le terroir. Il ne faut donc pas accuser le pouvoir urbain d'avoir volontairement privilégié les habitants de la ville. Le problème réside essentiellement dans le manque de praticiens médicaux[30], une situation qui pousse les échevins à lancer une vaste campagne nationale de recrutement de personnel soignant, notamment de chirurgiens[31]. Un second défi est la grande dispersion de l'habitat dans les espaces ruraux. C'est pour cette raison que le terroir est divisé en quatre zones ou quartiers – alors que la ville l'était en six[32] – et que des chevaux sont fournis aux praticiens afin de faciliter leurs déplacements et de mieux repérer les cas litigieux. Officiellement, dans chaque zone, les échevins envoient un médecin, un apothicaire, un maître chirurgien et un garçon chirurgien. La population du terroir est donc théoriquement servie par seize praticiens de différentes catégories. Toutefois, la réalité est différente : face à la peste en campagne, le chirurgien effectue très souvent le travail de l'apothicaire et du médecin. Le soir, seuls les chirurgiens sont obligés de rester à proximité des pestiférés parce que le médecin regagne la ville.

Qui sont les chirurgiens réellement présents et actifs dans le terroir ? La plupart des sources sont imprécises sur leur statut, mais il est clair que la majorité sont des garçons chirurgiens et non des maîtres. Par ailleurs, les garçons chirurgiens se présentent eux-mêmes comme les premiers praticiens qui prennent, seuls, les décisions thérapeutiques nécessaires. Leurs conditions de travail sont extrêmement difficiles, d'autant plus que l'hiver 1720-1721 est très froid. Le nombre de praticiens intervenant dans le terroir est toutefois beaucoup plus faible qu'en ville où ont été recensés 158

---

[29] Pichatty de Croissainte, *op. cit.*, p. 23.
[30] « Le secours des médecins manqua presque entièrement dans les premiers jours de septembre ». Voir Jean Pierre Papon, *De la peste, ou époques mémorables de ce fléau, et les moyens de s'en préserver*, Paris, Imprimerie d'Egron, 1799, t. I, p. 278-279.
[31] BMAM, Xd 1923, Placard pour le recrutement des chirurgiens, 30 septembre 1720.
[32] La ville est divisée en cinq paroisses : Saint-Laurent, Les Accoules, La Major, Saint-Martin, Saint-Ferréol. À ces paroisses s'ajoute le quartier de Rive-Neuve. C. Carrière, M. Courdurié, F. Rebuffat, *op. cit.*, p. 224.

garçons chirurgiens ayant travaillé entre le 20 juin 1720 et le 26 mai 1721. Si le poids démographique et l'importance géopolitique de l'espace urbain expliquent en partie cette différence, celle-ci tient aussi à la nature de la mission médicale qui ne dépasse pas le diagnostic. En effet, les garçons chirurgiens ne soignent pas les pestiférés dans le terroir, mais sont chargés d'organiser le transfert des cas litigieux vers les hôpitaux de la ville. Le 14 janvier 1721, pour assumer cette mission, les pouvoirs publics ont fait inspecter des chariots, des chevaux et d'autres équipements appartenant aux habitants du terroir[33]. Cette « opération d'urgence » montre qu'on ne trouve pas d'hôpitaux de peste dans le terroir.

Au mois de décembre 1720, le transfert des pestiférés se fait vers les différents hôpitaux de la ville, mais avec le temps une organisation médicale spécifique se met en place. À partir de janvier 1721, l'hôpital du Jeu de Mail, situé hors les murs, accueille les pestiférés du terroir. Une comparaison sur les deux mois de décembre 1720 et de janvier 1721 montre que le nombre des pestiférés venant du terroir est désormais plus élevé : au mois de décembre, l'hôpital du Jeu de Mail reçoit 40 malades de la ville et 63 originaires du terroir – dont 37 décèdent ; en janvier, cet hôpital reçoit 41 malades de la ville et 165 du terroir – on dénombre alors 17 morts parmi les malades venus de la ville et 73 victimes originaires du terroir[34]. Janvier est le mois le plus meurtrier dans le terroir. Lors de la rechute de mars 1722, l'hôpital du Jeu de Mail continue d'accueillir les pestiférés du terroir, en recevant 67 dont 57 meurent. Les sources fournissent des données variables sur le nombre de morts dans le terroir durant la peste : les estimations varient entre 616 et 800 victimes[35], soit presque un dixième des habitants de cet espace.

Les praticiens dans le terroir : une élite ?

Depuis le mois de juillet 1720 et malgré l'absence d'un rapport médical sur l'existence de la peste, les deux intendants de santé de la ville prennent des mesures pour enterrer les morts dans de la chaux vive, suivant en cela une conduite anti-peste bien connue[36]. Peu de temps après, la présence de la peste est confirmée après l'envoi par la Régence d'une délégation médicale de la ville de Montpellier pour vérifier la nature de la maladie, le

---

[33] BMAM, ms 1411, f° 178.
[34] J.-B. Bertrand, *op. cit.*, p. 367.
[35] C. Carrière, M. Courdurié et F. Rebuffat, *op. cit.*, p. 223-224.
[36] Pichaty de Croissainte, *op. cit.*, p. 5.

12 août 1720[37]. Les chirurgiens et surtout les garçons chirurgiens reçoivent la mission d'inciser les bubons et de panser les malades. Ils forment la catégorie la plus adéquate pour servir en temps de peste. Une politique sanitaire bien structurée ne débute qu'au début de septembre 1720 avec le lancement d'une campagne nationale voire internationale pour recruter des praticiens médicaux prêts à servir, notamment des chirurgiens. Pendant presque deux ans, la ville de Marseille a pu recruter presque deux cents garçons chirurgiens, ce qui constitue une réussite remarquable[38].

Pour faire venir les praticiens médicaux et notamment les chirurgiens destinés à servir les pestiférés, la ville de Marseille développe, à partir de septembre 1720[39], une politique d'encouragement à la fois professionnelle et financière visant particulièrement les garçons chirurgiens en leur accordant la maîtrise en chirurgie et en leur donnant des appointements considérables de 300 livres par mois. Il s'agit d'appliquer une politique de promotion déjà expérimentée au siècle précédent[40] et officialisée par les lettres patentes de Louis XIV de décembre 1676 pour encourager l'engagement de chirurgiens en temps de peste[41]. La période de recrutement s'étend principalement entre le mois d'octobre 1720 et le mois de février 1721 et le paiement mensuel des praticiens s'établit selon la hiérarchie suivante : 1000 livres pour un médecin, 500 livres pour un maître chirurgien et un maître apothicaire, 300 livres pour un garçon chirurgien et un garçon apothicaire[42]. S'ajoute à cela un gage en nature pour le transport, le logement et la nourriture.

Cette politique est renforcée pour inciter les garçons chirurgiens à servir dans le terroir en augmentant encore davantage leurs gages et en accélérant leur promotion professionnelle. En effet le service au terroir devient plus rentable qu'un service en ville. Ainsi Alexandre Nicolas, garçon chirurgien, gagne 350 livres par mois durant la période qui s'étend entre le mois d'octobre 1720 et le mois de janvier 1721 ; ces honoraires sont supérieurs de 50 livres mensuels à ceux des autres garçons chirurgiens en ville. Il s'agit d'un paiement exceptionnel qui prouve l'existence

---

[37] BMAM, ms 1411, f° 179.
[38] ADBD, C 914. *Contagion, état des paiements faits aux chirurgiens, médecins et apothicaires qui sont venus en Provence sur l'ordre de la Cour ou spontanément pour donner leurs soins aux pestiférés, soit à Marseille, soit dans les autres villes ou villages de la province.*
[39] *Ibid.*, p. 156. Placard de Marseille, 30 septembre 1720.
[40] AMM, FF 292, f° 77 v°, 2 juin 1721. Pendant les pestes qui ont sévi à Marseille en 1629-1630 puis en 1649-1650, les garçons chirurgiens sont payés 300 livres par mois.
[41] ADBDR, C 2221, Affaires extraordinaires, n° 11.
[42] ADBD, C 914.

d'une politique tarifaire distinctive. Pendant la quarantaine sanitaire qui concerne notamment le mois de février 1721, le même Alexandre Nicolas ne perçoit plus que 150 livres, soit les rémunérations habituelles d'un maître chirurgien. Le 31 mars 1723, c'est lui qui atteste auprès des autorités que la contagion a cessé, après expertise d'un cadavre rémunérée 20 livres[43]. Ce praticien est passé en moins de trois ans du statut de simple garçon chirurgien à celui d'expert en peste qui ouvre les cadavres afin de préciser la nature de la maladie. Les informations précises manquent, mais Alexandre Nicolas a très probablement été promu au statut de maître chirurgien, ce dont rendent compte indirectement les actes qu'il pratique pour les autorités locales.

Ce cas particulier attire l'attention sur les différentes modalités de paiement des chirurgiens. En général le paiement est mensuel pendant la période de peste. Cependant, deux autres formes de paiement apparaissent dans les archives : par jour et à l'acte. Ainsi, à la suite d'un billet de paiement signé par l'échevin Estelle, le garçon chirurgien Coste a reçu 6 livres pour son service le 3 août 1720[44]. Ce type de paiement à l'acte signale souvent un début d'activité, sous forme parfois de mise à l'essai. Mais cette méthode de paiement est aussi souvent adoptée pendant la rechute. Le chirurgien André Viguier reçoit le 17 mai 1722 un paiement de 20 livres qui correspond à dix visites. Dix jours plus tard, le 28 mai 1722, les autorités recrutent Viguier avec une rémunération de 300 livres par mois[45]. Ses services ont donc convaincu l'échevinage de l'employer de façon continue pendant la reprise de l'épidémie. Un autre cas de paiement « à l'acte » concerne le chirurgien Fondome, qui a reçu le 4 avril 1722 la somme de 45 livres parce qu'il vient d'ouvrir deux cadavres, soit 20 livres par cadavre, plus la visite qui coûte 5 livres[46]. La comparaison entre Viguier et Fondome révèle que le second est mieux payé parce qu'il maîtrise la dissection des cadavres, bien qu'il ne soit pas encore maître chirurgien[47]. Ces modalités de paiement ont été expérimentées en Provence depuis le XVIe siècle au moins[48]. Les praticiens préfèrent un paiement mensuel assuré, plus fréquemment utilisé lors de la première phase de l'épidémie en 1720

---

[43] AMM, GG 362, billet du paiement d'Alexandre Nicolas.
[44] AMM, GG 362, billet de paiement au chirurgien Coste.
[45] AMM, GG 362, billet de paiement au chirurgien Viguier.
[46] AMM, GG 362, reçu de paiement du maître chirurgien Fondome. À la même date, la visite du médecin Michel dans le terroir est payée seulement 5 livres.
[47] Fondome a demandé la maîtrise en chirurgie en 1722. Voir J. El Hadj, *op. cit.*, p. 190.
[48] « En Provence il existait une méthode propre à cette province ; à Orange en 1521, il s'agit d'un paiement "à l'acte" en distinguant les bons et les mauvais ». Voir J.-N. Biraben, *op. cit.*, vol. II, p. 132.

car la ville n'était pas capable de tester tous les chirurgiens. Le nombre très élevé de morts et le manque de praticiens disponibles avaient contraint les autorités à recruter sans vérifier les compétences et en proposant des appointements très généreux.

Le manque de praticiens médicaux dans le terroir encourage les garçons chirurgiens à profiter de la situation pour demander une majoration importante. Le garçon chirurgien Doumen Duclos, qui a travaillé seul dans « les bourgades » de Marseille sans assistance d'un chirurgien major ou d'un médecin entre le mois d'octobre 1720 et le mois de janvier 1721, réclame les honoraires d'un chirurgien major au lieu de ceux de garçon chirurgien en s'appuyant sur le certificat du médecin Deidier qui confirme qu'il a travaillé comme maître chirurgien[49]. Il obtient d'être payé par l'intendance comme maître et non comme garçon : ses honoraires sont majorés et il reçoit 500 livres par mois au lieu de 300. Dans ce cas un peu particulier, le paiement n'est pas nécessairement justifié par le statut ou par le volume de travail effectué, mais pas le lieu dans lequel le chirurgien a servi et par les responsabilités afférentes. Le suivi médical dans le terroir marseillais en temps de peste a bouleversé la classification antérieure entre médecins et chirurgiens mais aussi entre les chirurgiens de peste et les autres catégories de praticiens. En élargissant cette comparaison, les données concernant l'année 1721 montrent qu'un ouvrier marseillais gagne 25 livres tournois par mois environ[50]. Les honoraires mensuels attribués à un garçon chirurgien sont donc douze à vingt fois plus élevés. La peste de Marseille a présenté une occasion de profits importants pour d'autres catégories de travailleurs, mais dans de moindres proportions que pour le personnel soignant. Par exemple, les soldats des galères ont demandé à percevoir 2,5 livres par jour outre la nourriture et 100 livres de gratification pour chacun, somme finalement ramenée à 30 livres[51].

Les chirurgiens intervenant dans le terroir sont-ils pour autant mieux payés que les médecins comme le suggère François Hildesheimer lorsqu'elle écrit qu' « en temps d'épidémie, il arrivait que la hiérarchie traditionnelle soit inversée et que le chirurgien-praticien, plus exposé et plus efficace, soit davantage payé que le médecin[52] » ? Pour le paiement par visite qui

---

[49] ADBD, C 914. *Contagion, état des paiements faits aux chirurgiens, médecins et apothicaires qui sont venus en Provence sur l'ordre de la Cour ou spontanément pour donner leurs soins aux pestiférés, soit à Marseille, soit dans les autres villes ou villages de la province.*
[50] C. Carrière, M. Courdurié et F. Rebuffat, *op. cit.*, p. 8.
[51] AMM, GG 435, lettre de Lebret aux échevins de Marseille.
[52] Françoise Hildesheimer, *Fléaux et société : de la Grande Peste au choléra XIVe-XIXe siècle*, Paris, Hachette, 1993, p. 126.

concerne également des médecins, les rémunérations semblent équivalentes durant la peste de 1720-1722 à Marseille. Ainsi en janvier 1721, dans les premiers temps de la prise en charge médicale du terroir, le médecin Michel a sillonné cet espace pour diagnostiquer les malades. Il fournit aux échevins la liste des patients qu'il a rencontrés et précise que chaque visite coûte 5 livres ; ainsi, reçoit-il 80 livres pour avoir effectué 16 visites auprès de 13 malades différents[53]. Une comparaison entre le médecin Michel et le chirurgien Fondome prouve que le paiement des deux catégories, souvent hiérarchisé dans d'autres contextes, est le même sous cette forme « à l'acte ». Par ailleurs, le service médical dans le terroir est plutôt harmonisé entre les différentes catégories. Au mois de mars 1722, pendant la rechute, le même médecin, Michel, bénéficie d'un paiement un peu spécifique qui s'attache lui aussi au terroir : il s'agit d'un service « par mission ». Il reçoit 200 livres « pour avoir visité les malades par ordre de M. le marquis de Piles à Marseille[54] ». La mission, bien précise, s'effectue selon une procédure différente des interventions « à l'acte ». En rupture avec le système « tarifaire » créé pendant la première poussée épidémique, un dispositif apparemment plus économique est adopté.

Au sommet de la hiérarchie des chirurgiens, Jean Soulier constitue un cas exceptionnel mais significatif de la valeur accordée au rôle de cette catégorie de soignants. Il perçoit 6500 livres pour six mois de service[55], somme élevée qui ne permet tout de même pas de rivaliser avec les gains d'un négociant marseillais jouissant, à la même époque, d'un revenu mensuel moyen de 4000 livres[56]. Soulier a un parcours brillant. Montpelliérain, il fait partie de la délégation médicale envoyée par la Régence le 12 août 1720 ; il est notamment l'auteur des premières autopsies destinées à vérifier les causes et la nature de la maladie. Les résultats de ces interventions sont publiés en 1721 dans un ouvrage cosigné avec les deux médecins de la délégation, François Chicoyneau et Jean Verny[57]. Il est nommé par la Cour avec Nelaton, autre chirurgien de Montpellier, pour inspecter le service de chirurgie dans les hôpitaux de Marseille à partir du mois de septembre 1720. Après la fin de l'épidémie, il reçoit des lettres de noblesse, et devient

---

[53] AMM, GG 362, billet de paiement au médecin Michel.
[54] *Ibid.*
[55] AMM, GG 362, billet de paiement au chirurgien Soulier.
[56] C. Carrière, M. Courdurié et F. Rebuffat, *op. cit.*, p. 8.
[57] François Chycoineau, Jean Verny et Jean Soulier, *Relation de la peste de Marseille contenant ses symptômes, son pronostic, sa curation et celle des bubons et des charbons*, Marseille, s. n., 1721.

Soulier de Choisy[58] : cette marque d'honneur, signe de promotion sociale, est exceptionnelle pour un chirurgien.

*

Le service médical dans le terroir marseillais fait partie du système anti-peste de la ville depuis plusieurs siècles. Durant l'épidémie de 1720-1722, le terroir est intégré dans la politique médicale globale du pouvoir municipal et du pouvoir monarchique au mois décembre 1720 puis au mois de mars 1722. Avec quelques semaines ou mois de décalage, la politique sanitaire suit un modèle urbain à la fois à travers les étapes de l'organisation sanitaire et à travers la mobilisation des différents intervenants. La politique de lutte contre la peste dans le terroir marseillais se fonde sur une politique de promotion professionnelle et sociale qui vise les garçons chirurgiens afin qu'ils s'engagent au service des actions de santé publique. Si cette politique de promotion est suivie intra-muros, elle est encore plus accentuée et plus rapide dans le terroir. Le recrutement massif de praticiens médicaux, principalement des chirurgiens, prouve un changement progressif des procédures anti-peste qui passent de l'isolement prophylactique à la prise en charge thérapeutique. Dans le terroir, les pouvoirs publics ont cherché à rattraper leur retard et à combler les lacunes de leur politique sanitaire en ville. Lors de la peste de Marseille de 1720-1722, le terroir n'est plus seulement un refuge ou un lieu d'isolement, même s'il l'a été dans les premiers mois de la propagation de la maladie, les plus catastrophiques pour la mortalité. Il devient un espace de secours médical dans lequel les habitants de la campagne – installés durablement ou provisoirement – sont placés au cœur d'une stratégie de prise en charge globale de rétablissement de la santé publique. Le terroir cesse d'être une périphérie ignorée ou délaissée pour devenir un enjeu central de l'éradication du mal.

---

[58] Louis Dulieu, « Deux figures peu connues de la mission montpelliéraine à Marseille et à Aix lors de l'épidémie de peste de 1720 : le médecin Jean Verny et le chirurgien Jean Soulier », *Languedoc médical*, 1958, 41/6, p. 3-20.

Situation sanitaire et potentiel médicinal des campagnes du sud-ouest de la France aux XVIIe et XVIIIe siècles

Stéphanie LACHAUD-MARTIN
Université Bordeaux-Montaigne
Centre d'Études des Mondes Moderne et Contemporain
(CEMMC, EA 2958)

Résumé : Les campagnes du sud-ouest de la France souffraient des maux récurrents des territoires ruraux d'Ancien Régime : épidémies ou fièvres, notamment dans les espaces marécageux en Médoc, en Blayais et même assez fréquemment en Agenais. Ces maladies récurrentes interrogeaient les autorités. Les nombreuses correspondances à ce sujet sont souvent l'occasion de consigner des observations précises permettant d'alimenter un savoir médical en plein essor. Ainsi, certaines pathologies sont directement analysées en lien avec leur environnement, comme la « malpropreté » des rues de la petite ville de Sauveterre qui a été tenue responsable d'une épidémie au cours des années 1774-1776. Les représentants du roi essaient de comprendre les mécanismes des maladies et les moyens d'y remédier, de façon assez traditionnelle, par un mouvement descendant. Se pose alors la question de la mise en œuvre des moyens pour empêcher la propagation et des traitements, de leurs résultats et de leur réception par la population, parfois rétive à se plier à de nouvelles directives. Toutefois, il apparaît aussi dans les correspondances de la série de l'intendance avec les subdélégués locaux, que la logique dominante d'envois de remèdes depuis Bordeaux n'est en rien exclusive. Les intendants enquêtent régulièrement sur des moyens venus des campagnes et jugés utiles à la collectivité : le savoir-faire d'un curé rebouteux, les eaux minérales, la distribution par une nommée Vital d'une huile destinée à soulager les rhumatismes... Ces divers exemples permettent de s'interroger sur la place accordée aux savoirs empiriques des ruraux (curés, médecins, « femmes ») dans la prise en charge des questions de politique sanitaire aux XVIIe et XVIIIe siècles par le pouvoir central. Enfin, la question des remèdes est souvent posée, soit des remèdes issus du monde rural, soit des remèdes envoyés par le roi (vinaigre des quatre voleurs, huiles, remèdes contre la fièvre). Les modalités de distribution seront donc envisagées, de même que la possibilité de diffusion aux plus pauvres, notamment grâce à la connaissance d'ouvrages comme le *Manuel des Dames de Charité, ou formules de médicaments faciles à préparer* ou l'envoi de remèdes à l'attention des pauvres. Cet article s'attache à poser le contexte sanitaire général des campagnes aquitaines à l'époque moderne, mais insiste sur les forces vives rurales dans la lutte contre les maladies : personnes et remèdes principalement.

Abstract: The southwestern French countryside was the site of frequent health problems during the *Ancien régime*, especially in the marshy areas of the Médoc, Blayais, and Agen regions, leading authorities to seek explanations and solutions for recurrent illnesses. The dense correspondence on the subject often served to record precise observations that contributed to a growing body of medical knowledge. Certain pathologies were analyzed in relationship to their environment, for example, "filthy" streets of the small town of Sauveterre that were held responsible for an epidemic that lasted from 1774 to 1776. Royal officials worked in a rather traditional manner, from top to bottom, to understand the mechanisms of various illnesses as well as how to eradicate them. This raises the question of how methods to reduce the spread and to treat the illnesses were implemented, their results, and their acceptance by the local population that was at times reticent to follow new directives. The correspondence between representatives of the crown with local officials reveals that the dominant pattern of sending remedies from Bordeaux to the countryside was not exclusive. Crown officials regularly investigated local rural remedies that were deemed useful, for example, the skill of a priest-bonesetter, mineral waters, or the distribution by an individual named Vital of an oil that eased the pain of rheumatism. These examples provide insight to assessments of rural empirical knowledge as dispensed by priests, doctors, and wise women, as the crown's officials considered public health options in the 17th and 18th centuries. Various correspondences often address potential remedies, either from rural sources, or sent by the king, for example, vinegars, oils, and other medicines to fight fevers. This article also investigates the distribution of medication, including to impoverished populations, as indicated in certain published works, such as *Ladies of Charity Manual, or Easy-to-Prepare Medications*. While the larger focus is on the overall health care provided in the Aquitaine countryside in the modern period, particular attention is paid to the dynamic rural actors in the battle again illness, in particular medical personnel and remedies.

A fame, bello et peste libera nos Domine : « De la faim, de la guerre et de la peste, délivre-nous Seigneur ». Très connue, cette prière est généralement associée aux complaintes et malheurs du Moyen Âge, ou encore au fameux « petit âge glaciaire » meurtrier des xvie-xviie siècles. Pourtant, si la guerre semble accorder quelque répit aux populations du sud-ouest du royaume de France au XVIIIe siècle, la maladie reste fréquente et la misère endémique. Cette situation interpelle de plus en plus les contemporains, qui ne se contentent plus de la considérer comme une sombre fatalité. Ils s'attachent à comprendre quels sont les mécanismes des maladies et les moyens d'y remédier, réflexion initiée autant que relayée par les sociétés savantes, au premier rang desquelles figure la Société royale de médecine. Le XVIIIe siècle voit se déployer une politique de santé publique, avec des imperfections et des manques souvent cruellement perçus, mais la prise en compte de la responsabilité des autorités à l'égard des populations est réelle. Toutefois, cette politique ne peut se passer d'enquêtes et de rapports de terrain, d'expérimentations locales et de découvertes de nouvelles ressources. Cette démarche invite à s'interroger sur la place accordée aux savoirs empiriques des ruraux dans la prise en charge des questions de politique sanitaire par le pouvoir central au cours des XVIIe et XVIIIe siècles. Nous évoquerons le contexte sanitaire général des campagnes aquitaines à l'époque moderne, en insistant sur la récurrence de certains types de maux, avant de voir comment hommes et femmes des campagnes se positionnaient le plus souvent face à la maladie, mais aussi face aux soignants. Nous insisterons, enfin, sur les forces vives rurales dans la lutte contre les maladies : remèdes, ressources mais aussi personnes.

Les autorités face à la situation sanitaire difficile des campagnes du sud-ouest de la France

« Les secours de l'art et de l'autorité »

Les campagnes du sud-ouest de la France souffraient des maux récurrents frappant l'ensemble des territoires ruraux d'Ancien Régime : épidémies et fièvres, notamment dans les zones marécageuses ou mal irriguées[1]. Ainsi, le Blayais, le Médoc[2] et même l'Agenais se trouvent souvent attaqués par des épidémies meurtrières[3]. Le 24 octobre 1758, le subdélégué de Blaye sollicite l'intendant pour l'envoi de remèdes en raison d'une fièvre qui prend « une nouvelle force » et dont « les accès

---

[1] Jean-Michel Derex, « Géographie sociale et physique du paludisme et des fièvres intermittentes en France du XVIIIe au XXe siècle », *Histoire, économie & société*, 2/2008, p. 39-59.
[2] Brigitte Morinière, *Médoc des vignes et Médoc des lacs, espace, population et société : XVIIIe-XIXe siècles*, thèse de doctorat en histoire, Université de Bordeaux III, 1998.
[3] Hubert-Henri Sansarricq, *Le Paludisme autochtone dans le sud-ouest de la France*, Bordeaux, thèse, Faculté de Médecine de Bordeaux, 1954.

sont étonnants par leur durée et par leur violence et tous se font connaître par des vomissements[4] ». Ces mêmes épidémies sont encore à déplorer en 1774-1775[5]. En Médoc, une fièvre, accompagnée de dysenterie, est décrite dans les environs de Margaux et de Castelnau en 1779. La situation est présentée comme n'ayant « eu rien de dangereux[6] ». En raison du caractère endémique de ces pathologies[7], on ne prenait des mesures exceptionnelles que lors d'épisodes fort meurtriers, comme à Tonneins en 1771[8]. Cette épidémie de fièvre attire l'attention de l'intendant, car on présente la juridiction de Tonneins comme « affligée depuis plusieurs années par des fléaux continuels et successifs » :

> Mais aujourd'hui, en proie à une épidémie longue et meurtrière, réduit à la misère, à la dernière extrémité, manquant de tout, abandonné de tout le monde, le peuple va périr cet hiver nécessairement, si le ministère, touché de la calamité publique, ne prend sous sa protection ce peuple malheureux, à qui le malheur des temps a tout enlevé, et à qui il ne reste plus, pour ainsi dire que des yeux pour verser des larmes d'amertume et de douleur sur son état actuel. Un deuil général et universel règne dans toute cette contrée, et il n'est point de famille parmi les gens du peuple qui n'ait pas perdu plusieurs personnes, et ne serait à même de périr en entier. Nos expressions, Monseigneur, ne sont point hyperboliques dans le tableau triste et déplorable que nous pouvons présenter à votre grandeur, témoins tous les jours des misères publiques, le cœur navré de la plus vive douleur de ne pouvoir, vue la modicité de nos fortunes, secourir ces pauvres gens, nous leur donnons bien nos soins, ils sont des hommes et, par conséquent, ils ont droit de les attendre de nous. Mais ces soins leur sont inutiles, l'essentiel manque, point de remèdes pour combattre la maladie, point de nourriture propre et convenable pour soutenir les forces abattues[9].

---

[4] Archives départementales de la Gironde [désormais AD Gironde], C 374, 24 octobre 1758.
[5] AD Gironde, C 382, 13 et 14 septembre 1774.
[6] AD Gironde, C 688, 8 octobre 1779.
[7] J.-M. Derex, « Géographie sociale et physique du paludisme et des fièvres intermittentes en France du XVIIIe au XXe siècle », art. cit., p. 42 : le typhus est lié à des déficiences sanitaires et l'organisme responsable (*Rickettsia provazekii*) est transmis par le pou de corps. Les dysenteries sont très fréquentes aussi, car causées par des micro-organismes (*salmonelles, colibacilles*) : « Partout, en France, les tas de fumier et les lisiers se situaient à proximité des habitations. Ils polluaient les mares et les nappes phréatiques. Les puits, situés au milieu des cours de fermes, étaient eux aussi souillés. Et si l'eau était pure, il suffisait à la fermière de poser son seau sur le sol avant de le plonger dans l'eau pour y introduire les microorganismes dangereux ».
[8] AD Gironde, C 592, 1771.
[9] AD Gironde, C 592, 24 octobre 1771.

Le décompte des morts, présenté dans le bulletin de la *Gazette de France* du 6 décembre 1771, montre que la paroisse de Tonneins Dessus a perdu 61 catholiques dont 49 enfants ou jeunes personnes, celle d'Unet 69 personnes dont 52 enfants, celle de Bugassac 29 personnes dont 24 enfants et celle de Saint-Georges, très peu peuplée, 12 personnes dont 9 enfants. En tout, l'infection aurait fait 170 morts chez les catholiques et une cinquantaine chez les protestants dont près de 79 % d'enfants. Face à cette situation de crise, l'intendant apporte des réponses très classiques, selon un schéma d'intervention hiérarchique du haut vers le bas : d'une part, il envoie des remèdes à base de quinquina et de cannelle, d'autre part, il fait parvenir des secours alimentaires sous forme de riz. Parfois, cette gestion des crises nécessite également, selon une expression qui revient, « les secours de l'art et de l'autorité[10] » à savoir l'envoi sur place d'un professionnel pour intervenir. C'est le cas en 1746, lorsque le subdélégué de Sarlat sollicite un chirurgien et les Sieurs Grézis, père et fils, médecins à Domme, pour aller « remplir exactement la commission qu'il vous a plu me donner », à savoir intervenir sur une contagion signalée par le curé dans la paroisse d'Allas de Berbières[11]. Ce moyen éprouvé d'intervention des autorités locales sur les situations de crise sanitaire des campagnes rurales, par l'envoi des secours, ne doit pas masquer la volonté réelle de compréhension de l'origine des phénomènes et de leur récurrence.

La volonté de comprendre les crises par les autorités régionales et locales

C'est surtout dans le cas des fièvres récurrentes que les recherches sur l'origine des phénomènes apparaissent les plus nombreuses. Figurent ainsi plusieurs mémoires, rédigés tantôt par des médecins, tantôt par des subdélégués d'intendants : ils tentent de rendre compte des mécanismes des épidémies autant que des échecs de la médecine traditionnelle. À cet égard, en 1774, un certain Descamps, ancien élève de l'École pratique et correspondant de l'Académie royale de chirurgie, présente à l'intendant de Bordeaux, un *Mémoire sur des fièvres malignes, épidémiques, qui règnent tous les ans dans l'Agenais*, dont le but est de démontrer « le désavantage que l'on a retiré du traitement que l'on a mis en usage jusqu'à ce jour[12] ». Il y décrit ainsi les trois principaux stades de la maladie et propose une

---

[10] AD Gironde, C 688, 1er octobre 1779.
[11] AD Gironde, C 2664, 19 juillet 1747. Aujourd'hui, cette commune s'appelle Allas-les-Mines.
[12] AD Gironde, C 677, 30 septembre 1774.

nouvelle méthode : « il faut prendre la nature pour guide, elle parvient souvent à ses fins sans l'assistance de l'art, et l'art ne peut rien sans son secours ». Par ces mots, il propose l'arrêt des saignées et préconise plutôt des sangsues, tisanes, vomitifs, lavements et fébrifuges.

Il existe donc, de la part du milieu médical, une profonde remise en question du savoir préexistant et l'envie de rénover les connaissances par un plus grand appui sur la nature, assez logique avec le retour à l'hippocratisme, dans un siècle qui met au premier plan le rôle de l'observation dans les sciences. Cette perspective nouvelle conduit, justement, les autorités à s'interroger sur les causes environnementales des différentes épidémies récurrentes, comme à Tonneins en 1771 (figure 1). Si les médecins du lieu considèrent que la plus grande vulnérabilité des paroisses rurales est liée à l'absence de soignants et de médicaments, le subdélégué quant à lui envisage une raison plus immédiate encore, le terrain :

> J'ai pris à leur [les habitants] sujet des renseignements les plus exacts et d'après la connaissance que j'ai du sol, je crois pouvoir assurer la cause de la maladie dont ils sont affectés. J'avais déjà observé après le grand débordement du mois d'avril de l'année dernière qu'il était très à craindre qu'il n'y eût des épidémies dans les cantons bas où les eaux séjourneraient assez pour s'y corrompre si les chaleurs venaient à un certain degré, ce qui arriva par l'année dernière, la pluie fut presque continuelle jusqu'à sa fin. L'hiver étant survenu, les matières sont restées concentrées dans la terre et n'ont pu produire d'émanations putréfiées, il est donc physiquement certain que les grandes chaleurs qui sont survenues depuis et qui sont constantes ont pompé cette putréfaction occasionnée par le séjour des eaux dans les cloaques et fosses dont ces cantons sont entrecoupés, et en ont infecté l'air, qui n'a pu se purifier par aucun endroit. La situation du lieu justifie d'autant plus cette opinion que dans la partie haute de Tonneins dessus, limitrophe de Tonneins dessous qui se trouve sur un terrain élevé et graveleux, personne n'est, ni a été atteint, de la maladie dont il s'agit, et que dans la partie basse où commence la plaine d'Unet dépendante de la même juridiction, l'épidémie s'y est fixée et y a déjà fait de grands progrès par la mortalité d'un grand nombre d'habitants. Ceux qui existent encore sont dans un état pitoyable, les uns étendus dans leur lit, les autres quoique convalescents et sans fièvre sont jaunes comme des coings et tout enflés. Le sol où sont ces malheureux est extrêmement bas et submergé à la moindre crue d'eau de la Garonne ; les fossés qui entourent les héritages y sont d'ailleurs toujours pleins et comme on ne prend aucun soin pour les évacuer, elles croupissent et en refluant lors des pluies, elles forment de distance en distance des marais où venant également à se corrompre dans les grandes chaleurs, infectent absolument l'air et y occasionnent ces épidémies, d'autant que cet air resserré comme dans une espèce d'entonnoir n'y circule que dans son même espace et autour de lui-même, à cause que d'un côté qui est la partie du nord, ce pays se trouve couvert et serré par la montagne de

Clairac, au levant par les coteaux de Nicole, au couchant par la partie haute de Tonneins et au midi par les arbres immenses qui couvrent ses extrémités qui forment les bords de la Garonne. Les paroisses de Damazan et de Saint Christophe où les eaux croupissent pareillement sont dans le même cas de celles de Tonneins dessus, atteintes de la même maladie[13].

Figure 1 : Situation de Tonneins sur la carte de Cassini

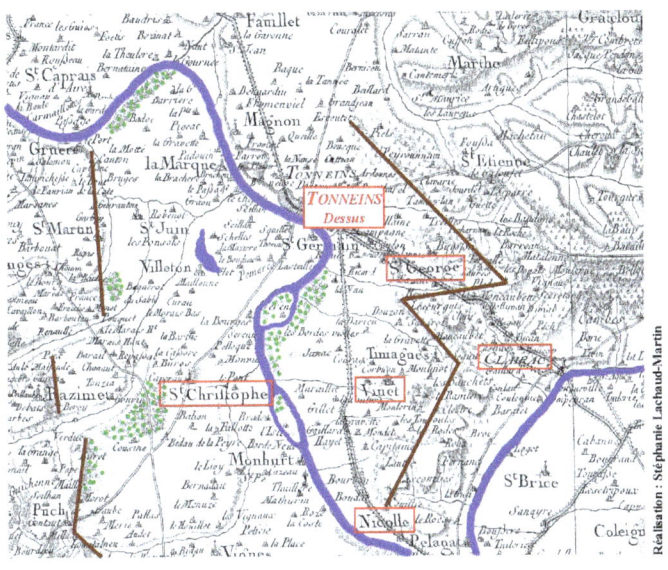

Envisager ainsi l'environnement géographique des populations et son lien de causalité avec le phénomène épidémique s'inscrit bien dans une volonté de connaissance globale, qui marque les esprits du XVIIIe siècle, selon les principes généraux de la médecine aériste qui « traduisent une conception du rapport des pouvoirs publics, locaux puis étatiques, au territoire qu'ils doivent gérer[14] ». De même, lorsque le sieur Grézis adresse au subdélégué de Sarlat le compte rendu de sa mission dans la paroisse d'Allas Berbières, il évoque aussi très précisément le travail d'investigation qu'il a mené pour comprendre l'origine du mal :

---

[13] AD Gironde, C 592, 1er novembre 1771.
[14] Patrick Fournier, « Zones humides et "aérisme" à l'époque moderne », dans *Zones Humides et santé. Actes de la journée d'étude 2008 du Groupe d'Histoire des Zones Humides*, Jean-Michel Derex (dir.), Paris, Groupe d'Histoire des Zones Humides, 2010, p. 9-23.

Quand j'ai voulu pénétrer les causes éloignées de cette maladie, j'ai cru être fondé en accusant d'abord l'assiette du lieu d'Allas, couvert du côté du nord de hautes montagnes qui lui refusent le souffle salutaire de ce zéphyr et du côté du sud par d'autres montagnes au pied desquelles il est immédiatement placé, lesquelles entrecoupées par des gorges transmettent le vent du midi dans son sein avec toute sa fureur[15].

Il s'oriente alors plutôt vers les pratiques quotidiennes des habitants du lieu, et notamment le rapport aux animaux qu'ils entretiennent, brossant un tableau désastreux de l'état sanitaire du village « composé d'un assemblage de maisons qui forment plusieurs culs-de-sac remplis de fumier, les habitants surtout étant la plupart des vrais misérables [...] et usant pour leur boisson de l'eau d'une fontaine ressemblant à un lac dans laquelle les eaux d'un ruisseau rempli d'immondices peuvent dégorger et qui sert de lavoir aux habitants et de bain aux animaux ». Pour étayer sa thèse, ce médecin fait procéder à la dissection de cadavres liés à l'épidémie et y découvre « une fourmilière de gros vers en vie, nageant dans une liqueur bourbeuse et verdâtre ».

La mise en accusation de la méconnaissance des rudiments de l'hygiène montre qu'au-delà du traitement immédiat, professionnels de santé et responsables locaux entreprennent de vrais travaux de réflexion globale autour des maladies[16]. En outre, dès 1746, à travers le compte rendu livré par ce médecin, on observe que la médecine dite « aériste » n'est en rien triomphante. Au contraire, des explications plus complexes apparaissent et laissent toute leur place à la question du rôle de l'alimentation et de l'eau. Ces dénonciations des habitudes paysannes et de la mauvaise qualité de l'eau apparaissent par exemple sous la plume de Lépecq de Cloture en Normandie où la typhoïde est récurrente[17]. Les progrès dans l'observation des signes cliniques des maladies, mais aussi le recours à l'observation concrète des cadavres, a permis une réflexion plus globale autour de la santé des ruraux et de leur éducation à l'hygiène[18]. C'est également ainsi qu'il faut comprendre l'enquête lancée par le contrôleur général des finances Turgot le 22 août 1775 : il envoie à chaque intendant du royaume

---

[15] AD Gironde, C 2664, 19 juillet 1746.
[16] Patrice Bourdelais (dir.), *Les Hygiénistes, enjeux, modèles et pratiques, XVIIIᵉ-XXᵉ siècles*, Paris, Belin, 2001.
[17] P. Fournier, « Zones humides et "aérisme" à l'époque moderne », art. cit., p. 10.
[18] Ce travail d'éducation a été montré par Jean-Pierre Goubert et François Lebrun pour l'ouest de la France. Jean-Pierre Goubert, *Malades et médecins en Bretagne, 1770-1790*, Paris, Klincksiek, 1974 ; François Lebrun, *Les Hommes et la mort en Anjou aux XVIIᵉ et XVIIIᵉ siècles*, Paris, Seuil, 1971 ; François Lebrun, *Se soigner autrefois. Médecins, saints et sorciers aux XVIIᵉ et XVIIIᵉ siècles*, Paris, Seuil, 1995.

une lettre exposant son projet d'un ouvrage regroupant les considérations sur les épizooties à l'échelle du royaume et, fait intéressant, il considère qu'« il serait très avantageux de comparer cette épizootie avec les maladies populaires qui ont attaqué les hommes dans le même temps [...]. Pour remplir ces vues, il faudrait que les médecins des villes principales de la France, et même des campagnes où règnent plus communément les épidémies, voulussent bien m'adresser leurs mémoires[19] ». Les liens établis entre les maladies des hommes, des animaux et leur milieu sont donc de plus en plus fréquents et représentent, en cela, une innovation marquante du savoir médical du XVIIIe siècle, mais ils restent minoritaires. Ces travaux de topographie médicale, pour reprendre l'expression forgée en 1778 par le médecin normand Lépecq de la Clôture[20], apparus dans la seconde moitié du siècle des Lumières et faisant le lien entre maladie, environnement naturel et comportements humains, ont pour objectif d'évaluer l'état sanitaire d'un territoire, de manière à améliorer, notamment, la prévention.

La question de la prévention des crises

Or, « dans un temps où l'art de soigner est incertain, la prévention des épidémies devient une fonction politique essentielle qui nécessite la mise en réseau d'informations médicales d'origines multiples. Par la médiatisation des observations médico-climatiques, la médecine peut donc ambitionner de participer à l'amélioration de la connaissance des populations et des territoires et de l'art de gouverner[21] ». Ainsi, la Société royale de médecine[22] propose, le 17 février 1787, un prix pour « déterminer par l'observation quelles sont les maladies qui résultent des émanations des eaux stagnantes et des pays marécageux, soit pour ceux qui habitent dans les environs, soit pour ceux qui travaillent à leur dessèchement et quels sont les moyens de les prévenir et d'y remédier[23] ». Le lien entre les zones humides et les différents types de fièvres, qui relevaient pour beaucoup du paludisme sous diverses formes[24], n'est en aucun cas original, puisque le caractère méphitique des marais est admis

---

[19] AD Gironde, C 74, 22 août 1775.
[20] Léon Élaut, « Lépecq de la Clôture et la topographie médicale de la Normandie vers le milieu du XVIIIe siècle », *Annales de Normandie*, n° 3, 1960, p. 241-248.
[21] Patrick Fournier, « Les médecins et la médiatisation de la "théorie des climats" dans la France des Lumières », *Le Temps des Médias*, n° 25, automne 2015, p. 18-33.
[22] Alexandre Lunel, *La Maison médicale du roi, XVIe-XVIIIe siècles. Le pouvoir royal et les professions de santé*, Seyssel, Champ Vallon, 2008, p. 370-388.
[23] AD Gironde, C 130, 17 février 1787.
[24] J.-M. Derex, « Géographie sociale et physique du paludisme et des fièvres intermittentes en France du XVIIIe au XXe siècle », *art. cit.*

depuis l'Antiquité et fait l'objet de traités médicaux depuis la Renaissance jusqu'au XVIIe siècle[25] et même au-delà. Pour autant, ce sont bien les observations concrètes, scientifiques, répétées et enregistrées de l'influence du climat sur la santé animale et humaine qui viennent profondément renouveler l'hippocratisme au XVIIIe siècle[26], grâce aux relais médiatiques du temps : ouvrages, correspondances des structures académiques, journaux médicaux qui permettent un développement de la connaissance médico-climatique et confèrent ainsi aux médecins qui participent à ces enquêtes une légitimité accrue dans le champ social[27]. Cette recherche des liens de causalité s'inscrit dans le prolongement de mesures concrètes et pratiques : le fait d'assainir l'air avec des plantes comme le genièvre[28] ou d'y faire brûler des plantes aromatiques[29]. Ces premières mesures relèvent des principes fondamentaux de la médecine aériste mais traduisent aussi, comme le montre Patrick Fournier, « une conception du rapport des pouvoirs publics, locaux puis étatiques, au territoire qu'ils doivent gérer. Face à la maladie, présente ou menaçante (et pas seulement les épidémies de peste car les fièvres pourpres, malignes et putrides sont nombreuses et fréquentes), le mauvais air fonctionne comme la métaphore du mal qu'il faut combattre[30] ». C'est ainsi qu'il faut comprendre les mesures de fumigation, la réticence de l'intendant à installer un hôpital pour traiter l'épidémie de fièvre à Tonneins car « la réunion de tous ces malades rendrait bientôt l'air aussi peu salutaire que de celui de leurs habitations », ainsi que la planification de travaux d'entretien des fossés destinés à écouler les eaux des zones humides vers la Garonne[31]. Qui plus est, depuis l'épidémie de peste en Provence et en Gévaudan entre 1720 et 1723, les enjeux de la connaissance des épidémies sont considérés comme suffisamment importants

---

[25] Delphine Lepetit, « La Perception des milieux humides dans l'enquête de Vicq d'Azyr », Jean-Michel Derex (dir.), *Zones humides et climat. Actes de la journée d'études 2007*, Paris, Groupe d'Histoire des Zones Humides, 2007, p. 105-111. Dès 1687, le médecin toulousain Anicet Caufapé publie une explication des fièvres de la région de Vicq d'Azyr en montrant le lien entre marécages, altération de l'air et fièvres.

[26] Éric Hamraoui, « L'œuvre d'Hippocrate revisitée par la pensée médicale des Lumières : l'exemple des traités médicaux de G.M. Lancini (1654-1720) », *Hellénisme et Hippocratisme dans l'Europe méditerranéenne : autour de Coray*, Montpellier, université Paul Valéry, 2000, p. 72-98.

[27] P. Fournier, « Les médecins et la médiatisation de la "théorie des climats" dans la France des Lumières », art. cit., p. 18-33.

[28] AD Gironde, C 592, 1er novembre 1771.

[29] AD Gironde, C 2664, 19 juillet 1746.

[30] P. Fournier, « Zones humides et "aérisme" à l'époque moderne », art. cit., p. 9 : « L'aérisme n'est donc pas un concept mais un néologisme assez malheureux dans son apparente simplicité qui recouvre un ensemble de systèmes de représentation médicale. »

[31] AD Gironde, C 592, 4 novembre 1771.

pour que les représentants du roi en province, l'intendant et ses subdélégués, mettent en place un réseau de surveillance appuyé sur des médecins[32]. Ces décisions traduisent le rapport au territoire qui caractérise les élites intellectuelles et les autorités administratives au XVIIIe siècle, même si cela pouvait aller de pair avec la déstabilisation du milieu naturel ou des activités rurales existantes, souvent défendues par les communautés d'habitants.

Les hommes et femmes des campagnes face à la maladie

En effet, le rapport des hommes et des femmes de la campagne à la perception de la maladie et, surtout, à la manière de soigner, diffère assez largement de celle des autorités.

Inégalités socioéconomiques face à la maladie et à la mort

Il apparaît que les ruraux sont d'abord plus touchés que les urbains, non réellement par la maladie, mais surtout par la mort, car ils n'ont qu'un faible accès aux soins. En octobre 1758, lorsque le subdélégué de Blaye sollicite l'intendant pour l'envoi de remèdes, il explique que le fléau touche la ville et la campagne alentour, mais surtout les paysans et les pauvres ruraux, car « dénués de secours, dans l'impuissance d'avoir les remèdes et la nourriture nécessaire, ces misérables languissent d'autant plus longtemps que leur seul médecin est la nature[33] ». C'est le même discours qui est tenu à Tonneins en octobre 1771, où l'épidémie pour laquelle les médecins demandent des secours « règne dans vos cantons et surtout à la campagne, où elle fait plus de ravages, parce qu'on y a moins de secours ». En effet, l'absence d'hôpital et le caractère rudimentaire des médicaments en usage réduisent largement les possibilités de soins des ruraux, ce qui va dans le sens de campagnes déshéritées par rapport aux villes où se trouvent davantage de professionnels et d'établissements de soins certes, mais aussi des institutions religieuses, comme les sœurs de la Charité, qui visitent les malades les plus pauvres et leur distribuent des médicaments gratuitement[34]. Certaines élites proches du peuple se font l'écho

---

[32] P. Fournier, « Les médecins et la médiatisation de la "théorie des climats" dans la France des Lumières », *art. cit.*, p. 21. Voir également Jean-Paul Desaive, Jean-Pierre Goubert, Emmanuel Le Roy Ladurie, Jean Meyer, Otto Muller et Jean-Pierre Peter, *Médecins, climat et épidémies à la fin du XVIIIe siècle*, Paris-La Haye, Mouton, 1972.

[33] AD Gironde, C 374, 24 octobre 1758.

[34] AD Gironde, C 382, 13 septembre 1774 : « Jacques Siezard, chanoine curé de Saint-Romain [à Blaye], disant que la providence l'ayant mis en même de procurer à ses

de cette grande vulnérabilité des modestes habitants des campagnes, comme le curé de Tonneins en 1771 – « je ne connais qu'une seule grande personne aisée qui soit morte de ces fièvres épidémiques » – alors qu'il déplore plus de 250 morts, dénombrant au rang des victimes les brassiers, les ouvriers de la manufacture de tabac, les cordiers, les matelots et les artisans, particulièrement misérables et fragiles[35]. De même, le 9 janvier 1788, le subdélégué de Nérac rend compte à l'intendant de l'expérimentation d'un remède contre la gale envoyé depuis Paris et de la nécessité de le faire connaître « particulièrement dans les campagnes, où cette maladie est assez généralement répandue, et où l'on voit fréquemment des accidents fâcheux occasionnés par d'autres remèdes[36] ». Un ouvrage sur les maladies vénériennes fait l'objet du même type d'appréciation de la part du subdélégué de Périgueux, affirmant qu'elles sont très fréquentes dans les campagnes, marquées par une profonde misère[37].

C'est la raison pour laquelle, le roi envoie tous les ans des médicaments, appelés remèdes d'Helvétius, pour soulager les pauvres des campagnes lors des épisodes de fièvres[38]. Il s'agit d'une pâte sudorifique et d'une poudre fébrifuge purgative, distribuées gratuitement, comme le souligne le curé de Donnezac, dans une lettre adressée au subdélégué de Blaye, le 5 décembre 1758 : « tous l'ont prise avec d'autant moins de dégoût que ce remède ne leur coûtait rien[39] ». D'ailleurs, les pauvres des campagnes représentent ici un terrain d'expérimentation des médicaments propice pour les autorités royales. Ainsi l'intendant somme en 1762 ses subdélégués de lui rendre compte de l'utilisation et de l'efficacité des remèdes d'Helvétius dans les campagnes au cours des trois années passées : « il est essentiel que je reçoive cet état, pour en rendre compte au ministre et pour obtenir les mêmes secours ». Il y a donc dans cette prise en charge de la santé publique, la

---

pauvres malades un secours gratuit dans leurs maladies, tant pour les visites que pour les remèdes, par l'établissement d'une septième sœur de la Charité dans l'hôpital de Blaye, uniquement occupée à visiter gratuitement les pauvres malades de la paroisse et leur fournir les remèdes nécessaires dans leurs maladies ».

[35] AD Gironde, C 592, 4 novembre 1771.
[36] AD Gironde, C 130, 9 janvier 1788.
[37] *Ibid.*
[38] AD Gironde, C 1144, 11 avril 1761. Le médicament initial est à base d'ipéca, « racine du Brésil », mis au point dans la seconde moitié du XVIIe siècle. Le succès du remède tient à la guérison du Grand Dauphin, en 1686, grâce à ce médicament, qui vaut ensuite à Jean-Adrien Helvétius un privilège de vente et des commandes royales. Il en profite pour élargir ensuite sa gamme thérapeutique de fébrifuges, vomitifs, purgatifs notamment. Voir Jean Hossard, « Les "remèdes du Roi" et l'organisation sanitaire rurale au XVIIIe siècle », *Revue d'histoire de la pharmacie*, XXII, n° 226, septembre 1975, p. 465-472.
[39] AD Gironde, C 374, 5 décembre 1758.

conscience de la vulnérabilité des campagnes face aux maladies, territoires marqués par une population abondante, souvent modeste sinon pauvre, au statut socio-économique précaire. La gestion de la situation sanitaire revient, pour les autorités royales, à améliorer l'appareil productif du royaume en prenant soin des travailleurs et, plus symboliquement, à permettre au roi d'exercer sa mission de bon père du peuple.

La méfiance à l'égard des soignants et des remèdes

La méfiance des populations rurales à l'égard de la médecine est d'abord liée à l'inefficacité de certaines pratiques. Le curé de Donnezac précise bien, en 1758, que « le paysan est communément grossier, avare et délicat. La mort lui fait moins d'horreur qu'une médecine ordinaire[40] ». Cette médecine « ordinaire » concerne notamment les saignées, encore très pratiquées, mais parfois plus fatales qu'efficaces. D'autre part, le coût constitue un frein puissant à l'accès aux soins. Le chanoine de Blaye explique la pauvreté de sa paroisse et le grand nombre de malades, par le fait que « les chirurgiens de cette ville [Blaye] y influaient beaucoup, détournant les pauvres malades de l'hôpital tant qu'ils leur trouvent la moindre ressource. Ils les abandonnent sans pitié et les renvoient à ce même hôpital lorsqu'ils n'ont plus rien à prendre[41] ». Au-delà de la possible exagération du clerc, la nécessité de financer des soins constitue une difficulté pour les ruraux modestes. Les testaments montrent régulièrement des dettes impayées à l'égard de praticiens de santé. À l'inverse, le testament de Robert Bellin, « maître chirurgien de la peste à Libourne », mentionne une quinzaine de personnes qu'il a soignées contre la peste et qui ne se sont toujours pas acquittées des sommes dues[42].

En retour, le travail du médecin apparaît alors comme une mission assez difficile, nécessitant abnégation et force physique, plus encore à la campagne. À Margaux, en avril 1761, le chirurgien Lache est cité comme praticien depuis « plus de vingt ans [...] et il exerce sa profession avec science et succès, il a gagné la confiance du public et est appelé dans tous les environs dans les maladies importantes[43] ». Ce portrait d'un médecin dévoué à ses patients de jour comme de nuit est à l'image du médecin de campagne du XIXe siècle, souvent modeste et usé par son travail. Ces hommes de l'art sont alors

---

[40] AD Gironde, C 374, 5 décembre 1758.
[41] AD Gironde, C 382, 14 décembre 1774.
[42] AD Gironde, 3 E 5280, f° 514-515, novembre 1586.
[43] AD Gironde, C 52, 28 avril 1761.

appréciés et défendus dans les campagnes, car reconnus pour leur travail[44], à l'image de cet autre médecin de Mérignas, dans la juridiction de Rauzan, Bernard Guignet qui, en 1687, est appelé « médecin des reusdures » (ruptures) et dislocations du corps humain[45]. La reconnaissance d'un médecin ou d'un chirurgien dans le monde rural est assez difficile à évaluer, mais on la mesure au détour d'actes de ce type, lorsque le praticien est parvenu à vaincre les réticences autant que la crédulité souvent invoquée des locaux. Ainsi, à Tonneins en 1771, les autorités mettent l'accent sur le fait que l'épidémie

> n'est devenue si meurtrière que par la misère affreuse dans laquelle vit le peuple, par la crédulité, le fanatisme et la superstition [...]. Mais le peuple, surtout le peuple de la campagne, aveuglé par une crédulité préjudiciable, voyant la régularité de ces fièvres, était fort tranquille, se contentait souvent de quelques amulettes inutiles, ou se faisait lui-même souvent de remèdes terribles qui rendaient la maladie fâcheuse et plus rebelle. D'autres couraient en foule et de très loin chez des gens qui prétendaient guérir ces fièvres par des moyens dont ils faisaient un secret[46].

L'usage de remèdes inadaptés est également dénoncé par le médecin Laperche :

> Ceux qui nous ont donné le plus de peine sont ceux qui ont souffert le plus par la misère ou qui, aveuglés par un préjugé funeste, ont fait usage dans le commencement de remèdes brutaux, inventés par une grossièreté inouïe, car il est certain qu'il a péri plusieurs personnes réellement empoisonnées et qu'une infinité d'autres ont traîné des jours, languissant, et ont encore toutes les peines du monde à se relever[47].

En effet, la crédulité des ruraux est souvent pointée par les représentants du roi ou par les médecins pour mettre en avant la difficile mission de les soigner.

« Gens de l'art » contre « gens à secret »

Ceci va de pair avec la récurrence de la mise en accusation des secrets diffusés dans les campagnes. Ainsi, lors de l'épidémie de Tonneins, les

---

[44] Jean-François Viaud, *Le Malade et la médecine sous l'Ancien Régime. Soins et préoccupations de santé en Aquitaine (XVIe-XVIIIe siècles)*, Bordeaux, Fédération Historique du Sud-Ouest, 2011, p. 280-296.
[45] AD Gironde, 3 E 43 639, 20 avril 1687.
[46] AD Gironde, C 592, 24 octobre 1771.
[47] AD Gironde, C 592, 20 décembre 1771.

médecins qui correspondent avec l'intendant évoquent un certain Beaupuis, « un homme à secret, qui débite un opiat fébrifuge [...], mais il est tant de ces sortes de gens, que nous ignorions son nom et sa qualité de médecin [...]. Arrêter les accès d'une fièvre intermittente n'est point une chose merveilleuse[48] ». Ces potions pouvaient être distribuées par des colporteurs malgré les interdictions, par des médecins ou des guérisseurs, mais ces derniers étaient accusés de ne pas livrer publiquement leur remède. Ainsi, les Laperche, père et fils, achèvent leur missive en remerciant l'intendant de la « confiance » dont il avait fait preuve à leur égard, contrairement aux réticences des ruraux auxquelles ils se heurtaient, qui leur préféraient parfois des solutions plus magiques. C'est dans ce sens qu'il faut comprendre la déclaration du roi du 25 avril 1772 :

> Les inconvénients trop multipliés qui résultent, au détriment de nos sujets, de la témérité avec laquelle un nombre considérable de particulier sans titre ni qualité, dispensent au hasard dans tout espèce de maladies, des remèdes prétendus spécifiques, inconvénients d'autant plus funestes que l'intérêt de ceux qui le distribuent, en inspirant une confiance aveugle, est d'écarter les secours que les malades pourraient tirer des maîtres de l'art, nous ont déterminé à arrêter les progrès de ces entreprises par un règlement qui ne laissât rien à désirer, soit pour constater d'une manière certaine l'efficacité des remèdes particuliers qui pourraient être découverts et en fixer l'usage, soit pour proscrire ceux dont les effets pourraient être dangereux [...].
>
> Les particuliers dont les remèdes auront été approuvés, ne pourront les distribuer dans les villes et lieux de notre royaume, qu'après en avoir obtenu la permission des officiers de police, lesquels ne pourront l'accorder que sur le vu de leurs brevets [...].
>
> Faisons pareillement inhibitions et défenses à tous les colporteurs de vendre et transporter dans les provinces aucunes drogues, excepté les drogues simples et autres permises par les règlements ; leur défendons expressément de vendre aucune composition officinale ou pharmaceutique de quelque espèce que ce soit, après en avoir obtenu la permission du bureau de la commission, de même que ceux qui ont des privilèges pour la distribution des remèdes [...][49].

De façon plus générale, les médecins du XVIIIe siècle ont le soutien des autorités royales qui entendent contrôler ce qui touche à la médecine, par souci affiché de politique de santé publique. C'est pour cette raison que le mouvement de diffusion de la science médicale, souvent perçu comme descendant, ne doit pas faire oublier la complémentarité entre le savoir théorique

---

[48] AD Gironde, C 592, 20 décembre 1771.
[49] AD Gironde, C 1146, 25 avril 1772.

et l'expérience tirée des pratiques de terrain. Ainsi, lorsque Turgot lance son enquête en août 1775, il entend récolter des mémoires de la part des médecins « les plus instruits » de la généralité[50]. Cette complémentarité se révèle davantage encouragée par les autorités royales que par les médecins locaux. L'exemple le plus éloquent est celui du sieur Payn Lavergne qui souhaite rendre public son remède contre les fièvres, validé par de nombreux témoignages[51], à raison de six livres par personne soignée ou d'une pension. Le duc de Choiseul écrit alors à l'intendant de Bordeaux, le 30 janvier 1765, qu'il faut faire la preuve de l'efficacité du remède de Payn Lavergne à l'hôpital de Bordeaux, « sous les yeux des médecins et chirurgiens de cette maison[52] ». Il n'écarte donc pas cette possibilité, alors que ces mêmes docteurs refusent catégoriquement d'expérimenter le remède[53]. Cette nécessité de faire appel aux pratiques régionales pour constituer des savoirs généraux est bien orchestrée par les pouvoirs publics, alors qu'elle est freinée par les locaux, qui voient défavorablement des formes de concurrence aux accents de charlatanisme : les médecins considèrent qu'ils sont les seuls à disposer du savoir nécessaire. Pourtant, nombreuses sont les ressources du monde rural dans la lutte contre les épidémies, qu'elles soient humaines ou naturelles.

Les forces vives du monde rural : relais médicaux et savoirs médicinaux, entre empirisme et expérience

Les ressources naturelles du milieu rural

En effet, la pharmacopée s'inspire, au XVIIIe siècle, des ressources naturelles du monde rural. Parmi ces éléments très usités figurent les eaux minérales (figure 2). Celles de Barèges, d'une part, très prisées par les soldats qui y faisaient de nombreux séjours « pour le rétablissement de leur santé[54] ». Mais plus encore, ce sont de nombreuses eaux minérales, souvent pyrénéennes qui sont promues en Guyenne, spécifiquement à Bordeaux, à tel point que certains médecins se présentent comme des spécialistes des eaux, à l'image de Pierre Misonnet, résidant à Bordeaux, « docteur des

---

[50] AD Gironde, C 74, 22 août 1775.
[51] AD Gironde, C 279, 1747-1751.
[52] AD Gironde, C 1144, 30 janvier 1765.
[53] AD Gironde, C 3663, 1768.
[54] AD Gironde, C 1146, 15 mars 1755.

eaux minérales de Guyenne » en 1762[55]. Ces eaux minérales font d'ailleurs l'objet d'une enquête en novembre 1774, car une commission royale est établie pour l'inspection et la distribution des eaux minérales du royaume. Or, la Guyenne est riche en eaux minérales, même si « peu de médecins en ordonnent l'usage, elles ne sont point en réputation et jusqu'à présent le public ne leur a donné aucune espèce de confiance[56] ». On peut alors établir une carte selon l'état dressé par la commission, en précisant, pour certaines, les vertus qu'on leur attribuait.

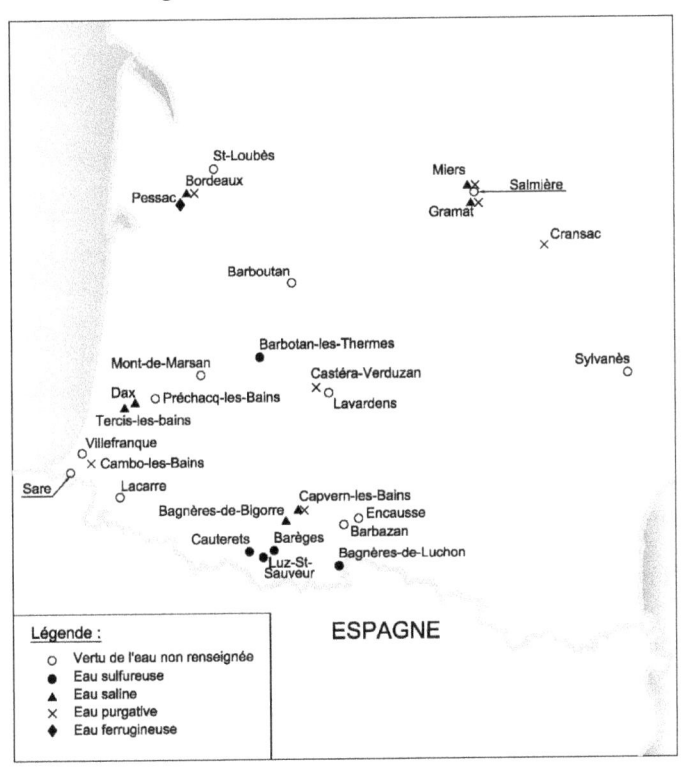

Figure 2 : Les eaux minérales de Guyenne

Réalisation : Stéphanie Lachaud-Martin

---

[55] AD Gironde, 3 E 23 998, 7 octobre 1762. On retrouve ce Misonnet le 8 septembre 1750, lors d'une requête adressée à l'intendant, dans laquelle il est accusé d'avoir réquisitionné quatre bouteilles d'eau de Barèges, « sur le fondement qu'ayant eu ordre du roi de faire un magasin d'eaux de Barèges » (AD Gironde, C 1146, 8 septembre 1750).

[56] AD Gironde, C 1146, 14 novembre 1774.

Ces eaux minérales faisaient, de plus en plus, l'objet d'un commerce, comme en attestent les mentions de spécialistes locaux de cette distribution, notamment le sieur Antoine Barion, lieutenant du premier chirurgien du roi, habitant de Libourne, « seul pour la vente des eaux minérales et médicinales de France et étrangères[57] ». Certains entendaient trouver à leurs sources locales des propriétés salvatrices, comme le médecin de Bazas le prétendait au sujet des eaux de la paroisse Saint-Vincent, près de Bazas : « ses expériences lui ont fourni de bonnes indications pour ordonner ces eaux à plusieurs malades, atteints de différentes maladies fâcheuses, qui ont été promptement et radicalement guéris, sous les yeux du public, étonné des effets merveilleux de ces eaux ». Ainsi présentée, l'eau serait utile pour les douleurs de goutte, de colique néphrétique, de gravelle « et autres cruelles maladies[58] ». Toutefois, après expertise d'un médecin de Bordeaux, ces eaux « ne diffèrent presque en rien de l'eau commune[59] », ce à quoi le défenseur des vertus de la source s'en prend alors aux lumières de la science moderne, arguant qu'il « laisse les analyses faites des eaux de Saint-Vincent à la dispute et aux raisonneurs de MM. les chimistes. Je m'en tiens aux effets merveilleux qu'elles ne cessent d'opérer[60] ». Nous touchons là un point d'accroche et de dissonance réelle entre la médecine conventionnelle et la médecine traditionnelle, plus intuitive, plus magique, auxquelles les populations avaient envie de croire. Quoiqu'il en soit, ces eaux minérales représentaient un potentiel médicinal réel, puisé au cœur du monde rural.

Il en va de même de certaines plantes et autres remèdes. Ainsi, les sommités de pin font l'objet d'une cueillette spécifique car « les feuilles de cette espèce d'arbre sont un excellent remède pour le scorbut », consommées sous forme de décoction. Ce remède, importé de Russie et de Suède se voulait « un remède simple et peu coûteux, par conséquent très propre pour la guérison des pauvres[61] ». Un autre type de soin, cette fois-ci promu par des ruraux eux-mêmes, est le vinaigre des quatre voleurs, bien connu au niveau populaire, mais qui demande encore à être expérimenté. En novembre 1774, le subdélégué de Villeneuve écrit à l'intendant que :

> Plusieurs personnes de considération, Monsieur, m'ont fait pressentir que le vinaigre des quatre voleurs était un remède préservatif pour la contagion et qu'il était absolument nécessaire d'en avoir pour prévenir la maladie des

---

[57] AD Gironde, 3 E 23 764, 13 août 1750.
[58] AD Gironde, C 1146, 25 janvier 1751.
[59] AD Gironde, C 1146, 20 mars 1751.
[60] AD Gironde, C 1146, 8 avril 1751.
[61] AD Gironde, C 1146, 12 décembre 1764.

bestiaux [...]. Je vous prie en grâce de faire examiner ce mémoire par un apothicaire de Bordeaux pour voir si toutes les drogues sont applicables pour la composition de ce vinaigre et si le prix n'en est pas exorbitant[62].

Ce vinaigre antiseptique, habituellement usité pour les hommes, était testé pour limiter la contagion des épizooties, ce qui montre les liens régulièrement opérés entre médecine humaine et vétérinaire. Toutefois, on comprend ici le cheminement institutionnel opéré par ces expérimentations médicinales : le recueil d'une recette et d'un remède, puis son test par des médecins et apothicaires choisis par les autorités et, enfin, sa validation et diffusion à une plus vaste échelle. Parfois, les ruraux eux-mêmes souscrivaient à ce processus, servant ainsi de relais médicaux précieux.

Relais médicaux : curés, chirurgiens et sages-femmes

Il en va ainsi d'une dénommée Vital, femme d'un parfumeur de Bergerac, qui aurait mis au point une huile propre à soulager les rhumatismes et de nombreuses affections circulatoires. Elle présente elle-même à l'intendant une demande de modération fiscale et de gratification « en considération des huiles et autres remèdes qu'elle fait pour les pauvres à Bergerac[63] ». Cette demande s'accompagne de nombreux témoignages sur l'efficacité éprouvée de son huile et de ses pommades, ce qui lui vaut une décharge de capitation, car « n'usant de ce remède que par charité, étant très utile pour les pauvres. Il serait très avantageux pour le public qu'elle continue l'usage et qu'elle eut la liberté de s'en servir[64] ». Cette reconnaissance des savoir-faire locaux est également très nette avec la pension accordée à un curé rebouteux d'Audrivaux :

> En considération des soins continuels qu'il prend depuis nombre d'années pour la guérison des habitants de la campagne, qui, dans leurs travaux de force, ont le malheur d'éprouver des fractures, luxations et autres accidents qui les mettraient

---

[62] AD Gironde, C 643, 2 novembre 1774. La légende de l'invention du vinaigre des quatre voleurs met en scène plusieurs brigands qui détroussent des cadavres pendant une épidémie de peste, sans être eux-mêmes contaminés, car ils auraient découvert un remède qu'ils prenaient quotidiennement : le vinaigre dit des quatre voleurs. Il fut inscrit au codex en 1748 et vendu en pharmacie comme antiseptique. Cité dans les *Mémoires secrets* de Bachaumont, il est encore commercialisé aujourd'hui en cas de risques de contagion, soins de la peau, capillaires et des muqueuses, fatigue, maux de tête, encombrement respiratoire, élimination des poux et lentes.
[63] AD Gironde, C 449, 28 juillet 1765.
[64] AD Gironde, C 449, 28 décembre 1758.

hors d'état de vaquer à leurs occupations. J'ai vérifié, Monsieur, que cet ecclésiastique n'a cessé de rendre à tous les pauvres les services les plus importants. Ses talents et ses succès lui ont avisé une réputation bien méritée[65].

Le subdélégué de Périgueux se prononce donc favorablement pour lui accorder une gratification pour « récompenser et encourager son zèle pour le soulagement de l'humanité », étant entendu qu'il emploie ses secours aux habitants de sa paroisse mais aussi de tout le voisinage et qu'il dépense de l'argent en linge et drogues à cet effet, alors qu'il est vicaire perpétuel de la plus petite paroisse du Périgord, composée de seulement 46 feux[66]. L'intendant et le ministre s'accordent à lui octroyer une pension annuelle de 150 livres, « pour l'aider à continuer le bien que son bon cœur et ses talents l'ont porté à faire jusqu'à présent ». Cette reconnaissance officielle, par la distinction liée à l'attribution d'une dotation en argent, du savoir développé par ce curé montre combien le pouvoir royal ne peut se passer des relais essentiels que constituent, dans les campagnes, les hommes d'Église. En effet, c'est d'ailleurs souvent sur eux que repose la correspondance en cas d'épidémie, ou même la distribution et l'administration des remèdes diffusés par l'intendant. Ainsi, lorsque les remèdes d'Helvétius sont envoyés par le roi dans la généralité de Bordeaux, la lettre qui les accompagne précise à l'intendant d'en faire « la distribution aux curés ou autres personnes charitables dont vous connaîtrez bien l'intelligence et l'exactitude. Il est nécessaire qu'ils lisent avec attention les mémoires qui sont joints aux remèdes afin d'en faire une juste application[67] ». Cette attribution accordée au curé est simplement liée à sa maîtrise de la lecture et de l'écriture et, par ailleurs, à sa position d'homme charitable connu et entendu de tous les paroissiens, même des protestants parfois, comme le curé Pineau de Tonneins au moment de l'épidémie.

En revanche, les élites de plus haut rang, seigneurs ou décimateurs, semblent peu intervenir dans ces épisodes dramatiques. C'est d'ailleurs ce que dénoncent le subdélégué et l'intendant au sujet de l'abbé de Clairac lors l'épidémie de Tonneins de 1771 : « gros décimateur d'une partie du territoire affligé qui mérite la plus grande indignation : cet insensible Italien a vu avec la plus grande dureté épuiser tous les curés, sans leur offrir les moindres secours pour leurs malades, prières, réclamations, rien n'a pu le toucher. Cependant, cette abbaye donne au moins 25 à 30 mille

---

[65] AD Gironde, C 112, 1er juin 1780.
[66] Abbé d'Expilly, *Dictionnaire historique, géographique et politique des Gaules et de la France*, tome V, p. 617.
[67] AD Gironde, C 1144, 11 avril 1761.

livres de rente à MM. de Saint-Jean-de-Latran à Rome. Quelle administration des revenus de l'Église ![68] ». Cette situation ne manque pas de choquer l'intendant qui répond qu'il va « écrire au prieur de Clairac pour le piquer d'honneur[69] ». Ainsi, la prise en charge de la santé des populations rurales incombe largement aux autorités royales, à leurs représentants et aux petites élites locales proches des populations. D'ailleurs, ces-dernières prenaient leur mission très à cœur, cherchant elles-mêmes des remèdes destinés à soulager leurs concitoyens. Le curé de Grateloup, en 1762, propose alors un remède contre les fièvres à base de marron d'Inde[70]. Ce curé est un correspondant pour l'histoire naturelle d'une société savante, et il s'appuie d'une part sur ses expérimentations et, d'autre part, sur l'usage du marron d'Inde pour soulager l'asthme des chevaux. En outre, même si la réponse de l'intendant sonne comme une fin de non-recevoir à cette hypothèse de traitement, il prend de grandes précautions pour ne pas heurter le zèle de ce curé :

> J'ai communiqué à une personne très intelligente et très expérimentée les réflexions de M. le curé de Grateloup sur la propriété et l'usage que l'on peut faire du marron d'Inde. Vous verrez par sa réponse que je joins ici les inconvénients qui peuvent résulter de l'usage du remède et toutes les précautions et la prudence que l'on doit avoir pour s'en servir. Je vous prie de la faire passer à M. le curé de Grateloup et de lui témoigner de ma part l'intérêt que je prendrai toujours à ses recherches surtout lorsqu'elles tendront au bien et au soulagement de l'humanité[71].

Cette lettre très modérée montre combien le mouvement de la connaissance médicale, souvent envisagé comme descendant des élites parisiennes pour atteindre le peuple des campagnes du royaume, doit être replacé dans une perspective plus complexe. Si diffusion du haut vers le bas il existe, à travers les livres et méthodes qui sont envoyés autant que les médicaments ou les rations alimentaires distribués, elle n'est en rien suffisante. Les autorités ne peuvent se passer de l'intervention des locaux, et même de leur connaissance du terrain, des hommes, des croyances et des ressources. En cela, les campagnes de l'Ancien Régime restent un foyer de ressources médicinales essentielles.

---

[68] AD Gironde, C 592, 6 décembre 1771.
[69] AD Gironde, C 592, 8 décembre 1771.
[70] AD Gironde, C 1144, 24 juin 1762.
[71] AD Gironde, C 1144, 18 juillet 1762.

*

Ainsi, bien que le XVIIIe siècle reste largement associé à un mieux-être pour les populations du royaume de France, ceci ne peut conduire à minimiser les épidémies auxquelles elles restent soumises. C'est justement cette fatalité que les hommes et les femmes du XVIIIe siècle tentent de conjurer, tantôt de manière traditionnelle avec des remèdes ou des potions aux vertus prétendument magiques, tantôt de manière rationnelle, avec des expériences de soin, la diffusion de médicaments et de pratiques d'hygiène, la réflexion autour des vecteurs de propagation et les moyens d'y remédier.

Par ailleurs, les moyens de diffusion de la connaissance, en général, sont perçus comme venant d'une autorité supérieure pour s'étendre dans les sphères populaires. La diffusion de ce savoir initial n'est pas seulement un moyen de faire connaître le résultat de recherches médicales : elle représente aussi un outil politique, car l'intérêt se porte moins sur la maladie que sur l'action des médecins pour la traiter et la prévenir. Or, on s'aperçoit que l'État royal en raison de ses insuffisances et, également, de sa compréhension des cultures rurales traditionnelles, entend et recueille un certain nombre de propositions de remèdes issus des campagnes. Ils doivent ensuite être confirmés dans leur efficacité par des experts sollicités officiellement, avant d'être ensuite réappropriés et valorisés par les autorités. Si processus descendant il y a, il ne peut donc en aucun cas se passer des forces vives locales.

La poudre d'Ailhaud : automédication et relations sociales dans les campagnes françaises du XVIIIe siècle

Pauline DUBOIS
Université Clermont-Auvergne
Centre d'Histoire Espaces et Cultures (CHEC, EA 1001)

Résumé : Si elle demeure peu étudiée, l'utilisation des remèdes secrets apparaît comme une pratique médicale parfaitement bien intégrée aux marchés médicaux durant l'époque moderne. Emblématique de l'entrepreneuriat médical conquérant, la poudre d'Ailhaud, remède secret, purgatif et universel inventé dans les années 1720, connaît un immense succès auprès d'un public varié. La famille Ailhaud utilise largement les ouvrages imprimés publicitaires pour mettre en scène l'emprise spatiale de son remède. Dans les années 1760, La conquête des territoires ruraux apparaît comme un élément central des stratégies de promotion inscrites dans une entreprise plus vaste de légitimation de la poudre face à la montée des critiques à son égard. Cette diffusion du remède dans les campagnes s'appuie sur des incitations financières autant que sur des initiatives de certains acteurs, tels les curés, les chirurgiens ou les seigneurs locaux.

Abstract: While not often studied, the use of secret recipe remedies was a practice that was well integrated in the medicinal marketplace of the modern period. *Ailhaud's Powder* was emblematic of a medical business that conquered the market. This purgative and universal remedy, with its secret recipe, was invented in the 1720s and was immensely successful with a varied public. The Ailhaud family made wide use of print advertising to maximize the spatial dominance of their medication. In the 1760s, as criticism of the remedy increased, the conquest of rural regions became a central element in promotional strategies that were themselves part of an even larger program of legitimization of the powder. The diffusion of the powder in the countryside became based as much on financial incentives as on the initiatives of certain actors, such as priests, surgeons, or the local aristocracy.

Dans le cadre du développement économique de l'Europe moderne, quelques travaux historiques commencent à signaler l'épanouissement du commerce de biens et de services thérapeutiques, dont les remèdes qualifiés de secrets[1]. La poudre d'Ailhaud, remède universel et purgatif, est l'un des produits phares de ce mouvement. Elle connaît un large succès qui s'étend de la France jusqu'aux Antilles et aux grands centres du commerce méditerranéen. Elle a été composée par Jean Ailhaud, fils d'un bourgeois protestant, né en janvier 1675 à Lourmarin en Provence[2]. Il invente sa poudre purgative universelle vraisemblablement dans les années 1720. Réussissant à s'installer dans le marché des biens médicaux, Jean et ses descendants connaissent une rapide ascension sociale. En 1745, Jean obtient la charge de conseiller-secrétaire du Roi[3]. Son fils, Jean-Gaspard, puis son petit-fils Jean-Pierre-Gaspard, reprennent l'affaire entre 1756 et 1783. Dans les années 1770, l'entreprise commerciale de la famille Ailhaud vend une moyenne de 400 000 boîtes de dix prises par an[4]. La société est organisée autour de quatre pôles majeurs : Avignon qui apparaît comme le véritable centre de l'entreprise, l'entrepôt de Marseille pour le commerce méditerranéen, Paris et Strasbourg qui étaient en charge du commerce vers l'Europe du Nord et l'Allemagne.

Le remède de la famille Ailhaud entre dans la catégorie des remèdes secrets dont le commerce se développe avec une relative liberté durant le XVIIIe siècle, même s'ils attirent de plus en plus l'attention des autorités. La volonté de contrôle de la production pharmaceutique s'affirme. La reconnaissance monarchique apparait tardivement, avec l'octroi d'un privilège par lettres patentes du 12 juin 1769 qui permet la libre entrée, sortie, et circulation dans tout le royaume du « remède universel ou poudre d'Ailhaud[5] ». À la croisée de plusieurs traditions médicales, ce remède est une des affaires fructueuses qui marquent la pharmacopée européenne.

Alors que la commercialisation de la poudre d'Ailhaud est une affaire européenne et même transatlantique, nous essaierons de mieux

---

[1] Patrick Wallis, « The Growth of the Early Modern Medical Economy », *Journal of social History*, March 2016, 49/3, p. 477-483.

[2] Archives départementales du Vaucluse [désormais AD Vaucluse], registre des baptêmes protestants, 1MIEC08.

[3] Archives Nationales [désormais AN], V/1/ 345, pièce 377, (base prof), 4 mai 1745.

[4] Mary Lindemann, *Health and Healing in Eighteenth-Century Germany*, Baltimore, London, the John Hopkins University Press, 1996, p. 171-182.

[5] *Arrêt du conseil d'État [...] et lettres patentes sur icelui, qui permet la libre entrée, sortie et circulation dans tout le royaume, du remède universel ou poudre d'Ailhaud*, Paris, Grangé, 1769.

comprendre comment et pourquoi ce remède s'est au même moment implanté dans les territoires ruraux de la France. Dans ce processus, un intérêt particulier sera porté sur les acteurs variés qui sont mobilisés. Pour cela, les nombreux imprimés publicitaires, composés en partie de certificats de guérison, peuvent apporter un éclairage sinon sur l'ensemble de ces réseaux de diffusion, tout au moins sur ceux qui sont valorisés par cette entreprise. L'imprimé joue en effet un rôle de premier plan, abondamment exploité par la famille Ailhaud entre 1737 et 1782. Cet esprit d'entreprise, qui se développe fortement dans le monde médical pendant tout le XVIIIe siècle, cherche à atteindre un double objectif, entre la conquête de patronages importants et l'implantation dans le marché public, s'appuyant sur une demande croissante en soins et biens médicaux[6]. Dans cette optique, la publicité devient un élément essentiel du bon développement de carrières médicales d'un nouveau type.

L'étude des sources imprimées pour le compte de la famille Ailhaud sur la période 1724-1754 montre une clientèle majoritairement urbaine : 40 % des signataires de certificats publiés résident dans des villes de plus vingt mille habitants, et 30 % dans des villes plus modestes qui comptent entre cinq et vingt mille habitants[7]. Au-delà de ce caractère très urbain pour la première période d'existence du remède, Mary Lindemann a mis en lumière un développement plus rural dans le duché de Braunschweig-Wolfenbüttel, notamment par l'intermédiaire des pasteurs et des notables locaux[8]. Qu'en est-il dans les territoires ruraux français durant la seconde moitié du XVIIIe siècle ? Un des objectifs de cette étude est de montrer que le développement de la société commerciale de la poudre d'Ailhaud, au caractère très hiérarchisé, résulte de la rencontre entre une stratégie commerciale visant à conquérir de nouveaux marchés et les intérêts de certains acteurs locaux. Nous nous interrogerons notamment sur la nature et la cohérence des réseaux commerciaux afin d'expliquer la diffusion du remède.

---

[6] Colin Jones et Lawrence Brockliss, *The Medical World of Early Modern France*, Oxford, Oxford University Press, 1997, p. 379.
[7] *Ibid.*, p. 652.
[8] M. Lindemann, *Health and Healing in Eighteenth-Century Germany*, *op. cit.*, p. 171.

L'implantation et la diffusion de la poudre d'Ailhaud dans les territoires ruraux

Les certificats de guérison : présentation et limites

Une partie importante des sources parvenues jusqu'à nous sont imprimées par la société commerciale elle-même. Il s'agit de livres composés sur un même modèle tripartite : la première partie expose les fondements théoriques de la thérapeutique ; la seconde explique comment utiliser le remède ; la dernière, celle qui nous intéresse le plus ici, rassemble des certificats de guérison. Il existe plus de trente-cinq éditions différentes en langue française entre 1737 et 1782. Ces imprimés publicitaires sont gratuits et théoriquement mis à la disposition des clients dans les points de vente du remède. Bien qu'ils proviennent de divers ateliers d'imprimeries, la plus grande partie des exemplaires semble émaner des presses de l'imprimeur carpentrassien Dominique-Gaspard Quenin[9].

Ces sources imprimées donnent un aperçu de la clientèle ailhaudiste et de certains réseaux de sociabilité que le remède emprunte. Les certificats de guérisons permettent donc de retracer les motivations de l'entreprise pharmaceutique et les représentations de son public qu'elle véhicule. Le corpus de lettres de guérison étudié ici prend en compte 966 lettres, écrites entre 1724 et 1774, et publiées entre 1748 et 1776[10]. Il fournit 2040 cas différents de guérisons. Certaines lettres apparaissent à plusieurs reprises. Cet ensemble permet d'appréhender divers aspects du public visé. Les informations de localisation, de genre, de statut et de rang social peuvent

---

[9] Treize éditions sont réalisées par Dominique-Gaspard Quenin entre 1755 et 1776. Les premières sont avignonnaises, chez Labaye, Rousset, Boissier ou Garrigan. À partir de 1770, certaines éditions sont parisiennes et quelques-unes strasbourgeoises.

[10] Jean Ailhaud, *Traité de l'origine des maladies et de l'usage de la poudre purgative, avec un recueil de plusieurs guérisons opérées par ce remède*, Avignon, Esprit-Joseph Rousset, 1748 ; *Id.*, *Traité de l'origine des maladies et de l'usage de la poudre purgative, avec un recueil de plusieurs guérisons opérées par ce remède*, Avignon, Benoît Boissier et Jacques Garrigan, 1751 ; *Id.*, *Traité de l'origine des maladies et de l'usage de la poudre purgative* Carpentras, Dominique-Gaspard Quenin, 1755 ; Jean-Gaspard Ailhaud, *Médecine universelle prouvée par le raisonnement démontrée par l'expérience*, Carpentras, Dominique-Gaspard Quenin, 1760 ; *Id.*, *Lettres de guérisons opérées par le remède universel, troisième partie*, Carpentras, Dominique-Gaspard Quenin, 1763 ; *Id.*, *Lettres de guérisons opérées par le remède universel, cinquième partie*, Carpentras, Dominique-Gaspard Quenin, 1765 ; *Id.*, *Traité de la vraie cause des maladies et manière la plus sûre de les guérir par le moyen d'un seul remède*, Carpentras, Dominique-Gaspard Quenin, 1776 (cette publication est une compilation de certificats déjà publiés dans les éditions précédentes).

être utilisées pour savoir qui utilisait ce remède, par quel moyen il était diffusé et dans quels espaces. Pour comprendre les raisons qui ont motivé le choix des lettres publiés, plusieurs critères peuvent être envisagés. En premier lieu, il semble que les signataires les plus connus aient été privilégiés et que les relations entre les signataires et la société commerciale aient joué un rôle important. Il est difficile de connaître l'ampleur de la sélection car les lettres originales n'ont pas été conservées. Elles sont probablement nombreuses à avoir été directement ou indirectement demandées par l'imprimeur ou les acteurs principaux de ce commerce. Néanmoins, ceci n'exclut pas la possibilité d'initiatives spontanées, dans le cadre de consultations par correspondance. Ce corpus est une sélection dont nous ne maîtrisons pas tous les critères. Il ne permet donc pas de reconstituer l'ensemble des utilisateurs du remède, mais d'en connaître une partie. Il éclaire néanmoins les formes de sociabilité médicale.

La mise en scène de l'emprise spatiale de la poudre d'Ailhaud

La diffusion du remède dans l'espace français peut être appréhendée à travers les lieux de rédaction des certificats de guérison (figures 1 & 2). En effet, la famille Ailhaud a pris soin de toujours publier les informations concernant les signataires, et en particulier les informations spatiales. Il semble donc que cette information représente une plus-value indéniable pour la promotion du remède. Dans le cadre de sa stratégie économique, la famille Ailhaud a tout intérêt à favoriser la diversité d'origine des lettres, en donnant l'image d'un remède bien implanté dans tout le royaume. Dans la première édition publicitaire en 1748, les certificats étaient rédigés depuis seulement 58 provenances différentes, alors qu'en 1763 ce chiffre atteint 81. Cette augmentation, en partie tributaire du nombre de certificats, s'accompagne d'une diversification. Elle représente un véritable avantage en démultipliant les chances que le lecteur reconnaisse une personnalité locale parmi les signataires. Au-delà, cette diversité peut apparaître comme une mise en scène de l'emprise du remède destinée aux opposants et aux concurrents, mais surtout aux autorités qui accordent encore une place privilégiée aux témoignages dans l'obtention d'un privilège. Le phénomène apparaît en effet dans les années qui précèdent l'obtention du privilège de commercialisation en 1769. La course au nombre de témoignages s'inscrit dans une stratégie de légitimation dans un contexte très concurrentiel. Cependant cette démonstration de force s'appuie sur une réelle implantation du remède dans des lieux divers, de plus en plus ruraux et éloignés des espaces privilégiés du grand commerce.

Figure 1

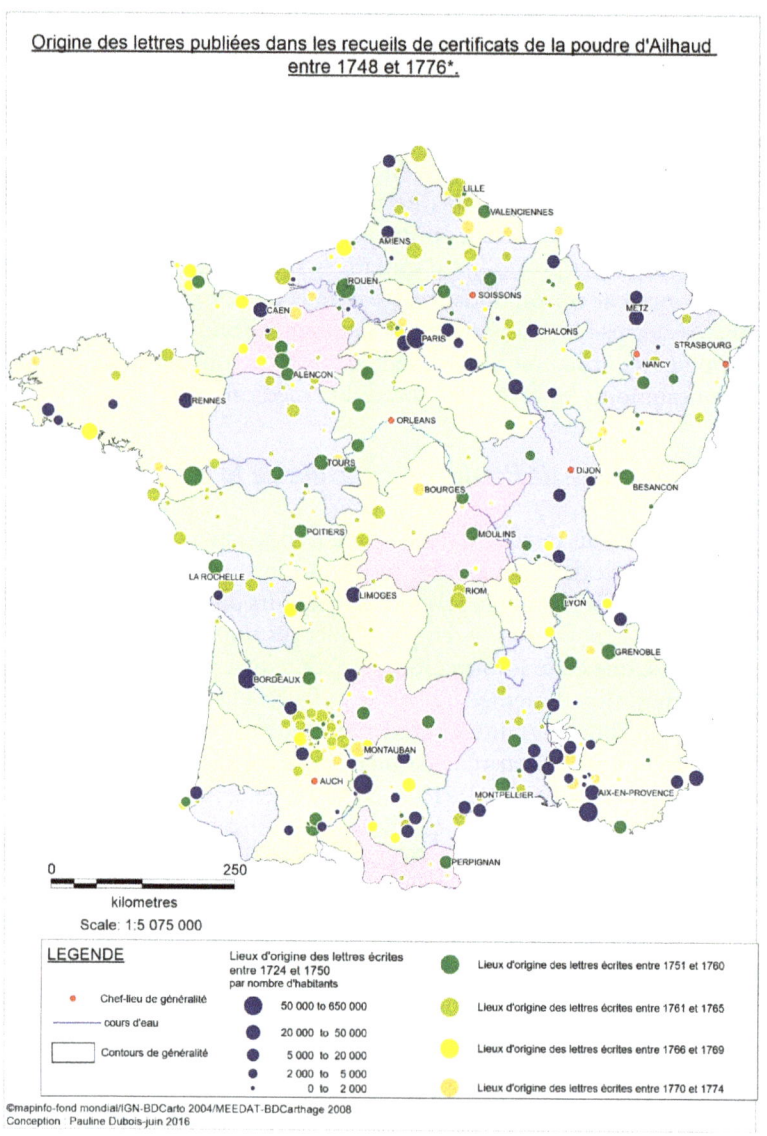

Les premières éditions de 1748 et 1751 mettent en scène un remède principalement implanté en ville. Ainsi, 28 % des lettres publiées proviennent de Paris et d'Aix-en-Provence. Seules quelques localités rurales, toutes situées dans l'arrière-pays d'une grande ville, sont présentes. La région d'Aix-en-Provence constitue une des zones de prédilection du remède puisque c'est le lieu principal de résidence de Jean Ailhaud. Les lettres publiées en 1755 et 1760 et écrites entre 1751 et 1760 permettent d'appréhender les évolutions de la diffusion[11]. L'un des traits importants de cette décennie est la progression du nombre de lettres écrites depuis des localités rurales. D'une manière globale, la proportion de lettres en provenance de territoires ruraux (moins de deux mille habitants) passe de 16 à 27 %. Malgré une présence toujours importante du pôle parisien, les localités de rédaction sont plus nombreuses et diversifiées. Cette diffusion du remède dans les campagnes est notamment visible autour de Mâcon, ville présente dès les premières éditions, et dans les environs de Nancy. À environ quarante kilomètres de Mâcon, la petite localité d'Aigueperse, est le lieu de résidence du chanoine Ducroux, qui paraît jouer un rôle important dans la popularité du remède au moins à partir de 1756[12]. De manière encore plus significative, un foyer autour d'Agen se dessine nettement. Ce processus concerne toutefois plutôt des zones de rayonnement de villes où le remède était déjà implanté durant la période précédente. Cette période est marquée par l'évolution des stratégies publicitaires, mais également par le nombre de lettres disponibles, indice de la progression de la poudre.

Il faut attendre le début des années 1760 puis les années 1770 pour que des territoires ruraux en apparence éloignés des grands circuits commerciaux soient plus franchement présents dans les éditions publicitaires. De plus en plus de signataires de certificats de guérison ne résident pas dans une grande ville ou dans sa proximité immédiate. Le remède se diffuse en particulier dans certains espaces ruraux situés à l'ouest de la France, comme l'Agenais, la Vendée ou encore dans un vaste espace s'étirant d'Angoulême à Alençon. Dans la partie nord-est du royaume, un phénomène similaire se précise au même moment. Des chapelets de petites, voire de très petites localités, apparaissent en Picardie, en Brie, en Champagne et en Lorraine. S'ils ne sont pas absents, les territoires de montagne sont moins représentés. Ailleurs, l'utilisation du remède demeure pour tout le XVIIIe siècle un fait majoritairement urbain.

---

[11] J. Ailhaud, *Traité de l'origine des maladies, op. cit.*, 1755 ; J.-G. Ailhaud, *Médecine universelle, op. cit.*, 1760 (172 lettres dans ces deux publications).
[12] J.-G. Ailhaud, *Médecine universelle, op. cit.*, 1760, p. 88 à 100.

Figure 2

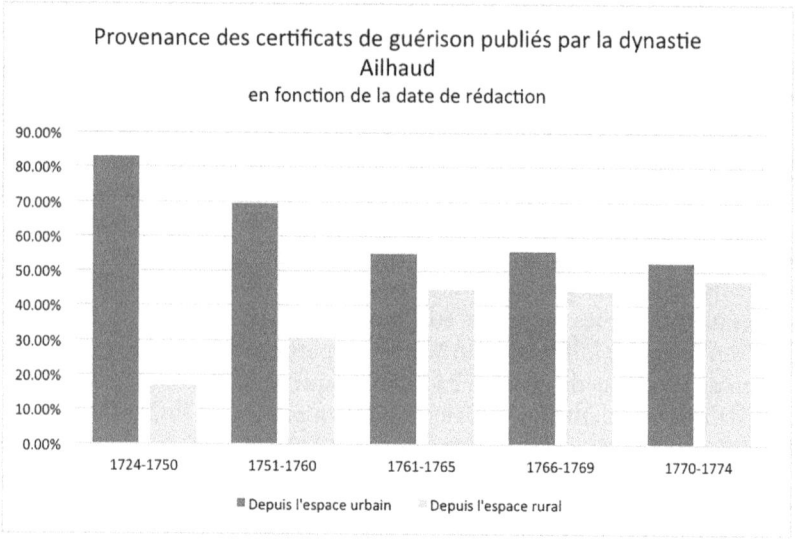

Le tiers des lettres publiées a été rédigé entre 1761 et 1765, en lien avec un large développement du commerce du remède et dans un contexte de polémique médicale très vive[13]. Or ces éditions font une place encore plus marquée aux espaces ruraux et aux petites villes. Ainsi, 45 % des lettres publiées proviennent d'une localité de moins de deux mille habitants, alors que cette proportion ne représentait que 27 % pour la période précédente. L'édition de 1763 est celle qui contient le plus de lettres provenant de petites ou très petites localités puisque 54 % en sont originaires. Enfin les lettres écrites entre 1766 et 1774 confirment les tendances précédentes : celles originaires de l'espace rural représentent 46 % du total[14]. Ainsi en un demi-siècle, entre 1724 et 1774, la poudre d'Ailhaud s'est largement implantée au sein de territoires très variés, dont des zones rurales. Comment expliquer ce développement ?

Les réseaux commerciaux, la démographie, l'implantation de l'imprimé et la densité des infrastructures de transport ne suffisent pas à expliquer les développements du remède universel. À partir des années 1760, les

---

[13] J.-G. Ailhaud, *Lettres de guérisons, op. cit.*, 1763 ; Id., *Lettres de guérisons, op. cit.*, 1765 (301 lettres dans ces deux publications).

[14] J.-G. Ailhaud, *Traité de la vraie cause des maladies, op. cit.*, 1776 (297 lettres écrites entre 1766 et 1774).

campagnes apparaissent comme de véritables marchés qu'il faut conquérir, en complément des espaces urbains, en utilisant notamment l'imprimé. L'enjeu est grand au regard du nombre d'utilisateurs potentiels. Si les villes constituent dans de nombreux cas un maillon essentiel à la diffusion du remède dans les espaces ruraux, la proximité avec un centre urbain n'est plus toujours un facteur déterminant. À l'échelle locale, les dynamiques individuelles ou collectives peuvent jouer un rôle important en favorisant ou au contraire en freinant le processus.

Les vecteurs de la diffusion de la poudre purgative universelle d'Ailhaud

Nobles, ecclésiastiques, praticiens médicaux : des intermédiaires majeurs

Les lettres étudiées mettent également en évidence les individus qui les ont rédigées, à travers leur rôle à la fois d'utilisateurs et de propagateurs de la poudre d'Ailhaud. Pouvons-nous mettre en évidence des individualités-types propres à ce phénomène, en croisant les informations de genre, de statut professionnel et de rang social ? Les premières éditions urbaines font la part belle à l'anonymat, aux détenteurs de petits offices, ou à de plus hauts dignitaires, mais également aux membres du clergé régulier. Des noms connus du public apparaissent souvent.

Durant la décennie 1750, un premier glissement s'opère d'une noblesse jeune, cultivée et urbaine, vers une noblesse militaire ou terrienne, parfois caractérisée dans ces éditions par d'anciens militaires gradés, plus enracinée dans l'espace rural. À partir de la décennie 1760, davantage de lettres de nobles proviennent de l'espace rural. Pour toute la période, 58 signataires se définissent comme nobles et vivant à la campagne ; ils sont deux fois plus nombreux à écrire que ceux qui résident en ville. Certains d'entre eux écrivent depuis différents lieux, ce qui montre une certaine mobilité spatiale ainsi qu'une capacité à diffuser des pratiques d'un espace à un autre. Surtout, ils rapportent fréquemment de nombreux cas de guérison réalisés dans leur entourage social : leurs guérisons concernent avant tout des individus de leur famille ou de leur entourage proche, essentiellement des amis, domestiques ou paysans en relation avec eux. Dans les années 1760, beaucoup de nobles ruraux se mettent en scène comme garants de la bonne santé des membres d'une « communauté » dont ils tracent des contours approximatifs. La charité, et souvent le suivi des malades, sont présentés comme des pratiques valorisantes au sein d'un espace social et géographique restreint. Certaines personnalités se distinguent en écrivant plusieurs lettres et en rapportant de très nombreux cas de guérison[15]. Après 1760, la stratégie de la famille Ailhaud se fonde donc sur la mise en avant du rôle de quelques signataires qui servent d'intermédiaires avec une « clientèle » variée.

Très présentes dans les premières éditions, les lettres écrites par des membres du clergé régulier deviennent moins nombreuses ensuite. En revanche, à partir de 1755 et plus encore de 1760, les lettres de curés prennent une place de premier plan dans les éditions publicitaires. Sur l'ensemble du corpus, 13 % des lettres ont été écrites par des curés. Ils sont les premiers rédacteurs des localités de moins de deux mille habitants, signant 23 % des lettres qui en émanent. Sur l'ensemble de la période étudiée dans notre corpus, les trois quarts des lettres écrites par des curés proviennent de localités de moins de deux mille habitants et sur les 34 curés différents qui apparaissent dans les éditions de 1763 et 1765, 29 écrivent depuis la campagne. Le rôle majeur joué par les curés dans les pratiques médicales rurales[16] est bien connu de la famille Ailhaud qui le met en valeur à travers ses publications. L'un des devoirs du curé étant de protéger ses paroissiens, il est amené à maintes reprises à assister les malades, voire à prendre en charge les soins, notamment lorsqu'il n'y a pas à proximité de médecin – ce qui est presque toujours le cas dans les campagnes – ni de chirurgien. Le curé est aussi appelé lorsque la maladie devient sérieuse et que la mort approche. Il possède donc une place privilégiée pour prodiguer des soins, en particulier des soins de derniers secours.

Avant 1750, les professions médicales demeurent largement marginales dans les imprimés de la famille Ailhaud – on y trouve seulement deux chirurgiens et deux apothicaires. Jusqu'à cette date, la poudre est essentiellement destinée à l'automédication. Cependant au XVIIIe siècle, les remèdes secrets sont parfaitement intégrés au marché médical, y compris à l'offre de soins proposée par la médecine officielle[17]. L'utilisation de la poudre d'Ailhaud par les chirurgiens, les apothicaires ou les médecins apparaît comme un élément fort de légitimation du remède, tout en mettant dans l'embarras les partisans d'une médecine officielle éclairée, contrôlée et éloignée de toute spéculation commerciale. Ce n'est pas un hasard si la visibilité des remèdes secrets devient plus forte dès le début de la décennie

---

[15] Au total 214 certificats leur sont attribués, pour seulement 35 signataires.
[16] Matthew Ramsey, *Professional and Popular Medicine in France, 1770-1830: The Social World of Medical Practice*, Cambridge-New York-New Rochelle, Cambridge University Press, 1988, p. 180.
[17] C. Jones et L. Brockliss, *The Medical World...*, *op. cit.*

1760, au moment même où la polémique autour de la poudre d'Ailhaud prend une ampleur jamais atteinte jusqu'alors[18].

L'orientation croissante vers une clientèle de praticiens médicaux se remarque particulièrement à travers les lettres rédigées par des chirurgiens, biens intégrés au marché médical. La conquête des chirurgiens devient un élément clé de la stratégie commerciale de la famille Ailhaud. Durant toute la période étudiée, exactement la moitié des 64 chirurgiens qui écrivent dans les éditions publicitaires étudiées proviennent de l'espace rural. Ainsi ils apparaissent comme des acteurs clés de la pénétration du remède dans les campagnes. La plupart de ces lettres (91 %) ont été rédigées après 1760, en particulier durant les années 1761-1765. C'est également le moment, quoiqu'avec un léger décalage vers la deuxième moitié de la décennie, où apparaissent des signataires se présentent comme médecins. Au total ils sont 18, dont 7 écrivent depuis la campagne. Les chirurgiens, médecins ou apothicaires, pratiquant tant en ville qu'à la campagne, fournissent un quart des lettres publiées de 1761 à 1776.

Quel bilan pouvons-nous tirer de ces évolutions ? Les lettres écrites pendant la décennie 1750 sont caractérisées par une perte d'importance relative des milieux urbains. La mise en exergue d'une clientèle plus enracinée dans les territoires ruraux ouvre une nouvelle voie au remède universel. Dans les premières décennies de la commercialisation de la poudre, la stratégie s'oriente indéniablement vers des franges de la population réputées plus enclines à la consommation de remèdes prêts à l'emploi. Cependant, ce sont les certificats venus de la campagne, majoritairement rédigés par des curés ou des chirurgiens, qui viennent renouveler l'image de la poudre d'Ailhaud dans les années 1760. La société commerciale semble toujours avoir favorisé une certaine diversité de situation, de localisation et d'origine sociale dans les corpus qu'elle fait publier. Ainsi, si certaines catégories s'affirment par rapport à d'autres, il est fort probable que ceci découle à la fois d'un choix publicitaire et d'un développement réel de la consommation dans ce milieu, sans qu'il soit possible de faire le partage entre les deux. Ces premières éditions témoignent en tout cas de stratégies pour se forger une clientèle solide avec une emprise sociale et territoriale renforcée. Dans un contexte où les biens et les services médicaux sont encore mal contrôlés, en l'absence de structure centralisatrice, il existe beaucoup de concurrence sur le marché pharmaceutique. Pour la société commerciale de la poudre d'Ailhaud, il est donc nécessaire de définir quel milieu social,

---

[18] Huit articles sont publiés à ce sujet dans la *Gazette de Médecine* entre 1761 et 1762, six dans le *Journal de Médecine, pharmacie et chirurgie* entre 1758 et 1764, deux dans le *Mercure de France* en 1758, un dans le *Journal Oeconomique* la même année.

quelles activités et quelle génération sont aptes à diffuser durablement le remède, sans pour autant négliger les apports des ventes plus ponctuelles, moins suivies mais toujours nombreuses, offertes par l'espace urbain.

Le rôle de l'entrepôt marseillais

Les comptes de l'entrepôt de la poudre d'Ailhaud de Marseille apportent des éclairages complémentaires quant au développement rural du remède universel. En effet, l'entrepôt marseillais est chargé de la gestion des bureaux de vente du remède pour la Provence, la Bretagne et le Languedoc – et au-delà du commerce méditerranéen et atlantique[19]. Or si deux tiers des bureaux sont installés en ville, le dernier tiers se loge dans de petits bourgs, voire des villages. Là, ce sont essentiellement les chirurgiens et les curés qui sont chargés du commerce du remède purgatif. Même si ces acteurs de petites communautés rurales ne rapportent pas beaucoup d'argent, leur force symbolique est indispensable à la propagation du remède. Aussi sont-ils fortement incités à pratiquer ce commerce par des avantages financiers importants. Dans une lettre à monsieur de Jassaud, installé dans le village alpin de Thorame-Basse, Malet de Ternante, négociant à la tête de l'entrepôt marseillais, met en exergue ces avantages donnés aux gens de l'art : « Quant aux gens de la pharmacie, nous sommes dans l'usage de leurs laisser la poudre à 10 *sols* la prise, comptant ce qui leurs sert de profit et d'aumônes, et pour des essays ; nous tachons que cette largesse ne soit pas universelle pour touts les gens de l'art, et nous gardons le secret[20] ». De la même manière, les curés bénéficient de conditions avantageuses, ce qui n'est pas du goût de tout le monde. Ainsi dans une lettre du 1er décembre 1779 Malet de Ternante avertit Jean-Pierre-Gaspard Ailhaud, baron d'Entrechaux, fraîchement propulsé à la tête de l'entreprise après la mort inattendue de son père :

> Déjà mon débittant de Draguignan m'écrit que le sieur Bonnet curé de St Jacqueries luy a demandé 10 paquets de 10 prises sur son simple reçu, dont il dit que je lui tiendrai compte. Je marque aujourd'hui à ce debittant de lui remettre seulement 20 prises et de le prier de ma part, de s'adresser à moy s'il

---

[19] AD Bouches-du-Rhône [désormais AD BDR], 42 E 10-16, « Comptes courants de l'entrepôt de Marseille (Astoud d'Avignon, agent de M. le baron) et compte de la poudre expédiée et comptes par correspondants, registres A-F et non cotés 1766-1781 ». Au total 28 chirurgiens, 12 curés et 11 médecins ont été chargés de débiter le remède pour le compte de cet entrepôt.

[20] AD BDR, 42 E 3, lettre à monsieur de Jassaud à Thorame-Basse du 19 juillet 1780, f° 99-100.

veut tenter quelques guérisons longues et difficiles, voyés a quel inconvénient nous serions exposés en donnant aux curés cette permission sans limites[21].

Aucun document ne permet de connaître l'ampleur exacte des avantages financiers octroyés aux curés, mais il ne fait aucun doute que ces derniers étaient fortement encouragés à utiliser et distribuer la poudre d'Ailhaud. Si cette mesure n'est pas propre aux campagnes, elle a favorisé la diffusion du remède dans des espaces où la prise de risque était plus importante.

Au-delà des incitations financières octroyées par la famille Ailhaud, des initiatives personnelles dictent certaines dynamiques de diffusion du remède dans les territoires ruraux. Ainsi le curé de la petite localité provençale de Méailles, Lambert, décide de se placer à la tête d'un petit réseau de trois « sous-bureaux » (localisés à Entrevaux, Ubraye et Colmar) en envoyant sa propre marchandise. Le montant mis en jeu s'élève tout de même à 300 livres, une somme loin d'être ridicule pour un petit bureau comme celui de Méailles[22]. Cette démarche, peut-être motivée par une difficulté à écouler localement le remède, montre que certains acteurs de ce commerce considèrent que l'élargissement des débouchés dans les campagnes, au plus proche des populations, mérite une prise de risque.

Le rôle des directeurs des postes

Un autre instrument de diffusion est également utilisé et mis en scène, tant en ville qu'à la campagne, servant justement de lien entre les différents territoires concernés : il s'agit des directeurs des postes, dont 6 sur 13 sont installés dans des espaces à faible densité. Le commerce des biens thérapeutiques accompagnés des soins prodigués s'effectue souvent à distance grâce à la correspondance. Or le développement des réseaux postaux dans la deuxième moitié du XVIIIe siècle joue un rôle important dans l'épanouissement du commerce des remèdes secrets. Le réseau des directeurs des postes, déjà visible dans les lettres publicitaires, apparaît également à travers la commercialisation du remède universel à partir de l'entrepôt marseillais[23]. Au total, cet entrepôt travaille avec 10 directeurs des postes basés en Provence ou en Bretagne. Dans les éditions publicitaires, sur les 22 directeurs des postes, 8 écrivent depuis des territoires ruraux. Ainsi à

---

[21] AD BDR, 42 E 3, lettre au baron d'Entrechaux et du Castelet, du 1er décembre 1779, f° 95.
[22] AD BDR, 42 E 13, comptes courants de l'entrepôt de Marseille de la poudre d'Ailhaud, 1774-1775, f° 32.
[23] AD BDR, 42 E 10-16.

certains niveaux, un rapprochement peut être fait entre les logiques de diffusion du remède et celles de sa commercialisation. Publiée en 1765, une lettre de Saunier, directeur des postes dans la localité de Castel-Jaloux près de Marmande, confirme ce rôle à la fois commercial et d'accompagnement dans les cures de son entourage :

> Quoique vos Poudres fussent fort répandues dans le monde, et qu'elles y opérassent depuis long tems les plus heureux effets, ce n'étoit pourtant que dans deux ou trois familles de cette Ville, où l'on en continua l'usage, malgré cette fausse prévention qui porte à décrier ce qu'on ne connoit pas ; mais depuis que j'en tiens bureau, on a été plus à portée de voir l'efficacité de ce remède. [...] Jean Lavardan, valet, âgé d'environ trente-trois ans, natif et habitant de la paroisse de Sainte Pompugne, juridiction de cette ville, souffrant beaucoup depuis environ trois mois, se trouva atteint, [...] d'une hydropisie générale, un point de côté très violent et une toux continuelle. [...] Il se présenta à ma porte le 27 du susdit mois d'Avril dernier, il avoit l'air d'un agonisant. Je le fis entrer, il s'assit, & me fit l'histoire de sa maladie [...] Réfléchissant sur tant de bons effets qu'il [le remède universel] a opéré, même dans les cas les plus sinistres, je lui proposai d'en prendre[24].

Ainsi ce directeur des postes semble jouer le même rôle au sein de sa communauté que certains seigneurs, praticiens médicaux ou curés. Il agit à la fois comme un acteur essentiel du commerce du remède universel, comme un intermédiaire de choix pour conseiller les malades, et comme un vecteur entre différents territoires.

Un exemple de diffusion rurale : le développement du remède en Agenais

Acteurs et enjeux de la diffusion du remède en Agenais

Les lettres publiées dans les éditions publicitaires du remède de Jean Ailhaud mettent largement en scène un épanouissement particulièrement fort dans la région d'Agen. À en croire ces publications, l'utilisation de la poudre purgative aurait largement essaimé dans les campagnes entourant cette ville. Agen joue un rôle central comme relais commercial pour les territoires ruraux environnants. En 1763, Bosredon de Rives affirme s'être

---

[24] J.-G. Ailhaud, *Lettres de guérisons...*, *op. cit.*, 1765. p. 40-46.

servi en poudre chez les Carmes déchaussés d'Agen[25]. En effet la famille Ailhaud utilise le réseau médical de cet ordre religieux pour vendre son remède[26]. D'autres moyens d'approvisionnement s'offrent également aux patients ruraux désireux de se procurer le remède. Ainsi le chirurgien Fraichinet, installé à Bon-Encontre près d'Agen, fait appel à son réseau de sociabilité : « Mr. Bory notre Vicaire vint me voir et me parla fort de votre Poudre que je ne connoissois pas encore, que je me résolus d'en prendre. Heureusement pour moi Mr. Bory écrivit tout de suite à Mr. Gazeau Marchand libraire à Agen qui en prenoit, & m'envoya trois prises[27] ».

Dans cet espace, la diffusion du remède apparaît comme très tributaire de certaines personnalités locales. Il s'agit en premier lieu d'Arnaud-Jean-Louis de Cadrieu, comte de Puycalvary, lieutenant des maréchaux de France[28]. Il signe trois lettres : la première écrite en 1751 depuis Puycalvary, la seconde en 1755 depuis Agen et la dernière en 1762 depuis Villeneuve d'Agenois, où il loue une maison[29]. Cette mobilité spatiale lui a permis de jouer le rôle d'intermédiaire. Il raconte notamment comment il a soigné son ami l'abbé de Grèze, qui était au moment de la cure, en 1752, archidiacre à la cathédrale d'Agen. À son tour, l'abbé de Grèze, devenu curé d'Aiguillon, propage ce remède dans sa paroisse. Il en fait lui aussi le récit dans trois lettres publiées[30]. L'une des lettres de ce curé est envoyée à De Nogueret de Téoulière, dans le cadre d'une polémique lancée en 1758 par un article de M. Thiéry paru dans le *Mercure de France*[31]. Ces deux personnages semblent être bien intégrés à la sociabilité locale et notamment agenaise. Cependant, ils ne semblent pas avoir à cœur de

---

[25] J.-G. Ailhaud, *Lettres de guérisons…, op. cit.*, 1763, p. 149 (lettre de Bosredon de Rives du 15 juin 1763, à Pedelort près Villeuneuve d'Agenois).
[26] J. Ailhaud, *De l'origine des maladies et de l'usage de la poudre purgative*, Avignon, E.-J. Rousset, 1746. En page de titre figure la mention : « La distribution s'en fait chez les R.R.P.P. Carmes Dechaussés partout où ils veulent et voudront avoir cette defference pour le Public, excepté à Paris, où l'on la trouvera chez Mr. Moreau Commis à l'Hôtel des Postes, Rüe et hôtel de la vieille Monoye ». Sur le rôle et les actions de cet ordre religieux, voir Gilles Sinicropi, *D'oraison et d'action, Les Carmes déchaux en France aux XVIIᵉ et XVIIIᵉ siècles*, Saint-Étienne, PU Saint-Étienne, 2013.
[27] J.-G. Ailhaud, *Lettres de guérisons, op. cit.*, 1763. p. 135.
[28] Archives départementales du Lot-et-Garonne, 6J, fonds du chartier de la famille Raffin.
[29] J. Ailhaud, *Traité de l'origine des maladies…, op. cit.*, 1755, p. 176 ; J.-G. Ailhaud, *Médecine universelle…, op. cit.*, 1760, p. 75-76 ; J.-G. Ailhaud, *Lettres de guérisons, op. cit.*, 1763, p. 226-230.
[30] J.-G. Ailhaud, *Médecine universelle…, op. cit.*, 1760, p. 253-258 ; J.-G. Ailhaud, *Lettres de guérisons…, op. cit.*, 1763, p. 44, p. 57, p. 240.
[31] « Observations sur les effets mortels de la poudre d'Alliot par M. Thiery », mai 1758, *Mercure de France, dédié au roi*, Paris.

diffuser cette pratique médicale de façon très large. Leurs lettres font très peu mention de cures réalisées en dehors de leur cercle familial ou de leur entourage proche.

En revanche, De Nogueret de Téoulière, ancien capitaine d'infanterie, basé à Téoulière près Puymirol, et le chirurgien Leglise, depuis Lamontjoie près d'Agen, se mettent en scène comme des acteurs centraux de la pénétration du remède dans les espaces ruraux. Leglise est publié seulement quatre fois entre 1763 et 1765, mais fait le récit de 31 guérisons[32]. Les malades que traite ce chirurgien en leur administrant la poudre d'Ailhaud sont issus de milieux sociaux divers : artisans, paysans, petits officiers et nobles locaux, ainsi qu'un négociant. Les onze lettres de Nogueret de Téoulière publiées entre 1759 et 1767 (figure 3) renferment l'ensemble le plus volumineux de cas de tout le corpus, puisqu'elles racontent 96 guérisons[33]. Presque systématiquement, le signataire mentionne le lieu de résidence de ses malades. Cette tendance à donner de plus en plus d'informations sur les malades se développe dans la majorité du corpus à partir des années 1760. Ces précisions renvoient aux fortes suspicions pesant sur la véracité des cures de la part des dénonciateurs du remède, souvent des docteurs en médecine. L'abondance d'informations est perçue comme un gage de sérieux du signataire qui entend montrer sa bonne connaissance des malades et de leurs pathologies. En ce qui concerne les cures renseignées, aucun des malades n'habite à plus de dix kilomètres de Téoulière, et la plupart sont à moins de quatre kilomètres de ce lieu. Les informations sur la profession ou le statut social n'apparaissent que dans la moitié des cas. Outre des membres de sa famille, Nogueret de Téoulière soigne des paysans, des artisans et des domestiques. La majorité des malades sans profession déclarée sont des femmes, désignées seulement comme « femme », « veuve » ou « fille ».

Nogueret joue donc un rôle local de diffusion du remède à travers des pratiques de charité qu'il prend à son compte ou qu'il relie aux pratiques de la société commerciale. Celle-ci offre en effet régulièrement des prises du remède comme l'attestent les comptes de l'entrepôt de Marseille[34], ainsi que les éditions publicitaires. Dans sa lettre du 24 juillet 1764, le curé de Valence d'Agenois, Rocher, fait ainsi mention de « près de cinq ou six-cents

---

[32] J.-G. Ailhaud, *Lettres de guérisons...*, *op. cit.*, 1763, p. 78-80, 154-156, p. 265-269 ; J.-G. Ailhaud, *Lettres de guérisons*, *op. cit.*, 1765, p. 186.

[33] J.-G. Ailhaud, *Médecine universelle...*, *op. cit.*, 1760 ; J.-G. Ailhaud, *Lettres de guérisons...*, *op. cit.*, 1763 ; J.-G. Ailhaud, *Lettres de guérisons...*, *op. cit.*, 1765 ; J.-G. Ailhaud, *Traité de la vraie cause des maladies...*, *op. cit.*, 1776.

[34] AD BDR, 42 E 10-16.

prises que vous [Ailhaud] m'avez envoyé gratis pour les pauvres[35] ». Le don, soit de la part de la société commerciale elle-même, soit de la part d'utilisateurs, apparaît comme une pratique essentielle dans le processus de diffusion du remède universel, ainsi que des remèdes secrets en général[36].

Certains acteurs de la diffusion de la poudre d'Ailhaud font mention dans leur lettre de liens qu'ils entretiennent avec d'autres. C'est le cas d'un ancien officier d'infanterie, Mestre, seigneur du Rival, et installé à Penne d'Agen :

> J'eus l'honneur de vous écrire avant le Carême, je vous parlois d'une maladie qui faisoit du ravage dans la Paroisse d'Auradou que j'habite. Cette maladie continue & fait des progrès dans quelques Paroisses voisines avec la différence que depuis le 14 février, il n'est mort que quelques incrédules qui n'ont point usé de votre merveilleux remède. Depuis ledit jour j'en ai fait prendre à 23 personnes de tout âge, de tout sexe ; tous sont guéris ou en bonne voie de guérison […]. J'ai fait prendre moi-même le remède, je visitois mes malades une & deux fois le jour pour m'assurer des effets dont je tiens registre. J'ai, comme vous pensez bien, prêté à rire à vos antagonistes dont je me ris à mon tour, ayant opéré des guérisons miraculeuses, sauvé la vie à nombre de personnes. Je fais le devoir de Chrétien et sers l'État en lui conservant ses membres ; j'ai d'ailleurs convaincu plusieurs ennemis de vos poudres que votre remède est sans pareil, de façon que je suis persuadé qu'il en fera un débit considérable dans ces cantons. Je me ferai un plaisir pour le bien de l'humanité d'en faire le débit si vous voulez bien me le confier : je ne prétends point y faire des profits, mais j'espère que les arrangements que vous voudrez bien prendre avec moi me mettront en état de rendre service au public et de soulager les pauvres. […] j'ai cru ne devoir pas attendre la réponse à ma précédente, attendu que nombre de personnes converties par les guérisons miraculeuses que vos Poudres ont opéré m'en demandent ; je les ai assurées que j'avois l'honneur d'être en relation avec vous, & que dans peu je leur en fournirois des véritables, y en ayant quelques-unes de fausses qui vinrent d'Agen, il y a quelque tems. Ainsi, Monsieur, je vous prie de m'honorer incessamment d'une réponse, ma provision va finir. J'en ai fait apporter sept paquets de dix prises de chez Mr. De Nogueret avec lesquels j'ai opéré toutes ces merveilles ; il ne m'en reste que quinze prises[37].

Mestre espère obtenir un dépôt en raison du rôle important qu'il prétend jouer dans la diffusion du remède. L'insistance sur les oppositions féroces qu'il rencontre, sur les dangers de la contrefaçon et sur le désespoir des malades est à replacer dans ce contexte. Il met également en avant ses

---

[35] J.-G. Ailhaud, *Lettres de guérisons…*, op. cit., 1765, p. 19 à 26.
[36] M. Ramsey, *Professional and Popular medicine in France, 1770-1830*, op. cit., p. 150.
[37] J.-G. Ailhaud, *Lettres de guérisons…*, op. cit., 1763, p. 98-99 (lettre du 12 mars 1763).

possibilités d'approvisionnement auprès de Nogueret. Il reprend un thème souvent abordé dans les lettres de guérison, celui du devoir chrétien et citoyen dans un cadre paroissial, rappelant notamment que sa mission ne s'arrête pas à fournir la poudre, ce qui relèverait d'une activité strictement commerciale, mais s'apparente davantage à celle d'un praticien. Ses tournées auprès des malades et la tenue d'un registre sont présentées comme des gages de son sérieux professionnel.

Cette mise en scène d'un notable, officier militaire et seigneur tourné vers le bien des habitants de sa paroisse de résidence, répond à une stratégie à la fois sociale, personnelle et commerciale dans le cadre de la constitution d'un marché médical local. Ce cas est d'autant plus intéressant que Mestre du Rival devint plus tard le correspondant parisien de la société commerciale de la poudre d'Ailhaud et le gérant de l'entrepôt de Paris, malheureusement mal documenté, même s'il est largement présent dans la correspondance de Malet de Ternante à Marseille et dans quelques avis[38]. De l'Agenais à Paris, l'action de ce propagateur du remède change d'échelle tout en inversant la relation : c'est en partant d'une expérience rurale qu'il étend son rayon d'action jusqu'à gérer l'entrepôt de la capitale du royaume.

Ces exemples montrent que même dans les campagnes, l'imprimé joue souvent un rôle de déclencheur et d'accompagnateur dans un processus de soin englobant la rumeur, les guérisons de proches ou le discours et l'action d'une personne jouant un rôle important dans la vie locale. Les recueils de lettres sont prêtés, montrés, conservés et transportés dans des espaces divers auprès d'un public de plus en plus varié. L'un des atouts majeurs de ces imprimés est le vaste échantillon de cas mis en scène, qui permet bien souvent au lecteur de se sentir proche des utilisateurs.

L'Agenais en guerre contre la Faculté

Les acteurs de la diffusion du remède universel ont une connaissance du terrain qui leur permet de jouer un rôle important dans la défense de son efficacité, notamment lors de plusieurs campagnes de dénigrement dans la presse médicale. Les représentations de la santé, de la maladie et des moyens de la traiter ont évolué dans l'espace français du XVIIIe siècle, en lien avec l'ensemble des mutations sociales et les évolutions du savoir.

---

[38] AD BDR, 42 E 1-9, 1769-1784. L'archiviste et historien Robert Caillet a trouvé un petit imprimé de quatre pages mentionnant l'entrepôt de De Mestre du Rival sis « rue du Jardinet, Fauxbourg St-Germain à Paris pour toutes les villes au-delà de cette capitale », Bibliothèque Inguimbertine de Carpentras, Fonds Robert Caillet.

Au cœur de ces processus, l'amélioration de la santé publique devient un objectif étatique qui ne peut se réaliser que s'il pénètre les consciences et la sphère de l'opinion publique[39]. La lutte contre le charlatanisme s'intensifie entre la fin des années 1750 et le début des années 1760. Or les remèdes secrets, et notamment la poudre d'Ailhaud, sont particulièrement visés. Dans ce contexte, des campagnes de promotion et de dénigrement du remède s'organisent, mettant aux prises partisans et détracteurs dans la presse spécialisée et au-delà.

Les registres de la correspondance d'un défenseur de la poudre d'Ailhaud, le révérend-père Félix, augustin demeurant à Paris, gardent la trace du rôle joué par certains acteurs de l'Agenais. C'est en effet sur des personnalités locales bien implantées dans les zones rurales que s'appuie la défense du remède. Le père Félix entretient notamment une correspondance entre 1758 et 1762 avec Nogueret de Téoulière. En 1758, il essaie de le pousser à écrire à des personnalités reconnues du monde médical pour soutenir la poudre : « Ce n'est pas à moi à qui l'on doit écrire, c'est à M. Vandermonde, médecin [...], à M. Thiérri médecin [...] tous deux agresseurs[40] ». Nogueret de Téoulière tente également de faire publier une lettre du frère de Jean-Gaspard d'Ailhaud, curé de Crillon – un village comtadin – dans des gazettes hollandaises, mais n'obtient pas gain de cause[41].

Le père Félix, désabusé par l'attitude de la presse française et internationale, tente d'organiser un autre type de réponse. Il est au cœur de l'initiative visant à insérer les lettres envoyées aux opposants dans les éditions publicitaires du remède universel, et il reproche à de nombreuses reprises la mollesse de Jean-Gaspard Ailhaud dans cette polémique, qu'il ne semble pas vraiment prendre au sérieux[42]. En mars 1762, un court article publié dans la *Gazette de médecine* met en regard une lettre du révérend père Félix et un passage de *l'Avis au Peuple sur sa Santé* du célèbre Samuel Tissot[43]. Il s'agit en fait d'une dénonciation de l'usage de la poudre d'Ailhaud qui appelle à contrer sa progression par la dénonciation de ses méfaits. Cette publication est à l'origine d'une contre-attaque insérée dans l'édition publicitaire de 1763, celle qui renferme justement le plus de lettres en provenance de l'espace rural. Une partie entière est consacrée à

---

[39] Jürgen Habermas, *l'espace public : archéologie de la publicité comme dimension constitutive de la dimension bourgeoise*, Paris, Payot, 1978 [1re éd. allemande 1963].
[40] AN, M 824, Lettre du 25 septembre 1758 à M. de Nogueret.
[41] AN, M 824, Lettre du 7 février 1761 à M. de Nogueret.
[42] AN, M 824, Lettre à M. Ailhaud fils du 29 mai 1761.
[43] *Gazette de médecine*, 31 mars 1762, n° 26, « Pour et contre la poudre d'Ailhaud », p. 201-204.

la contre-attaque, composée de « lettres addressées à M. Dubourg auteur de la *Gazette de médecine* », soit 91 pages et un peu plus du quart des courriers publiés[44].

Figure 3

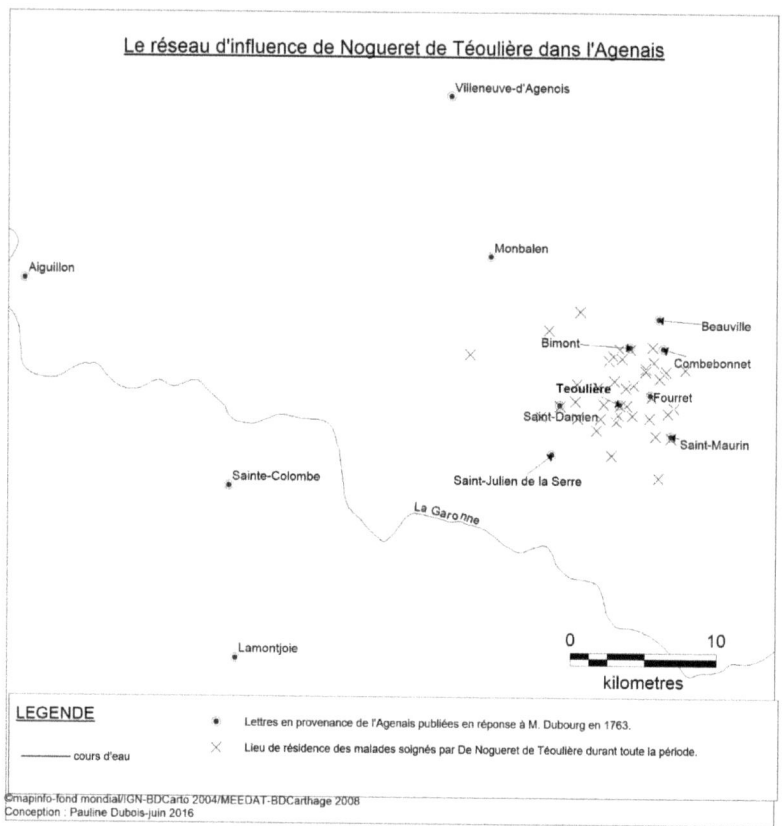

Si les auteurs récurrents de la publicité ailhaudiste y sont sans surprise largement représentés, la proportion de lettres en provenance des campagnes de l'Agenais est exceptionnellement élevée, avec 13 lettres sur les 28 de cette partie. Huit auteurs n'avaient encore jamais écrit. Parmi les individus sollicités pour soutenir le remède, on compte deux juges et un

---

[44] J.-G. Ailhaud, *Lettres de guérisons...*, op. cit., 1763. p. 189-280.

chirurgien, ce qui s'inscrit dans une politique de mise en avant des acteurs de la vie locale. Ils écrivent depuis de petites, voire très petites localités, toutes situées à moins de dix kilomètres de Sainte-Colombe, Villeneuve d'Agen ou Téoulière, d'où proviennent les lettres respectives du marquis de Carbonneau, de Cadrieu ou de Nogueret de Téoulière. Ce dernier semble avoir joué un rôle central, puisque de nombreux signataires sont issus de l'espace où il opère des guérisons. Il semble bien que la présence de ces lettres soit le produit d'une stratégie orchestrée depuis Paris et Aix-en-Provence, et mise en œuvre auprès des personnalités en contact prolongé avec ces pôles, dont Nogueret de Téoulière. Ainsi, les campagnes de l'Agenais se retrouvent au cœur d'une polémique nationale et européenne : à la puissance des facultés urbaines, des sociabilités savantes et de la presse s'opposent l'expérience, le bon sens et la charité de notables bien insérés dans les structures rurales et disposant aussi d'appuis dans les villes. Le combat peut sembler inégal : il n'en est pas moins habile, jouant sur des registres et des réseaux très différents pour soutenir le commerce de la poudre d'Ailhaud.

*

La mise à disposition de la poudre d'Ailhaud dans des espaces variés joue un rôle essentiel dans les pratiques médicales. Si les villes, et en particulier les grands pôles commerciaux, apparaissent comme des lieux propices à l'épanouissement d'une offre médicale riche, les territoires ruraux jouent un rôle croissant dans ce phénomène. Le corpus des lettres publicitaires de la poudre d'Ailhaud met en lumière la forte attention que cette société commerciale accorde aux patients des campagnes. À partir des années 1760, la famille Ailhaud se donne les moyens de ses ambitions en mobilisant des soutiens du remède depuis les villes jusqu'à des localités très modestes et en accordant des avantages à certains acteurs-clés des communautés rurales. Des membres des élites rurales participent à ce processus, entretenant des liens réguliers avec des centres urbains proches ou lointains. Le développement de la correspondance, comme média d'information, de conseil ou de coordination d'actions diverses semble aussi jouer un rôle important dans la diffusion et la commercialisation de ce remède dans des territoires ruraux. Elle vient en appui à la mobilité de certains acteurs. Dans ces processus, certaines catégories d'acteurs semblent avoir été privilégiées : il s'agit d'abord des curés, des chirurgiens, mais également des seigneurs locaux.

Les campagnes apparaissent comme un marché thérapeutique neuf, de plus en plus investi dans les années 1760 qui constituent un tournant, au moins dans l'exemple de la poudre d'Ailhaud. Ce phénomène permet d'appréhender la diffusion d'une offre pharmaceutique tributaire de politiques évolutives et polycentriques ; il témoigne de l'engagement de certains acteurs et du rôle des réseaux de communication routiers ou postaux. La mise en scène de l'utilisation de la poudre dans les imprimés à vocation publicitaire montre également toute l'importance des pratiques de charité, plus ou moins organisées par la société commerciale du remède. L'enjeu est alors de créer un nouveau marché thérapeutique dans les campagnes, même s'il n'est pas immédiatement rentable : il s'agit de promouvoir de nouvelles habitudes de consommation auprès d'un public élargi et laissé à l'écart de l'offre de soins traditionnelle.

L'encadrement médical des campagnes en pays héraultais et gardois entre le milieu du XVIIe et le début du XIXe siècle

Sylvain OLIVIER
Université de Nîmes
CHROME, EA 7352

Résumé : À quelques encablures de la prestigieuse et ancienne faculté de médecine de Montpellier, la médicalisation des campagnes du Bas-Languedoc est mal connue. Pourtant, des chirurgiens puis des officiers de santé nombreux, voire quelques médecins y vivent aux deux derniers siècles de l'Ancien Régime comme au temps de la Révolution et de l'Empire. Ils sont impliqués dans les soins prodigués aux ruraux, de même que des praticiens venus des villes proches et qui interviennent aussi dans le plat pays. Les archives permettant d'appréhender ce milieu social sont vastes et variées, et elles ne sauraient se limiter aux listes officielles de soignants, somme toute très partielles. Ainsi, les sources judiciaires seigneuriales sont très intéressantes, en ce qu'elles font découvrir des thérapeutes insoupçonnés mais aussi parce qu'elles renseignent sur leur quotidien et leur travail, en particulier dans le cadre des expertises. La collecte et la confrontation d'indices épars permettent aussi de mettre en évidence des réseaux familiaux de soignants ruraux.

Abstract: Although the region lies just outside of the ancient and prestigious Montpellier School of Medicine, the medicalization of the lower Languedoc countryside (the Hérault and the Gard) has been little studied. Yet, from the last two centuries of the *Ancien Régime* through the time of the French Revolution and Empire, surgeons, then numerous public health officers, as well as many doctors settled there. Along with nearby urban practitioners, they provided a prodigious quantity of health care to the rural populations of the flatlands. While vast and varied archival sources, going far beyond simple official lists of health care providers, allow scholars to understand the social context, they remain nonetheless very incomplete. Particular attention is paid to the judicial seigneurial records, which allow scholars to uncover unsuspected medical therapies as well as their usage and efficiency, demonstrated in particular by expert assessments of treatments. The search for and comparison of sparse clues also brings to light family networks of rural health care providers.

À la fin de l'Ancien Régime, outre les sages-femmes et les apothicaires, il n'existe théoriquement que deux professions de santé en France : médecin et chirurgien. La réalité est cependant plus complexe. En ce qui concerne les docteurs en médecine, ceux sortant des facultés d'ancienne réputation, Paris et Montpellier, surpassent nettement leurs collègues formés dans des facultés aux enseignements épisodiques. Quant aux maîtres en chirurgie, ceux de « petite » ou de « légère » expérience, à la formation brève et pratique, reçus pour les campagnes ou certaines villes, ils ne peuvent être comparés à ceux, très rares, reçus au grand chef-d'œuvre dans les communautés urbaines au terme d'un véritable cursus théorique et pratique. La promotion de cette dernière catégorie est en cours au dernier siècle de l'Ancien Régime, si bien que médecins et chirurgiens ne forment plus vraiment deux entités totalement séparées[1]. Sous le Consulat, le rapprochement accru des soignants des deux types, désormais tous titulaires d'un doctorat, ne conduit pas pour autant à l'uniformisation souhaitée dès avant la fin de l'Ancien Régime par Vicq d'Azyr, secrétaire de la Société royale de médecine[2]. Au contraire, la loi du 19 ventôse an XI entérine l'existence parallèle de plusieurs statuts, dont l'officiat de santé[3], ce dernier non seulement pour assimiler au corps médical les individus ayant commencé à exercer pendant une période révolutionnaire où liberté rimait avec anarchie[4], mais encore afin d'accroître le nombre des soignants au service des couches populaires.

Le monde médical reste hiérarchisé et multiforme, visant à répondre aux exigences, en matière de santé, d'une société à deux vitesses. Il se concentre dans les villes au détriment des campagnes. Un changement interviendra plus tard, dans le courant du XIXe siècle seulement,

---

[1] Serge Bonin et Claude Langlois (dir.), *Atlas de la Révolution française*, t. 7, *Médecine et santé*, Jean-Pierre Goubert et Roselyne Rey (dir.), Paris, Éditions de l'EHESS, 1993, p. 40 ; Laurence Brockliss, « L'enseignement médical et la Révolution. Essai de réévaluation », *Histoire de l'éducation*, 1989/1, p. 79-110.

[2] Caroline C. Hanaway, « The Société Royale de Médecine and Epidemics in the Ancient Regime », *Bulletin of the History of Medicine*, vol. 46/3, mai-juin 1972, p. 257-273.

[3] Christelle Rabier, « Une révolution médicale ? Dynamiques des professions de santé entre Révolution et Empire », *Annales historiques de la Révolution française*, 2010/359, p. 141-159.

[4] Jacques Léonard, *La médecine entre les savoirs et les pouvoirs. Histoire intellectuelle et politique de la médecine française au XIXe siècle*, Paris, Aubier Montaigne, 1981, p. 14-16.

au moment de l'apogée du médecin de campagne[5]. Jusqu'au Premier Empire, les Français les plus nombreux, les ruraux, demeurent soignés par les moins compétents, petits chirurgiens d'Ancien Régime puis officiers de santé dits de 2e classe après 1803. Tous ceux qui pratiquent l'exercice illégal de la médecine devraient également être pris en considération[6], comme aussi les pharmaciens et les sages-femmes[7], même si on s'intéressera ici seulement aux médecins, chirurgiens et officiers de santé, un personnel divers qu'on regroupera, par commodité, sous les qualificatifs de « soignants » ou « praticiens ».

Même au début du XIXe siècle, la lutte pourtant annoncée contre le charlatanisme ne parvient pas à rapprocher ces trois statuts pour les couler dans un moule juridique simplifié. Cependant, le zèle d'une administration soucieuse de contrôle, afin de restaurer l'autorité d'un État affaibli par la tourmente révolutionnaire autant que d'assurer le bien-être des individus dans une logique populationniste, est à l'origine d'une production accrue de documentation. Des données disponibles aux Archives nationales ont ainsi permis aux auteurs de l'*Atlas de la Révolution française* de réaliser des cartes départementales de la médicalisation en 1805. Y apparaissent des hautes et des basses densités médicales mais aussi des lacunes[8]. C'est justement le cas, en Bas-Languedoc oriental, des départements de l'Hérault et du Gard, qui ne sont pas renseignés. Or, dans cette région se trouve la faculté de Montpellier, qui forme une partie importante des médecins du royaume au XVIIIe siècle, vraisemblablement autour de 50 %. Le parcours de ces étudiants, venus de toutes les provinces et qui retournent ensuite souvent chez eux pour soigner, confirme le rôle majeur de la faculté montpelliéraine[9], rôle qui perdure ensuite puisque Montpellier accueille l'une des trois nouvelles écoles de santé créées en décembre 1794[10].

---

[5] Voir dans ce volume l'article d'Olivier Faure, « Promouvoir un réseau médical rural dans la France du début du XIXe siècle ».
[6] S. Bonin et C. Langlois (dir.), *Atlas de la Révolution, op. cit.*, p. 41.
[7] Pour les sages-femmes : Nathalie Sage-Pranchère, *L'École des sages-femmes. Naissance d'un corps professionnel (1786-1917)*, Tours, PUFR, 2017 ; Olivier Faure, *Aux marges de la médecine : santé et souci de soi, France, XIXe siècle*, Aix-en-Provence, PUP, 2015, chap. 3.
[8] S. Bonin et C. Langlois (dir.), *Atlas de la Révolution, op. cit.*, p. 22-23.
[9] Hélène Berlan, « La mobilité étudiante au XVIIIe siècle : l'exemple de la faculté de médecine de Montpellier », *Annales du Midi*, 2004/247, p. 355-376, p. 356 ; *id.*, *Faire sa médecine au XVIIIe siècle. Recrutement et devenir des étudiants montpelliérains (1707-1789)*, Montpellier, PULM, 2013, p. 117, 324-325.
[10] Olivier Faure, *Histoire sociale de la médecine*, Paris, Anthropos, 1994, p. 67-69.

L'histoire de la médecine à Montpellier, urbaine et centrée sur les élites médicales, est bien connue[11]. Depuis le Moyen Âge, la ville est un des centres de formation des médecins, apothicaires et chirurgiens les plus éminents de toute l'Europe. En revanche, ce qui a été moins étudié concerne la présence et l'action des professionnels de santé, autrement dit la médicalisation, dans les campagnes environnant la ville universitaire. L'existence de cette dernière induit-elle un meilleur encadrement des populations rurales dans cette région du Languedoc ? Des variations géographiques et chronologiques peuvent-elles être discernées ? Au XIXe siècle, le préfet de l'Hérault constate souvent que, même s'il est difficile d'avoir des informations à cause de la négligence de certains maires à répondre aux sollicitations de l'administration, la proximité de la prestigieuse et ancienne faculté de médecine de Montpellier incite beaucoup de familles à y envoyer leurs enfants afin de leur donner une situation, de sorte qu'il y a là beaucoup de praticiens de santé, lesquels se nuisent mutuellement tant ils entrent en concurrence[12]. Cette affirmation mérite d'être examinée de plus près, nuancée et interrogée pour d'autres moments de l'histoire[13]. En ce qui concerne les premières années du XIXe siècle, si les Archives nationales sont lacunaires, les Archives départementales ont en revanche conservé les listes de praticiens de santé établies à la suite de la loi de ventôse an XI[14], ce qui permet non seulement de combler le vide représenté par le Gard et l'Hérault dans l'*Atlas de la Révolution française* mais encore d'élaborer des statistiques et des cartes à des échelles plus précises, vers l'ouest et le nord de Montpellier dans l'Hérault et vers l'est dans le Gard.

Ces informations sérielles et spatiales peuvent être comparées à d'autres, disponibles dès le siècle des Lumières, lorsque les élites se préoccupent de santé publique, même si les enquêtes officielles de cette époque – de 1737 à 1805 – présentent sans doute des imperfections. Aussi la présente

---

[11] François Granel, *Pages médico-historiques montpelliéraines*, Montpellier, Causse et Castelnau, 1964 ; Louis Dulieu (dir.), *La Médecine à Montpellier du XIIe au XXe siècle*, Paris, Hervas, 1990.

[12] Archives départementales de l'Hérault [désormais AD Hérault], 5 M 43, Santé publique et hygiène, Exercice des professions de santé : Lettre de la préfecture de l'Hérault au ministère de l'intérieur, 5 janvier 1829 ; *ibid.*, 5 M 23, Santé publique et hygiène, Enquêtes diverses : Lettre de la préfecture de l'Hérault au ministère de l'instruction publique, 17 décembre 1845.

[13] O. Faure, *Histoire sociale, op. cit.*, p. 98-100.

[14] AD Hérault, 5 M 28, Santé publique et hygiène, Exercice de la médecine, États nominatifs des médecins, officiers de santé, sages-femmes, dentistes, pharmaciens, herboristes, an X-1847 ; Archives départementales du Gard [désormais AD Gard], 5 M 3, États nominatifs de docteurs en médecine, chirurgiens, officiers de santé, sages-femmes, pharmaciens, herboristes, dentistes, an XIII-1807.

contribution garde-t-elle des ambitions prudentes : examiner quelques cas antérieurs à l'ère statistique, puis réfléchir aux problèmes méthodologiques soulevés par l'exploitation des listes de praticiens, et enfin confronter leurs données avec une documentation plus qualitative afin de mieux connaître le milieu médical et la médicalisation dans quelques communautés rurales de l'*hinterland* montpelliérain.

Une médicalisation mal connue (milieu du XVIIe siècle-début du XVIIIe siècle)

Avant les enquêtes sur l'état sanitaire des populations et la présence des professionnels de santé, l'absence d'informations officielles ne signifie pas absence de praticiens à la campagne. Prenons quelques exemples.

À l'ouest de Montpellier

À Canet, lors de la peste de 1653, Jean Pelicot, un maître chirurgien de la ville voisine de Clermont (Clermont-de-Lodève, aujourd'hui Clermont-l'Hérault), s'engage auprès des consuls à résider au village pendant l'épidémie et « a panser et a medicamenter tous les pestifs, dans Canet, terroir d'ycelluy[15] ». Davantage que d'une médicalisation rurale, cette présence temporaire et en des circonstances très exceptionnelles du praticien dans un village ne relève-t-elle pas du traditionnel sauve-qui-peut, vers la campagne, des élites espérant se prémunir de la peste[16] ? D'autres cas sont-ils plus pertinents ? Onze ans plus tard, lors d'un meurtre pendant la nuit dans la campagne entre Béziers et Lodève, l'ami de la victime, un jeune noble, fait venir un chirurgien d'un des villages voisins[17]. Chacune des deux localités en possède-t-elle un domicilié, état qui serait une normalité au XVIIe siècle ? Ou le mémorialiste Jean de Plantavit de La Pause est-il un jeune naïf misant sur le passage par hasard cette nuit-là d'un chirurgien ? Il n'en dit pas davantage. Plus à l'est, en direction de Montpellier, François Pairolles, viguier et juge du comté de Plaissan, est plus précis dans son livre

---

[15] Abbé Louis Vabre, *Canet l'Hérault*, Béziers, Imprimerie Jeanne d'Arc, 1917, p. 173-174.
[16] Jean-Noël Biraben, *Les Hommes et la Peste en France dans les pays européens et méditerranéens*, Paris, La Haye, Mouton, 1975-1976, 2 vol., t. 2, p. 160-167.
[17] *Mémoires de Messire Jean de Plantavit de La Pause, seigneur de Margon, chevalier de l'ordre de Saint-Louis, lieutenant de roy de la province de Languedoc, colonel d'un régiment de dragons et brigadier des armées de Sa Majesté*, éd. Hubert de Vergnette de Lamotte, Paris, Versailles, Éditions du CTHS, CRCV, 2011-2015, 4 vol., t. 1, p. 31.

de raison où il consigne plusieurs fois entre 1692 et 1699 des transactions avec des praticiens de santé, indiquant au passage l'existence d'un, voire plusieurs chirurgiens résidant dans les villages. C'est le cas à Saint-Pargoire, au Pouget, à Poussan et à Vendémian.

Cette apparente abondance doit cependant être nuancée. D'abord, les localités concernées sont de gros villages groupés du Languedoc méditerranéen, aux caractéristiques quasiment urbaines[18]. Ensuite, les chirurgiens évoqués interagissent avec un membre de l'élite locale, juge seigneurial et notaire, qui n'écrit rien sur d'éventuels soins prodigués à la population paysanne. Enfin, ces chirurgiens sont souvent mentionnés pour des transactions financières concernant, davantage que leur profession de santé, le fait qu'ils disposent d'un certain pécule les rendant aptes à prêter argent et denrées diverses. Quelquefois ils apparaissent aussi dans le journal de François Pairolles lorsqu'ils sont payés pour avoir rasé une barbe. Les « médicaments » demeurent rares, et lorsqu'une – seule ! – intervention chirurgicale est mentionnée, on fait appel à plusieurs spécialistes : c'est un chirurgien de Montpellier qui opère quelqu'un de la famille du juge, le 1er avril 1693, sous le contrôle d'un médecin du gros bourg de Montagnac, tout en étant observé et / ou assisté par deux chirurgiens locaux de village, ces derniers étant donc cantonnés dans un rôle subalterne[19].

À l'est de Montpellier

Quelle est la situation à l'est de Montpellier ? En Vaunage, espace rural situé entre la vallée du Vidourle et Nîmes, Jacques Meine a traqué une multitude d'indices. Il ressort de son enquête que les médecins sont très rares mais tout de même présents dans quelques gros villages, selon une chronologie discontinue et avec quelques doutes quant à leur compétence. Ainsi, en 1659 c'est en vain que la communauté de Calvisson tente d'en faire installer un mais, dans le dernier quart du XVIIe siècle, le Dr Balthazar

---

[18] Bruno Jaudon et Sylvain Olivier, « Du buron d'Aubrac au village de la plaine : le bâti rural [languedocien] à l'époque moderne », dans *Bâtir dans les campagnes. Les enjeux de la construction de la Protohistoire au XXIe siècle*, Philippe Madeline et Jean-Marc Moriceau (dir.), Caen, PUC, 2007, p. 213-241, p. 214 ; Stéphane Durand et Élie Pélaquier, « Les villes du Languedoc au XVIIIe siècle. Essai de typologie », dans *Villes et représentations urbaines dans l'Europe méditerranéenne (XVIe-XVIIIe siècle). Mélanges offerts à Henri Michel*, Joël Fouilleron et Roland Andréani (dir.), Montpellier, PULM, 2011, p. 115-132.

[19] « Le livre de raison de François Pairolles, notaire, juge et viguier de Plaissan (Hérault) 1692-1699, Archives départementales de l'Hérault 1E1420 », (dir.) Jean-Paul André et Monique Dauvergne, *Cahiers d'Arts et Traditions rurales*, 2012-2013/23-24, p. 175-275.

Roques réside effectivement sur place. Dans le premier tiers du XVIIIe siècle, il existe toujours un médecin domicilié dans l'un ou l'autre des villages de la Vaunage, mais les différents individus qui se succèdent dans cette fonction donnent peu de satisfaction aux communautés d'habitants. À côté de ces docteurs résidants, les nantis appellent régulièrement à leur chevet des médecins des villes de Nîmes et de Sommières[20], mais aussi et surtout des chirurgiens. Dans la Vaunage, comme dans le Lunellois voisin, intervient par exemple le chirurgien Gautier, dont le livre de comptes fournit une foule d'informations sur sa pratique professionnelle entre 1696 et 1708. On l'envoie parfois chercher pour intervenir dans le plat pays, même s'il soigne plus souvent les notables de Lunel, petite ville où il vit, que les petites gens de la campagne[21]. À cette époque, d'autres chirurgiens, assez nombreux, existent dans les villes comme Nîmes, Sommières ou Lunel, mais aussi dans presque tous les villages de la Vaunage[22].

Ces quelques exemples confirment qu'avant l'essor des Lumières à partir du milieu du XVIIIe siècle, des professionnels de santé sont bien présents à la campagne. Il s'agit de quelques médecins, certes rares, et surtout de chirurgiens, omniprésents même si les questions de leur compétence et de la composition sociale de leurs clientèles se posent.

La médicalisation au début de l'ère statistique (milieu du XVIIIe siècle-début du XIXe siècle)

La multiplication des enquêtes officielles laisse espérer embrasser, à partir du second tiers du XVIIIe siècle, l'ensemble des personnels de santé à la campagne. Il n'en est rien.

En 1737

Après une période pendant laquelle l'information était trop ponctuelle, une enquête des subdélégués de l'intendant permet de quantifier et cartographier la présence des praticiens en 1737 pour la plupart des diocèses civils du Bas-Languedoc. Ainsi par exemple, celui de Lodève compte 32

---

[20] Jacques Meine, « Médecine et santé en Vaunage au XVIIIe siècle », dans *La Vaunage au XVIIIe siècle (1685-1787)*, Jean-Marc Roger (dir.), Nages-et-Solorgues, Association Maurice Aliger, 2003-2005, 2 vol., t. 1, p. 103-187, p. 127, 130-133.

[21] Robert Guiraud, « Chirurgien au temps de Louis XIV à Lunel (Hérault) », *Études sur l'Hérault*, 1986-1987/2-3, p. 49-58.

[22] J. Meine, « Médecine et santé, art. cit. », p. 142-148.

chirurgiens, dont seulement 14 habitent dans les deux villes de la contrée tandis que plus de la moitié se répartissent dans quatre localités qu'on pourrait qualifier de bourgs et huit autres relevant plutôt du modèle villageois. Le diocèse de Montpellier est doté de 109 chirurgiens dont un tiers réside au chef-lieu tandis que la plupart des autres sont dans une trentaine de villages, voire quelques bourgs[23]. Cette distribution spatiale est cohérente : les campagnes sont desservies, et les vides sont avant tout au nord de Montpellier et de Nîmes, dans une zone rurale de garrigues au faible peuplement. Là, nombre de villages sans aucun chirurgien recensé sont à peine à une ou deux lieues d'une ville bien dotée. Ainsi par exemple pour soigner en Vaunage, on sait grâce à d'autres sources qu'il existe alors huit médecins à Nîmes, probablement deux à Sommières, et des chirurgiens de village sur place[24]. Des années 1730 au début du XIXe siècle, tous deviennent les recours des ruraux de cette contrée, qui ne peuvent plus compter sur un docteur à Calvisson[25]. Il serait donc arbitraire de ne pas prendre en compte les praticiens urbains au prétexte de faire de l'histoire rurale. Hélas, divers soignants ont vraisemblablement été omis, et notamment les médecins, complètement absents dans cette archive manuscrite. On sait par ailleurs que, dans la province voisine du Roussillon, l'intendant a peiné à réaliser ce même inventaire des professionnels de santé[26].

Vers 1780

En 1777, un *État de la médecine, chirurgie et pharmacie*[27], réalisé par des hommes de l'art, vise à mettre en place un réseau de correspondants, dans l'esprit de la toute nouvelle Société royale de médecine. Cependant, les auteurs de cet ouvrage imprimé avouent dans leur préface le caractère imparfait de leur démarche[28]. Hélène Berlan fait le même constat en cherchant les médecins formés à Montpellier dans une enquête conservée à Paris, datée

---

[23] AD Hérault, C 2776, Intendance de Languedoc, Arts et métiers, Communautés des marchands et corporations, État du nombre des chirurgiens, barbiers, perruquiers, baigneurs-étuvistes, renoueurs, oculistes, lithotomistes, dentistes et sages-femmes, exerçant leur industrie dans les diocèses de la province, 1737.

[24] J. Meine, « Médecine et santé, art. cit. », p. 142-148.

[25] *Ibid.*, p. 127, 130-131, 134-137.

[26] Jean-François Belmonte, « Les rivalités entre les médecins et les chirurgiens au XVIIe siècle », dans *Métiers et gens de métiers en Roussillon et en Languedoc, XVIIe-XVIIIe siècles*, Gilbert Larguier (dir.), Perpignan, PUP, 2009, p. 101-112, p. 106.

[27] Jean de Horne et Pierre de la Servolle, *État de la médecine, chirurgie et pharmacie en Europe et principalement en France pour l'année 1777*, Paris, veuve Thiboust, 1777.

[28] H. Berlan, *Faire sa médecine, op. cit.*, p. 319-321.

vers 1780-1785 : cette dernière ne livre que les noms de soignants vivant dans les villes et les principaux bourgs. Son origine présumée, la Société royale de médecine, mène à l'hypothèse qu'il s'agit d'une liste réalisée à partir du réseau des correspondants de cette institution[29]. Effectivement, pour la ville d'Agde sont mentionnés dans ce document manuscrit seulement un médecin, Mouton, et deux chirurgiens, Alengri et Gleize, ces deux derniers patronymes apparaissant aussi pour le Fort Brescou voisin. Tous deux figurent dans la liste – en double ! – sans doute du fait de leur fonction militaire, tandis qu'en 1786, en réponse à une autre enquête[30] dont on n'a conservé les résultats globaux que pour six généralités du nord de la France[31], le subdélégué d'Agde fournit pour sa ville les noms d'Alengri et Gleize, mais aussi de deux autres confrères. Et il mentionne cinq médecins, parmi lesquels effectivement le Sieur Mouton. Il ajoute que cet individu est médecin de l'Hôpital de la charité et correspondant de la Société royale de médecine[32]. Les cas de Mouton, Gleize et Alengri confirment que la liste parisienne de 1780-1785 appréhende les seuls soignants ayant des relations privilégiées avec certaines autorités. Aussi n'est-il pas surprenant de retrouver avant tout des urbains dans ce document.

Pour l'aire correspondant aux futurs départements de l'Hérault et du Gard il y a près de 200 professionnels de santé : 93 médecins et 105 chirurgiens, ce qui est peu. Ils résident dans seulement 24 localités[33], la plupart d'entre elles étant des villes[34]. On peut hésiter sur le statut de quelques places dotées chacune d'un médecin (Barjac, Saint-Chinian, Servian ou Villeneuve-les-Béziers), ou d'un médecin et un chirurgien (Bagnols), voire d'un médecin et trois chirurgiens (Roquemaure), la plupart de ces localités étant tout de même souvent considérées comme villes selon les critères de l'époque[35], bien que petites et étroitement liées à leur environnement rural. Cet élément confirme le manque de pertinence d'une séparation entre ville et campagne.

---

[29] *Ibid.*, p. 27, 324-325.
[30] *Ibid.*, p. 322-323.
[31] Jean-Pierre Goubert, « The Extent of Medical Practice in France Around 1780 », *Journal of Social History*, 1977/4, p. 410-427.
[32] AD Hérault, C 525, Intendance de Languedoc, Médecine et chirurgie, Courrier du subdélégué d'Agde à l'intendant, 9 mars 1786.
[33] Bibliothèque interuniversitaire de santé [désormais BIUS], Paris, Archives et manuscrits, Ms 2221, État des médecins et chirurgiens de la province, par ordre alphabétique des lieux, vers 1780-1785.
[34] En comprenant un Fort Saint-André qui pourrait être celui de Villeneuve-lès-Avignon, mais en excluant un Saint-Jean difficile à situer.
[35] S. Durand et É. Pélaquier, « Les villes, art. cit. ».

Vers 1800

Le problème de l'exhaustivité se pose encore pour le *Dictionnaire des médecins, chirurgiens et pharmaciens français*, qui fait état des praticiens au début du XIXe siècle, en les classant par département[36]. Plusieurs observations laissent *a priori* croire à un document complet : les résidences révèlent des soignants moins concentrés dans les villes que selon la liste établie vers 1780-1785. D'assez fortes densités médicales dans les vallées correspondent à un peuplement rural plus important et s'opposent à des garrigues moins desservies. L'énumération des praticiens dans le *Dictionnaire* n'a pas dû être établie selon les mêmes critères que celle du début des années 1780. Peut-être se rapproche-t-elle davantage de la réalité des soignants sur le terrain que d'un état des correspondants de l'administration. Hélène Berlan considère aussi que ce document est plus fiable que le précédent, en se fondant sur la proportion des médecins français formés à Montpellier, laquelle lui paraît plus vraisemblable[37]. Cependant, les médecins – 9 dans le Gard et 18 dans l'Hérault – et les chirurgiens – 35 dans le Gard et 24 dans l'Hérault – énumérés sont deux fois moins nombreux que ceux recensés vers 1780[38].

N'imaginons pas un effondrement du nombre de soignants dû à la tourmente révolutionnaire : le *Dictionnaire* livre un état nettement inférieur à la réalité. 77 des 86 médecins et chirurgiens recensés y sont assez précisément et uniformément renseignés, les autres ayant fait l'objet de notices plus confuses ajoutées *in extremis*, illustrant bien le caractère inachevé d'un processus déclaratif : d'autres praticiens manquent sans doute encore à l'appel, qu'ils se soient manifestés après l'impression de l'ouvrage ou qu'ils ne se soient jamais fait connaître. L'éditeur Moreau, à l'initiative de l'entreprise, en est conscient[39]. Et en effet, son *Dictionnaire* montre des soignants urbains trop peu nombreux, même à Montpellier. Nîmes n'aurait pas de médecin, et d'autres villes comme Alès ou Agde pas même un chirurgien. On ne peut invoquer le charlatanisme pour expliquer de tels blancs sur la carte. Il y a de toute évidence un net sous-enregistrement.

---

[36] *Dictionnaire des médecins, chirurgiens et pharmaciens français légalement reçus, avant et depuis la fondation de la République française, publié sous les auspices du gouvernement*, Paris, Moreau et Cie, an X.

[37] H. Berlan, *Faire sa médecine, op. cit.*, p. 325.

[38] *Dictionnaire des médecins, op. cit.*, p. 188-197 (Gard), 213-221 (Hérault) et ajouts non paginés.

[39] *Ibid.*, préface non paginée ; H. Berlan, *Faire sa médecine, op. cit.*, p. 321.

La mention de soignants ruraux proportionnellement plus nombreux n'est pas un gage d'exhaustivité du document.

Heureusement, les listes de 1805 livrent des informations statistiques beaucoup plus fiables, avec indication de la date de réception ainsi que de l'université, du collège de chirurgie, ou du jury départemental pour les officiers de santé[40]. Les villes ainsi que les bourgs et villages des régions peuplées sont mieux dotés (voir figure 1). L'Hérault et le Gard comptent alors 500 praticiens, soit environ 200 chirurgiens reçus selon les formes anciennes, 130 docteurs en médecine et plus de 160 officiers de santé. Face à quelque 620 000 habitants[41], la densité de soignants apparaît donc comme élevée, avec un docteur pour 4 500 habitants et, en prenant en compte tous les personnels, un praticien pour 1 200 habitants, autrement dit entre 8 et 9 pour 10 000 habitants, ce qui place le Bas-Languedoc oriental parmi les régions les mieux médicalisées, à l'instar de la Provence, sur la carte jusqu'alors lacunaire de l'*Atlas de la Révolution française*[42]. Cette réalité est-elle nouvelle ou déjà établie depuis longtemps ? Remarquons simplement, en prenant le cas de la Vaunage, que Jacques Meine compte déjà sur place un praticien – chirurgien – pour 780 personnes à la fin de l'Ancien régime[43]. À l'époque, les moyennes nationales mêlant villes et campagnes sont dans le même ordre de grandeur – autour de 1 pour 1 000 – mais elles sont fallacieuses car les soignants sont prioritairement au service des urbains[44]. Pour mieux percevoir un essor ou une stagnation, il faudrait mener des études rurales localisées en tentant d'isoler les villes de l'échantillon statistique.

---

[40] AD Hérault, 5 M 28, doc. cit. : État des médecins, chirurgiens, officiers de santé et sages-femmes établis dans le département de l'Hérault, 29 frimaire an XII ; AD Gard, 5 M 3, doc. cit. : État général des médecins, chirurgiens, officiers de santé, etc., 23 brumaire an XIII, imprimé.

[41] Dominique Lacroix, *Paroisses et communes de France. Dictionnaire d'histoire administrative et démographique. Gard*, Paris, Éditions du CNRS, 1986, p. 26 ; Claude Motte, Marie-Élisabeth Martin-Laprade et Jean-Marc Peysson, *Paroisses et Communes de France. Dictionnaire d'histoire administrative et démographique. Hérault*, Paris, Éditions du CNRS, 1989, p. 50.

[42] S. Bonin et C. Langlois (dir.), *Atlas de la Révolution, op. cit.*, p. 22-23.

[43] J. Meine, « Médecine et santé, art. cit. », p. 166.

[44] Toby Gelfand, « Deux cultures, une profession : les chirurgiens français au XVIIIe siècle », *Revue d'histoire moderne et contemporaine*, 1980/27, p. 468-484 ; O. Faure, *Histoire sociale, op. cit.*, p. 20.

Figure 1 : Domiciliation des médecins, chirurgiens et officiers de santé du Gard et de l'Hérault, par commune, en 1805

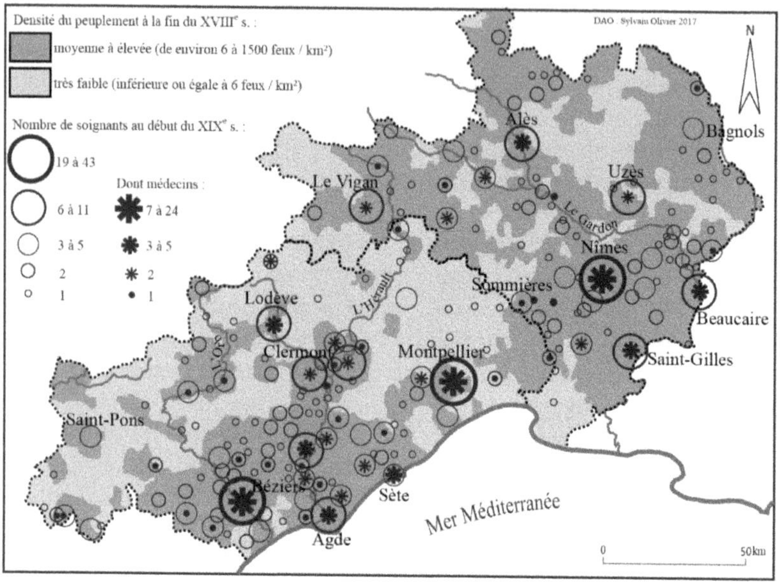

Sources : AD Hérault, 5 M 28 ; AD Gard, 5 M 3 ; Élie Pélaquier, *Atlas historique de la province de Languedoc* [en ligne] pour les densités de peuplement par communauté en 1789

Quoi qu'il en soit, les conditions d'élaboration des listes de 1805, plus rigoureuses, donnent lieu à un gonflement du nombre de praticiens de santé par rapport aux dates précédentes. Du *Dictionnaire* de l'an X aux listes de l'an XIII, l'Hérault et le Gard passent ensemble de 86 à 500 noms ! Il s'agit bien sûr davantage d'un progrès statistique[45] que d'une avancée de la médicalisation. Pour 1805 la marge d'erreur doit être faible, même si on n'oserait envisager de stricte adéquation entre la réalité du terrain médical et les listes qui nous sont parvenues. Les archives officielles antérieures se révèlent en revanche d'une fiabilité plus que relative[46], en particulier du fait de la sous-estimation des chirurgiens ruraux[47].

---

[45] Jean-Claude Perrot et Stuart J. Woolf, *State and statistics in France, 1789-1815*, London, Paris, New York, Harwood academic, 1984 ; Marie-Noëlle Bourguet, *Déchiffrer la France. La Statistique départementale à l'époque napoléonienne*, Paris, Éditions des Archives contemporaines, 1989.

[46] Jacques Léonard, *Les médecins de l'Ouest au XIXe siècle*, thèse d'histoire, Louis Girard (dir.), Univ. Paris-Sorbonne, Lille, ANRT, 1978, 3 vol., t. 1, p. 14-22 ; *id.*, *La vie quotidienne, op. cit.*, p. 39-40.

[47] T. Gelfand, « Deux cultures, art. cit. », p. 468.

La réalité du terrain médical dans les campagnes (milieu du XVIIIe siècle-début du XIXe siècle)

Pour mieux connaître ce milieu, il faut accumuler les indices sur la présence, la pratique professionnelle et la compétence des soignants, plutôt que de chercher seulement à les compter. Davantage que la résidence du praticien, ce qui importe est l'aire géographique qu'il fréquente puisque, même s'il habite en ville, ses passages dans les campagnes contribuent à la médicalisation. Rapprochons-nous donc de l'espace vécu du médecin, chirurgien ou officier de santé.

De nouvelles listes à élaborer par l'historien

Même après 1737, on peut compléter la liste des praticiens au hasard de mentions aléatoirement trouvées dans les archives. Par exemple, un certain Aspol soigne à Montpeyroux – où il habite probablement – durant la Révolution. On le sait par deux ordonnances du milieu des années 1790, faites à des ruraux, un agriculteur et son fils[48]. Le Dr Aspol ne figure pas dans le *Dictionnaire* de l'an X selon lequel il y a pourtant bien un médecin à Montpeyroux, mais nommé Poumeyrol. En revanche les médecins Claude Poumeirols et Gérard Aspol, ce dernier reçu en 1766, résident bien dans ce village selon la liste de 1805[49]. À côté de l'enquête locale qu'il faudrait mener pour mieux les connaître[50], ainsi que leurs éventuels confrères, une autre piste ne doit pas être négligée. Il s'agit de l'utilisation d'une source qui, dans les dernières décennies de l'Ancien Régime, permet, pour l'Hérault, de procéder d'une manière plus systématique : les justices ordinaires. L'inventaire sommaire du fonds indique, à chaque fois qu'une procédure concerne des coups et blessures, les noms des médecins ou / et chirurgiens étant intervenus afin d'effectuer un constat et de rédiger un rapport[51]. Tout comme un homme de loi exerce une charge dans plusieurs tribunaux ordinaires et pour les villages relevant d'un même sei-

---

[48] Henri Garnache, « La médecine en Languedoc à la fin du XVIIIe siècle : deux témoignages », *Cahiers d'Arts et Traditions rurales*, 1995-1996/8-9, p. 130-133.
[49] AD Hérault, 5 M 28, doc. cit. : État des médecins, etc., an XII.
[50] Peut-être est-ce le nom, quelque peu francisé, d'un membre de la dynastie lodévoise de médecins Archbold, d'origine irlandaise et formés à Montpellier (H. Berlan, *Faire sa médecine, op. cit.*, p. 113).
[51] Léon Maury et Martine Sainte-Marie, *Juridictions ordinaires (XIVᵉ siècle-1795). Répertoire méthodique de la sous-série 10 B*, Montpellier, Archives départementales de l'Hérault, 2011.

gneur[52], un expert médical peut aussi être appelé dans plusieurs villages. Les médecins ou chirurgiens résidant en ville à proximité des personnels judiciaires, ou entretenant des relations sociales privilégiées avec eux, sont donc davantage sollicités.

On retrouve, à une échelle miniature, une situation comparable à celle des correspondants de la Société royale de médecine : les soignants proches d'une autorité susceptible d'avoir produit des archives sont davantage visibles. Il y aurait autant de listes possibles que d'institutions ayant recouru à la compétence des professionnels de santé et l'ayant consigné par écrit. On ne saurait donc prétendre atteindre une connaissance exhaustive du milieu médical à l'aide d'une liste élaborée par une autorité, ou par l'historien à l'aide des archives d'une administration donnée. Il restera toujours des praticiens omis : ceux qui, quelle que fût leur compétence, n'ont jamais eu un quelconque rôle d'experts, ou ceux dont on n'a pas conservé les rapports.

C'est l'expertise d'un interlocuteur habitué, sa capacité à observer et à mettre par écrit, qui est reconnue par une autorité. Mais cette aptitude est-elle déterminée par la compétence à soigner ? Les meilleurs praticiens sont-ils appelés à rédiger le plus de rapports ? Rien n'est moins sûr. Certains professionnels profitent vraisemblablement de leur faveur auprès d'une autorité pour se poser en experts davantage qu'en acteurs de la médicalisation. Ils disposent alors de moins de temps pour s'occuper de leurs patients ; mais inversement, leurs déplacements à la sollicitation de la justice leur donnent une visibilité accrue dans les campagnes et des opportunités pour rendre simultanément des services de santé.

Des dynasties de soignants

Puisqu'une démarche systématique à partir des listes ne garantit pas de trouver tous les acteurs de la médicalisation des campagnes, ni même les meilleurs, on en revient à la nécessité de croiser toutes sortes d'indices épars. C'est ainsi que Jacques Meine a montré pour la Vaunage du XVIIIe siècle que, même lorsque les enquêtes de l'administration et les listes de réception n'en indiquent aucun, il y a en réalité un ou plusieurs chirurgiens au village[53]. De la même manière, dans quelques localités du Lodévois,

---

[52] Émile Appolis, *Un pays languedocien au milieu du XVIIIe siècle : Le diocèse civil de Lodève, Étude administrative et économique*, Albi, Imprimerie coopérative du Sud-Ouest, 1951, p. 35-40.
[53] J. Meine, « Médecine et santé, art. cit. », p. 142-148.

une démarche prosopographique fournit de nouveaux noms. Prenons les cas de Salasc et d'Octon, deux communes limitrophes, dans la vallée du Salagou. Là, dans les archives judiciaires, notariales ou dans l'état civil, les noms des chirurgiens Crouzat, dans la première commune, et Silhol, dans la seconde, marquent les dernières décennies du XVIIIe et les premières du XIXe siècle. Or, ces patronymes n'apparaissent pas et aucun praticien de santé n'existe pour les villages en question dans la liste parisienne établie vers 1780-1785 aussi bien que dans le *Dictionnaire* de l'an X. En revanche, la liste de 1805 et les suivantes, dans la première moitié du XIXe siècle, attestent ces deux familles avec à chaque fois plusieurs membres dans le milieu des gens de santé. Par le récapitulatif de leurs parcours et par la mention des modalités de leur réception dès avant la fin de l'Ancien Régime, elles confirment aussi leur présence sur le terrain au moment où on ne les soupçonnait pas en se fiant aux listes du début des années 1780 puis du début des années 1800.

Résumons les principales informations obtenues en croisant diverses sources. La liste de 1737 indiquait bien un seul chirurgien, Labescede, domicilié à Octon. Mais ensuite, en 1746, il n'existait aucun professionnel de santé jusqu'à deux lieues alentour, si bien qu'à Salasc on avait subi depuis plusieurs années la mort de beaucoup « sans qu'on ait eu le tems de leur donner les remedes et medicaments convenables a leurs maux ». Cette communauté d'habitants avait donc proposé de subventionner l'installation d'un chirurgien[54]. En effet, fréquemment sous l'Ancien Régime, des municipalités rétribuent des soignants[55], confirmant qu'une demande sociale peut se manifester en la matière au niveau local, et pas seulement de la part des élites nationales et savantes, chantres de la médicalisation à partir du siècle des Lumières. Le vœu de la municipalité de Salasc n'a peut-être pas été vain. On trouve en effet quelques mentions de chirurgiens dans ce village, comme à Octon ou aux alentours, entre la décennie 1750 et le début des années 1770, avant que chacune des deux communautés d'habitants accueille sa lignée stable.

---

[54] AD Hérault, 292 EDT 1, Délibérations consulaires de Salasc, 3 avril 1746, f° 69 v°-70 v°.
[55] Stéphane Durand, *Pouvoir municipal et société locale dans les petites villes de l'Hérault aux XVIIIe et XIXe siècles. Le cas de Mèze de 1675 à 1815*, thèse d'histoire, François-Xavier Emmanuelli (dir.), université Paul-Valéry-Montpellier, Lille, ANRT, 2000, 2 vol., t. 2, p. 136-139 ; Hélène Berlan et Étienne Thévenin, *Médecins et société en France du XVIe siècle à nos jours*, Toulouse, Privat, 2005, p. 52.

À Salasc, c'est l'installation de Pierre Crouzat qui est décisive, avant 1777[56], à un moment où il est déjà expérimenté puisqu'il a été reçu dans son métier en 1759[57]. Ce nouveau venu est à l'origine d'une dynastie locale jusqu'au milieu du XIXe siècle. En effet, son fils, formé notamment à Montpellier à partir de novembre 1794[58], y devient officier de santé dès le milieu des années 1790[59]. Le petit-fils y deviendra docteur en médecine à partir de 1837[60]. Mais ce n'est pas tout : un autre membre de la famille, Marc Noé Crouzat, âgé d'environ 15 ans, originaire de Salasc, est en octobre 1786 garçon chez le maître chirurgien de Clermont Jacques Cabassut depuis environ 8 mois[61]. Ensuite il devient officier de santé pendant les années 1790 dans un village proche, Neffiès[62].

À Octon, village voisin de Salasc, Joseph Silhol, reçu maître en chirurgie d'après les formes anciennes à Béziers en 1779, est ensuite reconnu comme officier de santé[63]. Au début du XIXe siècle, plusieurs membres de sa famille exercent des professions de santé dans des villages des environs ; et même un médecin s'installe finalement en ville à Clermont. Il s'agit de Joseph-Michel Silhol, natif d'Octon, examiné en l'an XI sur l'anatomie, la physiologie,

---

[56] AD Hérault, 10 B 459, Juridictions ordinaires, Clermont, n° 271 : Bernard Delmas, laboureur, d'Octon, contre Joseph Bécat, habitant la métairie de Villetelle, coups et blessures, 1777 ; AD Hérault, 292 EDT 2, Délibérations consulaires de Salasc, *passim*.

[57] AD Hérault, 5 M 28, doc. cit. : Extrait du registre contenant la présentation aux bureaux de la sous-préfecture de Lodève des lettres de réception et de maîtrise des médecins, chirurgiens, etc., 13 brumaire an XII ; État des médecins, chirurgiens, officiers de santé, etc., 29 frimaire an XII.

[58] Louis Dulieu, « La vie médicale et chirurgicale à Montpellier, du 12 août 1792 au 14 frimaire an III », *Revue d'histoire des sciences et de leurs applications*, 1955/1, p. 38-52, p. 44.

[59] AD Hérault, 5 M 28, doc. cit. : Listes des 13 brumaire et 29 frimaire an XII, et de 1829 ; *ibid.*, 5 M 42, Santé publique et hygiène, Exercice des professions de santé : Extrait du certificat délivré par le sous-préfet de Lodève, sur l'attestation du maire et de deux notables, 10 messidor an XI, copie du 15 décembre 1816.

[60] AD Hérault, 5 M 28, doc. cit. : État des docteurs en médecine ou en chirurgie, des officiers de santé & des pharmaciens qui exercent légalement dans les communes de l'arrondissement de Lodève, etc., s. d. [1847].

[61] AD Hérault, 10 B 466, Juridictions ordinaires, Clermont, n° 596 : Pierre Couderc contre Jacques Cabassut, et Jacques Cabassut contre Pierre Couderc, vol, coups et blessures, 1786.

[62] AD Hérault, 5 M 28, doc. cit. : Listes de 1817 et 1829 ; *ibid.*, 5 M 42, doc. cit. : Extrait du certificat du sous-préfet de Béziers sur l'attestation du maire et de deux notables, 1er messidor an XI, copie du 24 décembre 1816.

[63] AD Hérault, 5 M 28, doc. cit. : Listes du 5 messidor an XI, 13 brumaire an XII ; et de 1817 ; *ibid.*, 5 M 42, doc. cit. : Lettre de Reynes, maire d'Octon, au préfet, 3 novembre 1816, et tableau des cas litigieux mentionnant une enquête enregistrée au greffe du tribunal de première instance de Lodève le 10 messidor an XI.

etc., puis qui soutient sa thèse le 11 ventôse an XII[64]. Ainsi, l'activité de soignant se transmet souvent de père en fils[65]. Les fils de chirurgiens se forment comme garçons chez leur père ou auprès d'un confrère. À Clermont en 1786, Jacques Cabassut a comme garçons chirurgiens son fils aîné et un Crouzat de Salasc[66]. De même, au siècle précédent, en 1697, Guillaume Erissac, fils d'un chirurgien de Quissac, commence un apprentissage de dix-huit mois auprès de François Gautier à Lunel[67].

Les Crouzat et les Silhol sont donc deux exemples parmi d'autres. Ils sont emblématiques d'une promotion sociale de petits praticiens ruraux au tournant des XVIIIe et XIXe siècles[68]. Une formation et une reconnaissance acquises à la campagne comme auprès des institutions urbaines ou de confrères permettent aux générations du début du XIXe siècle d'accéder au statut de médecin.

La compétence des chirurgiens ruraux

Mais quelle est la compétence des chirurgiens ruraux avant cette ascension ? À Clermont, le procès de 1786 – dans lequel apparaît subrepticement le quotidien des garçons chirurgiens à l'occasion d'une accusation de vol d'argent par l'apprenti à son maître, le litige donnant aussi lieu à des coups et blessures – laisse dubitatif en la matière[69]. L'affaire se produit en ville, mais les individus impliqués ont des liens avec la campagne : ainsi, le chirurgien Jacques Cabassut intervenait en janvier 1780 à Octon[70] ; et l'un de ses garçons chirurgiens, Marc Noé Crouzat, vient d'un village et s'installera ensuite à son compte dans un autre[71]. Selon la procédure, au moins trois chirurgiens sont actifs à Clermont, chacun ayant au minimum un ou deux garçons – alors que l'enquête établie vers 1780-1785 ne connaît qu'un de ces trois maîtres, ignorant Cabassut[72]. Les garçons

---

[64] AD Hérault, 5 M 28, doc. cit. : Listes de 1817 et 1829 ; *ibid.*, doc. cit. : Certificat par les médecins et professeur de l'école de médecine de Montpellier, en exécution de la loi du 19 ventôse an XI, 11 ventôse an XII.
[65] J. Meine, « Médecine et santé, art. cit. », p. 148.
[66] *Cf. supra.*
[67] R. Guiraud, « Chirurgien, art. cit. », p. 49.
[68] J. Léonard, *La vie quotidienne, op. cit.*, p. 13-18.
[69] AD Hérault, 10 B 466, doc. cit.
[70] AD Hérault, 10 B 617, Juridictions ordinaires, Lauzières, n° 12 : Jean Bringaud contre Bernard Delmas et Pierre Singla, coups et blessures, 1780.
[71] *Cf. supra.*
[72] BIUS, Ms 2221, doc. cit.

peignent et rasent, mais aucune action de santé n'est mentionnée dans le procès. En effet, les chirurgiens ne sont pas encore séparés des barbiers, même si officiellement ils devraient l'être à la suite de plusieurs règlements[73]. Ceux de Nîmes sont par exemple trop peu soumis aux médecins et, au XVIIIe siècle, ils continuent à être barbiers et perruquiers[74]. Il faut cependant noter que les faits incriminés à Clermont en 1786 conduisent les témoins à narrer le quotidien des garçons chirurgiens, mais pas celui de leurs maîtres.

La situation est sans doute comparable à ce que vit, à la fin du XVIIe siècle, le jeune Guillaume Erissac, qui effectue à Lunel son apprentissage en faisant des saignées et surtout en rasant des barbes, alors que son maître se consacre vraisemblablement davantage à la chirurgie[75]. D'ailleurs, si l'on en croit leurs expertises devant les tribunaux seigneuriaux, des chirurgiens d'Ancien Régime décrivent des blessures et soignent. C'est le cas par exemple de Joseph Silhol et Pierre Crouzat autour de 1780[76], et le fait est confirmé lorsqu'un modeste paysan reconnaît une dette à l'égard de son soignant : venu du Rouergue méridional et de passage à Octon pendant l'été 1777, il est contraint d'y séjourner pendant 46 jours, dont 36 à bénéficier des « remèdes et pansements » du sieur Joseph Silhol, chirurgien du lieu[77]. S'il s'agit du Joseph Silhol reçu à Béziers en 1779[78], on remarque qu'il est déjà capable de prodiguer des soins deux ans avant cette reconnaissance officielle, à un moment où il n'a qu'un statut d'empirique, voire de charlatan. S'il s'agit d'un homonyme, par exemple son père, alors cette anecdote renforce l'idée d'une remarquable continuité des praticiens de cette famille. Il est certain que ce chirurgien Joseph Silhol n'est pas uniquement un barbier.

*

Une approche impressionniste de la médicalisation, à partir de quelques informations qualitatives, est imposée par l'état de la documentation disponible avant les années 1730. Ensuite, les enquêtes d'époque sont souvent

---

[73] O. Faure, *Histoire sociale, op. cit.*, p. 45 ; H. Berlan et É. Thévenin, *Médecins et société, op. cit.*, p. 52 ; J.-F. Belmonte, « Les rivalités, art. cit. », p. 109.
[74] J. Meine, « Médecine et santé, art. cit. », p. 137-142.
[75] R. Guiraud, « Chirurgien, art. cit. », p. 49.
[76] AD Hérault, 10 B 617, Juridictions ordinaires, Lauzières, doc. cit., *passim*.
[77] AD Hérault, 2 E 41 / 99, Minutes de François Duguiés, notaire à Salasc, deux obligations du 22 août 1777, f° 74 r°-75 r°.
[78] *Cf. supra.*

trop ponctuelles – elles ne concernent par exemple qu'une catégorie de soignants ayant un rapport particulier avec les autorités – et lacunaires pour certaines aires géographiques. Ainsi, la multiplication des sources sérielles ne doit pas leurrer : on en est réduit à ne pas leur accorder une trop grande importance et à continuer à les confronter avec des indices épars. Une recherche sur les médecins et chirurgiens employés par les tribunaux aide tout de même à densifier l'information disponible, sans pour autant atteindre encore la totalité des soignants. Ces experts ont laissé des traces de leur compétence dans leurs rapports : ils décrivent des blessures, ainsi que les soins qu'ils ont été amenés à apporter. Ils confirment ainsi la compétence thérapeutique – ou au moins les mots pour en parler – dont ils disposent.

Certains des praticiens en question sont mieux connus parce qu'ils ont suivi des études qui ont laissé des archives. Pour d'autres, on sait seulement qu'ils ont exercé leur art sans avoir les moyens de suivre tout leur parcours. La loi de ventôse an XI perpétue la diversité des modes de reconnaissance de la compétence des soignants : une partie des officiers de santé n'ont pour qualification que la certification du maire et de deux notables[79].

Les cartes et les statistiques sont indispensables mais il reste à poursuivre l'approche qualitative du métier de praticien de santé à l'aide de reconstitutions localisées[80] de parcours individuels et familiaux, en croisant des archives nombreuses et diverses, en n'isolant pas l'espace rural de l'espace urbain parce que la campagne s'immisce partout jusque dans les faubourgs des villes, tandis que le praticien urbain est mobile, ce qui l'amène à intervenir dans le plat pays. Enfin, la médicalisation ne se limite pas à la présence importante du corps médical en Bas-Languedoc oriental au début du XIXᵉ siècle et à la rétraction des déserts médicaux : ce qui compte n'est pas seulement l'offre mais aussi le recours effectif des populations au personnel de santé.

---

[79] Ch. Rabier, « Une révolution médicale ? », art. cit.
[80] O. Faure, *Aux marges, op. cit.*, p. 17-19.

Promouvoir un réseau médical rural dans la France du début du XIXᵉ siècle

Olivier FAURE

Université de Lyon Saint-Étienne (Lyon III)
Laboratoire de recherche historique Rhône-Alpes
(LARHRA, UMR 5190)

Résumé : Cette contribution décrit d'abord les nombreuses mesures prises pour promouvoir et développer les différentes institutions (écoles secondaires de médecine, écoles de sages-femmes) qui donnaient une formation médicale de base aux officiers de santé (médecins de seconde classe) et aux sages-femmes qui devaient desservir les campagnes. De fait, ce nombreux personnel médical se répandit largement dans les campagnes où il bénéficiait de la confiance des populations, d'autant plus que quelques départements organisèrent des services de médecine gratuite pour les indigents. Le succès de ces initiatives fut d'autant plus grand que les officiers de santé et les sages-femmes étaient largement d'origine locale et souvent rurale. En fait, les populations rurales ne furent pas délaissées par la politique médicale, grâce aux autorités locales. Elles n'acceptèrent pas seulement passivement ces innovations mais furent un acteur majeur du changement.

Abstract: This article details the numerous measures taken by local authorities to support and develop various institutions (secondary medical schools and midwife schools, for example) which provided a basic medical education to public health officers and midwives serving rural populations. This dense network of health care providers was widely spread throughout the countryside where health workers benefited from the trust they were given by local populations, especially in those departments that organized free medical care for the indigent. The great success of this health care system also stemmed from the local and often rural origins of the public health officers and midwives. Local authorities ensured that rural populations were not neglected by medical policy. Not only did country dwellers accept medical innovation, they were major actors of change in medical practices.

L'idée que les campagnes françaises du début du XIXᵉ siècle, forcément arriérées, auraient été à la fois désertées par les médecins, abandonnées par les pouvoirs publics et livrées à des charlatans de toute espèce n'a guère été remise en cause depuis que Jacques Léonard eut montré le profond décalage entre la médicalisation des villes et celles des campagnes[1]. Pourtant, pour peu qu'on examine les choses au plus près du terrain, la situation apparaît beaucoup plus complexe. Une des manières de mettre en doute cette représentation dominante consiste à révéler le nombre important des initiatives locales qui ont essayé de doter les campagnes de soignants divers, convenablement formés, financièrement et géographiquement accessibles. Cette véritable politique ébranla même temporairement l'option nationale qui privilégiait les docteurs en médecine. L'accueil que reçurent ces différentes mesures permet aussi de remettre en cause l'image de ruraux indifférents ou hostiles à toute médecine venue de l'extérieur.

Une politique de formation

La loi de ventôse an XI était pleine de contradictions. Elle créait trois professions médicales – docteurs, officiers de santé et sages-femmes – dont les deux dernières étaient surtout destinées à desservir les populations pauvres, très majoritairement rurales. Cependant, si la loi définissait les examens nécessaires pour y accéder, elle prévoyait seulement la création de six écoles de médecine qui se réduisirent très vite (1808) à trois facultés de médecine sises à Paris, Montpellier et Strasbourg. Il devint très vite évident que les futurs médecins de seconde classe et *a fortiori* les élèves sages-femmes, ne pourraient venir se former dans les facultés ou à la maternité de Paris. Pour répondre à ce besoin de formation, le territoire se couvrit très vite d'une vingtaine d'écoles secondaires de médecine et plus encore de nombreuses écoles – ou cours d'accouchements – installées dans la plupart des chefs-lieux de département. Ces deux institutions ont mauvaise réputation puisque les historiens[2] ont repris les condamnations médicales contemporaines dénonçant le délabrement des locaux, la pénurie du financement, le manque de zèle des professeurs, l'incohérence des cursus et la médiocrité des élèves. Ces écoles méritent pourtant mieux que ces jugements qui reprennent le discours des docteurs qui étaient déterminés à les faire disparaître.

---

[1] Jacques Léonard, *Les Médecins de l'Ouest au XIXᵉ siècle*, Paris, Champion, 1978, t. 1, p. 86-88.

[2] *Ibid.*, t. 2, p. 650-670. Olivier Faure, *Genèse de l'hôpital moderne : les Hospices civils de Lyon de 1802 à 1845*, Lyon, Paris, Presses universitaires de Lyon et CNRS éd., 1982, p. 128-137 et 212-214.

Les écoles secondaires de médecine et la formation des officiers de santé

Trois parcours permettaient de se présenter aux examens d'officier de santé. Les candidats pouvaient soit suivre les cours d'une école de médecine, soit effectuer un service hospitalier de cinq ans ou enfin suivre pendant six ans la pratique d'un docteur. Si l'importance et la réalité des formations pratiques sont actuellement peu connues, la voie théorique est plus facile à explorer. Comme il était financièrement impossible pour la plupart des candidats de se rendre dans l'une des trois facultés qui n'auraient pas pu tous les recevoir, ils investirent les cours de médecine organisés dans les hôpitaux depuis la fin de l'Ancien Régime pour répondre aux demandes de formation pratique de la nouvelle génération de médecins. Très informels, ces cours subsistèrent et se développèrent sous la Révolution à la suite de la suppression des facultés, collèges et communautés de médecins ou de chirurgiens. Au sortir de la Révolution, il existait une bonne vingtaine de cours soutenus par les sociétés locales de médecine qui se reconstituèrent. Officialisés par des arrêtés préfectoraux entérinés avec réticence par des décrets, les cours, obtinrent en 1820, le titre d'écoles et le droit de s'organiser en conséquence[3].

Ces cours devenus écoles privilégièrent la mission de former des praticiens ruraux. Une fois diplômés les élèves devaient, selon leurs professeurs, se dévouer au service des campagnes. En effet, leur « mission est toute entière sociale puisque c'est sur leurs talents que repose la prospérité des campagnes car ils doivent détourner des habitants cette source de misère qu'est la maladie[4] » ou, autrement dit, « donner à la classe utile des cultivateurs des secours dans leurs maladies et dans les accidents auxquels ils sont exposés par la nature de leurs travaux[5] ». Loin de leur distribuer des soins au rabais, le but visé est que « les pauvres auront l'inappréciable avantage d'être soignés par des hommes dignes d'être comparés à ceux qui sont déjà en possession de la confiance de la classe opulente. Les officiers de santé ainsi formés doivent aussi être des missionnaires de l'hygiène car « ils dissipent toutes les causes prédisposantes à ces maladies épidémiques et portent dans l'hygiène

---

[3] Olivier Faure, « Cours pratiques et écoles secondaires de médecine au début du XIXe siècle : une expérience révolutionnaire étranglée ? », dans « La Formation des médecins (XIXe-XXe siècles) », numéro spécial du *Bulletin du Centre Pierre Léon*, 1998/1-2, p. 9-27, repris dans O. Faure, *Aux Marges de la médecine, France XIXe siècle*, Aix-en-Provence, Presses universitaires de Provence, 2015, p. 21-50, p. 35 (pagination de la dernière version).
[4] *Ibid.*, p. 35.
[5] Archives nationales [désormais AN], F^{17} 2299, Lettre des professeurs de l'école d'Amiens au ministre de l'Instruction publique, 21 mai 1840.

publique cette perfection que sans eux on attendrait longtemps[6] ». Loin d'être isolés, les officiers de santé devaient rester en relation avec leur école de formation « foyer autour duquel viendront se ranger tous les praticiens des départements limitrophes[7] ». En échange, les anciens élèves devaient renseigner leurs professeurs sur les besoins de la population. Certes, tout ce programme fut loin d'être réalisé mais il ne resta pas seulement à l'état de discours. En pratiquant, malgré les difficultés financières, une politique de gratuité, de faibles droits d'inscription ou de dégrèvement, les écoles voulurent attirer des élèves d'origine modeste. Les exigences pour être admis avaient le même but. Il suffisait d'avoir 15 ou 16 ans, de savoir lire, écrire, compter et de maîtriser les bases élémentaires du latin qui permettent de lire les ouvrages de la basse latinité, disposition qui était loin d'être toujours respectée. Grâce à cette politique accueillante, les écoles comptèrent chacune entre une trentaine et une centaine d'étudiants dans les années 1820.

Financées par les villes, les conseils généraux et surtout les hôpitaux qui les abritaient et allaient parfois jusqu'à leur offrir des amphithéâtres de dissection, ces écoles s'efforcèrent d'offrir aux étudiants un enseignement calqué sur celui des facultés de médecine. Au lieu des rudiments très généraux – médecine, chirurgie, pharmacie – nécessaires pour devenir officier de santé, elles enseignèrent les disciplines théoriques de base – anatomie, physiologie, pathologie – et offrirent une formation pratique assez complète avec clinique externe et interne, accouchements et opérations, thérapeutique et matière médicale[8]. Les plus importantes y ajoutèrent même l'hygiène publique et la médecine légale. Enfin, d'autres, comme Amiens et Grenoble incitèrent leurs élèves à fréquenter des cours de botanique et de chimie, soit dans les universités lorsqu'elles existent, soit dans les cours municipaux[9]. Quelles que soient les matières, l'enseignement reposait largement sur l'examen au lit du malade et la pédagogie mutuelle où les élèves les plus avancées encadraient les nouveaux arrivés.

L'examen des officiers de santé

Si les officiers de santé passés par les écoles bénéficiaient d'une formation solide, il faut peut-être aussi réévaluer la compétence de leurs collègues intégrés dans la profession au tout début du siècle sur simple

---

[6] Cité dans O. Faure, « Cours pratiques et écoles », art. cit. p. 35.
[7] *Ibid.*, p. 34.
[8] *Ibid.*, p. 36-46.
[9] AN, F[17] 2299, Réponses aux questions du Conseil supérieur de l'instruction publique, 25 septembre 1834.

présentation d'un certificat du maire et de deux notables attestant qu'ils exercent depuis plus de trois ans[10]. Reprenant les jugements des docteurs, du XIXe siècle, les historiens ont assez largement raillé l'incompétence de ces médecins improvisés. Si certains peuvent donner prise à cette accusation comme Saremejane qui « pendant qu'il était à l'école vétérinaire était tous les jours dans les hospices à recueillir les fruits des leçons faites par les professeurs[11] », nombre d'entre eux n'étaient dépourvus ni d'expérience ni de formation. L'officier de santé Sainclair de L'Arbresle (Rhône) en est un parfait exemple parmi d'autres. Il avait travaillé pendant dix ans sous les auspices de son père, qui fut chirurgien dans la commune pendant quarante ans, avant d'aller suivre des cours à l'université de Montpellier. Il fut ensuite reçu chirurgien au grand Hôtel-Dieu de Lyon où il exerça pendant trois ans (1776-1779). Lorsqu'il demanda à être intégré dans le nouveau corps, il exerçait dans sa commune depuis 25 ans[12]. Si son voisin Ponçan ne disposait que de deux attestations d'études fournies par les autorités militaires de l'Ancien Régime, il exerçait à Mornant depuis 1789[13]. À quelques kilomètres de là, Jean-Pierre Pastural avait un profil voisin. Il avait « fait les cours pendant trois années au Collège de chirurgie et trois autres années à l'hôpital de la Charité » avant de s'installer dans les monts du Forez (1792) puis quatre ans plus tard à Bessenay (Rhône)[14].

Cependant, cette procédure ne dura guère et l'accès au grade d'officier de santé fut prononcé par les jurys médicaux siégeant dans chaque département. Composés de deux docteurs locaux et présidés par un professeur de la faculté la plus voisine, ils ont été globalement accusés de laxisme. Il est vrai que, surtout dans les petits départements, la tentation de recevoir tout le monde était grande car les indemnités du jury dépendaient largement du nombre des diplômes délivrés. Aussi pendant toute la Restauration, le jury de l'Ain n'écarta-t-il qu'un seul candidat, en 1816[15]. Il lui arrivait même de prendre en compte la personnalité et le statut des candidats. Admettant en 1821 le sieur Gay, maire de Musinens, il avouait que « si on eut jugé de ses connaissances uniquement par ses réponses aux examens, il est douteux qu'il fut jamais autorisé à joindre au titre de maire de sa

---

[10] Article 23 de la loi du 19 ventôse an XI.
[11] Archives départementales du Rhône [désormais ADR], 5 M 36, Pétition de Sarermejane au préfet, s.d. (an XI).
[12] ADR, 5 M 36, Pétition de Sainclair, s.d. (Frimaire an XII).
[13] ADR, 5 M 36, Lettre du maire de Mornant au préfet, 1er germinal an XI.
[14] ADR, 5 M 36, Lettre de Pastural au préfet, s.d. (an XI).
[15] Archives départementales de l'Ain [désormais ADA], 20 M3, Procès-verbaux du jury médical.

commune celui d'officier de santé ». Le jury avait donc eu « égard dans l'évaluation des réponses du sieur Gay à son âge (47 ans), à des services longs et pénibles rendus dans un temps éloigné, à la considération dont sa qualité de maire l'entoure[16] ». En 1832, il reçut aussi Jean-Pierre Françon (1799-1851) qui n'avait jamais fait d'études ni de stage hospitalier et exerçait sans titre depuis cinq ans dans le département voisin du Rhône[17]. Néanmoins, soucieux de se mettre en règle après un procès, le candidat évita le jury du Rhône qui était ouvertement très hostile aux officiers de santé et apportait « une juste sévérité dans les examens » à tel point qu'il dissuadait nombre de candidats de s'y présenter[18].

Les officiers de santé ne furent donc pas uniformément des charlatans déguisés par la vertu d'un diplôme scandaleusement distribué, mais pour la majorité d'entre eux des médecins dont la formation ne différait pas radicalement de celle des docteurs. Ceux qui n'avaient pas bénéficié de cette formation la compensaient tant bien que mal par l'expérience. Comme nous l'avons écrit ailleurs[19], la disparition progressive des officiers de santé et la transformation des écoles secondaires en écoles préparatoires ne fut pas forcément un « progrès ». Elle ne résulta pas principalement des insuffisances des écoles elles-mêmes ou de l'incapacité des officiers de santé mais bien d'une politique gouvernementale déterminée à ruiner le second ordre des médecins pour complaire au premier.

Sages-femmes et garde-malades

Dans le sillage de la lutte contre la mortalité infantile amorcée au XVIIIe siècle, la loi de ventôse instaura la profession de sage-femme. Toutefois, si elle définissait les conditions d'attribution du diplôme, elle ne se préoccupait pas de la question de la formation. Chaptal et ses successeurs au ministère de l'Intérieur poussèrent les départements à envoyer à leurs frais des élèves à la Maternité de Paris[20] mais devant la dépense et les limites des capacités d'accueil, les conseils généraux préférèrent utiliser les ressources locales. Comme les cours de médecine, ceux d'accouchement naquirent pour la plupart à la fin de l'Ancien Régime et survécurent sous

---

[16] ADA, 20 M 3, Lettre du jury médical au préfet, 9 octobre 1821.
[17] Olivier Faure, *Jean-Pierre Françon (1799-1851) : un aventurier de la médecine* (à paraître).
[18] ADR, 5 M 36, Lettre de Dupasquier et Monfalcon au préfet, s.d. [1845].
[19] O. Faure, « Cours pratiques et écoles secondaires », art. cit, p. 43-48.
[20] Scarlett Beauvalet-Boutouyrie, *Naître à l'hôpital au XIXe siècle*, Paris, Belin, 1999, p. 112-114.

la Révolution avant de connaître une sorte d'apogée au début du XIXe siècle[21]. Plus organisés que les cours pratiques de médecine, ils existaient dans la maternité la plus importante de chaque département. On les trouvait dans les institutions – hôpitaux, hospices dépôts de mendicité – qui en assuraient la charge. Ils comptaient en général un seul professeur, le chirurgien en chef de l'hospice ou, quand il existait, le professeur d'accouchements. La scolarité s'étendait en général sur deux ans à raison de quatre à cinq mois d'hiver chaque année. Très pratique, le cours consistait à assister puis à réaliser des accouchements sous la surveillance du professeur et de la maîtresse sage-femme avec l'aide des élèves les plus avancées. Pourtant, l'enseignement ne se limitait pas à cela. D'après les professeurs, les sages-femmes n'étaient pas seulement des accoucheuses. En effet, pour eux « la science des accouchements n'est point une branche médicale à part mais bien un emprunt fait à différentes branches de la médecine[22] ». À Bourg-en-Bresse (Ain), on leur apprenait à effectuer fomentations, lavements, saignées et à composer tisanes, infusions, décoctions et mixtures simples. Selon le chirurgien vaudois Mayor, « instruites dans leur art et habiles dans la conduite des malades » elles pouvaient même répandre « des connaissances précieuses sur l'hygiène, les ressources de la nature et le traitement des gens simples dans les maladies les plus ordinaires[23] ».

Il fut aussi parfois question de former des auxiliaires de santé. Ainsi en 1806, le préfet du Rhône suggéra qu'un professeur délivre une formation à l'usage des garde-malades[24]. « Il entrera dans ses attributions de faire un cours de trois mois pour les garde-malades dans lequel il leur fera connaître les devoirs et les fonctions de leur état, la manière d'aborder un malade, de lui parler, de le servir, de le transporter, de le changer, de donner un médicament, enfin tous ces détails que le temps seul peut apprendre aux gardes qui savent observer, qu'un grand nombre n'apprend jamais et qu'il est temps de placer parmi les plus indispensables de toutes en les considérant comme le seul moyen qui peut leur mériter le droit d'exercer leurs

---

[21] O. Faure, « Les sages-femmes, des médiatrices de la nouveauté », dans *Les nouvelles pratiques de santé (XVIIIe-XXe siècles)*, Patrice Bourdelais et Olivier Faure (dir.), Paris, Belin, 2005, p. 157-174. Repris dans O. Faure, *Aux Marges de la médecine, op. cit.*, p. 71-91 (pagination de cette version).

[22] Archives départementales de l'Isère [désormais ADI], 2 T 18, Discours de Michel aux élèves, 16 août 1832.

[23] Marie-Fance Vouilloz-Burnier, *L'Accouchement entre tradition et modernité*, Sierre, Monographic, 1995, p. 246.

[24] René Magnon, « Les manuels d'enseignement infirmier », *Cahiers d'histoire*, 1984/2-3, p. 211-238.

honorables fonctions[25] ». Si le projet ne fut pas réalisé, il traduisait bien l'ambition de couvrir le territoire d'un dispositif de soignants ayant des connaissances minimales.

Bref, il y eut bien un plan cohérent et largement appliqué pour former toute une série de professionnels capables de suppléer des docteurs trop peu nombreux.

Un personnel nombreux de plus en plus accessible

Déployer harmonieusement et en grand nombre ces « suppléants » dans l'espace rural et les rendre financièrement accessibles constitua le deuxième volet de cette politique médicale locale.

Une implantation rurale

La géographie de l'implantation des sages-femmes offrait une évidente complémentarité avec celle des médecins et un caractère rural marqué[26]. Au plan national, les départements les mieux pourvus comptaient parmi les plus ruraux (Haute-Marne, Ain, Vosges) ou ceux qui ne comportaient qu'une seule grande ville (Côte d'Or, Meurthe-et-Moselle, Doubs). Sur vingt-trois départements ayant une sage-femme pour moins de 2 000 habitants, on comptait, outre la Seine, l'Ariège, le Gers, le Jura et la Haute-Saône. La complémentarité existait aussi au niveau local. Au début du Second Empire, par exemple en Isère et en Saône-et-Loire, les arrondissements et les cantons les mieux pourvus en sages-femmes étaient les plus pauvres en médecins (Charolais, Bas-Dauphiné) et inversement. Enfin, alors que les médecins ruraux se concentraient dans les chefs-lieux de canton, les sages-femmes résidaient dans les villages.

Cette répartition était le fruit d'une politique volontariste d'encadrement sanitaire. Les départements recrutèrent des élèves boursières qui s'engageaient à résider dans une commune dépourvue de tout personnel médical et sanitaire une fois leur diplôme obtenu. Parmi les premiers, le Conseil général de l'Isère finança dès l'an VI la formation de dix-huit élèves recrutées chaque année par arrondissement au prorata de leur popu-

---

[25] Archives des Hospices civils de Lyon (déposées aux Archives municipales de Lyon), École de médecine, carton 2, Lettre du préfet au Conseil général d'administration des Hospices civils de Lyon, 20 juin 1806.
[26] O. Faure, « Les sages-femmes », art. cit.

lation[27]. L'Ain emboîta le pas en l'an IX, avec la désignation de six élèves par arrondissement, soit trente élèves. Le système gagna la Moselle (1808), la Loire (1812), le Rhône et la Saône-et-Loire (1819), le Tarn (1823), le Pas-de-Calais (1826). Les Hautes-Alpes, la Drôme, l'Indre-et-Loire et bien d'autres y recoururent à des dates plus ou moins précoces[28]. De plus en plus souvent, le dépôt d'une caution (450 F en Isère depuis 1827[29]) garantissait l'engagement de l'élève à desservir sa commune d'origine.

En revanche, si l'on repère au début du siècle plusieurs propositions d'envoyer des officiers de santé dans les arrondissements lorsqu'une place viendra à vaquer[30] ou même de faire instruire des élèves aux frais des départements[31] sur le modèle des élèves boursières des écoles d'accouchements, aucune ne déboucha sur des réalisations. Même si on leur a amèrement reproché d'avoir abandonné les bourgs et les villages pour venir concurrencer les docteurs dans les villes, les officiers de santé furent néanmoins bien présents dans les campagnes. Le reproche est partiellement fondé au début du siècle mais seulement pour les départements munis d'une grande ville. En 1806 dans l'arrondissement de Lyon, trente-cinq officiers de santé et simples chirurgiens exercent au chef-lieu et dans ses faubourgs et seulement quatorze dans les chefs-lieux de canton et les villages. Dans ces derniers lieux, ils palliaient l'absence quasi-totale des docteurs et de maîtres en chirurgie – quatre sur soixante-six étaient installés hors de Lyon. La géographie de l'arrondissement voisin plus rural de Villefranche-sur-Saône donne une autre image puisque les chirurgiens et officiers de santé résidaient rarement à Villefranche (quatre), plus souvent dans les chefs-lieux de canton (dix) et plus encore dans les villages (seize)[32]. Contrairement à ce qui a été parfois avancé, la géographie des officiers de santé semble s'être ruralisée au fur et à mesure qu'ils devenaient moins nombreux. En 1847 dans le Rhône, vingt-huit officiers de santé sur quarante-sept exerçaient dans les campagnes. La plupart du temps ils desservaient des communes dépourvues de docteurs (quatorze cas) et ne rentraient que rarement en concurrence avec eux (cinq fois), essentiellement dans des chefs-lieux

---

[27] ADI, 2 T 16, Procès-verbal de l'administration centrale du département, 16 Nivôse an VI.
[28] Archives départementales de Saône-et-Loire [désormais ADSL] M 2085, Enquête auprès des préfets, 1889.
[29] ADI, 2 T 18, Lettre du préfet au maire de Grenoble, 19 octobre 1831.
[30] AN, F17 2305, Lettre du conseil municipal de Dijon au ministre de l'Intérieur, 21 juin 1806.
[31] ADI, 117 M 2, Lettre de Villars, officier de santé à l'hôpital militaire au préfet, 8 fructidor an VIII.
[32] ADR, 5 M 23, Liste des médecins, chirurgiens, officiers de santé, sages-femmes exerçant dans le département du Rhône en 1806.

de cantons (quatre cas)[33]. En Isère environ dix ans plus tard, en 1856, la complémentarité entre docteurs et officiers de santé était encore plus nette. Seuls trois officiers de santé résidaient à Grenoble et cinq dans les sous-préfectures ou agglomérations importantes. Les trente-six autres se répartissaient presque également entre les chefs-lieux de canton (dix-neuf) et les simples villages (dix-sept) mais, quel que soit le type de localité, ils n'étaient en concurrence avec les docteurs que dans neuf sites[34].

Les premières expériences de médecine gratuite

Pourvoir les campagnes de soignants géographiquement accessibles ne parut pas suffisant à des autorités locales qui mirent en place des systèmes qui permettraient l'accès des plus pauvres à ce réseau médico-sanitaire.

Bien sûr certaines communes rurales arguaient qu'elles disposaient de médecins et de personnes charitables qui rendaient inutile toute organisation légale. De façon très minoritaire, d'autres disposaient de mécanismes pour permettre l'accès aux soins des plus pauvres. On sait que les bureaux de bienfaisance ruraux étaient rares et distribuaient plutôt du pain que des visites médicales ou des médicaments. Aussi l'assistance médicale incombait parfois à des bureaux[35] ou sociétés de bienfaisance privées[36], quitte à ce qu'ils soient aidés par le bureau de bienfaisance public. D'autres salariaient un médecin[37] ou inscrivaient un budget pour venir au secours des pauvres, y compris en cas de maladie. Dans des cas très rares, de petits hôpitaux ruraux[38] distribuaient des médicaments et des consultations médicales à des malades qui n'avaient pas besoin d'hospitalisation.

Même si elles étaient plus nombreuses que ce que l'on pourrait croire, ces pratiques restaient très minoritaires et loin de résoudre globalement le problème de l'accès aux soins. Cette question n'échappa pas aux autorités préfectorales. Sur le modèle des médecins de ville allemands (*Stadtphysiki*), les départements alsaciens avaient instauré des médecins cantonaux dès le Premier Empire. Chaque canton y était muni d'un médecin recruté par

---

[33] ADR, 5 M 24, Statistique médicale pour 1847.
[34] ADI, 117 M 3, Liste du personnel médical en 1856.
[35] ADI, 117 M 3, Lettre du maire de Chimilin au sous-préfet de la Tour-du-Pin, 31 juillet 1854.
[36] ADI, 117 M 3, Délibération du conseil municipal du Grand-Lemps, 30 juin 1854.
[37] ADI, 117 M 3, Délibération du conseil municipal de Brangues, 28 juin 1854. ADI 117 M 2, Lettre de Rostaing médecin à Moirans au préfet, sd. (octobre 1818).
[38] ADI, 117 M 3, Délibération du conseil municipal de Saint-Alban-de-Vaulserre, 25 juin 1854.

concours et rétribué pour soigner les pauvres, vacciner, donner les premiers soins en cas d'épidémie, informer le conseil de salubrité sur les questions de salubrité publique et de police médicale[39]. Fonctionnant en réseau, circulant d'un département à un autre, les préfets étaient au courant de ces expériences. Ainsi le préfet de l'Isère lança en 1828 une enquête sur l'installation des médecins et les moyens de faire cesser la disproportion en particulier par l'institution de médecins cantonaux[40]. Cette première initiative était trop précoce, essentiellement parce que les communes s'estimaient déjà « fatiguées d'impôts[41] ». Le modèle des médecins cantonaux s'étendit au début de la monarchie de Juillet peu de temps après la réforme du système dans le Bas-Rhin (1835). Suivant une logique partiellement géographique, ils furent introduits dans les Vosges en 1838[42] puis gagnèrent les départements voisins de la Meurthe, de la Moselle et de la Haute-Saône. L'extension ne se fit pas seulement en tache d'huile puisque le système gagna la Saône-et-Loire certes assez proche (1843) mais aussi le Loiret plus lointain (1850)[43].

L'institution avait deux buts principaux. D'un côté, elle visait à mieux faire appliquer partout – et surtout dans les campagnes – les mesures d'hygiène et de prévention déjà édictées. Munis d'un monopole sur les vaccinations, les médecins cantonaux devaient aussi inspecter les écoles, dénoncer les infractions aux lois de police médicale et enquêter sur la salubrité publique. Ils signalaient les épidémies et donnaient leurs premiers soins avant l'arrivée du médecin des épidémies[44]. De l'autre côté, la mission de soigner gratuitement les malades indigents des campagnes était une vraie nouveauté. Elle était motivée par une volonté de limiter les inégalités entre villes et campagnes entre pauvres et riches comme l'exprimait bien le préfet des Vosges : « Moins favorisées que les villes et les bourgs, les communes rurales n'ont point de médecin à demeure, il est même des cantons qui en sont entièrement privés. Il arrive donc que les malades des campagnes ne reçoivent aucun traitement ou sont traités par des empiriques [...] que si les hommes de l'art sont appelés dans les villages, c'est presque toujours par les habitants aisés et les indigents des campagnes sont en quelque sorte abandonnés à eux-mêmes[45] ». Pour son

---

[39] Olivier Faure, « La médecine gratuite en France au XIXe siècle : de la charité à l'assistance », *Histoire, économie, société*, 1984/1, p. 593-608, p. 596.
[40] ADI, 117 M 2, Lettre du préfet aux sous-préfets, 12 décembre 1828.
[41] ADI, 117 M 2, Lettre du sous-préfet de Vienne au préfet, 12 février 1829.
[42] ADSL, M 1862, Arrêté préfectoral du préfet des Vosges, 7 février 1838.
[43] J. Léonard, *Les Médecins de l'Ouest, op. cit.*, t. 2, p. 757-758 et 818-819.
[44] ADSL, M 1862, Arrêté du préfet des Vosges, 7 février 1838, art. 3.
[45] *Ibid.*

collègue de Saône-et-Loire, l'initiative s'inscrivait dans un ambitieux projet de lutte contre la pauvreté et la mesure présentée comme complémentaire d'un plan de lutte contre la mendicité voté l'année précédente. Pour lui, « on ne saurait rien faire de plus utile pour cette partie de la population que de lui assurer dans ses maladies le secours gratuit des gens de l'art qui, appelés à temps, conserveraient à leurs familles ou rendraient à leurs travaux beaucoup de malheureux qui languissent ou meurent faute de soins[46] ». Cet utilitarisme philanthropique prit des connotations politiques avec l'instauration du pouvoir personnel de Louis-Napoléon Bonaparte et le préfet de Saône-et-Loire de 1853 ajoutait aux considérations habituelles qu'instituer la médecine cantonale « c'est faire disparaître une des causes les plus ordinaires de la misère et par suite la source de beaucoup de vices et de désordres moraux et politiques[47] ».

Alors qu'il existait dans le Bas-Rhin un médecin par canton, quelle que soit la taille de ce dernier, les autres départements acceptèrent qu'ils puissent être plus nombreux que les circonscriptions administratives. Progressivement, comme en Saône-et-Loire, les préfets firent éclater les limites cantonales en découpant des circonscriptions autour du domicile du médecin et correspondant aux limites de sa pratique habituelle. Ainsi, ce dernier département disposa très vite de soixante-huit médecins pour quarante-huit cantons[48]. D'abord limité aux visites médicales à domicile, le système s'adjoignit des consultations hebdomadaires au domicile du médecin qui fut de plus en plus souvent tenu de faire des tournées régulières dans les communes de sa circonscription – par semestre dans les Vosges, tous les deux mois en Saône-et-Loire[49]. La question des médicaments vint très vite à l'ordre du jour. Dans les Vosges, ils étaient distribués seulement en temps d'épidémies alors qu'en Saône-et-Loire, ils étaient pris en charge lorsqu'ils étaient indispensables même s'ils devaient être fournis dans les bornes de la plus stricte économie. À partir de 1853, et avec beaucoup de réserve, les médecins purent y distribuer des certificats pour l'usage des eaux de Bourbon-Lancy[50]. La population visée s'élargit aussi « aux familles, qui, à côté des indigents vivent dans un état de gêne et de dénuement qui leur permet rarement d'appeler le médecin[51] ».

---

[46] ADSL, M 1862, Circulaire du préfet aux maires, 23 avril 1842.
[47] ADSL, M 1862, Lettre du préfet aux sous-préfets, brouillon, février 1853.
[48] ADSL, M 1862, Lettre du préfet de Saône-et-Loire au préfet des Vosges, 6 août 1845.
[49] ADSL, M 1862, Règlement sur l'organisation d'un service médical et l'établissement de médecins cantonaux, s.d. (1843).
[50] ADSL, M 1862, Arrêté préfectoral du 17 février 1853, article 12.
[51] ADSL, M 1862, Circulaire préfectorale du 23 avril 1842.

Malgré leurs évidentes limites, les premiers systèmes de médecine cantonale témoignaient d'une mobilisation des élites médicales, administratives et dans une moindre mesure communales pour instaurer un véritable service public de santé à destination des pauvres. Au-delà, il s'agissait de transformer profondément les campagnes tout entières. Selon un maire de l'Isère, le service médical gratuit « vulgarise la médecine et en fait sentir l'utilité » alors que pour un conseil d'hygiène, « le médecin des pauvres finira par être appelé par la classe moyenne, le malade aisé profite de l'occasion de son passage ou l'envoie chercher pour ne pas être moins bien traité que le malade indigent[52] ».

L'engagement des populations rurales

Ces initiatives prises par les notables ne furent pas imposées à un peuple rural réticent. Celui-ci ne fut pas l'objet passif de cette politique mais bien un de ses acteurs. Les mesures reçurent un accueil d'autant plus favorable qu'elles étaient souvent mises en œuvre par des acteurs issus de la société rurale elle-même.

La fourniture de soignants

Le recrutement rural fut particulièrement net chez les sages-femmes. Certes, le système des bourses contraignait à recruter dans les villages eux-mêmes mais cela ne posa aucun problème. Si les autorités craignaient que ces bourses soient confondues avec une allocation d'indigence et n'attirent que les filles les plus misérables et les plus incultes – il y en eut –, l'essentiel des élèves sages-femmes se recruta dans les micro-élites campagnardes constituées par des artisans (forgerons), des commerçants (cabaretiers) et aussi des fonctionnaires ou assimilés (instituteurs, gardes-champêtres et forestiers, facteurs) et dans des familles en voie d'ascension sociale[53].

Le recrutement des officiers de santé est hélas beaucoup moins bien connu car les registres d'examen des jurys médicaux se contentent d'indiquer l'âge, le lieu de naissance et la résidence des candidats. De ces données éparses on peut seulement conclure que leur recrutement dépassait rarement le niveau des bourgs. Ainsi sur les treize impétrants qui comparurent

---

[52] ADI, 117 M 3, Avis du conseil d'hygiène de l'arrondissement de La-Tour-du-Pin, s. d., 1856.
[53] O. Faure, « Les sages-femmes », art.cit. p. 75-76.

en 1817 devant le jury médical de l'Isère, tous sauf un étaient nés dans le département et y résidaient sans exception. Parmi eux, deux seulement étaient nés à Grenoble et un seul y résidait. Trois autres étaient nés dans un chef-lieu de canton et tous les autres dans un simple village[54]. Dans le Rhône, la présence de Lyon modifiait mais n'altérait pas complètement le schéma. La zone de recrutement des candidats s'étendait à presque toute la France mais privilégiait un large centre-est allant du Vaucluse à la Haute-Saône. En revanche, le caractère rural des candidats restait fortement marqué. Sur une centaine de candidats repérés entre l'an XII et 1854, seuls dix-sept étaient nés à Lyon, cinq dans d'autres grandes villes (Grenoble, Toulouse), treize dans des agglomérations urbaines plus modestes (Limoges, Troyes, Avignon, Rodez, Draguignan) et tous les autres (soixante-treize) dans des chefs-lieux de canton ou de simples communes rurales[55]. Quelques cas repérés suggèrent des origines sociales modestes. Si Claude Pommier né à Montpont, petit bourg de Bresse (Saône-et-Loire) était fils d'un marchand lié au notaire du lieu qui déclara sa naissance[56], le père de Jean-Pierre Françon, parfois qualifié de cultivateur était plutôt un simple journalier[57]. Entre les deux, Jean-Baptiste Convers (1806-1876) de La Javie (Basses-Alpes) était fils du meunier du village qui était aussi marchand de bois, voiturier, sans doute colporteur d'une poudre purgative et vraisemblablement un peu usurier[58]. Cet enracinement rural et ces origines modestes expliquent sans doute la propension des officiers de santé à s'installer dans leurs villages d'origine ou dans d'autres assez semblables.

Le recours précoce au médecin

Proches des habitants des campagnes, les officiers de santé bénéficiaient souvent de leur confiance. C'est ce que disent à l'unisson les certificats que les maires ont fourni au début du siècle à ceux qui demandaient à bénéficier des dispositions de l'article 23 de la loi du 19 ventôse an XI. Malgré leur caractère stéréotypé, ils affirmaient que ces officiers de santé

---

[54] ADI, 2 T 9, Procès-verbal du jury médical, 21 septembre 1817.
[55] ADR, 5 M 20, 5 M 21 et 5 M 22, Jury médical du Rhône.
[56] ADR, 5 M 21, session du jury médical de 1830, Acte de naissance de Claude, Pierre, Marie Pommier, 4 août 1808.
[57] ADA, État civil (numérisé) Commune de Dortan, Acte de décès du 16 janvier 1845. Table des successions, Bureau d'Oyonnax (1837-1850).
[58] Archives départementales des Alpes-de-Haute-Provence, 3 P 0248, Cadastre de 1829. AN, F[17] 4525, Lettre du docteur Honnorat au ministre de l'Instruction publique, 28 avril 1841.

exerçaient avec probité et distinction. Plus précis, d'autres affirmaient que ces officiers de santé n'avaient « cessé d'étudier les moyens de soulager l'humanité souffrante ». Les services rendus à la classe pauvre, le fait de traiter les indigents gratis ou de ne recevoir que de légères indemnités étaient aussi des arguments invoqués en leur faveur. Parfois appelés à la sollicitation de personnes honnêtes habitant la commune, ils exerçaient à la satisfaction du public et aucune plainte n'avait jamais été portée contre eux[59] sauf, mais rarement, de la part des docteurs.

Jusqu'ici les historiens n'ont vu dans ces documents que l'expression d'une complaisance coupable et d'un laxisme condamnable. Pourtant, ce jugement de nature plus morale que scientifique néglige ce qui était au cœur de la relation entre les soignants et les populations. Le bon médecin n'était pas jugé uniquement – comme c'est toujours le cas aujourd'hui – ni principalement à l'aune de son efficacité thérapeutique, bien aléatoire et difficile à apprécier par le malade, mais à sa capacité à inspirer confiance. Celle-ci provenait de la position et des soutiens sociaux de l'intéressé, de sa moralité, de sa propension à traiter gratuitement les malades pauvres et à faire crédit aux clients modestes, bref à établir des liens sociaux complexes avec ceux qui n'étaient pas seulement des clients ou des patients mais aussi des partenaires[60]. À tous les niveaux, les autorités comprirent cette dimension. Lorsqu'il fut accusé, à tort, d'être responsable de la mort de vingt-quatre personnes, l'officier de santé sans diplôme Françon bénéficia du soutien d'un maire et de la mansuétude du tribunal au vu de l'estime publique, de la confiance dont il jouissait – il était conseiller municipal – et du désintéressement dont il faisait preuve. Muni l'année suivante d'un diplôme qui lui permettait d'exercer dans le département de l'Ain, il reçut une dispense ministérielle pour pratiquer sa profession dans celui du Rhône[61]. La mesure n'était pas exceptionnelle. Dans les années 1840, malgré l'opposition du ministère de la Justice, celui de l'Instruction publique dispensa de nombreux officiers de santé de repasser un examen lorsqu'ils changeaient de département. Cette attitude, qui se revendiquait du libéralisme général du gouvernement, témoignait aussi que l'essentiel était de laisser les officiers de santé s'installer librement, surtout dans les départements mal desservis[62].

---

[59] ADR, 5 M 36.
[60] Laurence Fontaine, *L'Économie morale : pauvreté, crédit et confiance dans l'Europe préindustrielle*, Paris, Gallimard, 2008, p. 255-259 et 281-289.
[61] L'article 29 de la loi prévoyait que les officiers de santé ne pouvaient exercer que dans le département où ils avaient été reçus.
[62] AN, F[17] 4526, Dossier Fischer, Lettre du ministre de l'Instruction publique au ministre de la Justice, 6 avril 1846.

L'acceptation de la médecine gratuite

Le système de la médecine gratuite fut mieux accueilli que l'on ne pourrait l'attendre. Certes, un grand nombre de communes refusèrent de lever de nouveaux impôts pour assurer ce nouveau service mais les réticences n'étaient pas seulement financières. Maires et sous-préfets notaient que le système « ne présenterait que peu ou point d'utilité par le motif que ces mêmes habitants ne recourraient pas ou qu'avec répugnance à des médecins auxquels ils accorderaient d'autant moins de confiance qu'ils leur paraîtraient imposés[63] ». Des médecins signalaient que « les pauvres quelle que soit leur misère aimeront toujours mieux appeler un médecin qui sera à leur portée bien qu'ils se sentent incapables de le payer que d'aller en chercher un qui serait tenu de les soigner gratuitement[64] ». Dans des contrées individualistes et conservatrices comme le sud de la Saône-et-Loire, un maire affirmait que « la classe ouvrière et celle des simples cultivateurs, qui est de beaucoup la plus nombreuse, paye son médecin habitué à attendre ses honoraires plusieurs années. Je dirai même qu'ici, soit prévention soit amour propre, l'indigent n'a pas recours à la médecine gratuite[65] ». *A contrario*, ces notations montrent combien le recours à un médecin de son choix était déjà répandu. Comme le notait le maire d'une commune rurale de l'Isère « chaque hameau du village et l'on pourrait dire presque chaque individu a recours à un médecin différent[66] ».

Malgré les réticences initiales, l'engagement financier des communes ne fit pas toujours défaut. Dès 1844, 60 % des communes du département de Saône-et-Loire participaient au service (365 sur 591) et assuraient 70 % de la dépense ; les 30 % restant (frais de médicaments) étaient pris en charge par le budget départemental[67]. En 1856, l'institution des médecins cantonaux existait dans 99 communes des 122 que comptait le très rural arrondissement iserois de La Tour-du-Pin[68]. Lorsqu'elle fut mise en place, la médecine cantonale connut un succès immédiat. Dès la deuxième année de son fonctionnement, les frais de médicaments du service de médecine gratuite de Saône-et-Loire atteignirent le double

---

[63] ADI, 117 M 2, Lettre du sous-préfet de Vienne au préfet, 12 février 1829.
[64] ADSL, M 1862, Lettre du docteur Deryman au préfet, 23 juillet 1843.
[65] ADSL, M 1862, Lettre du maire de Chauffailles au préfet, 10 mars 1847.
[66] ADI, 117 M 3, Délibération du conseil municipal de Bouvesse-Quirieu, 25 juin 1854.
[67] ADSL, M 1862, Lettre du préfet de Saône-et-Loire au préfet des Vosges, 6 août 1845.
[68] ADI, 117 M 3, Avis du conseil d'hygiène de l'arrondissement de La-Tour-du-Pin sur la statistique médicale.

du crédit voté à cet effet. La même année, les médecins effectuaient 2 000 visites à domicile et 1 800 consultations gratuites à leur cabinet, et certaines communes avaient inscrit presque toute leur population au titre des ayants-droit[69].

La meilleure preuve de l'efficacité de cette politique faisant confiance aux sans-grades se trouve pourtant dans la vaccination. Sans revenir ici sur l'ensemble du dossier[70], on soulignera simplement la part prise par les sages-femmes. Elles jouèrent un rôle essentiel voire exclusif dans des départements comme le Cher, la Meuse où la Creuse où les médecins étaient réduits à la portion congrue et n'effectuaient que 15 % des vaccinations entre 1846 et 1854[71]. Plus globalement, et sans que la concordance soit parfaite, la carte des vaccinations et celle de l'implantation des sages-femmes offrent d'évidentes analogies. Ailleurs, comme dans le Rhône, elles jouaient un rôle dominant dans les vaccinations opérées par d'autres que les médecins[72] ou, comme en Saône-et-Loire, vaccinaient tous les enfants avant le passage du médecin cantonal[73]. Au total, les sages-femmes furent un des vecteurs essentiels de la diffusion de cette opération préventive par excellence. Le Dr Pacoud (1771-1848), professeur d'accouchements à la maternité de Bourg-en-Bresse, résumait parfaitement les raisons de ce succès.

> En contact avec l'enfance et les mères, placées au milieu des populations rurales dont elles ont su mériter la confiance, elles peuvent, sans nuire à leurs intérêts, satisfaire à toutes les exigences, se transporter d'une commune à l'autre. N'étant pas habituées à des honoraires élevés, la prime leur suffit. Elles n'attendent pas le printemps ou l'automne, elles vont à domicile. C'est le seul moyen de surmonter l'inertie vainement reprochée aux habitants de nos campagnes[74].

---

[69] ADSL, M 1862, Circulaire du préfet aux maires et aux médecins cantonaux, 23 juillet 1845 et lettre du préfet au préfet de l'Isère, 22 avril 1845.

[70] Olivier Faure, « La vaccination dans la région lyonnaise au début du XIXe siècle : résistances ou revendications populaires ? », dans *Santé et histoire*, numéro spécial des *Cahiers d'histoire*, 1984/2-3, p. 191-209, repris dans O. Faure, *Aux Marges de la médecine op. cit.*, p. 297-313.

[71] Pierre Darmon, *La longue traque de la variole : les pionniers de la médecine préventive*, Paris, Perrin, 1986, p. 335.

[72] O. Faure, « La vaccination », art. cit., p. 309.

[73] ADSL, M 1862, Lettre du sous-préfet de Chalon-sur-Saône au préfet, 1er août 1860.

[74] Denis-François Pacoud, *Notice historique sur la propagation de la vaccine dans le département de l'Ain de 1808 à 1839*, Bourg, Bottier, 1840, p. 19.

*

Loin d'être abandonnées aux charlatans, les campagnes de la première moitié du XIXᵉ siècle furent donc l'objet de politiques locales cohérentes visant à les doter d'un personnel soignant certes modeste mais bien formé, réparti le plus également possible sur le territoire et financièrement accessible au plus grand nombre. On a là affaire à un projet tout à fait calqué sur le programme des Lumières auxquelles désormais il faut faire accéder la population la plus modeste. Plutôt que d'imposer le changement par le haut, le pari consista à s'appuyer sur des relais locaux authentiquement issus du peuple et que l'on forma.

Le succès vint de ce que ces initiatives rencontrèrent des aspirations en germe dans la société rurale. Pour peu que les soignants aient été accessibles – dans tous les sens du terme – et aient bénéficié de leur confiance, les habitants des campagnes y recourraient régulièrement au moins dès les années 1840. Mieux encore, il ne manquait pas d'hommes et de femmes soucieux d'échapper à l'ordre éternel des champs et prêts à s'engager dans les professions médicales. Au total, la société rurale fut non seulement réceptive au changement mais elle en fut un acteur majeur.

Ce moment particulier et fructueux de convergence entre les élites locales et les populations fut pourtant interrompu en grande partie à l'initiative du corps médical – les docteurs – organisé depuis 1845, acharné à asseoir son monopole, à faire disparaître les officiers de santé[75] et à réduire les sages-femmes aux seuls accouchements ordinaires. Appuyée par l'État, l'offensive réussit à réduire les effectifs des officiers de santé avant de supprimer la profession en 1892[76]. En revanche, les premières expériences de médecine gratuite ne furent pas oubliées. Après de multiples péripéties et expérimentations partielles[77], la loi du 14 juillet 1893 généralisa et rendit obligatoire l'assistance médicale gratuite pour toutes les personnes privées de ressources. L'État ne faisait ici, comme souvent, que reprendre les initiatives locales et permettait seulement de compléter dans les campagnes un recours aux soins déjà largement et spontanément répandu.

---

[75] J. Léonard, *Les Médecins de l'Ouest*, op. cit., t. 2, p. 787-822.
[76] Jacques Bescond, *Genèse et devenir des deux ordres de praticiens en France : les officiers de santé de 1803 à 1892*, thèse Paris VII, 1998, 3 vol.
[77] O. Faure, « La médecine gratuite », art. cit.

DEUXIÈME PARTIE

LES ENJEUX POLITIQUES ET SOCIAUX
DE LA MÉDICALISATION
DES CAMPAGNES (XIXe- XXe SIÈCLES)

PART TWO

POLITICAL AND SOCIAL DIMENSIONS
OF RURAL MEDICALIZATION
(19th TO 20th CENTURIES)

Introduction

Patrick FOURNIER
Université Clermont-Auvergne (CHEC, EA 1001)

Résumé : La poursuite et l'approfondissement des processus de médicalisation des campagnes dans le contexte d'une médecine de mieux en mieux armée techniquement font entrer les questions sanitaires dans une phase de politisation accrue. Cette partie entend donc questionner les discours sur la santé publique touchant les populations rurales depuis environ deux siècles en analysant leurs impacts pratiques – parfois paradoxaux – et les enjeux politiques et sociaux qu'ils soulèvent. Une attention particulière est portée à la confrontation entre des acteurs dont la culture et les savoirs sont de nature souvent très différente.

Abstract: Issues concerning sanitation take on a sharpened political dimension as the medicalization of the countryside continues its course with an increasingly technical approach. Part Two examines the public health discourse that has affected rural populations over the past two centuries by analyzing the sometimes paradoxical results of the practical applications of medical techniques as well as the political and social issues that they raise. Particular attention is paid to the confrontation between individuals representing often very distinct cultural or medical approaches.

Les XIXe et XXe siècles constituent une période puissante de la « médicalisation » entendue selon Michel Foucault comme le déploiement d'une « technologie de gouvernement » cherchant à s'emparer de l'ensemble des problèmes de la vie pour les orienter dans le sens d'une plus grande productivité globale. Dans les territoires ruraux, les problèmes rencontrés sont accrus et présentent des spécificités, avec un sous-encadrement médical persistant et des équipements dont la qualité technique est souvent très inférieure à celle des villes. Il n'est pas question d'adhérer sans recul aux thèses de Michel Foucault dont les limites ont été mises en évidence[1] : au

---

[1] Joël Coste, « Le concept de médicalisation en histoire sociale de la médecine et de la santé : une analyse épistémologique et méthodologique », *Archives internationales d'histoire des sciences*, janvier 2011, vol. 61, 166-167, p. 511-524.

cours des deux siècles pris en compte dans les articles de cette partie, la complexité des revendications sociales, la multiplicité des cheminements de la présence médicale et la diversité des technologies de soin ne se laissent pas réduire à une stratégie unique conduite dans un besoin de contrôle de la vie pour servir les « ruses » du libéralisme. Néanmoins, il est nécessaire de s'interroger sur les enjeux politiques des actions médicales et de réfléchir aux impacts des actions menées, qui peuvent être paradoxaux et ne pas correspondre au discours tenu par leurs promoteurs.

Les études rassemblées mettent justement en évidence la nécessité d'une approche constamment critique des discours tenus sur la santé publique. À travers des exemples différents pris en France, en Roumanie et au Cameroun, nous mesurons à quel point la médicalisation des campagnes passe par un volontarisme politique mené à différentes échelles – États, organisations sanitaires et pouvoirs locaux – en lien avec la médecine « libérale ». Cette volonté répond à un besoin de préserver la vie et d'améliorer la santé, mais avec de nombreuses faiblesses. En effet, la vision d'en haut, celle des pouvoirs publics et de la médecine savante, diffère souvent de celle des populations qui disposent de leurs propres technologies de soin et d'une vision de la santé fondée sur des traditions et des savoirs vernaculaires. Ces divergences s'observent aussi bien dans les campagnes françaises et roumaines de la fin du XIXe siècle et du début du XXe siècle (Séverine Parayre, Vincent Flauraud et Ligia Livada-Cadeschi) que dans le Cameroun à l'époque de la colonisation (Nicolas Monteillet). Ainsi, les pratiques magico-religieuses avec lesquelles doivent composer les médecins roumains des années 1900 font écho à la manière dont les techniques de médecine préventive développées en contexte colonial au Cameroun dans les années 1920 et 1930 s'appuient sur des thérapies ancestrales. L'appropriation des gestes et des techniques de santé les plus modernes semble donc d'autant plus efficace qu'elle fait rejouer les formes de la « pensée sauvage[2] » jugées paradoxalement archaïques par les médecins formés dans les universités. Sans cet appui, la diffusion des nouveaux procédés serait encore plus difficile.

Dans différents contextes, les médecins qui interviennent dans les campagnes prennent conscience de la nécessité de composer avec les usages populaires, ce qui n'empêche pas que la confusion des genres et le manque d'encadrement entraînent parfois des drames humains. Dans les différents territoires présentés ici, c'est toutefois une politique préventive qui est privilégiée. Si cela peut passer par des campagnes de vaccination, l'hygié-

---

[2] Claude Lévi-Strauss, *La pensée sauvage*, Paris, Plon, 1962.

Introduction

nisme pratiqué est majoritairement fondé sur la surveillance sanitaire et l'éducation des populations (Séverine Parayre, Ligia Livada-Cadeschi). Le rôle des grandes épidémies s'efface par rapport aux époques antérieures, mettant au premier plan les maladies endémiques – dont les maladies infantiles – contre lesquelles des mesures structurelles de longue haleine nécessitent une veille sanitaire constante, même si la résurgence d'épidémies violentes est toujours possible[3].

Les notions de « dépistage » et de « prévention » prennent une dimension particulièrement coercitive en contexte colonial : elles rendent compte de la volonté de circonscrire des maux qui pourraient remettre en cause l'ordre social imposé par le colonisateur, parfois en créant paradoxalement de nouveaux problèmes sanitaires, comme en Afrique centrale avec des injections non stériles contre divers parasites qui ont entraîné durablement la présence du virus de l'hépatite C[4]. À l'inverse, la faible densité relative de la présence médicale dans les campagnes françaises contemporaines témoigne d'un relâchement dans les politiques de surveillance sanitaire, rendant compte d'une confiance sans doute excessive dans la capacité des populations à prendre en charge leurs parcours de soin, au terme de plus de deux siècles d'éducation à la santé (Adélaïde Hamiti). La notion de « désert médical », popularisée par le discours politique, rend mal compte de la réalité : replacée dans la longue durée historique, elle est fausse car les populations rurales françaises ont accès à une médecine bien plus sophistiquée que dans les périodes antérieures ; en outre, elle néglige la nécessaire prise en compte de la spécificité des besoins et de la demande. Toutefois, elle a le mérite d'inciter à repenser les transformations qui affectent la structure de l'organisation médicale territoriale. Les réseaux de maisons de santé, en plein développement et encouragées par les pouvoirs publics, ne constituent qu'une réponse partielle à l'expression de nouvelles configurations sociales, au vieillissement des populations rurales et à la technicité croissante d'une médecine qui peut avoir tendance à négliger la dimension humaine de la relation entre médecins et patients.

Quelles que soient les époques, les processus de médicalisation passent par de multiples intermédiaires qui jouent un rôle de passeurs, voire de « traducteurs » entre différentes formes de savoirs sur le corps,

---

[3] Gérard Jorland, *Une société à soigner. Hygiène et salubrité publique en France au XIXᵉ siècle*, Paris, Gallimard, 2010.
[4] Guillaume Lachenal, « Quand la médecine coloniale laisse des traces », *Les tribunes de la santé*, 2011/4, 33, p. 59-66.

l'environnement et la santé[5]. La « chaîne des savoirs » que s'efforcent de reconstituer les pouvoirs publics dans la médecine contemporaine pour pallier le manque de médecins (Adélaïde Hamiti) s'inscrit dans un long héritage alors même qu'elle est souvent présentée par leurs promoteurs comme un signe de « modernité ». Les instituteurs (Séverine Parayre), les congrégations religieuses (Vincent Flauraud), les prêtres et les notables (Ligia Livada-Cadeschi) jouent un rôle indispensable pour compléter l'action des médecins. Si ces acteurs de la santé publique peuvent subir le regard condescendant des médecins qui se méfient des lacunes de leurs savoirs, ils sont au contraire des éléments majeurs des dispositifs sur lesquels s'appuient les structures sanitaires étatiques. Le cas des congrégations religieuses féminines dans les campagnes du Midi de la France au début du XXe siècle permet de démontrer que malgré des nuances locales, l'utilité prime sur les clivages politiques et idéologiques à l'œuvre dans le contexte de séparation des Églises et de l'État. Loin d'être un pouvoir arbitraire imposé aux populations, la médicalisation est conçue comme un service social. La question de l'efficacité des soins est indissociable de celle d'un accompagnement qui mêle archaïsme et modernité. En Roumanie toutefois, à la même époque, les administrations locales se montrent peu intéressées par les questions sanitaires et c'est essentiellement le service sanitaire rural qui prend en charge les politiques et campagnes de prévention. Il n'existe donc pas d'uniformité des attitudes : les préoccupations varient selon le niveau d'éducation et les priorités des politiques publiques.

Ainsi, alors que le discours médical suit une logique progressiste qui accompagne un renforcement au moins apparent du besoin de sécurité des populations au cours des XIXe et XXe siècles, les pratiques de terrain s'avèrent plus complexes et tiennent compte des croyances, des savoirs et des formes d'organisation sociale. Reste que la vision bureaucratique et techniciste de la médecine par les pouvoirs publics a tendance à imposer des normes dont les effets sur les populations rurales sont inégalement maîtrisés. Par exemple, si la situation des campagnes du Cameroun colonial de l'entre-deux-guerres et des territoires ruraux de la France contemporaine est très différente, leur rapprochement permet néanmoins de mesurer à quel point les administrateurs tendent à imposer des solutions globales, pas toujours adaptées aux réalités locales. Cela

---

[5] Les études anthropologiques sont d'un grand secours pour comprendre les représentations et les interactions du passé ; les études historiques peuvent à leur tour nourrir la réflexion sur les comportements actuels. Voir Maurice Godelier (dir.), *Maladie et santé selon les sociétés et les cultures*, Paris, PUF, 2011.

Introduction

conduit à minimiser la perception que les ruraux ont de leurs propres besoins et à imposer des solutions utiles à court terme, mais porteuses de pratiques aux conséquences mal évaluées. L'automédication, avec ses dérives, est l'effet d'un apport pharmaceutique et technologique sans que les structures d'accompagnement soient suffisamment étoffées. Les expériences historiques ne sont jamais directement transposables dans le présent, mais elles poussent à nous méfier de solutions appliquées d'une manière trop systématique et uniforme, selon des logiques techniques et financières qui négligent la dimension profondément humaine et individualisée de toute pratique médicale.

La santé dans les établissements scolaires ruraux vue par les instituteurs primaires (France, XIXᵉ siècle)

Séverine PARAYRE

Institut Supérieur de Pédagogie – Faculté d'éducation, ICP, Paris
TEC (Techniques et Enjeux du Corps), Université Paris-Descartes

Résumé : À partir de la première enquête-concours établie par le ministère de l'Instruction publique en 1860 auprès des instituteurs ruraux, nous proposons une étude des maladies à l'école et des préoccupations d'hygiène et de santé chez ces instituteurs. La question posée est générale : « Quels sont les besoins de l'instruction primaire dans une commune rurale, au triple point de vue de l'école, des élèves et du maître ? », mais elle laisse entrevoir une influence du discours médical, des préoccupations concernant le manque de professionnels de santé dans les campagnes et des interrogations générales sur la santé des élèves et des populations. Nous présenterons ce que révèle le corpus sur la circulation des idées médicales dans les campagnes, sur leur influence dans la pratique éducative et sur les bouleversements induits dans le rôle et les activités pédagogiques des enseignants.

Abstract: This article examines school illnesses and teachers' concerns with health and hygiene, beginning with the first survey-competition for rural primary school teachers, established by the Ministry of Public Education in 1860. Its central question was general: "What are the needs for rural primary school education, from the points of view of schools, students, and teachers?" This question allows scholars to glimpse the influence of medical discourse, alarm about the limited number of health care professionals in the countryside, and general concerns with the health not only of students but of the entire rural population. This article reveals the importance of the survey-competition on the circulation of medical ideas in the countryside, as well as its influence on educational practices and on changes in teachers' roles and pedagogical activities.

Bien avant la création en France de l'hygiène scolaire[1] au cours de la Troisième République (1870-1940), des principes d'hygiène sont destinés aux enseignants et enseignantes et aux populations scolaires. En effet nous pouvons observer dès la seconde moitié du XVIIIe siècle des préoccupations à l'égard des soins et des précautions de la santé qui se sont développées dans les établissements scolaires. Ce phénomène suit une « révolution médicale[2] » qui s'opère en France et en Europe au cours du siècle des Lumières. Il concerne en priorité deux préoccupations majeures dans les écoles de l'Ancien Régime : rendre les établissements salubres et préserver des épidémies. Au cours du XIXe siècle, ces deux précautions sont toujours présentes et évoluent selon les maladies et les avancées scientifiques mais s'y ajoutent d'autres intérêts hygiénistes, concernant l'alimentation et l'exercice physique notamment[3]. Les historiens de l'éducation et de la santé ont développé ces éléments et continuent à enrichir cette étude internationale de l'histoire de la santé scolaire. Cependant de nombreuses parts d'ombre subsistent[4]. La plus significative concerne les actions pédagogiques et les procédures de soins et de bien-être développées par les instituteurs et institutrices. En effet, si nous disposons de recherches détaillées sur la propagande hygiéniste[5], nous ne distinguons pas encore quelles furent toutes les pédagogies employées par les enseignants et de quelle manière elles contribuèrent à développer le *souci de soi* des élèves et le

---

[1] L'hygiène scolaire a pour principe de diffuser et de transmettre les savoirs et pratiques hygiénistes. Pour cela, tous les procédés possibles sont utilisés : publicité, films et affiches diffusés, pédagogie, etc. Voir Aimé Riant, *Hygiène scolaire, influence de l'école sur la santé des enfants*, Paris, Hachette, 1874 et Stéphane Frioux et Didier Nourrisson, *Propre et sain ! Un siècle d'hygiène à l'école en images*, Paris, Armand Colin, 2015.

[2] Roy Porter, *The Greatest Benefit to Mankind. A Medical History of Humanity*, New York, London, W.W. Norton & Compagny, 1997, p. 306.

[3] Séverine Parayre, *L'hygiène à l'école, une alliance de la santé et de l'éducation, XVIIIe-XIXe siècles*, Saint-Étienne, Presses Universitaires de Saint-Étienne, 2011.

[4] Didier Nourrisson (dir.), *Éducation à la santé XIXe-XXe siècles*, Rennes, Édition de l'école nationale de la santé publique, 2002 ; Georges Vigarello, *Le corps redressé, histoire d'un pouvoir pédagogique* [1978], Paris, Armand Colin, 2004 ; Xavier Riondet et Henri-Louis Go, « Freinet et les phobies scolaires : une conception écologique des problèmes », *La Nouvelle Revue de l'Adaptation et de la Scolarisation*, 2013, 62, p. 23-33 ; Xavier Riondet, « De l'expérience de la tuberculose aux pratiques de santé d'Élise Freinet. Éléments pour comprendre une éducation à la santé », dans *Histoire de la santé XVIIIe-XXe siècles, nouvelles recherches francophones*, Alexandre Klein et Séverine Parayre (dir.), Laval, Presses Universitaires de Laval, 2015, p. 81-101 ; Séverine Parayre, « L'internationalisation de l'hygiène à l'école : entre hégémonie du modèle européen et applications locales de médicalisation (XIXe-XXe siècles) », *Canadian Bulletin of Medical History*, Toronto, University of Toronto Press, 2017, 34/1, p. 1-8.

[5] S. Frioux et D. Nourrisson, *Propre et sain ! Un siècle d'hygiène à l'école en images, op. cit.*

prendre soin à l'école en accord avec l'émergence de sensibilités nouvelles[6]. Certes, certains ont pu suivre scrupuleusement les préceptes standards de l'hygiène, mais d'autres s'en sont peut-être écartés, à l'image des enseignants Freinet au XXe siècle[7]. Pour mieux appréhender toute la complexité de l'histoire de la santé à l'école, il est donc significatif de construire la recherche depuis la voix des pédagogues. Pour ce faire, il importe de s'occuper de l'ensemble de la profession et non des seuls enseignants du monde urbain. Les milieux des campagnes et les pratiques des enseignants et des enseignantes ruraux restent encore à explorer.

Nous proposons donc une contribution à l'histoire de l'éducation à la santé en étudiant les conditions scolaires dans les campagnes françaises à partir du discours des enseignants. Il s'agit d'un premier corpus dont nous disposons, et qui pourra s'enrichir d'autres archives dans la suite de nos recherches, venant compléter une histoire de la santé scolaire dans le monde rural. Ce corpus étudié a toute son importance dans la mesure où les historiens de l'éducation qui l'ont analysé n'ont pas mis en évidence les préoccupations concernant le corps, l'hygiène et la santé[8].

Un corpus inédit et riche : l'enquête-concours du ministre Gustave Rouland

Description du corpus

En 1860 le ministre français de l'Instruction publique Gustave Rouland ouvre une enquête-concours auprès des instituteurs ruraux, dans le but de pouvoir recueillir des témoignages d'enseignants afin d'améliorer les écoles publiques dans les campagnes. Il est à noter que pour la première fois dans

---

[6] Georges Vigarello, *Le sentiment de soi. Histoire de la perception du corps*, Paris, Seuil, 2014 ; Quentin Deluermoz (dir.), *Norbert Elias et le XXe siècle, Le processus de civilisation à l'épreuve*, Paris, Perrin, 2012.

[7] X. Riondet, « De l'expérience de la tuberculose aux pratiques de santé d'Élise Freinet », *op. cit.*

[8] L'ensemble du corpus est aux Archives nationales [désormais AN] à Paris : F^{17} 10758-10798, concours ouvert aux instituteurs, 1861. Les historiens ayant travaillé sur le corpus sont : François Jacquet-Francillon, *Instituteurs avant la République. La profession d'instituteur et ses représentations de la monarchie de Juillet au Second Empire*, Villeneuve d'Ascq, Presses Universitaires du Septentrion, 1999 ; Gilbert Nicolas, *Quand les instituteurs répondaient au ministre : mémoires des maîtres de l'enseignement primaire sous le Second Empire*, Rennes, Presses universitaires de Rennes, 2012 ; Eugène F.-X. Gherardi, *Être instituteur en Corse sous le Second Empire*, Ajaccio, Albiana, Università di Corsica, 2012.

l'histoire de l'éducation française, un ministre ouvre le dialogue avec les enseignants et requiert leurs avis sur l'instruction. Il pose une question ouverte et large : « Quels sont les besoins de l'instruction primaire dans une commune rurale, au triple point de vue de l'école, des élèves et du maître ?[9] ». L'enquête est importante par son ampleur – l'ensemble du territoire français, Corse et Algérie comprises –, son originalité – éducation dans les campagnes –, la parole donnée aux instituteurs, qui avaient été peu considérés et soutenus par les gouvernements précédents[10]. Ce sont en premier lieu et pour la première fois dans l'histoire de l'éducation les instituteurs laïcs ruraux qui sont questionnés. Nous précisons que le choix ne semble pas non plus un hasard, car l'instruction publique pour les garçons est plus développée et favorisée, les instituteurs plus nombreux et encore mieux considérés que les institutrices[11]. Les enseignants, qui se perçoivent comme porteurs d'améliorations sociale, sanitaire et éducative pour les élèves de campagnes considérées comme « arriérées[12] », revendiquent fréquentation et gratuité scolaires, s'opposent au travail des enfants, à l'absentéisme et à l'indifférence parentale, désirent former de futurs citoyens vertueux et instruits. Nous suivons ainsi un discours parfois très détaillé des enseignants sur de nombreuses thématiques de l'éducation, qui laisse entrevoir certaines problématiques de la santé.

Entre le 15 décembre 1860 et le 3 février 1861, 5940 instituteurs répondent – soit à peu près 16 % de l'ensemble de la profession – et envoient leurs mémoires, qui seront sélectionnés dans les départements par des inspecteurs de l'enseignement primaire, puis d'académie. 1207 mémoires passent la première sélection régionale et sont examinés par des inspecteurs primaires de la Seine. Au final 3 % du corpus original est retenu[13]. C'est une enquête-concours, des prix sont décernés, ce qui a bien évidemment dû motiver les enseignants, le premier prix recevant 1200 francs, soit l'équivalent de deux années de salaire. Qu'advient-il des lauréats, de ce qu'ils ont pu préconiser, de leurs bonnes idées sur l'éducation et son amélioration ? Ces idées furent-elles

---

[9] Arrêté du 12 décembre 1860, voir Octave Gréard, *La Législation de l'instruction primaire en France depuis 1789 jusqu'à nos jours, recueil des lois, décrets, ordonnances, arrêtés, règlements, décisions, avis, projets de lois*, Paris, Delalain frères, 1888-1902, t. III. *De 1848 à 1863*.

[10] Séverine Parayre, « Les prémices de l'éducation à la santé au xixe siècle : implication et formation des maîtres », dans *Éducation à la santé : enjeux et dispositifs à l'école*, Dominique Berger (dir.), Toulouse, Éditions universitaires du Sud, 2010, p. 331-349.

[11] 1 667 806 garçons pour 650 416 filles ; 33 253 instituteurs pour 7425 institutrices, voir F. Jacquet-Francillon, *Instituteurs avant la République, op. cit.*, p. 164-165.

[12] AN, F[17] 10775, instituteur Louis-Adolphe Herner, commune de Grougis, Aisne, 27 janvier 1861.

[13] La liste des 172 mémoires sélectionnés a été publiée dans le *Journal des instituteurs* n° 38 du 22 septembre 1861.

La santé dans les établissements scolaires ruraux 173

utiles sur le terrain scolaire ? Ici nous sommes face à un premier problème : les 1207 mémoires sont introuvables à ce jour, ils auraient été perdus[14], si bien qu'on ne peut savoir exactement pourquoi ils ont été plus précisément sélectionnés, s'ils ont vraiment été utiles au ministère ni dans quelle mesure. Il faudra pour cela se référer aux témoignages des successeurs de Rouland[15]. En définitive ce sont 4733 mémoires qui sont aujourd'hui disponibles aux Archives Nationales de Paris, rassemblés dans 41 cartons classés par départements[16]. Ces mémoires ont tous été refusés pour la suite du concours. Les refus sont variés, tous indiqués sur la première page du mémoire, parfois implacables. Nous en reprenons quelques-uns : « exagération, esprit chagrin et découragé, pas de remèdes pratiques », « traité de pédagogie qui ne répond pas aux questions », « de bonnes pensées, noyées dans un flot de paroles et de citations de plusieurs pages », « beaucoup de prétention, style incorrect, hérissé de néologismes et d'images incohérentes, très diffus et gratuitement philosophique »[17].

Certains des enseignants ont été plus prolixes que d'autres, les mémoires s'échelonnent de 1 page minimum à 147 pages maximum[18]. La plupart des enseignants reprennent pour leur plan l'ordre indiqué par le ministère, en donnant leurs points de vue sur l'école, les élèves et le maître. Ensuite le contenu des trois points principaux varie selon les préoccupations individuelles. Dans l'ensemble, la partie consacrée à l'école rassemble les questions portées sur le bâtiment : dispositions extérieure et intérieure, parfois un plan créé par l'enseignant, questions de salubrité des locaux. Cette première partie est riche en informations sur ce que nous appelons l'hygiène des lieux, car elle nous renseigne sur l'assainissement des locaux et sur les différents aménagements préconisés. Elle informe aussi sur certains apprentissages, comme ceux de l'agriculture et de l'horticulture, largement revendiqués par les enseignants dans un monde encore très rural (75 % de la population).

---

[14] Seule reste une synthèse sur quelques éléments faite par Charles Robert, *Plaintes et vœux présentés par les instituteurs publics en 1861 sur la situation des maisons d'école, du mobilier et du matériel classiques*, Paris, De Guillaumin et Cie, 1864.

[15] Nous ne nous attardons pas sur cet élément et renvoyons à notre ouvrage : S. Parayre, *L'hygiène à l'école, op. cit.*, p. 250.

[16] Les cartons sont tous accessibles aux Archives Nationales sur le site de Pierrefitte en Seine-Saint-Denis, aux cotes F[17] 10758 à 10798 : concours ouvert aux instituteurs 1861.

[17] Dans l'ordre des citations : AN, F[17] 10778, D'Hubert Homobon, commune de Franvillers, Somme, 28 janvier 1861 ; AN, F[17] 10787, Marie-Louis Lalire, Châtillon-sur-Marne, Marne, 1er février 1861 ; AN, F[17] 10787, Alphonse Patoux, Brusson, Marne, 28 janvier 1861 ; AN, F[17] 10787, François Morise, Corrobert, Marne, 23 janvier 1861.

[18] Le plus gros mémoire du corpus est celui d'Alphonse Patoux, Brusson, Marne, 28 janvier 1861 (AN, F[17] 10787) avec 147 pages ; c'est aussi une longueur exceptionnelle par rapport aux autres enseignants sur l'ensemble du territoire.

La partie consacrée aux élèves varie de la description plus ou moins détaillée de disciplines enseignées (lecture, écriture, calcul, religion) aux questions de la gratuité scolaire, de l'absentéisme – encore fréquent –, des relations avec les familles et les habitants. C'est également dans cette partie que certains parlent d'hygiène du corps et de soins de santé. La dernière partie concerne le maître : on y retrouve tous ses déboires avec la hiérarchie, ses conflits avec le curé et le maire et les conseillers municipaux. Il se confie sur les difficultés de salaire, de retraite, mais aussi sur sa propre santé.

Méthodologie choisie

Nous avons procédé à une méthodologie couplant les méthodes quantitative et qualitative, de façon à obtenir une vue générale et précise des discours d'enseignants. Dans un premier temps, il s'est agi de sélectionner les départements. 31 départements, soit 2083 mémoires ont été finalement choisis selon six critères (voir figure 1) :

- Le taux d'illettrisme et l'évolution de l'éducation, car le nord-est de la France a un taux d'illettrisme plus faible, le sud-ouest et la Corse un taux plus fort[19].

- Le taux de médicalisation, car certains départements sont sous-médicalisés (moins de médecins et de lieux de soins) à l'exemple des départements de l'ouest de la France[20].

- La nature du territoire, car certaines régions sont plus arides, d'autres plus minières, d'autres bocagères, ce qui a un impact non négligeable sur les variations de santé et les préoccupations médicales, les maladies et maux pouvant varier.

- Les moyens de communication, car certaines régions sont encore dépourvues de tout système ferroviaire, et offrent donc moins de facilité de déplacement. C'est encore le cas en 1860 de départements à l'ouest et au sud-ouest, non desservis par le train[21].

---

[19] François Furet et Jacques Ozouf, *Lire et Écrire. L'alphabétisation des Français de Calvin à Jules Ferry*, Paris, Éditions de Minuit, 1977 ; Jean-Pierre Pélissier et Danièle Rébaudo, « Une approche de l'illettrisme en France. La signature des actes de mariage au XIXe siècle dans l'enquête 3 000 familles », *Histoire et Mesure*, 2004, XIX, 1/2, p. 161-202.

[20] Jacques Léonard, *La France médicale, médecins et malades au XIXe siècle*, Paris, Gallimard, 1978 ; Id., *La médecine entre les savoirs et les pouvoirs, histoire intellectuelle et politique de la médecine française au XIXe siècle*, Paris, Aubier Montaigne, 1981.

[21] François Caron, *Histoire des chemins de fer en France*, t. 1, *1740-1883*, t. 2, *1883-1937*, Paris, Fayard, 1997 et 2005.

- Le nombre de mémoires dans un département, la priorité étant donnée à des départements ayant fourni beaucoup de mémoires (le Pas-de-Calais fournit 264 mémoires, la Seine-Inférieure 229 mémoires).
- Des départements ont été retenus pour leur emplacement pouvant apporter des informations intéressantes, soit parce qu'ils sont limitrophes d'autres pays, de façon à percevoir ou non des influences externes à la France – notamment le Pas-de-Calais, le Nord, le Haut-Rhin, le Bas-Rhin et les Hautes-Alpes – soit parce qu'ils présentent des spécificités culturelles – l'Algérie et la Vendée.

Après cette première sélection, l'ensemble des mémoires de chacun des départements retenus a été étudié, le discours sur la santé n'étant pas partagé par tous les enseignants.

Figure 1 : Le choix des départements
(en noir ceux choisis pour l'étude ; il faut ajouter la Corse et l'Algérie non représentées sur la carte)

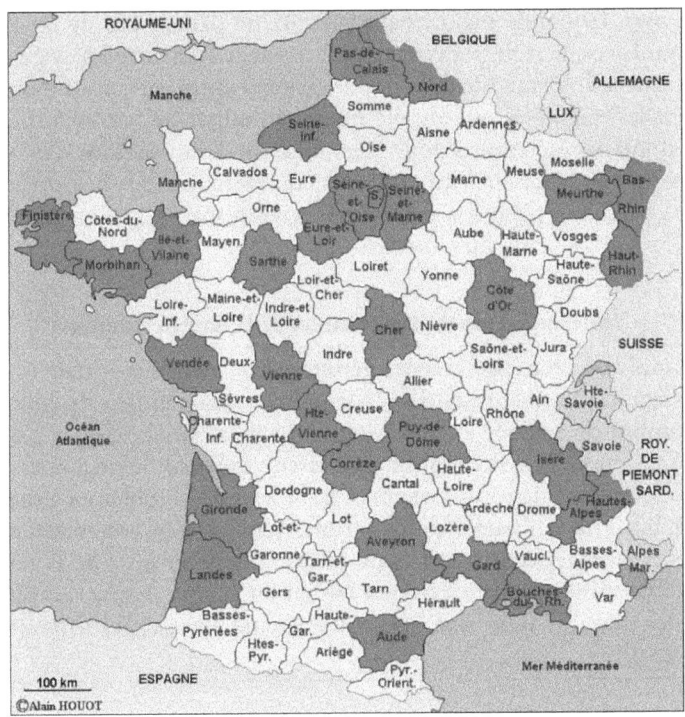

Réalisation : Séverine Parayre

Ensuite nous avons procédé à la construction d'une base de données avec Access (version de 2007). Selon nos questionnements concernant les préoccupations enseignantes sur la santé (domaines de la prévention et du soin) et la composition de l'ensemble du corpus, 21 tables ont été retenues : 8 rassemblent des renseignements généraux, 4 des renseignements sur les lieux et espaces scolaires, 6 sont plus spécifiques aux questions de la prévention, et 3 aux questions de soins de santé et aux procédures médicales suivies par les enseignants (voir tableau 1). Chacune des tables peut comporter de 3 à 19 items de renseignements spécifiques, selon les discours des enseignants. Certains discours spécifiques d'enseignants ont aussi fait l'objet d'une étude plus détaillée, parce qu'ils abordaient davantage la question des soins de santé.

Plusieurs profils d'instituteurs ont pu être analysés, de ceux qui n'évoquent jamais la santé à ceux qui commencent à donner leurs avis et à préconiser des traitements spécifiques aux maux et aux maladies des élèves. Nous pourrions penser que les avis des enseignants ne feraient pas suffisamment preuve d'objectivité, ceux-ci cherchant surtout à se distinguer auprès des inspecteurs primaires en répondant selon les attentes. Or d'une part, la grande majorité d'entre eux ne parlent pas de la santé et ceux qui l'évoquent ne peuvent pas exactement connaître les exigences et attentes de leur hiérarchie dans ce domaine. D'autre part, nous travaillons sur tous les mémoires qui ont été refusés à poursuivre le concours et qui n'ont donc pas été choisis pour leurs apports et innovations concernant le domaine de la santé. À en croire les commentaires des inspecteurs sur chaque première page des mémoires, la santé ne fut pas un critère de sélection pour les prix du concours.

Tableau 1 : Détails des 21 tables de la base de données

8 tables de renseignements généraux : « Individus » (date et lieux de naissance des instituteurs), « Mémoires » (date et lieu du mémoire et nombre de pages), « Profession » (profession actuelle et passée), « Formation » (initiale et continue), « Remarques sur le mémoire » (des inspecteurs d'académie, primaire et de la Seine), « Problèmes annexes » (ceux liés à la scolarité : de la gratuité scolaire à la concurrence des écoles privées, et ceux liés à la profession d'enseignant : de la retraite à la faible rétribution), « Écoles » (situation géographique, nombre et sexe des élèves), « Relations » (avec les parents, le curé, la hiérarchie, les habitants).

> 4 tables sont spécifiques aux lieux et à l'espace scolaire : « Hygiène des lieux » (toutes les questions de salubrité intérieure : de l'humidité au chauffage), « Extérieur de l'école » (tous les aménagements extérieurs : cour, puits etc.), « Critiques du local scolaire » (critiques faites sur les communes, les architectes), « Mobilier scolaire » (état et demande de mobilier).
> 6 tables sont spécifiques à la prévention : « Modifications du régime de vie » (pause, jeux, aménagements), « Hygiène du corps » (propreté, poux, inspection, éducation corporelle, nourriture), « Exercices des élèves » (physiques, militaires, qualité des exercices), « Pédagogie employée » (leçons d'hygiène, agriculture, horticulture, but de l'école, morale, qualité du maître, pédagogie par l'exemple, cours d'adulte, cours de sciences), « Vêtements » (propreté, chaussures, habits), « Redressement du corps » (surveillance de la posture, châtiments, travail).
> 3 tables sont spécifiques aux soins de santé : « La santé du maître » (qualité, occurrence), « Maladies » (qualité, vaccine), « Interventions » (nature des maladies, intervenants : « médecins », instituteurs, autres).

De l'influence médicale chez les enseignants ruraux

Une influence médicale d'abord mineure et centrée sur la prévention

Malgré le nombre important de sujets évoqués par les enseignants du corpus étudié et certaines idées progressistes pour l'époque – l'éducation mixte par exemple –, les références faites à la santé manquent. En effet, seuls 6 % des enseignants mentionnent des préoccupations de santé – visite de médecins, maladies, soins, vaccination. Ils sont plus nombreux à parler de prévention – éducation corporelle, propreté du corps, exercices physiques, nourriture. Le pourcentage peut alors atteindre 20 % dans certains départements, notamment au nord de la France. Mais aborder la santé ne fait pas du tout l'unanimité dans la profession et dans certains départements le sujet est complètement absent – ainsi dans toute la région Bretagne. Il est à noter que jusqu'à cette période de 1860-1861, le mouvement hygiéniste développé depuis les années 1830 a surtout favorisé les préceptes liés à la prévention, en partie parce que les médecins n'ont pas encore déterminé l'étiologie de certaines maladies et sont encore en désaccord sur les causes de nombreuses épidémies, à l'exemple du choléra. Depuis les années 1830, le gouvernement français, conscient du rôle primordial des enseignants primaires, a également contribué à faire naître chez ces derniers une conscience sanitaire tournée vers les précautions de santé[22]. Toute référence médicale peut être absente chez certains enseignants, car pour l'instant ils ne considèrent pas les fonctions de soin et de *prendre soin* comme des éléments essentiels de leur profession et de leur pédagogie. Il est aussi à noter que l'enseignement de l'hygiène n'est pas encore obligatoire dans la formation des enseignants et que la plupart sont donc obligés de se documenter eux-mêmes pour s'instruire sur ce sujet. Cet enseignement, encore facultatif, deviendra obligatoire dans la formation des maîtres seulement à partir de 1865[23].

L'évolution vers une influence médicale spécifique, localisée et éducative

La plupart des enseignants abordant la santé font référence aux préceptes médicaux de leur époque. Plusieurs de leurs commentaires suggèrent qu'ils se sont documentés, ou qu'ils ont été en contact avec un médecin et qu'ils sont donc influencés par le discours médical dominant, à l'image de cet instituteur de la Meurthe (nord-est de la France) précisant que s'il : « connaît un peu d'hygiène, il sera à même de rendre bien des services, surtout dans les campagnes où l'ignorance et l'éloignement du médecin concourent contre la santé des hommes[24] » ; ou comme cet autre instituteur du Haut-Rhin (nord-est de la France) qui rappelle combien la sensibilité des populations rurales à l'égard des soins et la confiance en la médecine savante restent faibles dans les campagnes : « Dans sa maladie, au lieu d'appeler ou de consulter un médecin qui lui occasionnerait de nouveaux frais, il [le petit cultivateur] préfère employer les remèdes que lui conseille un voisin ou une bonne femme. Ce n'est qu'à la dernière extrémité quand la maladie a pris racine, et que tous les autres moyens ont échoué qu'il a recours à un homme de l'art[25] ».

Les préoccupations des enseignants sont aussi inégales d'un département à un autre. Le discours sur la santé est complètement absent de certains départements, qui sont aussi les plus sous-médicalisés – parce qu'ils manquent des médecins et des lieux de soins –, comme les départements situés à l'ouest de la France (depuis le Finistère jusqu'aux Landes) et ceux

---

[22] S. Parayre, « Les prémices de l'éducation à la santé au XIXe siècle », *op. cit.*
[23] *Programmes officiels de l'enseignement secondaire spécial avec les instructions ministérielles et autres documents officiels (relatifs à l'exécution de la loi du 21 juin 1865)*, Paris, Ch. Delagrave, 1866.
[24] AN, F^{17} 10783 bobine 3, Charles Béguet, Villacourt, Meurthe, 20 janvier 1861.
[25] AN, F^{17} 10794, Guttmauer Léger, Dessenheim, Haut-Rhin, 28 janvier 1861.

ayant un taux d'illettrisme supérieur à la moyenne, dans lesquels les enseignants sont d'abord préoccupés par l'apprentissage de la langue. Il existe donc des priorités éducatives géographiquement localisées et différentes selon le contexte régional. Par exemple il est significatif de découvrir qu'en Bretagne (ouest de la France) et en Corse (île au sud-est de la France), le discours des enseignants est largement plus concentré sur l'apprentissage du français qui pose des problèmes dus aux langues régionales prédominantes. Cela est significatif chez cet enseignant du Finistère (extrême ouest de la France, voir document 1) se plaignant en ces termes : « La masse du peuple ignore ce que c'est lire et écrire, cinq sur six au moins des enfants n'ont pas fréquenté l'école[26] ». Tant que ces enseignants n'ont pas surmonté les difficultés de ce premier apprentissage élémentaire qui fait défaut chez la plupart de leurs élèves, ils ne pensent ni à signaler ni à se plaindre d'autres problèmes, comme celui de la santé, qui de fait apparaît alors très secondaire dans le corpus, voire occulté.

En comparant les enseignants qui évoquent la santé avec ceux qui ne l'évoquent pas, nous découvrirons également que ceux qui en parlent et donnent leurs avis sont les enseignants qui considèrent que leur profession est aussi d'être éducateur et donc élargissent leurs missions. *A contrario*, ceux qui ne parlent jamais de la santé sont aussi ceux qui sont plus tournés vers l'enseignement des disciplines et qui considèrent leur fonction non comme celle d'un éducateur, mais bien comme limitée à l'instruction, leur rôle étant concentré prioritairement sur les apprentissages basiques de la lecture, de l'écriture et du calcul.

Nous pouvons donc dire que ce corpus aide à comprendre qu'il existe plusieurs catégories d'enseignants aux sensibilités variées, tous ne partageant pas les mêmes considérations à l'égard de l'enfance, de la santé ou de l'éducation corporelle. Certains pensent déjà qu'être enseignant c'est aussi s'occuper d'éducation et donc « former le corps, l'esprit et le cœur[27] ». Dans ce cas nous pouvons comprendre que le corps et ses soins entrent dans leurs priorités éducatives, à l'image de cet enseignant qui témoigne de cette importance accordée à l'éducation corporelle : « Il semble au premier abord que le maître, n'ayant ses élèves sous sa surveillance immédiate qu'une faible partie de la journée, n'a que peu à s'occuper du développement des diverses parties de leur corps, ce serait une grande erreur de le penser[28] ».

---

[26] AN, F^{17} 10 792 Bobine 4 et 5, Victorien-Marie Le Louarn, Trégunc, Finistère, 15 janvier 1861.
[27] AN, F^{17} 10791, Pierre Sinturat, Saint-Benoît, Vienne, 1er février 1861.
[28] AN, F^{17} 10777, Jean-Baptiste Boutemy, Tortequesne, Pas-de-Calais, 31 janvier 1861.

Prendre soin, surveiller et soigner

Les procédures de soins et les actions de santé déclarées par les instituteurs ont été comparées dans trois départements, le Pas-de-Calais, le Nord (nord de la France) et le Finistère (nord-ouest de la France). Le Pas-de-Calais et le Nord constituent les deux départements dans lesquels les enseignants demeurent les plus impliqués dans le domaine de la santé. Dans le Nord seulement, ils font référence au médecin pour les visites, pour les soins et pour la prise en charge plus régulière de la santé des enfants. Ils considèrent surtout que leur rôle est majeur dans la prévention et le *prendre soin* – ce qu'aujourd'hui nous appelons le *care* – mais laissent le soin proprement dit à la charge du médecin. Au contraire dans le Pas-de-Calais, le médecin n'est pas évoqué et l'instituteur se considère tout à fait apte à soigner, surveiller et prendre soin. Au sein de départements très proches, il peut donc y avoir des références différentes aux dispositifs de soin et des implications variables, l'appel au médecin n'étant pas systématique. Dans ces mêmes départements (Nord et Pas-de-Calais), les enseignants répondent qu'ils mènent des actions de santé, mais laissent la responsabilité au médecin pour des maladies et maux jugés graves ou non guérissables. Le médecin aurait alors à charge les accidents les plus sérieux, les épidémies et les problèmes de peau lorsque l'enseignant ne peut pas agir ou n'y réussit pas. Cela signifie également que l'enseignant se permet parfois d'intervenir même s'il n'est pas habilité à le faire et en employant des remèdes aussi bien médicaux que non médicaux (voir *infra*). Dans le Finistère en revanche, les enseignants ne signalent aucune préoccupation de santé ni de soin et préfèrent renvoyer l'enfant malade chez lui sans s'impliquer directement.

Les remèdes chez des jeunes générations d'enseignants

Des remèdes sans référence à la médecine savante

Les enseignants qui évoquent la santé et les soins se fondent sur un discours éloigné de la médecine officielle, sans référence directe aux pratiques des docteurs en médecine et des officiers de santé qui sont souvent éloignés des populations concernées. Leurs recommandations traduisent leur solitude face aux différents maux et maladies et s'apparentent le plus souvent à de simples remèdes de la vie quotidienne. Parfois certains ne semblent pas s'être documentés à partir d'ouvrages médicaux et font surtout référence à des conceptions de soin personnelles, acquises empiriquement. Le fait qu'ils n'aient pas encore été formés à des préceptes médicaux et hygiéniques et qu'ils ne soient pas toujours en contact avec le milieu médical peut expliquer leurs recours à des références dites profanes et personnelles. Parfois livrés à eux-mêmes dans leurs campagnes, ils sont contraints de faire preuve d'automédication et de mélanger des indications de la médecine savante qu'ils ont pu lire ou retenir suite à la visite d'un médecin avec des remèdes personnels venant de leur propre expérience et trajectoire de vie. Ils ont pu être au contact d'autres personnes, considérées alors comme des charlatans, car ne relevant pas du milieu médical et ainsi développer des savoirs et pratiques de nature différente. Par exemple à Audresselles, petit bourg du Pas-de-Calais (nord de la France), l'instituteur très prolixe sur les soins de santé qu'il juge primordiaux donne un nombre considérable de conseils pour les chutes, les entorses, les saignements de nez, les vers dans les intestins, les corps étrangers dans l'oreille et dans l'œil, les défauts d'organes de la voix. Cependant il en reste à des indications traditionnelles qui ne tiennent pas compte des avancées de la médecine de son époque, mais s'apparentent à des remèdes développés à partir de sa propre expérience. En annonçant comment « modérer la douleur d'une entorse » et notamment en précisant qu'« il faut appliquer de l'eau froide sur l'inflammation[29] », il se limite à une pratique courante, un geste instinctif, et ne semble pas s'être documenté davantage[30], ni faire référence à la médecine savante. Par ailleurs il précise que pour toute aggravation, il faudra aller voir le médecin.

Les soins de santé n'étant pas faciles à administrer sans formation préalable, nous pouvons également comprendre la non-intervention de certains enseignants ou leurs interventions limitées à la prévention, plus accessible et ne demandant pas de grande connaissance anatomique. Ils administrent ce que nous pouvons qualifier de premiers soins, mais leur rôle n'est absolument pas celui de remplacer un médecin. Chacun a alors le choix d'effectuer ou non une intervention pour sauvegarder la santé des élèves. Or en l'absence de personnel médical dans les campagnes, il est facile de comprendre qu'un grand nombre de paysans et d'instituteurs ruraux utilisent différents remèdes auxquels ils sont habitués, réputés sans danger mais qui ne correspondent pas nécessairement à ceux de la médecine savante[31].

---

[29] AN, F^{17} 10777, François Marie Augustin Baude, Audresselles, Pas-de-Calais, 30 janvier 1861.
[30] Si on lit les ouvrages médicaux de l'époque sur cette question, les remèdes sont bien plus développés : voir *Encyclographie des sciences médicales, Répertoire général des sciences médicales au XIXe siècle*, vol. 25 et 26, Bruxelles, Hauman et Cie, 1843, p. 165-166.
[31] Voir Olivier Faure, *Aux marges de la médecine : santé et souci de soi, France (XIXe siècle)*, Aix-en-Provence, Publications de l'université de Provence, 2015.

D'autres remèdes avec une référence médicale

D'autres enseignants présentent au contraire dans leur discours une proximité plus grande avec un médecin local et annoncent vouloir s'inspirer de ses traitements, voire pouvoir le remplacer en son absence. Par exemple l'instituteur Vasseur à Selles dans le Pas-de-Calais explique vouloir garder la possibilité d'utiliser le remède du Dr Vlemincka pour traiter les enfants atteints de la gale. Pour lui, il peut s'avérer très utile d'avoir quelques notions médicales, surtout quand les médecins font défaut dans les campagnes ; les soins donnés doivent être gratuits et les « médecins de bienfaisance pourraient venir aider de leurs lumières et de leur concours par des visites trimestrielles ou semestrielles les écoles et plus souvent selon les besoins[32] ». Une médecine cantonale et une société de secours mutuels sont aussi revendiquées à l'est de la France, car bien souvent les enseignants les plus altruistes peuvent être amenés à payer les visites du médecin sur leurs propres économies[33]. Leur dévouement les pousse alors à considérer qu'ils peuvent recevoir d'autres attributions et étendre leurs fonctions initiales d'instruction à la prévention : « J'ai entendu quelquefois des médecins dire à ce sujet qu'on ferait bien de confier aux instituteurs la propagation de la vaccine, qui ne demande pas un habile chirurgien, d'autant plus qu'on pourrait faire surveiller ces opérations par un docteur préposé à cet effet. L'autorité pourrait examiner s'il y a de graves inconvénients à nous donner cette nouvelle attribution[34] ». Ce témoignage très intéressant révèle également une collaboration naissante, possible et revendiquée entre médecin et enseignant primaire dans la propagation de la médecine préventive. Nous nous trouvons donc aux prémices d'un possible travail commun entre deux corps de métier solidaires dans les soins apportés aux enfants.

Une conscience sanitaire parmi les plus jeunes enseignants

Les âges des enseignants ayant répondu à l'enquête s'échelonnent de 21 à 77 ans. Grâce à la base de données que nous avons établie et en comparant les discours sur la santé des générations d'enseignants, nous pouvons analyser l'importance de l'âge dans les implications des enseignants. Pour ce faire, nous avons comparé cinq départements : deux départements du nord-est, le Pas-de-Calais et le Nord à plus fort taux d'implication sur la

---

[32] AN, F^{17} 10774, bobine 4, Pierre-Marie-Auguste Vasseur, Selles, Pas-de-Calais, 25 janvier 1861.
[33] AN, F^{17} 10794, Auguste Hagemann, Gundershoffen, Bas-Rhin, 28 janvier 1861.
[34] AN, F^{17} 10796, Antoine-Jean Fabre, Prades-d'Aubrac, Aveyron, 25 janvier 1861.

santé, avec trois départements du nord-ouest, le Finistère, l'Ille-et-Vilaine et le Morbihan, à plus bas taux d'implication sur la santé. Cette comparaison entre les départements du nord-ouest et du nord-est révèle que ce sont les plus jeunes générations de 27 à 44 ans qui présentent un discours sur la santé et les soins, la tranche d'âge de 27 à 31 ans cumulant le plus d'évocations de maladies et de maux – accidents, épidémies, myopies, surdités, bégaiements, maladies de peau et rhumes. Une conscience sanitaire semble donc se créer chez les plus jeunes générations davantage influencées par les idées et préoccupations médicales et hygiéniques de leur époque et davantage prêtes à s'impliquer dans l'éducation sanitaire et corporelle.

Des pédagogies fondées sur la pratique, l'exemple et la guidance[35] des populations

Favoriser les progrès intellectuels par une pédagogie adaptée et pratique

Certains enseignants ont compris le rapport existant entre les soins et principes de précaution et les progrès scolaires grâce aux bénéfices qu'en retirent les apprentissages, à l'exemple de cet enseignant du Bas-Rhin (est de la France) qui exprime combien « un enfant maladif ne peut suivre régulièrement les cours, il ne peut voir exactement ce qui se fait journellement dans sa classe et il reste en arrière et par conséquent son instruction souffre. C'est donc encore un point essentiel qu'il faut observer strictement quand un instituteur veut voir des progrès dans son école[36] ». Pour lui, la santé n'est donc pas un élément secondaire, mais bien primordial dans le développement de l'enfant. Elle aide non seulement au développement physique, mais aussi intellectuel. Le lien avec les pédagogies peut alors être fait. Y aurait-il chez ces enseignants des pédagogies à adopter pour favoriser la santé ?

À l'image de Jean Monet dans la Vienne (centre-est), quelques enseignants sont conscients de devoir « en savoir plus qu'il[s] n'enseigne[ent][37] » et d'être capables de s'adapter et de se documenter sur les avancées de leur époque. Dans ce registre, certains expriment des idées novatrices et entendent adapter les conditions de vie en classe et les pédagogies aux soins du corps. Par exemple, ils peuvent modifier les rythmes scolaires – ce sont les pauses qui sont revendiquées –, améliorer les conditions d'étude – par

---

[35] Le terme « guidance » est utilisé dans le sens de prise en charge, orientation et assistance.
[36] AN, F^{17} 10794, Philippe Molinet, Heiligenberg, Bas-Rhin, 30 janvier 1861.
[37] AN, F^{17} 10789, Jean Monet, Saint-Pierre de Maillé, Vienne, 2 février 1861.

le matériel, le mobilier et les exercices variés –, ou introduire de nouvelles méthodes d'émulation grâce à des exercices et des jeux alternant avec des enseignements jugés trop rigides. Un enseignant du Nord propose une véritable innovation : « Pour les écoles où il existe des myopes, il faudrait un petit banc afin que les livres ou les cahiers fussent à une certaine distance des yeux et augmenter la distance à mesure que l'organe se perfectionne[38] ». Certains considèrent ces méthodes comme des pédagogies qualifiées de pratiques, ce qui constitue en quelque sorte l'ancêtre de *l'hygiène par l'exemple*[39] qui sera mise à l'honneur à la fin du XIXe siècle[40]. Dans la Vienne et la Haute-Vienne (voir document 1), des enseignants insistent sur un apprentissage qu'ils veulent plus pratique et préparant davantage à la vie :

> Il faut donc circonscrire les matières enseignées dans nos écoles aux besoins et usages les plus ordinaires, les plus réels de la vie, et au lieu de procéder par la théorie dans l'enseignement comme cela s'est fait pendant longtemps et se fait encore dans un grand nombre d'écoles, il faut appeler l'attention des enfants par des questions sur les mots et les choses qui se passent sous leurs yeux et par ce moyen ils sont forcés à examiner, à se rendre compte, à résumer et à définir[41].

Ces méthodes pédagogiques rejoignent également leur fort engouement et leurs revendications pour un apprentissage de l'agriculture, de l'horticulture et de la culture des plantes médicinales. Les enfants des campagnes sont considérés comme plus réceptifs à ce type d'enseignement qui présente en outre l'intérêt d'être utile dans leurs futures professions[42].

Le maître : un exemple et un guide dévoué dans et hors l'école

Pour les enseignants proches de leur communauté rurale, il s'agit aussi de sortir de l'école et d'exercer une influence salutaire parmi les populations des campagnes. Un enseignant de Meurthe (est de la France) exprime

---

[38] AN, F[17] 10774, Pierre-Marie-Auguste Vasseur, Selles, Nord, 25 janvier 1861.
[39] De nombreuses références pédagogiques existent à la fin du siècle. Une association portant ce nom est fondée en 1920 par Émile Roux, directeur de l'Institut Pasteur de Paris et hygiéniste, puis une revue en 1921.
[40] S. Frioux et D. Nourrisson, *Propre et sain !, op. cit.*
[41] AN, F[17] 10789, André Joseph Lallay, Royères de Saint-Léonard, Haute-Vienne, 30 janvier 1861.
[42] Séverine Parayre, « Valorisation de l'agriculture à l'école primaire. Éduquer, former et socialiser les futurs paysans en 1861 », dans *Les petites gens de la terre. Paysans, ouvriers et domestiques (Moyen Âge-XXIe siècle)*, Jean-Marc Moriceau et Philippe Madeline (dir.), Caen, Presses Universitaires de Caen-MRSH, 2017, p. 137-144.

ainsi « l'incurie des habitants et de l'administration locale[43] » en matière sanitaire : des « rues remplies de boue, avec des eaux croupissantes et du fumier, ont répandu une odeur infecte, insupportable, délétère, [...] qui a été la cause à plusieurs reprises de maladies épidémiques[44] ». Aussi a-t-il « fait son possible pour faire comprendre à l'autorité locale la nécessité et les moyens de remédier à cet état de choses déplorable et l'on est parvenu à atténuer le mal[45] ». Les discours des enseignants font apparaître les qualités importantes qui doivent appartenir à un instituteur rural. Le dévouement et le fait d'être un guide prennent une bonne place. Il s'agit d'être un enseignant qui donne l'exemple dans sa classe et hors de sa classe : « L'instituteur doit avoir une conduite exemplaire, il doit éviter de fréquenter des lieux malsains, les cabarets et autres lieux de divertissements et de jeux, s'abstenir de fumer dans les lieux publics, tenir les autorités locales au courant de ce qui se pratique à l'école[46] ». Si on compare plusieurs départements en Corrèze (sud-ouest) et en Bretagne (nord-ouest), les enseignants parlent peu des qualités personnelles requises pour exercer leur profession. Ils sont aussi ceux qui apparaissent comme les plus désintéressés par la santé et l'éducation corporelle. À l'inverse, ce sont les enseignants les plus impliqués dans les domaines de la santé et de l'éducation corporelle qui revendiquent l'obligation de qualités exemplaires pour pouvoir tenir compte de toutes les dimensions de l'éducation.

*

Après cette première étude d'un corpus inédit et riche, le premier à fournir autant de renseignements sur les discours et avis des enseignants ruraux, nous ne pouvons pas généraliser ces quelques découvertes à l'ensemble de la profession enseignante. Les résultats obtenus démontrent qu'une petite poignée a vraiment pensé à consigner dans les mémoires ses avis, conseils et prescriptions sur la santé et les soins corporels. Ces enseignants restent marginaux si on les compare à l'ensemble de la profession. Cette étude ne détermine pas non plus quelles ont pu être vraiment les actions de santé sur le terrain scolaire. Nous pouvons supposer que les enseignants les évoquant sont suffisamment sincères et qu'ils n'ont pas voulu trop enjoliver leur propos afin de se faire passer pour des enseignants

---

[43] AN, F^{17} 10783, Louis Léopold Fébvrel, Albestroff, Meurthe, 30 janvier 1860.
[44] *Ibid.*
[45] *Ibid.*
[46] AN, F^{17} 10783, Jean-Baptiste Renaud, Bébing, Meurthe, 24 janvier 1861.

modèles auprès de leur hiérarchie. Les remarques négatives affichées par les inspecteurs d'académie qui ont rejeté ces mémoires démontrent au contraire que ce ne sont ni la santé, ni l'hygiène, ni l'éducation corporelle qui ont pu apporter des points supplémentaires pour faire remonter ces mémoires dans le classement. Il est à noter l'effort considérable accompli pour écrire ces mémoires, car l'emploi du temps chargé des enseignants[47] ne leur permettait pas de consacrer beaucoup de temps à cette tâche.

Néanmoins cette recherche tient son originalité du fait qu'elle constitue une « histoire par le bas », depuis les discours des enseignants et non seulement des médecins, des administrateurs et des élites sociales. La plupart des enseignants viennent du milieu rural et souhaitent élever les populations rurales et leur venir en aide[48]. Dans ce registre, le corpus montre que certains d'entre eux sont capables d'innover et de se surpasser, n'hésitant pas à remplacer le médecin s'il le faut. Nous ne disposons pas des opinions des médecins ou des officiers de santé au sujet de cette nouvelle fonction que s'attribuent certains instituteurs, mais ces derniers montrent à la fois une volonté de les seconder en leur absence et une revendication d'une présence médicale plus régulière. Les enseignants semblent donc davantage répondre à un besoin de complémentarité que concurrencer le médecin ou l'officier de santé.

Il est tout aussi intéressant de s'apercevoir que des références à la médecine savante sont majoritaires, mais que certaines autres se rattachent à des sources et expériences différentes qui relèvent davantage de l'intuition et d'une appréhension directe de la santé, ce que les chercheurs d'aujourd'hui nomment un « savoir expérientiel en santé[49] ». Dans le contexte du Second Empire, ce phénomène paraît tout à fait compréhensible, ces enseignants n'ayant pas encore reçu de formation adaptée à l'hygiène et faisant encore référence à des savoirs sur la santé non reconnus par la médecine universitaire. Ils n'ont pas encore subi l'impact de la biomédicalisation de la société qui induit des formes de standardisation des savoirs et des pratiques. Il sera

---

[47] Nous rappelons qu'à cette époque, souvent les enfants sont plus nombreux, il s'agit de 80, parfois 100 élèves à charge pour un seul enseignant. L'enseignant peut aussi avoir comme fonction le secrétariat de mairie et des obligations ecclésiales au sein de sa paroisse.

[48] S. Parayre, « Valorisation de l'agriculture à l'école primaire », *op. cit.*

[49] Emmanuelle Jouet, Olivier Las Vergnas et Élisabeth Noël-Hureaux, *Nouvelles coopérations réflexives en santé : de l'expérience des malades et des professionnels aux partenariats de soins, de formation et de recherche*, Paris, Éditions des archives contemporaines, 2014, p. 63 ; Jeannette Pols, « Knowing Patients: Turning Patient Knowledge into Science », *Science, Technology & Human Values*, 2014, 39/1, p. 73-97, (en ligne : http://sth.sagepub.com/content/39/1/73.full.pdf+html).

intéressant de se demander si les enseignants suivront les mêmes références au cours de la Troisième République (1870-1940) et adhéreront tous aux mêmes messages véhiculés par la culture hygiéniste et pasteurienne, si une intériorisation de la biomédicalisation finira par les atteindre dans leurs pratiques pédagogiques et scolaires.

Un autre élément tout à fait pertinent est l'esprit novateur de certains d'entre eux, moderne dans les pédagogies et les actions proposées, dans le dévouement dont ils font preuve. C'est aussi cet élément qui nous pousse à vouloir approfondir davantage encore cette étude. Car ce corpus, qui apporte une première contribution à l'histoire de l'éducation à la santé par les enseignants en milieu rural, doit être étayé par d'autres sources primaires. Il s'agit d'appréhender plusieurs facettes de cette histoire, qui ne se résume pas au seul modèle de la biomédicalisation et de la médiation des enseignants. Il pourrait nous être reproché de ne pas avoir étudié le rôle des enseignantes des campagnes. Cette partie de la recherche est à venir ; elle est tributaire des sources disponibles, car nous n'avons pas encore trouvé de corpus similaire et aussi riche pour les enseignantes. L'enjeu est de mettre en évidence les pédagogies employées et revendiquées par celles-ci et leurs opinions sur la santé de leurs élèves. Il s'agit de comprendre les spécificités de leur comportement, les différences éventuelles avec l'attitude de leurs collègues masculins et les raisons de ces différences.

Le corpus étudié qui se situe à la période charnière avant la Troisième République et sa grande entreprise d'acculturation à la biomédicalisation de la société montre que vingt ans avant les lois Ferry (1881-1882) sur l'obligation, la gratuité et la laïcité de l'école, des enseignants ruraux revendiquent déjà ces avancées. De même pour la santé et le corps, une vingtaine d'années avant l'obligation dans les écoles d'un enseignement spécifique de l'hygiène et de la gymnastique (lois Ferry de 1882), des enseignants ruraux sensibilisés à ces sujets revendiquent et appliquent déjà des principes de précaution et sont attachés à prendre soin du développement de l'enfant dans son intégralité. Ils n'ont pas attendu pour cela une directive ou une obligation de leur ministère. L'existence d'attitudes similaires pourra être approfondie également dans la suite de la recherche. Ces quelques passages sur la santé, ses soins et préventions présentent déjà plusieurs représentations de l'école et du système éducatif, qui évolueront au cours de la Troisième République.

Religieuses et soin des malades dans le monde rural au début du XXe siècle, au prisme de la politisation des campagnes

Vincent FLAURAUD
Université Clermont-Auvergne
Centre d'Histoire Espaces et Cultures (CHEC, EA 1001)

Résumé : Comment le politique est-il intervenu dans la gestion du rôle social des sœurs soignantes, en particulier dans les campagnes, à l'articulation des XIXe et XXe siècles ? Alors même que la législation de 1892 sur l'exercice illégal de la médecine les avait épargnées, reconnaissant leur rôle dans l'encadrement sanitaire de l'époque et l'absence, globalement, de solutions alternatives, la radicalisation anticongréganiste chez les républicains au pouvoir au début du XXe siècle a-t-elle interrompu cette bienveillance, ou n'a-t-elle pu l'empêcher de subsister ? L'étude conduite « au ras du sol », à partir des avis émis par des conseils municipaux de deux départements-tests (Gard et Cantal) invite à renoncer à l'idée d'une attitude commune, même au sein du camp républicain. Il apparaît que les configurations politiques et religieuses locales interfèrent dans les jeux de positionnement. Dans une région de relative homogénéité politique – républicaine – et confessionnelle, l'utilité sociale de congréganistes – *a fortiori* soignantes – constatée localement peut en effet continuer à constituer un facteur habituel de modulation et d'atténuation de leur perception comme « ennemi(e)s de l'intérieur ». En revanche, dans un espace beaucoup plus clivé politiquement – radicaux vs. socialistes – et confessionnellement – protestants vs. catholiques –, l'affichage d'une fermeté dans les principes l'emporte plus souvent sur la prise en compte de leur utilité pratique, le jeu concurrentiel détournant d'une disposition à transiger. Le maillage des campagnes par les « sœurs qui soignent » a pu s'en trouver inégalement bouleversé – à court terme du moins, puisque l'Union sacrée de 1914 a bien vite levé les restrictions anticongréganistes.

Abstract: How did politics intervene in the social role of nursing sisters, especially in the countryside at the turn of the 19th and 20th centuries? While the 1892 legislation condemning the illegal practice of medicine spared religious orders, recognizing as it did the role played by nuns in providing health care as well as an overall absence of alternative solutions, did the radicalization against religious communities that prevailed among Republicans in power at the opening of the 20th century bring an end to or prevent the survival of forbearance? This study, carried out at the grassroots level and based on the opinions published by the town councils of two test departments, the Gard and the Cantal, suggests that there was no common position, even at the core of the republican movement itself. It seems that local political and religious configurations interfered with the process of defining a clear position. In a region with relative political homogeneity (Republican) as well as religious homogeneity, the social utility of religious orders (generally nursing) that could be seen locally led to the persistent modulation and mitigation of their image as the "enemy within." In contrast, in the much more divisive political sphere of radicals and socialists, as well as the discordant relationship between Protestants and Catholics, the need to display firmness in principle prevailed over considerations of practical utility, and competition came to outweigh any tendency to compromise. The network of nursing sisters in the countryside could find itself unevenly disrupted, at least in the short term, as the 1914 *Union sacrée* very quickly led to the lifting of anticongregationalist restrictions.

Dans un article pionnier centré sur les relations entre corps médical et « religieuses qui soignent » dans les campagnes françaises au XIXe siècle[1], Jacques Léonard avait certes relevé, dans les premières décennies du siècle notamment, une série de griefs – d'incompétence, en particulier – exprimés par les professionnels à l'égard des sœurs[2]. Mais il s'employait à démontrer qu'en réalité, les religieuses, en milieu rural, étaient davantage apparues comme des médiatrices, épaulant les médecins et aidant à la diffusion de la science médicale, que comme des concurrentes et des obstacles à l'adoption des bons réflexes prophylactiques et bons usages thérapeutiques. Il relativisait ainsi la méconnaissance scientifique qui leur était prêtée et observait, dans la pratique courante, une réparti-

---

[1] Jacques Léonard, « Femmes, religion et médecine. Les religieuses qui soignent, en France au XIXe siècle », *Annales. Économies, Sociétés, Civilisations*, 1977, 32/5, p. 887-907.

[2] Nous n'opérerons pas ici la distinction entre tertiaires, sœurs ne prononçant que des vœux simples et relevant de congrégations, et religieuses relevant d'ordres et prononçant des vœux solennels : elle vaut pour le droit canon, mais n'existe pas aux yeux du droit civil, qui n'a pas à prendre en compte les vœux religieux. Il y a, à l'époque, confusion, dans le discours commun, qui a largement mobilisé les qualificatifs de « congrégations » et « congréganistes » même quand ils étaient canoniquement inexacts.

tion de rôles entre médecins et religieuses pour l'accompagnement des malades des campagnes. Il ne faisait en revanche qu'esquisser la façon dont le politique avait pu intervenir dans la gestion de ce rôle social des sœurs soignantes et dans la configuration des représentations à leur égard : tout en notant que des médecins anticléricaux avaient effectivement alimenté les discours accusateurs à l'égard des sœurs, il relevait surtout le fait que le pouvoir républicain, dans les dernières décennies du XIXe siècle, ne s'était guère employé à « restreindre l'importance des religieuses » soignantes des campagnes : l'appareil d'État reconnaissait qu'en l'absence de solutions de remplacement, il aurait été difficile de se passer d'elles, en particulier dans ces zones moins maillées par le réseau de soins. C'est ainsi que la « République manifest[a] son indulgence clairement par l'article 16 de la loi du 30 novembre 1892 sur la réorganisation de la profession médicale » qui, en excluant les « cas d'urgence avérée » ou les traitements sans « direction suivie » des poursuites pour exercice illégal de la médecine[3], ménageait une marge d'action légale pour les religieuses.

De la sorte, dans la séquence du tout début du XXe siècle où, en France, les congrégations ont été au cœur de la conflictualité État-Église[4], les religieuses engagées dans le soin des malades auraient-elles bénéficié d'un traitement « moins politisé », voire, de ce fait, plus clément ? Ainsi, si la loi de 1901 sur les associations, puis son application, qui ont rendu plus restrictives les conditions de reconnaissance légale pour les communautés religieuses[5], embrassaient formellement tous

---

[3] J. Léonard, *op. cit.*, p. 899.
[4] Entre autres jalons, voir : Patrick Cabanel, *Lettres d'exil, 1901-1909. Les congrégations françaises dans le monde après les lois laïques de 1901 et 1904*, Bruxelles, Brepols, 2008 ; Patrick Cabanel et Jean-Dominique Durand (dir.), *Le Grand exil des congrégations religieuses françaises, 1901-1914*, Paris, Le Cerf, 2005 ; Jacqueline Lalouette, *La Séparation des Églises et de l'État : Genèse et développement d'une idée (1789-1905)*, Paris, Le Seuil, 2005 ; Jacqueline Lalouette et Jean-Pierre Machelon (dir.), *1901 : les congrégations hors la loi ? Autour de la loi du 1er juillet 1901*, Paris, Letouzé & Ané, 2002 ; Claude Langlois, *Le Catholicisme au féminin. Les congrégations françaises à supérieure générale au XIXe siècle*, Paris, Le Cerf, 1984 ; Christian Sorrel, *La République contre les congrégations. Histoire d'une passion française (1899-1904)*, Paris, Le Cerf, 2003.
[5] Les établissements qui existaient sans être autorisés disposaient d'un délai de trois mois pour déposer une demande ; sinon, ils seraient réputés dissous, et liquidés (Titre III de la loi du 1er juillet 1901). En décembre 1901, puis en janvier 1902, le président du Conseil puis le Conseil d'État ont précisé que les demandes de régularisation concernaient aussi les établissements non spécifiquement autorisés qui dépendaient pourtant d'une congrégation autorisée, ainsi que les écoles employant des religieux ou religieuses comme enseignants. À partir de l'arrivée de Combes à la présidence du Conseil en juin

les établissements, le durcissement législatif de 1904 n'a visé que ceux s'occupant d'enseignement.

Les dossiers de demande d'autorisation des « établissements congréganistes[6] » – *de facto*, des requêtes de régularisation – déposés par la majorité de ces établissements, considérés comme « non autorisés » au lendemain de la loi de 1901, permettent, par le biais des avis de conseils municipaux, de révéler, en masse, des représentations et positionnements locaux, où se croisent les effets d'une action sociale de terrain menée par les religieuses, et d'une politisation désormais bien acquise des communautés rurales[7]. L'échelle communale a ici toute sa pertinence, considérant que la dialectique local/national est essentielle dans la façon dont prend corps la « politique au village »[8]. Nous avons retenu à cette fin deux terrains d'enquête départementaux : le Gard et le Cantal[9]. Ils ont en commun d'être situés sur les flancs de la dorsale de forte densité de congrégations religieuses féminines, qui court alors, dans la moitié sud de la France, des Basses-Pyrénées à la Savoie[10] ; avec 234 établissements dans le Gard, 133 dans le Cantal. Le phénomène congréganiste est donc manifeste dans ces deux départements, tout en laissant plus de marge pour des appréciations contrastées que dans la Lozère à très forte présence de communautés religieuses, qui les sépare. Politiquement, alors que cette dernière apparaît en large partie comme un bastion conservateur, ils incarnent, comme on le voit aux élections législatives de 1914, deux façons d'être à gauche[11] : le Cantal est un bastion d'un radicalisme

---

1902, il est devenu plus clair encore que les demandes de régularisation n'avaient pas vocation à être forcément acceptées.

[6] Cette désignation, « établissement congréganiste », rend mieux compte de la réalité prise juridiquement en compte, distinguant autant d'entités qu'il y a d'implantations locales, que les termes « congrégation » ou « communauté », qui peuvent renvoyer à un réseau à Maison mère.

[7] Voir *La Politisation des campagnes au XIXᵉ siècle : France, Italie, Espagne, Portugal*, Rome, École française de Rome, 2000 ; ou encore Jean Vigreux, « Les campagnes et le pouvoir au XIXᵉ siècle. Au rendez-vous de la politisation (1830-1914) », dans *Les Campagnes dans les évolutions sociales et politiques en Europe des années 1830 à la fin des années 1920*, Jean-Marc Moriceau (dir.), Paris, SEDES, 2005, p. 158-187.

[8] *Cf.* Jean-Luc Mayaud, « Pour une communalisation de l'histoire rurale », dans *La Politisation des campagnes…, op. cit.*, p. 153-167.

[9] Archives départementales du Cantal, 6 V 5 à 10 ; Archives départementales du Gard, 6 V 329 à 339. Dépouillement complet des liasses. Les références ne seront pas rappelées systématiquement, les données traitées étant toutes issues de ce corpus.

[10] Voir C. Sorrel, *op. cit.*, p. 70-71, 227-230.

[11] Pour une contextualisation politique : Christian Estève, *À l'ombre du pouvoir. Le Cantal du milieu du XIXᵉ siècle à 1914*, Clermont-Ferrand, Presses universitaires

modéré et gouvernemental, quand le Gard est la terre d'une gauche plus multiforme, marquée par la prégnance du socialisme – dans la moitié nord en particulier – aux côtés du radicalisme – au sud, avec une percée axiale vers le nord[12]. Enfin, puisque l'approche proposée entend croiser politique et religion, au Cantal catholique – mais dont seule la partie méridionale relève des zones de très forte pratique[13] – répond un espace gardois marqué par l'importance du protestantisme[14]. Sans prétendre, bien évidemment, refléter à eux seuls le spectre des agencements, l'intérêt de ces deux espaces vient des confrontations qu'ils permettent d'opérer, susceptibles d'ouvrir le champ des hypothèses.

Congrégations soignantes des campagnes : une galaxie aux contours incertains

Les établissements congréganistes œuvrant dans le soin, que nous plaçons au cœur de l'investigation, apparaissent difficiles à identifier, à dénombrer et à localiser à travers les sources administratives. Cette difficulté ne doit pourtant pas être abordée comme une limite heuristique, forçant à se contenter d'approximations. Le flou relatif du statut, donc de la nature de l'implication sociale des sœurs, doit au contraire être considéré comme une composante essentielle du contexte d'agencement des discours politisés, des demandes déposées, des avis rendus.

Plusieurs de ces établissements congréganistes sont attachés à des hospices, et l'activité de soin effective pourrait alors paraître claire puisqu'il y avait contrat. Or dans certains cas, une activité d'enseignement y avait été adjointe par les sœurs – voire un ouvroir. Pour les établissements congréganistes « autorisés » antérieurement à 1901, c'est-à-dire ayant la capacité civile, l'existence de statuts validés par les autorités publiques

---

Blaise Pascal, 2002 ; Raymond Huard, *Le Mouvement républicain en Bas-Languedoc, 1848-1881*, Paris, FNSP, 1982 ; Id., *À l'arrière du front. Le Gard, un département mobilisé, 1914-1919*, Parthenay, Inclinaisons, 2012 ; Jean-Michel Faidit, *Jean Jaurès à Nîmes et dans le Gard. Séjours et discours*, Toulon, Les Presses du Midi, 2014 ; François Pugnière (dir.), *Les Cultures politiques à Nîmes et dans le Bas Languedoc du XVIe siècle aux années 1970*, Paris, L'Harmattan, 2008, p. 285-306 – Cartographie : Frédéric Salmon, *Atlas électoral de la France, 1848-2001*, Paris, Le Seuil, 2001.

[12] Le fait que les socialistes soutiennent le gouvernement Combes en 1902 ne doit pas conduire à minimiser cette différence des cultures politiques locales.

[13] Gérard Cholvy et Yves-Marie Hilaire (dir.), *Matériaux pour l'histoire religieuse du peuple français*, t. 3, Paris, FNSP, 1992.

[14] Carte d'implantation du protestantisme chez R. Huard, *Le Mouvement…, op. cit.*, p. 40.

fixait *a priori* un champ d'activité particulier, ou le caractère mixte de l'établissement[15]. Or un certain nombre des communautés autorisées originellement pour des activités hospitalières ont bifurqué vers l'enseignement, ou l'ont intégré concomitamment, ou inversement, et des communautés autorisées pour des activités « mixtes » ont pu n'en conserver finalement qu'une. Il y a là tout un terreau favorable pour des accès d'arguties juridiques, *a fortiori* après 1904 quand l'enseignement est interdit aux congréganistes, tel établissement congréganiste ayant beau jeu de mettre en avant des activités de soin jusque-là informelles, ou de chercher à réactiver une autorisation ancienne à exercer dans ce secteur, pour sauver son existence, dès lors qu'il était clair que les activités enseignantes des communautés religieuses étaient les premières cibles de l'administration républicaine. Quant aux établissements congréganistes non autorisés, mais légaux jusqu'en 1901[16], ceux dont l'action d'auxiliariat médical était de notoriété publique, affichée jusque dans le nom, telles les Petites sœurs de malades de Mauriac, n'ont pas donné lieu à discussions quant à la reconnaissance de cette fonction. Mais d'autres établissements non autorisés, réputés « d'enseignement », ont pu également mettre en avant une activité secondaire de soins. C'est ainsi, entre autres exemples, que les sœurs « de Saint-Joseph dites de la Sainte-Famille », dépendant de la maison-mère de Saint-Gervais dans l'Hérault et présentes dans 33 localités gardoises, presque toutes rurales, ont fait valoir qu'elles avaient pour habitude, dans les villages, « outre l'enseignement, de visiter gratuitement les malades et de les secourir au besoin[17] ».

Tableau 1 : Nature de l'activité des établissements congréganistes en 1901

Pourcentage du total des établissements repérés dans le département en 1901	Gard	Cantal
Contemplatives	1 %	1 %
Enseignement (seul, ou mêlé à une autre activité hors soin)	66 %	45 %
Soin et enseignement	15 %	21 %
Soin (mêlé à une autre activité hors enseignement)	6 %	

---

[15] Ces statuts sont alors joints au dossier de suivi de l'établissement congréganiste conservé dans la série 6 V.
[16] 94,5 % des 234 établissements inventoriés dans le Gard.
[17] AD Gard, 6 V 337, Dossier des sœurs de Saint-Joseph de [la maison-mère de] Saint-Gervais-sur-Mare, rapport du commissaire de police de Nîmes.

Pourcentage du total des établissements repérés dans le département en 1901	Gard	Cantal
Soin (seul)	12 %	21 %
Autres (ex. : orphelinat, sans autre activité)	1 %	5 %

Sources : AD Cantal, 6 V 5 à 10 ; AD Gard, 6 V 329 à 339

    Les mentions d'activités mixtes associant soin et autre activité peuvent être relevées dans les dossiers d'un cinquième des établissements congréganistes de nos départements tests, lors des diverses procédures administratives des années 1900 (tableau 1), ce statut hybride concernant respectivement les deux tiers et la moitié des établissements « soignants ». Faut-il y voir forcément une stratégie d'adaptation aux nouvelles contraintes règlementaires, avec sollicitation de témoignages de complaisance ? Cela est possible, pour une partie des cas. Mais le fait que les témoignages fournis soient ensuite appelés à être recoupés, que toutes les congrégations n'usent pas du possible subterfuge, voire que des conseils municipaux favorables aux communautés religieuses en usent les premiers dans une procédure – sans reprendre ici un argument présent dans la demande d'autorisation de l'établissement –, tout cela suggère qu'il y avait dans cette association de la fonction soignante et d'autres fonctions sociales une pratique sans doute moins systématique qu'on ne pourrait l'envisager à la lecture de Jacques Léonard[18], mais dans le même temps, plus répandue que ne le suggèrent les sources communes constituées par les enquêtes récurrentes hors temps de conflit. Si cette mixité se dessine mieux dans la documentation post-1901, c'est parce que le conflit politique pousse à mettre en avant une réalité confinée d'habitude dans le champ de l'informel – non pas cachée, mais dont la nécessité d'une exposition administrative n'était pas perçue. Il convient donc d'en déduire un devoir de vigilance face à des sources et nomenclatures générales et englobantes, qui ne saisissent pas toujours cet entre-deux, et de postuler une sous-estimation de l'implication médicale réelle des congréganistes, *a fortiori* dans les campagnes, si l'on s'en tient aux sources administratives.

    Or ce caractère mixte des établissements congréganistes de soin est inégalement représenté à la campagne : dans le Gard, 30 des 37 établissements soignants repérés dans des communes rurales relèvent de ce statut, dont

---

[18] *Op. cit.*, p. 890, il évoque le « temps de la Restauration [où] se met en place l'association fructueuse du dispensaire et de l'école [… avec] des maisons où co-résident des religieuses institutrices, garde-malades, pharmaciennes ou infirmières ».

28 ayant des activités d'enseignement, si bien qu'il peut être difficile aux conseils municipaux ruraux d'opérer une distinction dans leurs avis, lors des demandes d'autorisation, pour épargner un établissement soignant ; en revanche, dans le Cantal la confusion est moins fréquente, avec seulement 18 établissements mixtes sur 38 délivrant des soins à la campagne. Mais dans les deux cas, la mixité est bien plus représentée qu'en ville[19], ce qui pourrait alors faire des établissements congréganistes de soin à la campagne des structures plus exposées à une critique politisée. Encore faudrait-il ne pas trop figer l'idée d'une distinction parfaitement identifiable entre ville et campagne.

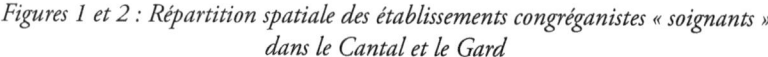

Figures 1 et 2 : Répartition spatiale des établissements congréganistes « soignants » dans le Cantal et le Gard

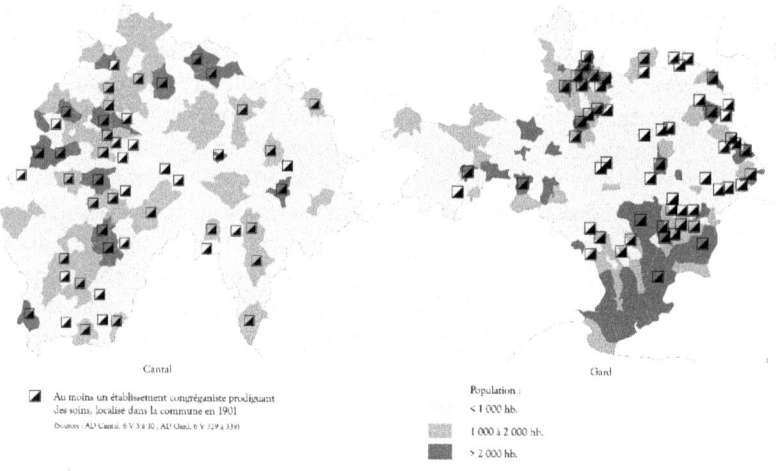

Réalisation : Vincent Flauraud

La localisation géographique globale des établissements congréganistes soignants (figures 1 et 2) montre en effet, dans les deux départements, combien ils se répartissent plutôt par grappes autour des principales localités, ou prennent place au sein des axes interurbains plus peuplés que la moyenne. S'interroger sur les effets de la présence de religieuses dans les campagnes suppose donc bien de ne pas postuler une coupure rural-urbain hermétique, mais d'envisager les porosités possibles, les transferts, les influences.

---

[19] Dans le Cantal, la mixité touche 31 % des établissements congréganistes de soins en ville, 47 % à la campagne ; dans le Gard, 45 % en ville, contre 81 % à la campagne.

Tableau 2 : Pourcentage de présence d'établissements congréganistes dans les communes, classées par catégories de population

Département du Gard

% de communes disposant d'un établissement congréganiste…	quelle que soit sa nature	enseignant (seulement)	mixte, enseignant + soignant	soignant (seulement, ou mixte hors enseignement)	autre	Soit : soignant (mixte ou seul)
< 500 hab.	25 %	15 %	7 %	2 %	0 %	*9 %*
500-999 hab.	50 %	43 %	8 %	2 %	1 %	*9 %*
1000-2000 hab.	80 %	65 %	10 %	10 %	0 %	*20 %*
Total "rurales"	*42 %*	*32 %*	*8 %*	*3 %*	*0 %*	*11 %*
"Urbaines" (> 2000 hab.)	89 %	81 %	25 %	39 %	11 %	*53 %*
Total	47 %	37 %	10 %	7 %	1 %	*15 %*

Département du Cantal

% de communes disposant d'un établissement congréganiste…	quelle que soit sa nature	enseignant (seulement)	mixte, enseignant + soignant	soignant (seulement, ou mixte hors enseignement)	autre	Soit : soignant (mixte ou seul)
< 500 hab.	4 %	3 %	0 %	1 %	0 %	*1 %*
500-999 hab.	22 %	10 %	9 %	3 %	2 %	*11 %*
1000-2000 hab.	64 %	51 %	13 %	26 %	0 %	*34 %*
Total "rurales"	*30 %*	*16 %*	*7 %*	*7 %*	*1 %*	*12 %*
"Urbaines" (> 2000 hab.)	92 %	62 %	38 %	77 %	15 %	*92 %*
Total	33 %	18 %	9 %	10 %	2 %	*16 %*

Sources : AD Cantal, 6 V 5 à 10 ; AD Gard, 6 V 329 à 339

Figures 3 et 4 : Concentration des communautés religieuses soignantes et des médecins ou officiers de santé, en fonction du pourcentage cumulé de population (de la commune la moins peuplée à la plus peuplée)

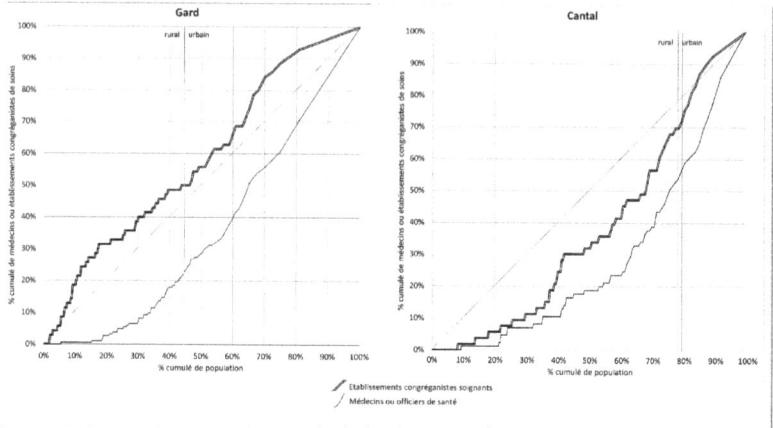

Sources : AD Cantal, 6 V 5 à 10 ; AD Gard, 6 V 329 à 339

D'autre part, une distribution des communes selon des seuils démographiques grossiers, calculant dans chaque catégorie la proportion de celles qui accueillent une communauté religieuse, fait apparaître que leur densité décroît en même temps que la population, à partir d'un maximum commun en ville (tableau 2 : autour de 9 communes urbaines sur 10 accueillent au moins un établissement congréganiste dans chacun des deux départements). Néanmoins, les carrés de concentration respectifs mesurant la distribution des communautés soignantes (figures 3 et 4) montrent que le seuil rural/urbain posé à 2 000 habitants n'a pas de pertinence particulière, et ne marque pas un sursaut subit qui signerait une configuration radicalement différente selon que l'on se trouve statistiquement en ville ou à la campagne : la progression de la concentration est régulière. Si sursaut il y a, à un moment, en termes d'équipement, c'est dans le Cantal qu'on le rencontre, à partir des 900 habitants. Celui-ci est significatif de l'inégale concentration des communautés soignantes dans les deux départements, beaucoup plus susceptible d'avoir des incidences sur l'approche politique de cette présence : la ventilation est relativement « équitable » dans le Gard (courbe proche de la courbe d'équirépartition, voire au-dessus, signifiant que ces communautés sont bien présentes dès les catégories de faible population communale), alors que dans le Cantal elle se fait clairement au détriment des communes les moins peuplées, plus largement dépourvues d'établissements.

Or cette inégale concentration a pu jouer sur les types de relations entretenues avec le corps médical. Si celui-ci est réparti de façon similaire dans les deux départements (les médecins et officiers de santé sont d'autant plus présents que les communes sont peuplées), dans le Cantal cette présence suit de très près celle des sœurs soignantes, alors que dans le Gard, celles-ci maillent bien plus finement le terrain dans les catégories de communes peu peuplées. D'ailleurs, les religieuses soignantes « isolées » apparaissent géographiquement proches des pôles de présence de médecins dans le Cantal, plus éloignées dans le Gard. Ces particularités pourraient avoir joué sur les modalités de fonctionnement des réseaux d'influence respectifs des médecins en tant que notables locaux, et des religieuses, sachant bien que les uns comme les autres rayonnent géographiquement à partir de leur commune d'implantation. Une hypothèse en découle : celle d'un contrôle plus marqué des médecins, comme référents scientifiques, sur les religieuses soignantes dans le Cantal, et de liens plus lâches dans le Gard. Or cela pourrait fournir un cadre explicatif à des comportements d'ensemble dissemblables de médecins devenus des notables républicains : celui qui sait avoir un ascendant sur des sœurs qu'il côtoie fréquemment peut être facteur de conciliation dans une phase conflictuelle, alors que celui qui n'a que des contacts plus ténus avec elles aurait moins de dispositions à apaiser un militantisme anticlérical dirigé contre elles.

Le positionnement des municipalités

Formellement, les avis rendus par les conseils municipaux dans le cadre de la procédure de demande d'autorisation des établissements congréganistes sont majoritairement favorables dans les deux départements : 58 % des avis gardois, 69 % des cantaliens[20]. Même si, en parallèle, la proportion d'avis « non positifs » est suffisamment importante pour marquer, à l'échelle des départements, l'ancrage de la politisation, cette majorité d'avis positifs interroge, quant à la façon de faire de la politique à l'échelle communale : « moindre » politisation qu'à l'échelle nationale, ou modalités différentes de gestion des sujets politisés ? Il ne faut pas trop vite postuler qu'un effet de proximité atténuerait la conflictualité, et la lecture de la présence congréganiste via un prisme politique, rendant plus difficile, ici,

---

[20] Il s'agit là d'une statistique portant sur l'ensemble des avis rendus dont la trace a été conservée dans les archives préfectorales, sachant qu'un même conseil municipal a pu être amené à rendre plusieurs avis, lorsque plusieurs établissements congréganistes étaient implantés dans sa commune, et que pour un certain nombre de dossiers, l'avis n'est pas conservé.

l'identification des sœurs comme ennemies de l'intérieur[21]. Une majorité d'avis favorables ne signifie pas forcément une adhésion largement partagée vis-à-vis des congréganistes et de leur action. Parfois, ainsi, le signalement d'une division au sein d'un conseil lors de la discussion – alors que seule la mention de la décision finale et de ses motifs était nécessaire – peut être comprise comme une modalité indirecte de prise de distance, révélatrice d'un système de valeurs et d'expression socio-politique qui doit tenir compte de contraintes différentes ; pareils signalements sont tout particulièrement usités par les municipalités cantaliennes (21 % des avis, contre moins de 5 % dans le Gard).

Tableau 3 : Ventilation des avis émis par les conseils municipaux, selon les catégories d'établissements congréganistes demandeurs[22]

	Département du Gard		Département du Cantal	
	Favorable	Défavorable, ou conseil divisé	Favorable	Défavorable, ou conseil divisé
Enseignants	53 %	47 %	59 %	41 %
Soins + enseignement	52 %	48 %	92 %	8 %
Soins (seulement, ou avec autres activités hors enseignement)	52 % (soins seulement : 64 %)	48 %	92 %	8 %
Total	58 %	42 %	69 %	31 %

Sources : AD Cantal, 6 V 5 à 10 ; AD Gard, 6 V 329 à 339

À l'échelle départementale – et sans distinction rural/urbain –, la ventilation des avis – favorables / défavorables ou émis par un conseil divisé – selon les types de congrégations concernées (tableau 3) ne révèle pas dans le Gard de différence flagrante : la répartition des avis se fait en deux ensembles équivalents, quelle que soit l'activité. Le fait d'être un établissement soignant n'exonère pas des griefs faits en général aux congrégations[23].

---

[21] Voir Julien Bouchet, « La recomposition de la figure de l'ennemi. "La congrégation" pensée par ses adversaires sous le ministère Combes (1902-1905) », *Siècles*, 2010, 31, p. 59-67.

[22] Nous n'isolons pas ici la catégorie « contemplatives » : les effectifs sont particulièrement faibles (deux dans le Gard, un dans le Cantal), si bien qu'un calcul de pourcentages ne serait pas significatif.

[23] Même si le fait de ne pas cumuler la fonction de soin avec une autre permet un bonus sensible en matière d'avis favorables (établissements de soin seulement : 64 % d'avis favorables dans le Gard).

Religieuses et soin des malades dans le monde rural 201

La non distinction selon les catégories, qui est l'élément à retenir, suggère bien qu'il y a là un acte politique, et non l'évaluation d'une situation au cas par cas, de façon empirique. C'est ainsi que sont extrêmement rares les cas où, consulté au moins sur deux établissements congréganistes, un conseil municipal émet des avis respectifs différents (Roquemaure, Meynes, Le Martinet). La situation est radicalement différente dans le Cantal, où une distinction claire apparaît entre les établissements d'enseignement sans activité de soin (41 % d'avis défavorables, signant la politisation), et tous ceux qui comportent une activité de soin, y compris mêlée à des activités d'enseignement (92 % d'avis favorables) : les services rendus en matière de soins ont infléchi clairement les jugements, dès lors qu'ils étaient présents.

Tableau 4 : Position du conseil municipal[24] face aux demandes d'autorisation d'établissements congréganistes, selon les catégories de population des communes

% des communes de la catégorie	Département du Gard		Département du Cantal	
	Défavorable ou divisé	Favorable	Défavorable ou divisé	Favorable
< 1000 hab.	35 %	65 %	17 %	83 %
1000-2000 hab.	65 %	35 %	30 %	70 %
« Urbaines » : > 2000 hab.	45 %	55 %	45 %	55 %

Sources : AD Cantal, 6 V 5 à 10 ; AD Gard, 6 V 329 à 339

La ventilation des positions de conseils municipaux selon les tranches de population des communes est également éclairante. Toutes congrégations confondues (tableau 4), dans les deux départements les positionnements favorables l'emportent dans les communes urbaines (55 % contre 45 %), reflétant chaque fois la tendance générale. Le passage aux catégories de communes rurales marque une césure dans le Gard, avec hausse significative des positionnements négatifs, comme si dans une première tranche, entre 1 000 et 2 000 habitants, un moyen de donner des signaux d'appartenance à un corps de valeurs politisé à gauche était de systématiser son opposition aux « ennemies de la République », plus encore que dans des villes où le jeu politique reste plus ouvert. Mais au-delà, dans l'éventail des catégories de communes rurales, il est clair, dans les deux départements, que plus la population est faible, plus la proportion de

---

[24] Positions cumulées, lorsqu'un conseil a eu à rendre plusieurs avis. S'ils ne vont pas dans le même sens, ils sont alors comptabilisés comme conseils « divisés ».

municipalités favorables au maintien d'une congrégation est importante (65 % dans le Gard, 83 % dans le Cantal, pour la tranche des communes de moins de 1 000 hab.).

Tableau 5 : Pourcentage d'avis favorables rendus, selon la tranche de population de la commune

Activités dominantes des établissements congréganistes demandeurs	Département du Gard			Département du Cantal		
	< 1000 hab.	1000-2000 hab.	> 2000 hab.	< 1000 hab.	1000-2000 hab.	> 2000 hab.
Enseignement	65 %	40 %	29 %	69 %	67 %	25 %
Soins + enseignement	70 %	17 %	50 %	100 %	100 %	50 %
Soins, seul ou + autre hors enseignement	100 %	67 %	72 %		81 %	73 %

Sources : AD Cantal, 6 V 5 à 10 ; AD Gard, 6 V 329 à 339

En appliquant la même ventilation aux avis eux-mêmes, en distinguant les types d'activités des établissements congréganistes, la majorité de conseils municipaux urbains favorables apparaît plus composite (tableau 5) : dans les deux départements, l'échelonnement est similaire entre la façon de se positionner face à la demande d'un établissement d'enseignement (trois quarts de refus), mixte (enseignement + soins : une moitié de refus) et principalement de soins (seulement un quart de refus). Par ailleurs, si pour chaque type d'activité dominante les demandes d'autorisation ont d'autant plus bénéficié d'avis favorables que la commune était peu peuplée, avec une majoration pour les établissements offrant des soins, la singularité gardoise apparaît bien là encore, avec une moindre propension à soutenir des établissements offrant des soins, *a fortiori* pour ceux les mêlant à des activités d'enseignement, dans la catégorie 1 000-2 000 hab.

Deux modalités concomitantes se dessinent ainsi. D'une part, de façon générale, quand le statut d'activité est clair, plus la commune est faiblement peuplée, plus les avis sont favorables, dans des proportions moindres pour l'enseignement toutefois ; et d'autre part, quand une zone d'incertitude existe au sujet des activités de l'établissement, avec une pluriactivité pouvant relever de la tentative de contournement de la mise en œuvre de la loi, alors la vigilance peut être plus aiguë et les refus plus marqués : dans le Gard cela touche les établissements mêlant enseignement et soins, dans le Cantal urbain, plutôt ceux qui, aux activités de soins, mêlent d'autres fonctions d'accueil d'enfants – crèches et orphelinats – pouvant influer sur leur formation initiale, sur leur système de valeurs. Faut-il pour autant déduire de la diminution des avis défavorables allant de pair avec celle de la population communale, que les campagnes moins peuplées sont « moins politisées », ou au moins, plus promptes à une forme de conciliation ? Ou ne faut-il pas plutôt prendre en compte le fait que l'élu local doit composer avec un certain nombre de réalités matérielles, et que, les congrégations offrant un service public sans financement par le budget communal – ou au prix d'un financement très faible, pour un hospice de proximité –, une commune peu peuplée et avec de faibles moyens peut trouver avantage à ne pas s'en passer ? C'est ce que laissent entendre plusieurs avis motivés, par exemple quand ils expliquent que sans les sœurs, il faudrait se contenter d'une école mixte, mélangeant garçons et filles (Saint-Siffret, Gard, 284 hab.), heurtant le schéma culturel de l'époque, ou bien que l'accompagnement médical ferait défaut.

Des formes diversifiées de politisation

Figures 5 et 6 : Avis des conseils municipaux du Cantal et du Gard en réponse aux demandes d'autorisation d'établissements congréganistes

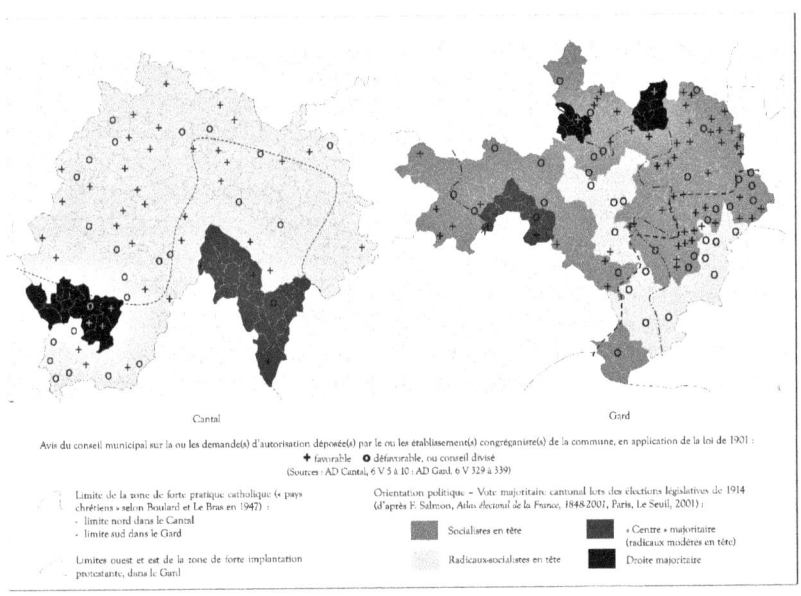

Réalisation : Vincent Flauraud

Il convient donc de ne pas privilégier une lecture par le prisme de l'intensité de la politisation, mais de s'interroger sur les modalités différenciées d'usage du politique. Les deux départements étudiés, à la différence des deux tiers nord de la Lozère qui les sépare, très marqués par le conservatisme, sont caractérisés par l'importance des votes républicains. Mais le Gard est marqué dans le même temps par une forte implantation protestante – partagée avec le sud lozérien – et il peut être tentant d'explorer l'hypothèse d'une modulation de la façon d'« être républicain » en fonction du substrat cultuel (figures 5 et 6). Les avis positifs de conseils municipaux sont relativement rares dans la zone gardoise de forte présence protestante, le long d'un axe allant de Saint-Jean-du-Gard à Aigues-Mortes ; et dans les Cévennes, noyau majeur de l'implantation, l'unanimité se fait contre les congrégations. Cette configuration cadre bien avec l'adhésion protestante à la République[25], tout comme avec une attitude de possible rivalité religieuse. Certes, dans le même temps, la zone la plus dense de refus longe plutôt la limite orientale du département, où le protestantisme n'est que faiblement implanté : basse vallée du Rhône, Costières, Garrigues nîmoises ; mais il s'agit de l'espace de plus faible pratique catholique. En revanche, dans le quart nord-est du département, qui cumule plus faible présence protestante et importante pratique catholique, se situe la plus forte concentration d'avis favorables. Dans le Gard, terre de juxtapositions cultuelles, la variable religieuse semble donc bien intervenir dans les modalités de positionnement vis-à-vis des congrégations, atténuant la capacité du type d'activité exercée, et de son intérêt social, à pousser à la conciliation. Dans le Cantal en revanche, où ne se retrouve pas semblable cohabitation religieuse, la distribution des avis positifs et négatifs – très imbriqués sur la carte – ne recoupe pas la distribution géographique des niveaux de pratique – si ce n'est, peut-être, dans l'extrême sud-ouest du département (Châtaigneraie) où une plus grande concentration de refus va de pair avec une pratique plus élevée et peut révéler un positionnement plus offensif et conflictuel de conseils municipaux.

Tout aussi porteuse d'enseignement est la confrontation de la carte des positionnements de conseils municipaux à celle du vote aux élections législatives[26]. Dans le Cantal, les municipalités ayant opposé un refus apparaissent géographiquement dispersées, mitant la zone ouest et nord où le radicalisme est alors majoritaire et d'implantation ancienne, et où les avis

---

[25] Voir Patrick Cabanel, *Les Protestants et la République*, Bruxelles, Éditions Complexe, coll. « Les Dieux dans la Cité », 2000.

[26] Nous retenons celles de 1914, pour lesquelles nous disposons d'une carte dans l'atlas de F. Salmon, *op. cit.*, à la différences des élections de 1902, 1906 et 1910.

favorables l'emportent. Refus et acceptation sont étroitement entrelacés dans le même espace politique. En revanche, dans le Gard, les attitudes des municipalités vis-à-vis des demandes d'autorisation dessinent des espaces plus compacts. Hors zones protestantes, et parfois à leur marge, les avis positifs se concentrent dans les espaces d'implantation d'un républicanisme socialiste[27], alors que les avis négatifs se regroupent dans les terres du radicalisme – lesquelles recoupent aussi en partie les espaces protestants. Les positionnements plus clivés qui ont été relevés peuvent ainsi être mis en rapport avec une géographie religieuse et électorale elle-même plus différenciée : face à ses adversaires, parfois concurrents politiques au sein du même spectre républicain, il faut envoyer des signaux clairs, conformes aux attentes d'un discours national, et se comporter de façon « exemplaire » – comme protestant, comme catholique ou comme radical. Dans le Cantal, le large partage d'une adhésion à un républicanisme modéré[28], et la prégnance partagée du fond catholique, semblent laisser davantage le champ libre à des comportements redoutant moins de s'adapter de façon très pragmatique aux besoins locaux précis.

Observer le détail des motifs mobilisés dans les avis des conseils municipaux et parfois des sous-préfets, plus particulièrement au sujet des sœurs soignantes, permet d'approcher au plus près les systèmes de représentations et les calculs stratégiques à l'œuvre. Dans les avis positifs, c'est l'idée du « service rendu » et la fonction de « consolation » des familles qui ressortent dans les deux départements. La nature de ces services n'est, en revanche, guère détaillée au-delà de leur désignation générique (soins aux malades) alors que les catégories de population les plus directement bénéficiaires sont mises en avant : « malades », « enfants », « vieillards », « pauvres », « indigents », soit des catégories fragiles dont l'évocation peut être jugée suffisante, à elle seule, pour justifier le jugement positif. « Les petites sœurs des malades de Montsalvy, au lieu d'obéir à des préoccupations politiques, s'inspirent surtout de sentiments de charité et de bienfaisance et accomplissent une œuvre d'humanité en assistant vieillards, infirmes et malades [...] rend[a]nt à la population des services très appréciés » (Montsalvy, Cantal, 1 004 hab.). L'effet mémoriel peut jouer également, appuyant la légitimation : à Salers (Cantal, 887 hab.), c'est leur rôle, vingt ans avant, auprès de la « classe pauvre », lors d'une « épidémie de variole » qui a marqué les esprits.

---

[27] Le contrôle de certaines municipalités par un patronat de mines ou petites industries (région de La Grand-Combe-Alès) ne suffit pas à expliquer une telle concentration d'avis positifs.
[28] Voir C. Estève, *op. cit.*

L'autre pôle majeur de l'argumentation favorable est la gratuité ou le faible coût de leur action pour la collectivité : « services absolument gratuits » (Auzers, Cantal, 1 035 hab.) ; « la somme de 200 F accordée par le conseil compense ces services [de soins aux malades] » (Anglards-de-Salers, Cantal, 2 033 hab.) ; « ne demandent rien à la caisse municipale (Cabrières, Gard, 327 hab.) ; « soins désintéressés » (Souvignargues, Gard, 483 hab.) ; « gratuitement [...pour] les pauvres [qui] seuls sont l'objet de quelque préférence » (Meynes, Gard, 909 hab.). Par extension, se priver des sœurs pour faire fonctionner un petit hospice rural est jugé impossible dans des communes modestes (Cantal : Salers, 887 hab. ; Fontanges, 900 hab. ; Marmanhac, 1 354 hab.) ou dans des bourgs-centres au bas de la hiérarchie urbaine disposant – fait rare – d'un pareil établissement (Roquemaure, Gard, 2 304 hab. ; Pleaux, Cantal, 2 316 hab.). A fortiori, lorsque le bourg-centre en est dépourvu mais que des sœurs assurent des visites à domicile, ce serait se priver d'un tel service de soins (Condat, Cantal, 2 678 hab.). De la sorte, derrière l'hommage au « dévouement » – le mot est lui aussi employé – c'est par un biais gestionnaire, avant tout, que leur action est évaluée. En cela, les avis n'apparaissent pas simplement comme des synthèses des représentations locales[29], mais bien comme des éléments d'un processus administratif, où des élus locaux s'adressent à une hiérarchie préfectorale. Dans le même sens va la mention de l'absence de plainte : « Ni par leur conduite, ni par leurs agissements, ces sœurs n'ont jamais donné lieu à aucune plainte » (Auzers, Cantal, 1 035 hab.) ; « n'ont jamais attiré l'attention publique » (Lacapelle-del-Fraysse, Cantal, 415 hab.). En effet, une délégation de service public est d'autant plus possible et peut d'autant plus être prolongée, qu'elle n'entraîne pas de conflit. Seules deux approches moins « gestionnaires », ont été relevées (à Souvignargues et Meynes, Gard) : fondées sur l'argument de la moralité, elles louent la capacité des sœurs à « former des caractères et âmes vertueuses » et à nouer des liens même avec les protestants.

Ce dernier argument répond en fait au poncif inverse, présent très largement dans les avis négatifs : celui de la congrégation considérée comme facteur de division. Ainsi que le remarque de façon récurrente le préfet du Gard, c'est sur le plan des principes que se sont placés la plupart des refus municipaux : condamnation en soi de toute congrégation comme nuisible au principe de liberté, comme contraire à l'esprit républicain porté par le gouvernement, comme danger pour la République,

---

[29] « Vu les services rendus aux malades, vieillards et infirmes [...] la population verrait avec peine le rejet de la demande d'autorisation » (Junhac, Cantal, 868 hab.).

comme ennemie de la Raison, « nuisible au bon fonctionnement social et contraire à la liberté et la vie humaine » (Calvisson, 1906 hab.), « qui fait naître des divisions » (Saint-Hilaire-d'Ozilhan, 462 hab.). Les références de ce type, concentrées dans les avis gardois, alors qu'elles sont quasi absentes des avis cantaliens[30], signent là encore une forme de politisation se manifestant davantage dans la proclamation, dans l'énonciation presque intellectualisée, et qui est marque de radicalité – les sous-préfets et préfets s'en plaignent, même. Inversement, dans le Cantal, un avis négatif ne se place quasiment jamais sur le plan des principes généraux, mais cherche fréquemment à mobiliser une raison pratique, un cas de disfonctionnement avéré. La plupart du temps, ce sont l'engagement d'une sœur dans une action politique lors de telle campagne électorale récente (Arpajon, 2 457 hab. ; Chaudes-Aigues, 1 645 hab.) ou bien un soupçon de mauvaise gestion d'une institution – d'un hospice – qui sont évoqués pour suggérer une laïcisation. Et quand un sous-préfet contredit un avis municipal favorable, l'argumentation renvoie également à une analyse des services disponibles, sans exclure de façon absolue le maintien de religieuses : à Neuvéglise (1 865 hab.), les franciscaines « rendent quelques petits services comme gardes malades mais à dire vrai, ne remplissent aucune fonction utile, car les sœurs de Saint-Joseph de Saint-Flour, établies depuis longtemps à Neuvéglise, et dont la congrégation est hospitalière aussi bien qu'enseignante, suffisent, et au-delà, pour l'assistance aux malades[31]. »

À aucun moment en revanche, dans les deux départements, les sœurs soignantes ne sont visées par des attaques d'élus concernant leurs compétences professionnelles[32] – type d'attaques pourtant largement répandu dans les milieux médicaux des deux premiers tiers du siècle[33]. À Salers (Cantal), les élus tiennent même à souligner que les sœurs du Saint-Sacrement « se consacrent uniquement [au] service [des malades] *dans d'excellentes conditions d'hygiène* ». D'autre part, le procès en inutilité est surtout fait, globalement, aux établissements enseignants, voire, quand il y a un établissement mixte, à son activité d'instruction (Meynes, Gard) ; mais non aux activités de soin. Doit-on y voir le résultat d'une

---

[30] À Chaudes-Aigues (1 645 hab.) toutefois, le conseil suggère que le dévouement des sœurs aux malades n'est que relatif, car il ne s'exercerait qu'auprès des « familles dont les ressources permettent une large rétribution ».
[31] Sous-préfet de Saint-Flour au préfet du Cantal, 19/04/1908.
[32] C'est le préfet du Cantal qui s'y livre, en revanche, à l'égard des Petites sœurs des malades implantées à Pleaux : « Soins aux malades, mais aptitudes professionnelles souvent médiocres » (préfet du Cantal au président du Conseil, 25/11/1902).
[33] Voir J. Léonard, *op. cit.*

osmose plus marquée entre médecins et sœurs soignantes dans le dernier tiers du XIXᵉ, évoquée par J. Léonard[34] ? Il est en revanche à remarquer que les systèmes argumentaires ne varient pas de façon sensible entre villes et campagnes – si ce n'est sur la question des incidences de la contrainte budgétaire, exprimée de façon plus sensible dans les petites communes.

Si l'on considère que la politisation se manifeste entre autres dans la capacité à nouer un dialogue entre local et national sur des sujets politisés par le national, et à faire écho localement aux débats qu'ils suscitent en s'appropriant certains cadres de lecture proposés, force est de constater que les conseillers municipaux intègrent bien, globalement, le fait que la congrégation *enseignante, tout particulièrement*, « est l'ennemie » ; mais dans le même temps, ils composent en fonction des nécessités pratiques et du cadre de la loi. Les avis des conseils municipaux cantaliens se retrouvent, de la sorte, bien plus proches des avis des sous-préfets ou préfets gardois, relais de la position nationale des républicains, dans leurs modes d'action et de gestion devant tenir compte de réalités pratiques – ils « modéraient » en effet les avis tranchés de nombre de conseils municipaux.

*

Même si le fait de prodiguer des soins, ou du moins un accompagnement paramédical, a bien permis aux établissements congréganistes, dans la séquence conflictuelle du début du XXᵉ siècle, de bénéficier d'un traitement plus clément, d'autant plus généralisé que la commune était peu peuplée – la convergence, de ce point de vue, des deux cas départementaux étudiés suggère une extension possible du constat – il n'est donc pas possible de lire ce phénomène comme relevant d'une moindre politisation sélective. La gestion-négociation des exceptions, non générales, a révélé qu'elles prenaient corps dans des configurations différenciées d'une politisation toujours bien présente : organisée autour de clivages forts, y compris géographiques, entre radicaux, socialistes et conservateurs dans le Gard, alors que dans un Cantal plus unanimiste dans son expression républicaine, elle s'est exprimée davantage en relayant la praxis du pouvoir – « à l'ombre du pouvoir », a pu écrire Christian Estève. Apparaît ainsi, de façon *a priori* paradoxale, une disposition croisée du rapport entre local et national : la mise en avant d'une « réalité de terrain dont il faut tenir compte » – la présence d'un service de soins

---

[34] *Ibid.*

de proximité, en l'occurrence –, qui pourrait être perçue comme le signe d'une moindre imprégnation par des cadres de lecture nationaux, apparaît en fait très proche de modes de gestion du pouvoir central – d'une « culture de gouvernement » sachant transiger – alors que l'inflexible mobilisation d'un discours d'identification d'ennemis politiques (confessionnels), qui pourrait être lue au contraire comme l'indice d'une forte imprégnation par des cadres de représentation politiques nationaux – et qui l'est – peut relever dans le même temps de la gestion de rivalités très locales, d'ordre individuel, drapées dans les habits légitimants d'un cadre référentiel extérieur.

La médicalisation des campagnes roumaines dans *Le Guide Sanitaire et Hygiénique* (1899-1907)

Ligia LIVADĂ-CADESCHI
Université de Bucarest
Faculté de sciences politiques

Résumé : L'étude que nous proposons porte sur le périodique *Călăuza sanitară și igienică* (*Le Guide Sanitaire et Hygiénique*), paru à Bucarest de 1899 à 1907, le premier périodique de vulgarisation dont le titre assumât explicitement cette thématique et le seul à paraître bimensuellement pendant neuf ans. Initié par un collectif rédactionnel composé par des médecins attachés aux structures de l'administration sanitaire centrale et locale, *Călăuza* paraissait à Bucarest, étant distribué ensuite dans les départements. Il devient la tribune d'une troisième génération d'hygiénistes, qui fait prévaloir l'interventionnisme sur le libéralisme.

Nous avons examiné la position de *Călăuza* par rapport à la médicalisation du monde rural en suivant quatre axes thématiques : l'hygiène en tant que pédagogie sociale, les obstacles à la médicalisation dénoncés par les médecins et par le personnel sanitaire, la relation du médecin avec le patient rural, la relation du médecin avec les guérisseurs et les pratiques de guérison du monde paysan. La médecine publique – la seule accessible d'ailleurs pour la plupart de la population rurale touchée par la pauvreté – implantée dans les campagnes par les dirigeants administratifs et politiques du pays relève de la longue série de clivages qui mettent en opposition les espaces urbains et ruraux. En pratique, la permanente négociation entre l'efficacité de la guérison empirique et l'acceptation des pratiques médicales modernes est loin de prendre fin. D'autre part, *Călăuza* apparaît dans un intervalle proprement critique pour la situation économique et, implicitement, sociale de la paysannerie. Autrement dit, aux barrières culturelles entre l'espace médical et l'espace rural vient s'ajouter l'implacable barrière économique. Entamée vers le milieu du XIXe siècle et continuée plus ou moins assidûment dans les décennies suivantes, la médicalisation du monde rural roumain est un processus lent et hésitant, dont les résultats sont visibles surtout après les années 1907-1908/1910.

Abstract: *The Sanitary and Hygiene Handbook* was published in Bucharest from 1899 to 1907. It was the first popular periodical to explicitly discuss sanitation and Hygiene and the only one to be published bimonthly over a period of nine years. Founded by a writing staff made up of doctors belonging to national and local public health services, the periodical was published in Bucharest and then distributed to the various Romanian departments. It developed into the preferred platform for a third generation of hygienist doctors who favored political engagement over individual efforts.

This study focuses on the positions taken by *The Handbook* towards the medicalization of the countryside in four thematic areas: hygiene as social pedagogy; the obstacles hindering medicalization as defined by both doctors and medical staff; relations between doctors and rural patients; and, relations between doctors and traditional healers as well as health practices within the rural world. Public health care (the only care available for most of the poor rural population) implemented in the countryside by national officials and political leaders demonstrated the divergence between rural and urban settings. In practical terms, the ongoing negotiations over the efficiency of empirical health care and the acceptance of modern medical practices was far from over. *The Handbook* was issued during a period of critical importance to the economic and social conditions of the peasantry. In other words, along with the cultural barriers between the medical and rural worlds, came an implacable economic barrier. In these conditions, the medicalization of the Romanian countryside, which began around the middle of the 19th century and continued more or less intensively over following decades, was a long and hesitant process whose results were only to become visible after the years 1907/1908-1910.

« Médicaliser » – un territoire, une discipline, un groupe ou une pratique sociale – est un mot récent, datant, selon le *Grand Robert*, de 1969, et renvoyant, plus ou moins, aux rapports complexes entre la médecine et les pouvoirs publics[1].

Les termes *médicaliser* et *médicalisation* sont utilisés dans l'historiographie roumaine récente dans des études d'histoire sociale de la médecine, dans le sens de rapports entre les citoyens et l'État. Pour Lidia Trăușan-Matu, la *médicalisation* recouvre l'ensemble du mécanisme par lequel l'État assure les conditions pour la préservation de la santé de la

---

[1] « Développer le recours à la médecine chez (telle catégorie de personnes), dans (tel domaine), etc. » (*Le Grand Robert*) ; « doter un pays, une région d'une infrastructure médicale » (www.larousse.fr/dictionnaires/francias/medicaliser/50117) ; « donner un caractère médical à… ; introduire, développer la connaissance, l'emploi de la médecine, des médicaments dans, chez… » (*Ortolang*, www.cnrtl.fr/definition/medicaliser).

population. Il ne s'agit pas seulement de supprimer la maladie là où elle fait son apparition, mais de la prévenir – autrement dit, l'État, en tant qu'ensemble institutionnel et en tant que modalité calculée d'intervention, développe certains types d'interventions qui ne sont ni thérapeutiques, ni même médicales *stricto sensu*, puisqu'elles concernent les conditions et les modes de vie, l'habitation, l'environnement, l'alimentation, l'hygiène, etc.². Très récemment, Constantin Bărbulescu élargissait et affinait cette définition, considérant comme équivalentes la « modernisation sanitaire » et la médicalisation : celle-ci a lieu le plus souvent par l'intervention de l'État, mais peut se produire même en l'absence de cette intervention, parce que les pratiques de guérison traditionnelles sont, un peu partout, plus ou moins contaminées par les pratiques savantes car la société paysanne n'est jamais isolée de l'ensemble auquel elle appartient³. Ainsi, « la médicalisation ne peut être comprise qu'à l'aide de la grille de l'opposition entre culture dominante et culture subalterne ; or, avec la naissance de la modernité, la culture paysanne devient et reste jusqu'à aujourd'hui subalterne⁴ ». La médicalisation représente « le processus d'acculturation interne par lequel, dans les États modernes, la culture médicale officielle et les pratiques sociales qui en dérivent se propagent dans l'ensemble du corps social⁵ », avec une composante institutionnelle – création et développement des institutions médicales modernes – et une composante comportementale – éducation sociale spécifique des sociétés modernes.

Ces précisions terminologiques sont non seulement nécessaires, mais aussi révélatrices du cas de la Roumanie, où la médicalisation coïncide chronologiquement avec la constitution de l'État moderne et avec ses efforts soutenus pour s'intégrer et se faire reconnaître dans le concert des nations européennes considérées comme civilisées – en opposition avec l'Empire ottoman oriental, jugé barbare et despotique. Se développant à l'initiative de l'État et bénéficiant d'un large appui de sa part, la médecine roumaine de l'époque se cantonne prioritairement dans le domaine de la médecine publique. Le corps médical est constitué en majeure partie de médecins publics qui cumulent des charges médicales administratives et curatives. La médecine publique – la seule accessible d'ailleurs pour

---

2   Lidia Trăușan-Matu, *De la leac la rețetă. Medicalizarea societății românești în veacul al XIX-lea (1831-1869)*, București, Editura Universității din București, 2011, p. 356.
3   Constantin Bărbulescu, *România medicilor. Medici, țărani și igienă rurală în România de la 1860 la 1910*, București, Humanitas, 2015, p. 302.
4   *Ibid.*
5   *Ibid.*, p. 303.

la plupart de la population rurale touchée par la pauvreté – implantée dans les campagnes par les dirigeants administratifs et politiques du pays relève de la longue série de clivages qui mettent en opposition les espaces urbains et ruraux. Nous pourrions même parler d'une véritable fracture de civilisation entre les deux univers culturels que nous étudions : l'univers médical et l'univers paysan[6].

L'étude que nous proposons porte sur *Călăuza sanitară și igienică* (*Le Guide Sanitaire et Hygiénique*), paru à Bucarest de 1899 à 1907. Ce fut le premier périodique de vulgarisation dont le titre assumât explicitement cette thématique. Ce fut également, à l'époque, le seul à paraître bimensuellement pendant neuf ans. La structure d'ensemble de la revue évolue de façon significative. Alors qu'au début, elle avait pour destinataires, comme son sous-titre l'indiquait, « les différentes administrations publiques et privées », à partir de sa deuxième année *Călăuza* se définit comme un « organe de vulgarisation des connaissances sanitaires et hygiéniques » ; l'année suivante, toute mention de ce genre disparaît de la couverture. Sans les perdre de vue, la revue cesse de s'adresser en priorité aux représentants des administrations locales, manifestement peu attachés aux intérêts médico-sanitaires, et se transforme en une tribune du service sanitaire rural.

Initié par un collectif rédactionnel composé par des médecins attachés aux structures de l'administration sanitaire centrale et locale, *Călăuza* paraissait à Bucarest, étant distribué ensuite dans les départements. Ce périodique devient la tribune d'une troisième génération d'hygiénistes, qui fait prévaloir l'interventionnisme sur le libéralisme ; n'oublions pas que tous les représentants de ce courant essayèrent de réaliser un subtil dosage entre l'interventionnisme et le libéralisme, pour parvenir à un équilibre que leur exclusion mutuelle ne semblait pas assurer[7].

Le dilemme qui jalonne le trajet intellectuel de *Călăuza* tout au long de son existence s'articule autour de la relation entre indigence et inefficacité de l'action médicale. Ou, pour reprendre les mots du Dr I. Ștefănescu, son rédacteur et chef, « actuellement, dans les campagnes, on préfère aux pharmacies les boulangeries, et aux médicaments les aliments[8] ». Cette opinion est exprimée dès la première année d'existence de la revue – une

---

[6] Constantin Bărbulescu et Vlad Popovici, *Modernizarea lumii rurale din România în a doua jumătate a secolului al XIX-lea și la începutul secolului al XX-lea. Contribuții*, Cluj-Napoca, Accent, 2005, p. 12.

[7] Giovanna Procacci, *Gouverner la misère. La question sociale en France, 1789-1848*, Paris, Éditions du Seuil, 1993, p. 169-170.

[8] Dr I.S., « Brutării locale și locande sanitare », *Călăuza Sanitară și Igienică*, 1899, n° 10.

année de crise agricole exceptionnelle, quand se pose brutalement le problème d'assurer la subsistance proprement dite des gens et du bétail : « L'indigence est la source de toutes les maladies et le facteur qui entretient toutes les autres maladies. [...] Contre les maladies qui sévissent actuellement parmi les populations rurales, on ne peut entreprendre presque aucun traitement efficace, [...] car l'action des médicaments est nulle en l'absence d'une diète saine et nourrissante[9] ».

À l'issue de ses neuf ans de parution constante – et d'investissements faits par l'État dans le secteur sanitaire –, les choses n'avaient guère changé : « Malgré nos connaissances supérieures et nos réussites thérapeutiques, [...] et bien que, depuis quelques années, l'on affecte des médecins partout dans le pays, et en nombre, nous avons encore des villages entiers atteints par la gale, de vastes régions où sévit la malaria, beaucoup de cas d'infection syphilitique [...], des tuberculeux partout, des pellagreux[10] ». Pour démontrer l'impact des mesures médico-sanitaires sur les conditions de vie des paysans, l'auteur rappelle la campagne contre la gale, organisée dans le département d'Ilfov, avec la mobilisation de l'ensemble du personnel sanitaire et de toutes les ressources médicales nécessaires. La précarité de la maison paysanne et la pauvreté des gens, pour qui les vêtements, la lingerie ou la literie de rechange étaient un luxe inimaginable, conduisirent à un « résultat éphémère, parce que la gale a récidivé là où l'on la croyait éradiquée. [...] Si bien que la science médicale n'aura en fin de compte rien fait [...], parce qu'elle n'a été aidée ni par la science économique, ni par la science sociale, ni même par la science de l'administration. [...] Le médecin est obligé de faire ce qui dépend de lui. Et il est certain qu'il le fait pleinement. Mais ce qui dépend de lui, c'est le remède médical, et non pas les remèdes social et économique[11] ».

Examinons maintenant la position de *Călăuza* par rapport à la médicalisation du monde rural en suivant quatre axes thématiques : l'hygiène en tant que pédagogie sociale, les obstacles à la médicalisation dénoncés par les médecins et par le personnel sanitaire, la relation du médecin avec le patient rural, la relation du médecin avec les guérisseurs et les pratiques de guérison du monde paysan.

---

[9] *Ibid.*
[10] D[r] « Oricine » (« Quiconque »), « Ce poate medicul », *Călăuza, op. cit.*, 1907, n° 11-12.
[11] *Ibid.*

L'hygiène, une pédagogie sociale aux relais complexes : le médecin, le prêtre et le maire

L'image que donne du paysan et du monde rural la littérature médicale de la seconde moitié du XIXe siècle est surprenante : c'est celle d'un monde miséreux et souffrant, d'un enfer social[12]. Nous avons affaire à un discours fortement idéologisé, évoquant des thèmes nationalistes liés à la force de défense de la nation et de l'État, avec une composante démographique très marquée, allant, en fonction du moment politique, de la question juive à la « question rurale » – le problème de la propriété – ou à la dégénérescence raciale et au spectre du dépeuplement[13].

Călăuza sanitară și igienică s'intègre dans ce climat idéologique. La problématique démographique avec ses différents aspects est dominante. Si, au cours des premières années de parution de la revue, ses auteurs s'orientent notamment vers l'hygiène de l'accouchement, du post-partum et du nouveau-né, ainsi que vers les mesures à prendre contre les maladies contagieuses, à partir de 1904 – année dramatique pour l'agriculture roumaine – et jusqu'à sa disparition en 1907 – année des révoltes paysannes – *Călăuza* privilégie la problématique des maladies sociales – la pellagre, la malaria, la tuberculose – et de la mortalité infantile précoce – pendant le premier mois de vie. Tout gravite autour du paradigme pédagogique et national. L'effort législatif de l'État doit être doublé d'un effort visant l'éducation du peuple, de sorte que la norme devienne la pratique :

> Que dire des pratiques sanitaires de préservation de la santé, si les maladies elles-mêmes sont souvent traitées avec les moyens primitifs des Sauvages ? Le dicton roumain suivant lequel *seuls les morts n'ont pas de poux* [...] démontre les idées et les pratiques d'une bonne partie de la population quant à la propreté corporelle. Les autres notions ou pratiques hygiéniques sont souvent tout aussi primitives. Dans de telles conditions, on comprend que l'action de toute loi sanitaire risque d'être contrariée par la résistance ou la survie des mauvaises habitudes et traditions. [...] En effet, toute disposition ou prescription des lois et règlements qui imposent certains devoirs à chaque individu et à chaque famille, doit être comprise et admise par les particuliers – autrement dit, acceptée volontiers ; sinon, la loi demeurera lettre morte [...], surtout lorsque le contrôle est impossible ou inefficace[14].

---

[12] C. Bărbulescu, *România medicilor, op. cit.*, p. 77.
[13] *Ibid.*, p. 274 sq.
[14] Dr G. Proca, « Educație sanitară », *Călăuza, op. cit.*, 1902, n° 1 et 2.

Toutefois cet effort est immense et disproportionné face aux modestes forces non seulement d'une publication, mais de l'ensemble d'une infrastructure humaine et matérielle chroniquement insuffisante. Faute de personnel, d'équipements et d'une action concertée des différentes institutions publiques, l'activité des médecins s'apparente à un apostolat : « Les médecins qui luttent pour répandre les principes sanitaires et hygiéniques au sein d'une population illettrée et superstitieuse ressemblent aux missionnaires chrétiens luttant pour convertir les païens au christianisme[15] ». Une statistique publiée par *Călăuza sanitară* indiquant le nombre des ruraux, des villages, des médecins de district et « des habitants pour un médecin de district », donne, pour les trente-deux départements du pays, une moyenne de 1 médecin pour 35 541 habitants[16]. Même si, à elle seule, cette situation explique – amplement, oserions-nous ajouter – la déplorable situation médico-sanitaire de la population rurale, les collaborateurs de *Călăuza* ne cessent de dénoncer un certain nombre d'obstacles qui entravent, de l'intérieur ou de l'extérieur, la médicalisation du monde rural. En tout premier lieu, naturellement, le manque d'éducation du paysan et son indigence. Viennent ensuite ses rapports avec les autres facteurs éducatifs – le prêtre, en l'espèce –, avec les autorités locales, l'inadéquation entre la législation sanitaire et les conditions réelles et concrètes, la situation matérielle difficile du personnel médical et sanitaire rural, enfin la bureaucratisation des tâches de celui-ci.

Parmi ceux qui sont appelés à élever activement le niveau d'instruction du paysan, les premiers sont le prêtre et le maire du village. Mais l'un comme l'autre, selon les médecins, sont incapables d'accomplir leur mission – le prêtre, parce que souvent il diffère assez peu de ses ouailles, le maire, parce qu'il répond surtout à des intérêts politiques, partisans, individuels et éphémères. Le Dr Constantin Macri, médecin de circonscription dans le département de Covurlui, avoue que :

> si les prêtres des campagnes étaient aussi médecins, ils accompliraient bien des miracles et le peuple finirait par croire aux médecins aussi. La récente mesure prise, qui oblige les médecins à se rendre chez les malades avec les prêtres, bien que bonne en principe, est difficile à mettre en pratique parce que les prêtres de village sont peu instruits et mal payés, si bien que cette disposition est, pour eux, un fardeau, car elle ne leur rapporte rien et les empêche dans leurs autres occupations[17].

---

[15] « Maxime și cugetări sanitare », *Călăuza, op. cit.*, 1903, n° 3.
[16] Stat I. Sticianu (« Stat I. Sticien »), « Medicii rurali », *Călăuza, op. cit.*, 1903, n° 2.
[17] Dr C. Macri, « Medicul în Covurlui », *Călăuza, op. cit.*, 1904, n° 5.

À la faible motivation matérielle vient s'ajouter le fait que le prêtre se rapporte et, souvent, se limite à son propre système de référence, fondamentalement différent de celui du médecin. Parfois, il ne se soucie que de l'âme, ignorant totalement le corps :

> La famille du malade (visité successivement par trois prêtres) déclare qu'elle aurait fait venir un médecin si les prêtres lui avaient enjoint de le faire ; cela démontre que la plupart des prêtres n'apportent aucun concours au service sanitaire [...] Les malades écoutent les prêtres et, si ceux-ci enjoignaient aux malades de faire appel à l'assistance du médecin officiel, qui dispense généralement des soins médicaux gratuits, l'état sanitaire du pays ne manquerait pas de s'améliorer[18].

Parfois, c'est le prêtre lui-même qui fait appel aux pratiques paysannes, comme dans « le cas malheureux d'un prêtre du village du Popești, qui trouva la mort dans la ville de Râmnicu-Sărat, au logis d'une tsigane chez qui il était venu pour se faire faire des fumigations[19] ». D'autres fois, les membres du clergé assument des pratiques magiques dissimulées par l'utilisation de symboles chrétiens et justifiées par leur propre appartenance au corps sacerdotal : « Non content d'être seulement *docteur des âmes* (souligné dans le texte – L.L.-C.), le prêtre Constantin Pavnutescu de la ville de Turnu-Severin traite aussi les malades souffrant de *maladies corporelles* ». Appelé auprès d'un malade, le médecin trouva

> sur la joue gauche de celui-ci un morceau de papier de forme ovale avec, au milieu, une croix autour de laquelle on pouvait lire, en partant du centre vers la périphérie : *Que, de même qu'il a chassé du paradis Adam et Ève, Dieu chasse l'érésipèle, l'apoplexie, la paralysie loin de son fidèle serviteur Mihail, et les 99 maladies, au nom du Père, du Fils et du Saint-Esprit, amen. Reçois ma prière et envoie ton remède.* Mais il semble que, malheureusement pour le prêtre, sa prière n'a pas été écoutée[20].

Pour ce qui est des représentants des autorités locales, nous pouvons distinguer au moins deux aspects. D'une part, il existe un écart entre la modernité législative et institutionnelle, incontestable, et la réalité du fonctionnement des normes :

> On a copié différents établissements des nations occidentales, on a essayé de les imiter en supposant que nos facteurs sont les mêmes que les leurs [...] et

---

[18] « Preoții și ajutorul medical », *Călăuza, op. cit.*, 1906, n° 18.
[19] *Ibid.*
[20] « Un preot doctor », *Călăuza, op. cit.*, 1906, n° 7.

le résultat a été, comme on peut le constater, très superficiel. [...] En matière d'hygiène et de système sanitaire, nous nous trouvons dans un état très primitif, bien que nous ne manquions pas de lois et de règlements, tant s'en faut. Mais, étant incompatibles avec d'autres lois, d'ordre public ou privé, et avec les mœurs, ayant été conçus dans un esprit byzantin et n'étant donc pas applicables, ces lois et ces règlements ne font que sauver, de manière incomplète, les apparences et laissent intacte la misère dans laquelle vit le peuple[21].

D'autre part, les logiques temporelles diffèrent selon le fonctionnent du système sanitaire et des administrations locales. Alors que le système sanitaire opère, pour enregistrer des résultats concrets, sur des générations et des décennies, les administrations locales pensent en termes de cycles électoraux et de résultats immédiats : « le maire et le sous-préfet veulent s'attirer les faveurs du peuple et avoir leurs partisans [...] ; ils préféreraient se faire frapper d'amendes ou se faire remplacer plutôt que de perdre la sympathie des gens ; ce sont surtout des hommes politiques – l'un, dans son village, l'autre, dans son district[22] ».

Soigner entre savoir médical et pratiques magico-religieuses

À partir de 1904, les pages de la revue accueillent des échos des relations concrètes entre le personnel médico-sanitaire et les patients paysans, ainsi qu'un certain nombre d'informations sur les pratiques de santé paysannes – soit enregistrées dans une pure perspective ethnographique, soit analysées en vue de leur récupération, soit rejetées comme littéralement dangereuses pour la vie de ceux qui y avaient recours. Se penchant sur l'appétit des paysans pour les pratiques magiques des guérisseuses, le médecin rural Constantin Macri avoue avoir lui-même réussi à donner une teinte magico-religieuse à des pratiques strictement médicales, par exemple à l'administration de médicaments :

> Le paysan de chez nous ne fait guère confiance au médecin ; s'il vient toutefois le consulter, il ne lui demande pas son opinion, il ne lui dit pas de quoi il souffre, mais il lui demande tel ou tel médicament, surtout parce qu'il sait que c'est gratuit [...]. Aussi peut-on affirmer que le médecin de campagne doit être aussi un peu philosophe. [...] En général, le peuple croit au surnaturel, [...] et si une vieille guérisseuse lui a donné une simple mauvaise herbe [...]

---

[21] D' Ave, « Statistica sanitară pe județe », *Călăuza, op. cit.*, 1902, n° 3.
[22] D' C. Macri, « Doctorul în Covurlui », *Călăuza, op. cit.*, 1904, n° 5.

le malade boira l'infusion avec conviction, parce que l'herbe en question aura été préparée par des incantations et que, chargée de surnaturel, elle sera devenue très puissante. [...] J'ai souvent eu moi-même recours à ce surnaturel imaginaire pour certains médicaments : si le malade se montrait méfiant et hésitait à l'avaler [...] je lui disais qu'il s'agissait d'un nouveau remède, venu de Paris, de Vienne ou du Mont Athos, qu'il avait guéri beaucoup de gens, qu'il fallait l'avaler à l'aube, avec la première eau tirée du puits, en se signant et en se prosternant, etc., etc. ; de la sorte, je lui inspirais confiance et l'effet était admirable[23].

Deux ans plus tard, avec les premiers pas dans la voie d'une médicalisation réelle du monde rural, cette idée d'une espèce de syncrétisme entre les pratiques médicales et les pratiques magico-religieuses (« l'idée d'utiliser les guérisseuses dans le traitement des maladies ») est soumise au débat des « confrères des campagnes » par le Dr Glicsman, médecin du district de Găiceana (département de Tecuci) :

Il est hors de doute que notre population rurale a commencé à reconnaître les bienfaits de la médecine scientifique, et c'est ce qui explique l'affluence des paysans aux consultations médicales. [...] Cependant, [...] la plupart de la population rurale continue à avoir recours, pour traiter les maladies, à des guérisseuses et à des incantations. Aucun médecin ne saurait nier les succès sporadiques de ce genre de concurrents de notre ordre professionnel ! [...] Nous sommes tous conscients de ce que [...] les premiers apôtres ne rompirent pas du jour au lendemain avec le paganisme des populations qu'ils convertirent, mais qu'ils durent faire une sorte de compromis entre la religion nouvelle et leurs anciennes croyances païennes. [...] Pourquoi ne pourrions-nous pas, nous autres médecins, [...] greffer la science nouvelle sur le décor extérieur de la médecine populaire traditionnelle, mettre à profit la confiance que notre population fait aux remèdes et aux incantations des guérisseuses, demander le concours des guérisseuses de village les plus réputées et guérir ainsi la population rurale des nombreuses maladies qui l'affligent ? Le premier et le dernier but de toute la science médicale, n'est-ce pas la *guérison* (souligné dans le texte – L.L.-C.) des maladies[24] ?

Les propositions concrètes du Dr Glicsman portent sur le traitement mercuriel de la syphilis – les guérisseuses utilisaient le *vif-argent* contre la même maladie :

---

[23] *Ibid.*
[24] Dr Glicsman, « "Doamna Boborojița" cu cele 99 neamuri de perit », *Călăuza, op. cit.*, 1906, n° 7.

Je pense que, avec un peu de bonne volonté, on pourrait envoyer des syphilitiques à des guérisseuses, à condition que nous apprenions au préalable à celles-ci la façon de préparer et d'administrer systématiquement les frictions mercurielles, le visage tourné vers l'est et en prononçant des incantations. Les paysans s'y rendraient pleins de confiance, car les guérisseuses sont depuis des siècles le "médecin de famille" du paysan[25].

D'autres propositions concernent « le traitement balnéaire du paludisme, que les Roumains pratiquent depuis des siècles et que la science moderne recommande aussi », ou « le massage, cet élément capital de la thérapeutique moderne, et que nos guérisseuses pratiquent depuis la nuit des temps[26] ».

La relation entre le médecin et son patient rural ne saurait être discutée en dehors de la relation que chacun des deux établit avec les guérisseurs traditionnels – les *empiriques* – et avec l'univers des remèdes naturels et magico-religieux. Nous devons au Dr Giurardi, médecin d'hôpital et de district dans le département de Dolj, la première mention, accompagnée d'un commentaire scientifique, d'une pratique traditionnelle de santé avec l'explication de son impact médical potentiel, laissant ainsi à la médecine la possibilité de récupérer cet usage. Ce médecin décrit l'action d'une plante sur la santé et les pratiques magiques associées à son utilisation dans le département de Romanați, tout en avouant n'avoir pas eu la possibilité d'observer « les effets thérapeutiques de cette croyance ». Cependant, il conclut en se disant persuadé « qu'il existe des maladies d'ordre neurologique que l'on peut guérir par l'intermédiaire de cette croyance (autosuggestion), par exemple l'hystérie et ses manifestations[27] ».

Les médecins ne sont pas les seuls à publier des observations portant sur les pratiques populaires de préservation de la santé. Parmi ceux qui s'en occupent il y a des prêtres[28], des ethnographes[29], et même le poète George Coșbuc[30]. Les pratiques magiques ont souvent une apparence religieuse, parce que « l'on croit que les maladies sont envoyées soit par Dieu, soit par

---

[25] *Ibid.*
[26] *Ibid.*
[27] Dr Giuriadi, « O credință din județul Romanați », *Călăuza, op. cit.*, 1902, n° 11 et 12.
[28] Preot N. Bargeanu, « Obiceiul "frăsinetului" din Dolj », *Călăuza, op. cit.*, 1905, n° 15 et 16.
[29] Sim. Fl. Marian et Dem. Toedorescu, sous la rubrique « Cugetări și maxime sanitare » (« Pensées et maximes sanitaires »), décrivent les croyances et les traditions de la Transylvanie et de la Bucovine liées aux avortements et aux enfants morts-nés, *Călăuza, op. cit.*, 1904, n° 2 et 4.
[30] G. Coșbuc, « Legarea boalelor », *Călăuza, op. cit.*, 1905, n° 20 et 21 ; « Pneumoniile în superstițiile poporului », *Călăuza, op. cit.*, 1906, n° 13 et 14.

le diable, et, lorsque la guérisseuse, malgré ses pouvoirs diaboliques, ne peut chasser la maladie envoyée par Dieu, on fait venir le prêtre, susceptible, par ses prières, de faire peur au diable et de chasser donc la maladie qu'il aura envoyée[31] ». Mais le fait d'inscrire la vie, la mort et donc la santé et la maladie dans un ordre surnaturel rend *a priori* inutile toute intervention médicale humaine. Le Dr N. Lapteş rappelle que, dans la plupart des cas, la mort n'afflige guère les paysans, parce qu'ils disent du décédé que « ses jours étaient comptés » ou que « tel avait été son sort ». Cette « philosophie légère et optimiste » s'applique en égale mesure au malade, qui n'est pas soigné parce que, de toute façon, « s'il lui reste des jours à vivre, il s'en tirera[32] ».

Une critique fondamentale des pratiques populaires : les gestes liés à l'accouchement

Cependant, parmi les pratiques populaires concernant le corps et la préservation de la santé, il existe une catégorie qui s'attire les critiques unanimes des médecins tant des institutions centrales que des établissements territoriaux. Il s'agit des pratiques associées à l'accouchement, au post-partum et aux soins aux nouveau-nés. Bien que l'hygiène de l'accouchement soit une préoccupation constante dès les premiers numéros de *Călăuza*, la revue se concentre d'abord sur la présence et l'activité de la sage-femme officielle, dont la principale obligation était d'assurer et de maintenir un minimum d'hygiène autour de la parturiente et, plus tard, de l'accouchée et du nouveau-né. Déjà en 1902, une sage-femme du département d'Ilfov, à proximité de Bucarest, accusait les maires ruraux de ne prêter aucun appui à son domaine d'activité. À l'abri du vide législatif, qui n'interdisait pas formellement l'accouchement empirique, les maires ignoraient tout simplement les demandes des sages-femmes diplômées qui voulaient faire interdire ou décourager cette pratique[33]. D'autre part, la situation des sages-femmes-fonctionnaires était plutôt précaire. *Călăuza sanitară* dénonce leur faible rémunération, les ambiguïtés législatives autour de la gratuité de l'assistance (« à la campagne, même les plus aisés des villageois considèrent que la sage-femme est obligée d'offrir son assistance gratuitement[34] ») et autour des frais de déplacement jusqu'à la

---

[31] Dr Constantin Macri, « Medicul în Covurlui », *Călăuza, op. cit.*, 1906, n° 5.
[32] Dr N. Lapteş, « Păreri felurite », *Călăuza, op. cit.*, 1906, n° 13 et 14.
[33] « Informaţiuni », *Călăuza, op. cit.*, 1902, n° 23 et 24.
[34] « Poşta redacţiei » (« Courrier des lecteurs » - lettre de la part de sages-femmes du département de Vaslui), *Călăuza, op. cit.*, 1905, n° 23.

maison de la femme enceinte (« les paysans prétendent que la sage-femme se rend à ses frais jusqu'à leur maison située souvent dans un hameau très éloigné du chef-lieu de la commune[35] »), l'existence simultanée, sur le même territoire, de titulaires de diplômes obtenus à l'issue de stages de formation très différents – d'une durée allant de deux mois à deux ans –, les attributions administratives qui viennent s'ajouter aux fonctions médico-sanitaires des sages-femmes – les enquêtes et les statistiques sanitaires[36], le « fonctionnarisme excessif[37] », la bureaucratisation de leur métier[38] –, le manque d'autonomie par rapport aux autres représentants de l'autorité publique – maire, notaire, préfet, sous-préfet, etc.[39]. La sage-femme fonctionnaire demeura bien longtemps un personnage extérieur à la communauté du village, peu agréé et peu sollicité :

> Notre sage-femme rurale, malgré son instruction, malgré ses manières citadines, [...] manque du savoir-faire nécessaire à l'exercice de sa fonction, tout comme en manquent d'autres fonctionnaires ruraux ou le médecin de district, auquel le professeur de clinique n'a jamais montré un cas de pellagre, de malaria, de scarlatine et d'aucune autre maladie dans la maison même du paysan, mais seulement dans les hôpitaux luxueux, disposant de tous les moyens d'observation, de recherche et de soin [...]. La guérisseuse, moins difficile à satisfaire [...] se fait accepter plus rapidement dans un milieu qui est aussi le sien, elle accouche sa belle-fille, sa fille, sa belle-sœur, son amie, sa cliente [...] et notre sage-femme, elle, attend qu'on l'appelle tout comme les juifs attendent le Messie[40].

L'accouchement traditionnel, l'accouchement qui va de pair avec les rapports de parenté ou de voisinage, ou qui crée de nouveaux types de solidarités – sage-femme/marraine – continue d'exister. Les médecins continuent eux aussi de le dénoncer et essaient, avec le temps, de diminuer les effets dramatiques de l'empirisme obstétrical en récupérant dans une certaine mesure les guérisseuses. Pendant les premières années d'existence de la revue, les femmes qui pratiquaient des accouchements sans être munies de diplômes sont incriminées en raison moins du caractère dangereux de leurs interventions, que de leur manque d'instruction : « lors des accouchements normaux, faciles, les guérisseuses ne peuvent nuire que

---

[35] « Justus », « Situațiunea moașelor rurale », *Călăuza*, op. cit., 1904, n° 13 et 14.
[36] *Ibid.*
[37] D' Oricine, « Moașa rurală », *Călăuza*, op. cit., 1905, n° 7.
[38] « Justus », « Situațiunea moașelor rurale », *Călăuza*, op. cit., 1904, n° 13 et 14.
[39] *Ibid.*
[40] D' I.S., « Moașa rurală », *Călăuza*, op. cit., 1904, n° 6.

rarement, soit par des interventions inopportunes, soit par leur saleté[41] ». Au début de l'année 1904, le Dr V. Crăsescu dénonçait cependant la dangerosité parfois extrême que présentaient les pratiques populaires pour l'accouchée et le nouveau-né : brutalité, saleté, superstitions et pratiques pseudo-religieuses[42]. Peu après, le Dr Alexandru Tălășescu, médecin du port de Constanța, publiait un long éditorial consacré à la protection des jeunes mères en période d'accouchement, flétrissant les « vieilles sages-femmes que la loi elle-même tolère temporairement » pour toutes sortes de raisons : les membres des conseils d'hygiène n'ont que voix consultative, les attributions des médecins sont trop nombreuses, la police n'est pas tenue d'empêcher l'accouchement empirique. Pour endiguer ces pratiques, le D[r] Tălășescu fait une proposition concrète : inscrire le nom de la sage-femme dans les registres de l'état civil, à côté du nom de l'enfant ; cette procédure permettrait de poursuivre en justice les personnes coupables de pratiquer illégalement l'art de l'accouchement[43].

En 1905, le Dr Obreja, chef de la Direction générale du service sanitaire, déclencha une campagne très énergique au niveau de l'ensemble du corps médical du pays, avec deux objectifs : dresser des tableaux statistiques mensuels de la mortalité infantile chez les moins d'un mois, avec indication des causes exactes du décès, et vulgariser les mesures d'antisepsie, y compris parmi les sages-femmes empiriques. Dans ce contexte, le D[r] Pașcanu, médecin de district, publia deux articles sur la prophylaxie de la contamination par le tétanos (en roumain populaire, *fălcarița*) du cordon ombilical, la cause de décès apparemment la plus fréquente pendant le premier mois de vie[44]. La campagne d'information au sein de la population sachant lire était accompagnée de mesures concrètes pour les accoucheuses sans qualification, obligées désormais « de se soumettre à des règles scientifiques qui rendent l'accouchement moins dangereux qu'il n'est dans beaucoup d'endroits[45] ». L'un des articles évoque le médecin de la ville et de l'hôpital d'Oltenița, qui avait imposé aux sages-femmes empiriques de respecter certaines règles d'antisepsie et les avait dotées de trousses contenant un minimum d'instruments. Mis à part le blâme qui frappe

---

[41] D[r] Drăgescu, « Moașele rurale », *Călăuza, op. cit.*, 1902, n° 1 et 2.
[42] Dr V. Crăsescu, sous la rubrique « Cugetări și maxime sanitare », *Călăuza, op. cit.*, 1904, n° 2.
[43] D[r] Al. Tălășescu, « Protecțiunea mamelor în contra accidentelor de facere », *Călăuza, op. cit.*, 1904, n° 4.
[44] Dr D. Pașcanu, « Modul cum obicinuiește populațiunea și cum trebue în realitate să tae și să îngrijească cordonul ombilical (buricul) în legătură cu tetanosul (strânsul, fălcarița) », *Călăuza, op. cit.*, 1906, n° 8 et 9.
[45] « Moașele empirice », *Călăuza, op. cit.*, 1907, n° 11 et 12.

les pratiques traditionnelles d'accouchement, les médecins sont obligés de coopérer, dans certaines limites, avec les accoucheuses non officielles. Un article publié en juillet 1905 par le D' Miron, qui avait identifié dans la *fălcariță* le tétanos, démontre que les médecins ruraux s'informaient auprès des sages-femmes empiriques, essayant de comprendre et de traduire dans leur propre langage les réalités du monde rural. Au-delà du ton polémique de l'article, nous apprenons qu'un de ses confrères « déclare s'être informé auprès des accoucheuses du département de Vlașca pour apprendre ce que c'est que la *fălcariță* [...] Les confrères désireux d'en savoir davantage trouveront une littérature médicale abondante à ce sujet ; nul besoin de s'instruire auprès des guérisseuses[46] ». Sauf que, dans le monde des guérisseuses, où le médecin rural est obligé d'entrer, la littérature scientifique est impuissante et, pour construire des ponts efficaces, il faut opérer avec les moyens du bord.

Les sages-femmes interviennent parfois elles-mêmes dans les pages de la revue pour signaler les difficultés auxquelles elles doivent faire face, pour condamner l'accouchement empirique ou pour adresser des appels à leurs consœurs, aux villageoises ou aux autorités locales. Mais les désirs du centre et les réalités du terrain sont séparés par l'écart entre les deux cultures, urbaine et rurale : « Les fonctionnaires, disions-nous, travailleront. Mais comment et avec qui ? Avec les paysans ? Ils ne font aucune confiance à ce que nous leur apprenons, à nos conseils ! Ils défendent farouchement leurs habitudes. [...] Bien entendu, tant que nous sommes là, dans leur maison, [...] ils sont obligés de céder [...] et veulent éviter les ennuis que leur ferait la sage-femme [...] mais une fois qu'elle est partie, une fois qu'ils restent seuls, ils reprennent leurs habitudes[47] ». Ce qui est vécu comme encore plus grave, c'est que la duplicité des paysans se retrouve chez les sages-femmes empiriques, à savoir chez les personnes sur lesquelles les représentants de la culture médicale urbaine comptaient pour éradiquer les pratiques traditionnelles :

> La principale coupable des mauvais soins aux nouveau-nés, c'est la sage-femme empirique. [...] Une sage disposition de la loi permet à la sage-femme responsable du cercle de choisir quelques élèves sages-femmes qu'elle familiarise par des conférences avec la technique de l'accouchement. La disposition est bonne. Mais voici une curiosité ! Les sages-femmes écoutent avec la plus grande attention les présentations de la conférencière – mais seulement en théorie. Dans la pratique, les choses changent du tout au tout. Tant que la

---

[46] D' Miron, « Măsurile contra fălcariței », *Călăuza, op. cit.*, 1905, n° 13 et 14.
[47] Elena Popescu, « Moșitul la țară », *Călăuza, op. cit.*, 1905, n° 15 et 16.

sage-femme opère sous ma surveillance, je suis certaine qu'il n'arrivera aucun mal. Mais comment surveiller toutes les sages-femmes de mon cercle ? Alors, par habitude, [...] la sage-femme fait ce qu'elle sait, et non ce que je lui ai conseillé de faire[48].

Et les déviations ne s'arrêtent pas là. Les maires enregistrent les naissances et le nom de la sage-femme qui a assisté l'accouchement non pas en trois jours, ainsi que le prescrit la loi, mais au bout de cinq ou six jours, voire davantage, ce qui rend inutile l'intervention de la sage-femme officielle dans les cas qu'elle n'a pas assistés. Les prêtres, quant à eux, prononcent les prières de purification trois jours après la naissance, au lieu de huit, comme le prévoit la loi ecclésiale, écourtant ainsi la période de rétablissement de l'accouchée et empêchant celle-ci de s'occuper exclusivement du nouveau-né ; ils refusent de baptiser les enfants dans la maison familiale, même pendant les mois les plus froids de l'hiver, ainsi que de faire chauffer l'eau des fonts baptismaux ; ils immergent deux ou trois enfants dans la même eau baptismale, favorisant la propagation de maladies contagieuse graves, comme la syphilis. Une seule conclusion s'en dégage : « j'affirme que l'une des calamités de notre pays, ce sont les guérisseuses et les prêtres d'ancienne école, qui s'engraissent aux dépens des pauvres paysans auxquels ils insufflent la terreur du péché et la peur des supplices de l'enfer[49] ». Et pourtant, de même que les médecins proposaient de farder les remèdes scientifiques sous des rituels magico-religieux, l'auteur de l'article en question comprend que l'autorité de l'Église pourrait suppléer celle de l'État, du moins dans le domaine qui lui est propre : « une autre mesure par laquelle on pourrait faire suivre nos conseils aux sages-femmes empiriques serait, d'après moi, une disposition légale qui obligerait toutes celles qui veulent exercer ce métier à jurer devant le prêtre et sur la Sainte Croix de soigner les accouchées en suivant à la lettre nos instructions. [...] Et, comme nos paysans ont peur du parjure [...], je crois que l'on pourrait obtenir de bons résultats[50] ».

*

Le rapport du personnel médical et sanitaire aux pratiques populaires de santé représente la clé du processus de médicalisation du monde rural dans le contexte plus général de la modernisation de la Roumanie au

---

[48] *Ibid.*
[49] *Ibid.*
[50] *Ibid.*

tournant des XIXe et XXe siècles. L'écart entre, d'une part, l'incontestable modernité de la législation sanitaire et, d'autre part, la précarité de son application fait que la médicalisation du monde paysan tourne dans un cercle vicieux dont elle ne peut sortir qu'au prix d'amputations importantes. Les rapports sanitaires montrent que la législation ne s'applique qu'en partie et imparfaitement, ou qu'elle est tout simplement ignorée, situation apparemment la plus fréquente[51]. En outre, la mise en œuvre de la législation sanitaire n'est pas unitaire sur le territoire du pays. Plus on s'éloigne du centre du royaume, moins cette législation est appliquée[52]. Au début des années 1860, Carol Davila avait réorganisé le système sanitaire des Principautés Unies. Entre 1860 et 1862 on entreprit des enquêtes administratives sur la pratique de guérisseurs empiriques, que l'on évalua plutôt en fonction de l'efficacité de l'acte accompli[53]. La publication en 1860 des premières listes des médecins ayant le droit de pratiquer dans les Principautés ne fut pas doublée de l'interdiction formelle des activités des différents guérisseurs. Des documents rédigés entre 1860 et 1862 attestent l'existence d'un processus permanent de négociation entre l'administration sanitaire d'une part et les différentes catégories de guérisseurs d'autre part[54], ainsi que de l'offensive virulente de celle-là contre ceux-ci, au nom de la capacité légalement reconnue de pratiquer l'art médical par la possession d'un diplôme. Bien qu'il existe des cas d'interdiction, « l'administration sanitaire reconnaît comme utile la pratique des empiriques, tant qu'il y a déficit de personnel spécialisé (le cas cité est celui d'un oculiste – L.L.-C.). En conclusion, un empirique vaut mieux que rien du tout[55] ». Une dizaine d'années plus tard, en 1874, la première loi sanitaire moderne punissait d'amende ou de six mois de prison correctionnelle ceux qui pratiquaient la médecine illégalement.

Mais nous savons déjà quelles sont les chances de voir appliquer la loi ! Par conséquent, en pratique, la négociation permanente entre l'efficacité de la guérison empirique et la capacité légale de la pratiquer est loin de prendre fin. Elle s'est en revanche affinée, du moins dans le sens de la « dorure » magico-religieuse des pratiques médicales proprement dites ou de la collaboration, bon gré mal gré, avec les sages-femmes empiriques. Le résultat se place, à notre avis, très près de la conclusion avisée d'Olivier Faure pour la France des années 1800 : « Médecine à deux vitesses, dira-

---

[51] C. Bărbulescu, *România medicilor, op. cit.*, p. 293.
[52] *Ibid.*, p. 297.
[53] *Ibid.*, p. 312.
[54] *Ibid.*, p. 321.
[55] *Ibid.*, p. 325.

t-on ? Oui, sans doute, mais volonté indéniable d'ouvrir une médecine officielle à tous[56] ». L'appétit de la population roumaine pour la médecine scientifique s'inscrit dans un modèle semblable à celui de l'espace français : « le médicament d'abord, le médecin ensuite, l'hygiène enfin. L'obsession naissante de la santé se traduit d'abord par la consommation de biens et de services[57] », une obsession que les médecins roumains ne cessent de dénoncer alors qu'en Roumanie les soins médicaux aux pauvres étaient gratuits et que le seuil de la pauvreté n'était jamais défini. D'autre part, *Călăuza* apparaît dans un intervalle proprement critique pour la situation économique et, implicitement, sociale de la paysannerie, marqué par au moins deux années de récoltes désastreuses et par la révolte paysanne de 1907. Autrement dit, aux barrières culturelles entre l'espace médical savant, urbain, cosmopolite, et l'espace rural, traditionnel, archaïque, clos, vient s'ajouter l'implacable barrière économique. Entamée vers le milieu du XIXe siècle et continuée plus ou moins assidûment dans les décennies suivantes, la médicalisation du monde rural roumain est un processus lent et hésitant, mais non dépourvu de résultats. Cependant ceux-ci sont visibles surtout après les années 1907-1908/1910, quand la modification de la loi des conventions agricoles, du fermage, du crédit agricole, ainsi que de la législation sanitaire apportent des changements importants tant dans le milieu rural que dans le domaine sanitaire.

---

[56] Olivier Faure, *Les Français et leur médecine au XIXe siècle*, Paris, Belin, 1993, p. 15.
[57] *Ibid.*, p. 271.

Prophylaxie rurale, triomphalisme colonial et médecins ambulants au Cameroun : de la science civilisatrice aux prémices du consumérisme commercial

Nicolas MONTEILLET
Université Omar-Bongo de Libreville
Faculté des lettres et sciences humaines

Résumé : La réflexion engagée s'efforce de comprendre comment, dans le Cameroun des années 1920 et 1930, et plus particulièrement dans la région de Nkoteng, les services de prophylaxie du Dr Jamot, efficaces dans l'urgence, ont implanté une idéologie de l'administration des soins associée à la toute-puissance pharmaceutique et à une forme de déshumanisation des rapports au malade. Après avoir rappelé le contexte sanitaire et démographique de la région étudiée, et l'histoire des tournées médicales, l'objectif est de montrer comment, en contexte de faible densité médicale, ces services ont limité les ravages de la période dite de la « colonisation sauvage », mais aussi contribué à populariser une idéologie du médicament et un pragmatisme clinicien énergique qui ont favorisé par la suite et le développement d'usages désencadrés et le colportage par une pharmacie mobile rurale, forme la plus problématique de l'« héritage Jamot ». L'analyse de l'impact de ces pratiques thérapeutiques sur les dysfonctionnements des services de l'État postcolonial montre l'intérêt de travaux historiques sur cette médecine rurale aux effets persistants dans les systèmes de soins actuels.

Abstract: This article examines the ways in which especially in the Nkoteng region, in Cameroon, during the 1920s and 1930s, Doctor Jamot's disease prevention services, while effective in emergency situations, put into place a health care ideology closely associated with the all-powerful pharmaceutical industry as well as the dehumanization of relations with patients. This article reviews the sanitary and demographic contexts of the region under study, as well as the history of medical visits. It then demonstrates the ways in which in the context of low-density medicine, disease prevention services both limited the ravages of unbridled colonialism and also contributed to popularize a medicinal ideology and a form of intense clinical pragmatism that would later contribute, along with the development of unregulated usage and sale by rural mobile pharmacies, to a highly problematic "Jamot heritage." The analysis of the impact of these therapeutic practices on the dysfunctions of the postcolonial state services demonstrates the importance of historical analyses of rural medicinal practices to understanding persistent effects in today's health care systems.

Mener une réflexion sur les techniques coloniales de soins apparaît d'autant plus utile que de nos jours, le système de soins souffre de problèmes de qualité, d'accessibilité, de réactivité et de centrage sur le patient. L'histoire des rapports soignants/soignés et la très lente progression d'une vision compréhensive de la médecine dans les services de santé constituent un objet d'étude essentiel dans ce contexte de dysfonctionnements. Il apparaît d'autant plus important de revenir sur cette histoire complexe et ses implications que cette situation alimente la nostalgie des grandes initiatives qui ont donné ses lettres de noblesse à l'assistance publique[1]. Il est notamment essentiel de comprendre comment la médecine coloniale – dont les principes et les modes d'intervention ont été forgés en partie au moment de l'arrivée des grandes endémies dans les arrière-pays africains – a servi de modèle à des programmes justifiés par l'urgence des situations. Or ceux-ci impactent désormais directement un problème comme la résistance aux antibiotiques devenue, selon l'Organisation mondiale de la Santé (OMS), une des plus graves menaces qui pèsent sur la santé publique mondiale. Notre contribution s'efforce de montrer comment, au-delà des déficiences de la démographie médicale et de la qualité des soins, cette conception de la médecine a contribué à compliquer les réappropriations sociales des services de santé, par exemple à travers les formes d'*empowerment* des patients, leur implication dans la gestion des systèmes de soins et les mobilisations associatives.

Ce travail, réalisé dans une perspective micro-historique, s'appuie sur l'analyse des rapports d'administrateurs[2] et de la Société des Nations

---

[1] Léon Lapeyssonnie, *La médecine coloniale. Mythes et réalités*, Paris, Seghers, 1988.
[2] Henri Salim, *Rapport de tournée effectuée par M. le chef de la subdivision du 25 février au 2 mars 1934 et du 9 au 17 mars*, Archives Nationales de Yaoundé, 1935 ; Jacques Chauleur, *La subdivision de Nanga-Eboko au 28 février 1933*, Yaoundé, archives du ministère de l'Enseignement supérieur, de l'Information et de la Recherche scientifique [MESIRES] ; Lefebvre, *Rapport au sujet des coutumes rituelles des indigènes de la Subdivision de Nanga-Eboko*, Yaoundé, archives du MESIRES, carton Nanga-Eboko, chemise III 211, 1923.

(SDN)[3], sur des témoignages de médecins[4], et sur des travaux ethnographiques concernant les pratiques de santé au moment de l'arrivée des premiers assistants sanitaires[5]. Il exploite des enquêtes croisées sur la consommation médicale, sur la perception de la qualité des soins et sur l'histoire régionale, afin de mettre en évidence les rapports entre cultures professionnelles et pratiques de consommation médicale. Il se fonde sur l'analyse d'un espace caractéristique de la situation de nombreux arrière-pays africains à l'arrivée des Européens en Afrique.

L'espace-laboratoire de la région de Nkoteng où nous analyserons les effets de la médecine de brousse, se situe dans le centre du Cameroun[6]. Il est représentatif de nombreux arrière-pays africains dans les premiers temps de la colonisation, entre la fin du XIXe siècle et les années 1930. Protectorat allemand de 1884 à 1918, le Cameroun est partagé après la Première Guerre mondiale entre la France et le Royaume-Uni, dans le cadre de mandats confiés par la SDN : la plus grande partie est administrée par la France, dont la région étudiée. Celle-ci n'est que très lentement desservie par l'Assistance Médicale Indigène (AMI) : les hôpitaux initialement dédiés à la santé des Européens et du personnel administratif et militaire sont implantés dans les agglomérations ou dans certaines plantations nécessitant des travailleurs valides. En 1911, on compte seulement un médecin pour 68 965 habitants au Cameroun[7]. Un simple infirmier est affecté en 1922 dans le chef-lieu de la subdivision[8] qui compte 46 047 habitants en 1933, alors qu'en France métropolitaine, l'enseignement universitaire a permis d'atteindre une densité médicale moyenne de 1 médecin

---

[3] *Rapport annuel adressé par le gouvernement français au Conseil de la Société des Nations*, conformément à l'article 22 du pacte *sur l'administration sous mandat des territoires du Cameroun*, s. l., Imprimerie Nationale, [désormais *Rapport annuel...*].

[4] Trajan Saint-Inès, *J'avais vingt ans... ou : la Mission*, Niort, Nicolas, 1954 ; id., *Ces derniers chevaliers de l'Empire, nos toubibs*, Niort, Nicolas, 1960.

[5] Nicolas Monteillet, *De la tutelle des ancêtres au libre usage des pharmacopées. Histoire d'un système de soins du Cameroun*, thèse, université Paris 5, 1998, Atelier national de reproduction des thèses de l'université Lille III ; id., *Le Pluralisme thérapeutique au Cameroun. Crise hospitalière et nouvelles pratiques populaires*, Paris, Karthala, 2005.

[6] La commune de Nkoteng est née en 1992 de l'éclatement des communes de Nanga-Eboko et de Mbandjock. Elle est située dans la région du Centre, département de la Haute Sanaga, arrondissement de Nkoteng, à 40 km de Nanga-Eboko, chef-lieu du département, et à 136 km au nord-est de la ville de Yaoundé.

[7] Harry Rudolph Rudin, *Germans in the Cameroons, 1884-1914: A Case Study in Modern Imperialism*, New Haven, Yale University Press, 1938. L'auteur recense 29 médecins en exercice pour une population estimée à deux millions d'habitants en 1911 (*op. cit.* p. 353).

[8] *Rapport annuel...*, 1923, p. 53.

pour 1 750 habitants dès 1850⁹. Les structures de soins les plus proches sont situées à plus de 100 kilomètres et installées dans les villes secondaires (Doumé et Ayos) qui jouent le rôle de centres administratifs de collecte des produits coloniaux (ivoire, puis huile de palme et caoutchouc). Les relations économiques se font par portage. La pénurie de personnel médical est alors un problème sanitaire majeur et un défi pour l'administration française à partir du milieu des années 1920.

Le bilan meurtrier de la première période de la colonisation : conquête, guerres et opérations de « mise en valeur » jusqu'en 1927

L'une des causes des défaillances de l'action médicale au niveau local, comme à l'échelle du continent africain est d'abord le manque de professionnels de santé : alors qu'il existe depuis le XII siècle en France des facultés de médecine, les premières écoles en Asie et à Madagascar datent de la fin du XIX siècle ; il faut attendre 1935 pour que des formations d'assistants sanitaires soient mises en place au Cameroun, tandis que Dakar se voit pourvue d'une école de médecine pour l'Afrique de l'Ouest. Les services de santé militaires sont les seuls à disposer d'un personnel « mobilisable » pour les populations rurales : ils animent les premiers services médicaux au sud du Sahara, en charge de la santé du personnel européen et de la troupe, puis de l'assistance publique et des services de prophylaxie. Le choix ambitieux de fonder l'assistance publique sur la mise en place d'une élite de praticiens dotée d'une formation technique longue plutôt que sur un effectif plus important de professionnels de base chargés du dépistage au niveau des communautés fera la force et la faiblesse de l'assistance publique[10].

Le contre-choc épidémiologique qui frappe la région de Nkoteng, sous l'effet d'une mise en valeur autoritaire de l'arrière-pays sans action médicale jusqu'au lendemain de la Première Guerre mondiale, rappelle celui qui a suivi la conquête de l'Amérique et décimé les populations amérindiennes : les migrations incessantes de porteurs vers les comptoirs côtiers entraînent

---

[9] François-Xavier Emmanuelli, « Le monde médical provençal à la fin du XVIII et au début du XIX siècle », *Études héraultaises* 1984/5-6, p. 41-45. Les disparités régionales étaient cependant importantes : on enregistrait par exemple 1 médecin pour 5274 habitants dans le Morbihan contre 1 pour 1250 dans le Var.

[10] John Ilife, *East African Doctors: a History of the Modern Profession*, Cambridge, Cambridge University Press, 1998.

la diffusion dramatique des glossines ou mouches tsé-tsé dont le capitaine allemand Thierry signalait l'absence au début du siècle[11]. Ces mobilités sont importantes : depuis le début de la colonisation, des colonnes de porteurs de plus de 1 200 hommes traversent la ville de Nanga-Eboko presque quotidiennement[12]. Avant 1925, date de l'arrivée du premier véhicule automobile à Nanga-Eboko, environ 80 000 porteurs sillonnent chaque année l'axe Yaoundé Kribi[13] : l'acheminement des denrées vers la côte se fait à travers le foyer de trypanosomiase très actif d'Akonolinga.

La mobilité commerciale, le recrutement pour les chantiers routiers et ferroviaires – l'administrateur Brison recrute par exemple 600 hommes dans la subdivision en 1926 – ou le développement de la riziculture, et les déplacements de troupes générés par la Première Guerre mondiale sont responsables du dramatique tribut payé à la variole, à la grippe espagnole (1918-1919) et surtout à la maladie du sommeil sur fond de généralisation de l'infécondité associée à la diffusion des maladies vénériennes à partir des centres de traite. L'administration française, qui a volontiers critiqué l'imprévoyance allemande, contraint les paysans à cultiver le riz, et pousse le zèle économique jusqu'à attribuer des médailles aux riziculteurs modèles, les « chefs », dont les champs inondés constituent des gîtes idéaux pour les glossines qui transmettent la maladie[14]. La première campagne de culture obligatoire du riz est antérieure de quatre années environ à la première tournée de prophylaxie. Deux ans plus tard, le médecin-chef Eugène Jamot est obligé de suspendre l'impôt dans des zones-cibles des campagnes, pour éviter les migrations contaminantes et prévenir les effets du partage et du travail forcé dans les secteurs de prophylaxie.

Ses prédécesseurs, les médecins allemands, n'étaient pas non plus parvenus à freiner les appétits de conquête des premiers administrateurs en pays Maka, ni à discipliner l'appât du gain des commerçants dont les colonnes de porteurs répandaient la maladie du sommeil dans tout le sud du Cameroun[15]. Ces fléaux sont source de grandes souffrances et

---

[11] Gaston Thierry, « Dienfteife des Hauptmanns Thierry nach Esum-Sannaga », *Deutsches Kolonialblatt*, 1903, 14, p. 521-523, p. 522.

[12] N. Monteillet, *De la tutelle des ancêtres au libre usage des pharmacopées, op. cit.*, p. 412-413.

[13] H. R. Rudin, *Germans in the Cameroons, 1884-1914, op. cit.*, p. 316. Les estimations sont données pour l'année 1913.

[14] Jean-Pierre Hervouët et Claude Laveissière, « Les grandes endémies : l'espace social coupable », *Politique africaine*, décembre 1987, 28, p. 21-32.

[15] H. R. Rudin (*op. cit.*, p. 235) souligne que « Quand le gouvernement s'avisait de mettre en quarantaine une aire particulière (en raison de la maladie du sommeil, pour éviter une flambée de variole) les commerçants foulaient au pied la prescription et péné-

des pires taux de mortalité des adultes qu'ait connus la région au cours du XXe siècle[16]. En 1927, 15,5 % de la population était trypanosomée (contre 10 % à Doumé) ; le taux atteignait même 44,5 % dans certains villages du sud de l'actuel arrondissement de Nkoteng[17]. Or le temps de survie après infestation ne dépassait pas l'année pour la plupart des malades contaminés. Sur la base de ces données, la maladie du sommeil, qu'aucune prospection allemande ne signalait au début du XXe siècle, aurait emporté à elle seule 2 811 personnes entre 1924 et 1927[18]. Ces morts sont donc la conséquence d'une mise en valeur autoritaire révélatrice des effets du macrocosme sur l'organisation des sociétés bien plus que d'une « malédiction » originelle, dont les rédacteurs français du rapport de 1921 à la SDN affirment qu'elle condamnait le Cameroun « à énumérer les endémies et les épidémies qui déciment sa population[19] ». Guerres, famines, mobilités commerciales et diffusion de nouvelles maladies ont eu le même effet sur tout le continent : entre 1880 et 1920, elles auraient provoqué une décrue de la population du tiers à la moitié selon les cas[20].

---

traient dans la zone prohibée dans l'espoir qu'elle ait éloigné les concurrents » (trad. N. Monteillet). Pour une synthèse sur les liens entre les administrateurs allemands et les sociétés concessionnaires : N. Monteillet, *De la tutelle des ancêtres au libre usage des pharmacopées, op. cit.*, p. 423-424 ; *id.*, *Médecines et sociétés secrètes au Cameroun. Santé, prévention et soins précoloniaux Yezum*, Paris, L'Harmattan, 2006, p. 140.

[16] À elle seule, la maladie du sommeil, qu'aucune prospection allemande ne signalait au début du XXe siècle, aurait emporté 2 811 personnes entre 1924 et 1927 (N. Monteillet, *De la tutelle des ancêtres au libre usage des pharmacopées, op. cit.*, p. 488-489). La grippe espagnole de 1918 fut particulièrement meurtrière dans la région, tout comme les chantiers routiers et miniers et les plantations. Sur ces différents points, voir, respectivement, Gustave Martin, *L'existence au Cameroun, étude sociale, étude médicale, étude d'hygiène et de prophylaxie*, Paris, Émile Larose, 1921, p. 155-157 ; Henri-Richard Manga Mado, *Complainte d'un forçat*, Yaoundé, Clé, 1970, p. 13 et 22 ; M. W. Delancey, « Health and disease… », *op. cit.*, 1978. À la fin de la période allemande, la mortalité infantile était évaluée au Cameroun à 470 pour 1 000, contre 15 pour 1 000 dans les zones rurales du Cameroun actuel (G. Martin, *op. cit.*, p. 434-435).

[17] *Rapport annuel…*, 1929, p. 24.

[18] N. Monteillet, *De la tutelle des ancêtres au libre usage des pharmacopées, op. cit.*, p. 488-489.

[19] *Rapport annuel…*, 1921, p. 56.

[20] Un auteur comme Jan Vansina (1991), estime que la conquête aurait conduit à la destruction de près de la moitié de la population du Congo belge entre 1876 et 1920. Voir aussi pour une synthèse africaine Catherine Coquery-Vidrovitch, *Petite histoire de l'Afrique*, Paris, La Découverte, 2016, p. 38.

Mobilité, dépistages et désert médical : la prophylaxie pour remédier à l'absence d'assistance fixe

L'idée, originale dans le contexte des services coloniaux, de mettre sur pied des équipes chargées de dépister gratuitement les individus contaminés – alors que les premières mutuelles viennent d'être créées en France[21] – a souvent été présentée comme une des premières formes d'illustration du droit à la santé des populations africaines. Elle est d'abord dictée par un mobile économique – la maladie paralyse l'économie. Les pressions de l'Allemagne au bureau de la commission des mandats de la SDN – elle menace de redemander le territoire du Cameroun à défaut d'action sanitaire urgente – semblent avoir précipité ce choix. Le médecin-chef Eugène Jamot se serait même appuyé sur « une campagne de presse en Allemagne, qui souligne la carence française » pour contraindre les territoires du Cameroun à financer la mission de prophylaxie[22].

L'administration française, freinée dans ses projets économiques, décide de créer, à partir de 1922, des équipes mobiles moins coûteuses et plus faciles à constituer que des établissements hospitaliers, dans une période où les besoins en main-d'œuvre étaient pressants. Les écrits du Dr Gustave Martin, spécialiste de pathologie exotique, rapportant ce premier contact avec la médecine, et les premiers travaux sur les tournées du service de prophylaxie dans le sud du Cameroun sont essentiellement descriptifs, au risque d'entériner les limites du regard colonial[23]. Toute une littérature hagiographique consacrée à l'assistance sanitaire[24] valorise une culture de l'action dans les services mobiles, considérée comme disparue dans le

---

[21] La mutualisation des frais de santé a permis le développement de la médecine rurale en France métropolitaine : « Le retour de l'Alsace Moselle à la France a incité les gouvernements de l'époque à instaurer des assurances sociales comme en avaient connu ces trois départements sous le régime bismarckien. Un plus grand nombre d'individus pouvait accéder aux soins par la mise en place d'un tiers payant », François-Xavier Schweyer, « L'essor de la profession médicale en France : dynamiques et ruptures », *Actualité et dossier en santé publique*, septembre 2000, 32, p. 16-18.

[22] Philippe Gaillard, *Le Cameroun*, Paris, L'Harmattan, 1989, p. 156.

[23] On retrouve un bilan factuel de ces tournées dans Marcel Bebey Eyidi, *Le vainqueur de la maladie du sommeil. Le Docteur Eugène Jamot (1879-1937)*, Paris, thèse de doctorat, Faculté de médecine, 1951 ; Wang Sonné, *Les auxiliaires autochtones dans l'action sanitaire publique au Cameroun sous administration française, 1916-1945*, thèse de doctorat, université de Yaoundé, 1983 ; Jean-Paul Bado, *Médecine coloniale et grandes endémies en Afrique*, Paris, Karthala, 1996 ; Robert Nkili, *Ayos : unité de prophylaxie, centre de formation*, mémoire de DES, université de Yaoundé, 1973.

[24] Voir par exemple Léon Lapeyssonnie, *Moi, Jamot : le vainqueur de la maladie du sommeil*, Bruxelles, Presses de l'INAM, 1987 ; Trajan Saint-Inès, *J'avais vingt ans... ou :*

système hospitalier urbain, et vilipende l'immobilisme des services médicaux fixes. Elle fait de ces services un modèle de médecine rurale de masse, préventive et sociale. À l'époque, l'Assistance Médicale Indigène (AMI) et l'Assistance Médicale Européenne (AME) ont en effet des objectifs et des moyens – humains et matériels – nettement différenciés. Certains auteurs ont signalé cependant très tôt la nécessité d'un examen plus circonspect de cette littérature et de l'impact des actions menées[25].

L'arrivée des premiers médecins français, souvent militaires, en 1927 à Nkoteng, s'accompagne de prospections faisant appel à des services d'ordre chargés de limiter les refus de dépistage. Malgré l'imperfection de ces premières tournées bisannuelles, le taux de couverture médicale de la population progresse rapidement en cinq ans, passant de 68 % en 1927 à 82 % en 1932[26]. Les succès des procédés de dépistages sont indissociables des « techniques de pouvoir » qui jouent un rôle dans les prospections organisées dans ces arrière-pays mal quadrillés par l'État : le signalement des malades contaminés aux autorités sanitaires, tout comme la présence aux visites de dépistage, étaient obligatoires sous peine de sanctions diverses – amende, corvée, voire emprisonnement.

Ces pratiques favorisent des dérives policières autoritaires qui sont associées localement au souvenir de ces premières tournées – razzias, passages à tabac, parfois corruption – et contribuent à la propagation du mythe du médecin-vendeur-d'âmes[27]. La mentalité coloniale qui colore le rapport avec les malades – amendes et sévices divers infligés aux « réfractaires » – entraîne le développement de rumeurs assimilant les actes médicaux invasifs de la lutte contre la trypanosomiase aux repas de sang « mystiques » des chauves-souris naguals[28]. Ces représentations issues de la pensée populaire mettent en procès « l'autoritarisme bien intentionné » du colonisateur. Les études historiques et sociologiques ont peu souligné qu'elles peuvent être interprétées comme une des formes de résistance aux soins obligatoires.

---

la Mission, Niort, Nicolas, 1954 ; *id.*, *Ces derniers chevaliers de l'Empire, nos toubibs*, Niort, Nicolas, 1960.

[25] Jean-Pierre Dozon, « Quand les pastoriens traquaient la maladie du Sommeil », *Sciences Sociales et Santé*, 1985, vol. 7, 3-4, p. 26-56.

[26] N. Monteillet, *De la tutelle des ancêtres au libre usage des pharmacopées, op. cit.*, p. 492-493.

[27] Voir White Luise, *Speaking with Vampires: Rumor and History in Colonial Africa*, Berkeley, University of California Press, 2000 ; Megan Vaughan, *Curing their Ills : Colonial Power and African Illness*, Cambridge, Polity Press., 1991.

[28] Voir, pour des exemples dans l'ancien système médical, N. Monteillet, *Le Pluralisme thérapeutique au Cameroun. Crise hospitalière et nouvelles pratiques populaires*, Paris, Karthala, 2005, p. 80-81, 202, 207-209 et 217.

L'éducation et la pédagogie sanitaire jouent un rôle très secondaire. Cet « autoritarisme bien intentionné », justifié par le contexte endémique, n'est pas qu'un fait d'histoire : il marque durablement les incursions de la médecine et des agents de l'État en brousse[29]. On peut y trouver l'une des explications du succès des initiatives mais aussi de leurs limites – népotisme et faible implication des populations – qui contribuent au rapport complexe entre patients et structures de soins sur la longue durée. Mis en perspective avec les enjeux actuels, ces phénomènes rappellent les incompréhensions et les accusations contre le corps soignant en contexte de lutte contre le virus Ebola, lors des récentes épidémies survenues depuis 2013[30].

De la peur du médecin au triomphe de la médecine clinique

Dans les années 1920, les populations de la région de Nkoteng passent d'une absence quasi totale d'encadrement médical à un dépistage généralisé dont les autorités, au plan national, confirment le rôle d'entraînement : « Il est exceptionnel de voir tous les habitants dès le premier passage des équipes, mais leur éducation se fait peu à peu et les malades vont d'eux-mêmes se faire soigner aux bases, ou se présentent aux passages ultérieurs[31] ». Durant la période allemande, l'absence d'action médicale mobile massive – malgré une volonté réelle de développer les services de santé comme le montre le rapport de 1911 qui demande quarante médecins – réduisait la portée de l'action médicale : « Natives found it difficult to understand the neccessity for medical treatment » affirme Rudin[32].

Ces tournées des services de prophylaxie secondent efficacement l'ensemble de l'action médicale et favorisent un développement de l'assistance médicale fixe. Alors que les administrateurs précédents se plaignaient des effets répulsifs des tournées, H. Salim, en poste à Nanga-Eboko en 1934, note que les « indigènes » ne se présentent à leurs chefs installés dans des

---

[29] N. Monteillet, *La médecine communautaire : des sociétés secrètes aux soins de l'individu*, Paris, Karthala, à paraître.
[30] Les tensions entre populations et services de soins à propos de la définition des aires de ségrégation lors de l'épidémie ont par exemple pu être attribuées aux effets d'une conception coloniale des rapports avec les patients. Voir Alice Desclaux et Khoudia Sow, « Des anthropologues face à l'épidémie d'Ebola. Colloque EBODAKAR : "Épidémie d'Ebola en Afrique de l'Ouest. Approches ethno-sociales comparées", Dakar, 19-21 mai 2015 », *Journal des anthropologues*, 2016/1, 144-145, p. 263-269.
[31] *Rapport annuel...*, 1921, p. 29.
[32] H. Rudin, *Germans in the Cameroons, 1884-1914*, *op. cit.*, p. 352.

villages implantés le long des pistes « que lors d'un recensement ou d'une prospection médicale[33] ». Cette action, et le coup d'arrêt qu'elle porte à la maladie, provoque l'apparition d'un « désir de médecine » qui favorise l'implication dès 1933 des autorités « traditionnelles » dans une sorte de lobbying hospitalier : Bessala Etong, chef « supérieur » des Yekaba, offre des terrains aux missions, dans l'espoir qu'elles créent écoles et hôpitaux. L'aspiration à des services sociaux nouveaux – dispensaires et écoles – contribue à l'attrait pour le dogme comme les dispensaires et écoles de la *salafiyya* ont favorisé l'islamisation de l'élite lettrée en Égypte[34].

La dimension essentiellement curative de cette médecine – même si par sa mobilité elle est aussi « préventive » – est sa principale faiblesse : elle sous-estime le grave défaut de ce type d'intervention qui, dans l'urgence, introduit l'idée que les malades doivent se contenter d'obéir à l'institution ; elle tend ainsi à négliger la nécessité de la personnalisation et de l'individualisation des soins associées à une formation préventive dispensée par les soignants. Les principes de base de la « méthode Jamot » privilégient l'efficacité bioclinique au détriment de la médecine individualisée – le *cure* plutôt que le *care*[35]. Les témoignages recueillis à Nkoteng soulignent généralement l'impersonnalité des procédures d'auscultation, préfiguration tropicale de la « médecine industrielle » : « Ils faisaient la visite comme à l'hôpital ; ils tâtaient ; ils nous tâtaient encore. Ils nous mettaient l'argile au front. Quand ils faisaient aux gens les ponctions lombaires, ils faisaient peur aux gens. Tu voyais comme certains fuyaient ! Après, vous rentriez[36] ». Tous soulignent cette prépondérance du geste – les marques à l'argile blanche sur le front, signalent les dépistés –, l'effroi suscité par les ponctions, la puissance du *nio* et, quasi-unanimement, la qualité clinique des soins : ces médecins « ajoutaient même des maladies que le malade ignorait ». L'amertume et les effets toxiques d'un « remède de cheval » comme le *nio*, terme local désignant l'injection de Novarsénobenzol – utilisé avec l'Atoxyl et le Tryparsamide, autres dérivés arsenicaux interdits ultérieurement – permettaient d'obtenir des guérisons spectaculaires. Ces phénomènes ont tellement frappé nos informateurs qu'ils lui prêtaient la vertu de « soigner neuf maladies ». Le terme de *nio* était même employé comme

---

[33] H. Salim, *Rapport de tournée…, op. cit.*, p. 3.
[34] John Illife, *Les Africains, histoire d'un continent*, Paris, Flammarion, 2002, p. 459.
[35] Les cinq principes fondamentaux de la « méthode Jamot » ne comprennent aucune allusion à la formation et à la pédagogie des équipes médicales, ni à la communication médecin-malade. Voir Marcel Bebey Eyidi, *Le vainqueur de la maladie du sommeil, op. cit.*, p. 45.
[36] Témoignage oral de Mangbeme Youana, environ 90 ans en 1994.

sobriquet populaire pour désigner tout individu « efficace et puissant ». La vigueur des effets secondaires de cette thérapeutique, vomissements et suffocations, indissociable de ses résultats, explique paradoxalement un engouement pour la pharmacie d'importation et pour les injections. Elle entraînait l'adhésion des patients qui pensaient qu'« un bon traitement n'est jamais sans interdit pénible[37] ».

Alors qu'il est agent sanitaire de la mission de prophylaxie de la maladie du sommeil et travaille entre Nkoteng et l'est du Cameroun à partir de 1928, Trajan Saint-Inès souligne l'effet de séduction des techniques nouvelles : « Nous parachevions notre stage, soignant ces malheureux (...) venus de loin, parfois du fin fond de la brousse, informés de notre pouvoir, des piqûres magiques, las des sorcelleries aux piteux résultats ». S'il véhicule le préjugé « colonial » qui réduit l'ancienne thérapeutique à des pratiques « magiques », ou de « sorcellerie », alors que le succès des « services » révèle l'importance de la pharmacopée dans l'ancienne médecine domestique, il a l'avantage de montrer leurs effets sur la mobilisation des patients. Arrivé dans un nouveau village, Trajan Saint-Inès s'étonne de l'absence d'une partie des malades : « À en croire mes listes, il en manquait deux cents. Mais rendu philosophe, je comptais désormais sur l'efficacité des premières piqûres pour m'amener du monde[38] ». La phobie des opérations autoritaires de concentration, menées avec l'appui des administrateurs, et des « polices » (*fulus*) qui accompagnent les tournées cède la place à une réelle séduction exercée par ces drogues. L'effet dopant pour la fréquentation des nouvelles « scarifications » (*mvan*), sur fond de résurrection collective associée à la victoire contre la maladie, a donc ouvert un nouvel espace social pour les pratiques sanitaires et accru le crédit de l'encadrement biomédical. L'espoir de médicaments dignes des grands thérapeutes traditionnels est comblé par l'efficacité des nouvelles pharmacopées et des techniques pasteuriennes. Faute d'un encadrement des malades dans la continuité, puisque les tournées sont bisannuelles et les hôpitaux installés dans les seuls chefs-lieux, la « piquomanie[39] » traverse l'Afrique : Megan Vaughan a souligné la naissance, dès les années 1920, de la notion de *Needle Mentality*[40] qui a suivi les campagnes utilisant le bismuth de façon aveugle et générale afin de lutter contre la syphilis.

---

[37] *Rapport annuel...*, 1922, p. 33.
[38] Trajan Saint-Inès, *J'avais vingt ans, op. cit.*, p. 241-242.
[39] Le terme est du docteur Debarge (1934).
[40] Megan Vaughan, *Curing their Ills: Colonial Power and African Illness*, Cambridge, Polity Press., 1991, p. 146-147. Les spécialistes du monde anglo-saxon ont créé, les premiers, la notion de *Needle Mentality*.

En contexte de pénurie chronique de personnel et de déficit d'encadrement médical, ces représentations favorisent très précocement le développement de la consommation pharmaceutique incontrôlée. Dans la région voisine de Foumban, le Dr Debarge note en 1934, quelques années après les « tournées » : « Ce n'est pas la consultation qui a une valeur à leurs yeux, mais [...] le petit paquet de médicaments qui est pour eux un talisman porteur du magique pouvoir de guérison[41] ». Le mode d'inoculation des médicaments de la maladie du sommeil pourtant associé à une létalité inévitable (d'environ 10 % des patients) favorise très rapidement des usages « commerciaux » : le même auteur signale, dès 1933, sept décès provoqués sur des marchés par des injections de sel pratiquées par des infirmiers indélicats. Des trypanosomes arsenico-résistants apparaissent au cours des années suivantes dans les zones de pandémie[42]. Ces accidents qui succèdent immédiatement aux tournées révèlent à quel point les succès obtenus peuvent être considérés à la fois comme l'acte introductif de la médecine clinique et comme la naissance d'une médecine de rue mal contrôlée, avec réappropriation populaire du médicament, qui pèse lourdement sur les usages populaires de la santé publique, faute de présence médicale adaptée.

D'une apologie triomphaliste de la prophylaxie rurale aux piétinements de la santé publique post-coloniale

Depuis près de soixante-dix ans, on a célébré sans fausse note cette « œuvre humanitaire », certainement par respect pour son initiateur, le Dr Eugène Jamot, ancêtre des *French Doctors* devenu un héros « tiers-mondiste » avant l'heure. Sa popularité a alimenté les rancœurs qu'inspirent à juste titre les pouvoirs de l'administration aux yeux des médecins. Le professeur Lapeyssonnie a fait par exemple de la « Jamotique » le modèle achevé des techniques de traitement de masse, comparable à ce que la cybernétique est aux sciences de l'information[43] ! Cette « œuvre » suscite les « nostalgies » : le général de Gaulle s'est plaint à la suite de la conférence de Brazzaville, de n'avoir pas eu à sa disposition « plusieurs décennies supplémentaires pour éradiquer définitivement dans l'empire la lèpre et la

---

[41] Josette Debarge, *La mission médicale du Cameroun*, Paris, Société des missions évangéliques, 1934, p. 98.
[42] Michael P. Barrett, Isabel M. Vincent, Richard J. S. Burchmore, Anne J. N. Kazibwe et Enock Matovu, « Drug Resistance in Human African trypanosomiasis », *Future Microbiology*, 2011 Sept., 6/9, p. 1037-47.
[43] L. Lapeyssonnie, *Moi, Jamot, op. cit.*, p. 11.

maladie du sommeil[44] ». Symboles de « l'humanisme colonial » français, ces « services » ont suscité une littérature abondante. L'un des traits communs de ces écrits est leur propension à faire de ces succès le symbole de la supériorité d'une société appliquant et développant les principes de la science. Les miracles des antibiotiques ont entraîné un engouement aux retentissements commerciaux quasi immédiats : le colportage du médicament devient une « œuvre philanthropique » pour commerçants et missionnaires. Il prépare les succès de l'automédication moderne[45].

Il faut souligner qu'après la Seconde Guerre mondiale, le difficile remplacement des services mobiles par un réseau de structures de soins de proximité a mis fortement à l'épreuve la « méthode Jamot » et a transformé l'enthousiasme pour les nouvelles « drogues » en un problème de santé publique accru par l'incapacité des autorités successives à créer et animer des services de proximité et de qualité. La densité médicale et la démographie des équipements ont progressé très lentement : avec la disparition au moins apparente du « péril sommeilleux », les autorités, qui s'étaient d'abord intéressées essentiellement à la santé des travailleurs, ont investi dans la création de services de protection maternelle et infantile comme à Nanga-Eboko en 1947. La médecine de proximité n'est promue par l'OMS qu'à partir des années 1960, mais les prospections – d'allure monovalente – ne sont que trop lentement relayées par un réseau de structures de première ligne[46].

Avec l'indépendance du Cameroun en 1960, le réseau national se centralise et se diversifie. Les services de soins « primaires » alors créés parviennent mal à remplacer les défunts services de prophylaxie : ils ploient sous la contrainte de ressources financières et humaines limitées, et de problèmes de répartition et de priorisation des investissements. La ville de Nkoteng, pourtant équipée d'un hôpital, a été dotée d'une infirmerie militaire alors que les zones rurales manquaient cruellement de personnel médical. Avec la crise économique, le taux de couverture rural s'est effondré. Ce piétinement des soins de santé primaires depuis les années 1970 a favorisé la réémergence de la maladie du sommeil. Lors des enquêtes rurales menées sur 2 500 ménages en 1991, à peine 25 % des malades

---

[44] Charles de Gaulle, *Mémoires d'espoir*, Paris, Plon, 1970, t. I, p. 532.
[45] N. Monteillet, *De la tutelle des ancêtres au libre usage des pharmacopées, op. cit.*, p. 484-535.
[46] N. Monteillet, « Coordination des Centres de Santé Intégrés ruraux et qualité des soins à Nkoteng (Cameroun) entre 1994 et 2009 », *Health Sciences and Disease*, avril-juin 2016, 17/2.
https://www.hsd-fmsb.org/index.php/hsd/issue/view/37.

avaient consulté dans une structure de soins, alors que durant la période Jamot, la quasi-totalité de la population était visitée tous les deux ans. Or le miracle des antibiotiques met fortement à l'épreuve les systèmes de soins fragilisés. Malgré certains progrès, la densité médicale reste particulièrement faible. Elle est passée de 1 médecin pour 46 000 habitants en 1935 à 1 médecin pour 12 000 habitants en 1998 et s'est stabilisée depuis. Elle est très inférieure à celle des pays où les formations médicales ont été privilégiées – 1 médecin pour 322 habitants en France métropolitaine et même pour 149 habitants à Cuba en 2009[47]. Cela ne permet pas d'améliorer la desserte des zones rurales assurée seulement par des infirmeries.

Du patient sujet au patient acteur de la santé publique : pour une histoire africaine de la décolonisation des soins

Ces succès ont par ailleurs le mérite d'apporter un démenti à une vision romantique coloniale des « conceptions des indigènes » : contrairement à ce que postule la littérature coloniale qui oppose souvent rationalité « scientifique » moderne et médecines africaines, à l'arrivée des tournées, les populations de l'arrondissement de Nkoteng n'étaient ni globalement réfractaires à l'approche techniciste, ni animées par un ensemble de savoirs relevant purement du religieux. Projetant leur théisme refoulé sur l'image du magicien, les médecins occidentaux oublient – ignorent ? – que c'est ce pragmatisme paysan viscéral qui, depuis les années 1930 au moins, fait précisément le succès de leurs soins et constitue un des défis les plus redoutables pour les services de santé : dans la conception ancienne, les panacées « naturelles » jouent un rôle central, même entre les mains des grands ritualistes surtout responsables de la restauration de l'ordre social[48].

Encore à la fin du XXe et au début du XXIe siècle, les campagnes de prophylaxie évoquent les rituels anciens. Les études ethnographiques, montrent l'importance au quotidien des soins à base de plantes, d'écorces et de pharmacopées diverses[49]. Le succès de ce pragmatisme a favorisé le développement

---

[47] http://perspective.usherbrooke.ca/bilan/statistiques.
[48] Günter Tessmann, *Die Pangwe, völkerkundliche Monographie eines westafrikanischen Negerstammes, Ergebnisse der Lübecker Pangwe-Expedition 1907-1909 und früherer Forschungen 1904-1907*, Berlin, Ernst Wasmuth, 1913 ; Hermann Nekes, «Totemistische manistische Anschauungen der Jaunde in ihren Kultfeiern und Geheimbünden », *Kolonial Rundschau*, Berlin, 1913, p. 207-221.
[49] N. Monteillet, *op. cit.*, 1998 et 2005 ; Eva Gillies, « Causal Criteria in African Classifications of *Disease* », dans *Social Anthropology and Medicine*, Joseph Buist Loudon (dir.), London, Academic Press, 1976, p. 358-395 ; Edward Evan Evans-

spectaculaire de l'automédication intégrant les remèdes venus d'Europe[50]. Ce phénomène est démontré par les enquêtes sur la consommation médicale : selon celle réalisée à Nkoteng en 1998 sur plus de 2 000 personnes, l'automédication représentait alors 49 % de l'ensemble des recours des patients. Sont entendus par recours l'ensemble des ressources, publiques ou privées, professionnelles ou profanes, communautaires ou individuelles, s'appuyant sur des savoirs biomédicaux ou des représentations culturelles sollicitées afin de prévenir, traiter, ou simplement gérer un mal ou une forme de malheur. Les soins rituels étaient essentiellement associés aux cas critiques. L'enquête menée à l'échelle nationale en 2012 montre que l'automédication a persisté, voire s'est développée légèrement : à cette date, 52 % des patients y avaient eu recours au moins une fois, et cela d'autant plus qu'ils appartenaient aux catégories les plus aisées de la population[51]. On « s'automédique » d'autant plus qu'on a les moyens de consulter pour « contourner » l'omnipraticien, et d'autant plus qu'on réside en ville. Cette persistance a l'avantage de montrer le caractère structurel de cette pratique, associée aux défaillances humaines et techniques des services[52]. Les dysfonctionnements vont donc bien au-delà de problèmes de densité médicale. Ils se paient par des coûts sanitaires élevés : dans l'enquête de 2012, 11 % des pertes de mobilité ou des handicaps des membres inférieurs sont associés à des injections mal faites[53]. La surmortalité infantile, associée à la résistance aux antipaludiques comme la chloroquine, le proganil, la quinine, la méfloquine, etc.[54], peut leur être partiellement attribuée, tout comme la résistance à l'artémisine, à la pénicilline G et à bien d'autres molécules utiles à la santé publique.

Le deuxième aspect problématique de l'héritage de cette médecine des « déserts médicaux » réside dans les méthodes énergiques employées : une fois acquis les succès de la prophylaxie qui a « réveillé l'Afrique », elles s'imposent naturellement comme critère et condition d'efficacité de

---

Pritchard, *Sorcellerie, oracles et magie chez les Azandé*, Paris, Gallimard, 1972 (éd. anglaise 1937).

[50] *Enquête Démographique et de Santé et à Indicateurs Multiples (EDS-MICS)*, Yaoundé, Institut National de la Statistique/ICF international, 2012.

[51] *Ibid.*, p. 151.

[52] Christophe Commeyras, Jean Rolin Ndo *et al.*, « Étude de l'accessibilité et des déterminants de recours aux soins et aux médicaments au Cameroun. Élaboration et validation de la méthode d'analyse de l'interface offre/demande en santé », *Cahiers d'études et de recherches francophones / Santé*, vol. 15, 3, juillet-septembre 2005, p. 161-166.

[53] *Ibid.*, p. 289.

[54] Bruno Pradines, Jérôme Dormoi, Sébastien Briolant., Hervé Bougreau et Christophe Rogier, « La résistance aux antipaludiques », *Revue francophone des laboratoires*, mai 2010, 422, p. 51-62.

l'assistance sanitaire fixe et mobile et fournissent un modèle « d'humanisme sanitaire ». Les effets de l'héritage Jamot et des formes endogènes de bureaucratisation sont à l'origine des problèmes d'humanisation des soins de l'assistance publique moderne, malgré la modernisation de l'enseignement de la santé publique. Les cursus médicaux ne se réduisent plus à une simple formation technique – de biologie, d'anatomo-pathologie et de thérapeutique... – comme jadis dans les écoles de formation des services de santé coloniaux. La santé publique, l'épidémiologie et la santé communautaire jouent un rôle plus grand dans les cursus universitaires. Toutefois, la « culture Jamot » et les formes endogènes de bureaucratisation ont contribué à retarder les changements et la remise en cause des cultures professionnelles par les sciences de la santé à partir des années 1970.

Les processus d'*empowerment* des patients autour des expériences de santé communautaire et d'éducation sanitaire ont été négligés et retardés. Parce que les grandes endémies nécessitent des procédures de diagnostic et de prise en charge hautement technicisées, toute forme d'implication du patient était assimilée à une déprofessionnalisation mettant en cause la qualité des soins – d'où l'emploi de diverses contraintes pesant sur les populations. La pédagogie sanitaire était absente des premières formes d'apprentissage des personnels et *a fortiori* du programme d'enseignement des premiers assistants sanitaires de l'école d'Ayos à partir de 1934. Il faut attendre les années 1990 pour que soit introduite dans les cursus des écoles de santé la notion de *care* développée par les écoles nord-américaines, associée à des formes d'empathie qui favorisent le développement d'une réflexion sur la prise en compte de l'individu soigné et de son environnement. Les problèmes structurels de l'assistance publique continuent à compliquer leur mise en œuvre. Les retards résultent donc tout autant de la culture clinique issue de la première médecine « de brousse » que de défaillances techniques et quantitatives persistantes.

Épilogue. Entre positivisme clinicien colonial, bureaucratisation des soins et instrumentation commerciale de la distribution pharmaceutique

À travers l'exemple de la région de Nkoteng, l'examen du rôle historique de la médecine rurale camerounaise dans l'organisation de la santé publique moderne montre que c'est d'abord la conquête, et non l'inhospitalité naturelle du continent, qui provoque une hécatombe dans la population locale, d'une gravité tout à fait comparable à celle qui frappe les Européens expatriés[55] ou certaines populations amérindiennes après la « découverte » de l'Amérique. L'examen de la littérature médicale sur la région, surtout les sources officieuses (Trajan Saint-Inès ou Debarge), montre que l'automédication est fréquemment associée à l'introduction de la biomédecine : les cas d'automédication mortels résultent directement de l'implantation d'une idéologie du médicament introduite par une première forme de médecine qui privilégie l'efficacité bioclinique sur la personnalisation du soin.

Cet héritage est souvent considéré comme une des causes de la trop lente construction d'une médecine publique humanisée et de qualité, et de l'échec des services de santé post-coloniaux à assurer l'encadrement sanitaire, au quotidien comme en contexte de crise sanitaire. Cette situation n'est pas propre au Cameroun : elle se retrouve dans de nombreux autres pays, par exemple en Afrique de l'Ouest dans le contexte de l'épidémie d'Ebola. Qualifiée par ses détracteurs de « médecine vétérinaire » en raison de l'inhumanité supposée du traitement du patient, la nouvelle action médicale rurale incarne toutefois une des premières formes de reconnaissance du droit à la santé des populations africaines et elle a partiellement mis un terme aux effets de la « colonisation sauvage » sur la diffusion des maladies. Il n'en reste pas moins qu'elle a laissé intacte la question de l'élaboration d'une médecine de soins plus « compréhensive » : c'est un des défis majeurs que les systèmes sanitaires actuels ont à relever.

---

[55] La mortalité atteint 13,7 % de la population en 1893 : sur les 204 résidents permanents, le rapport annuel enregistre 26 décès (H. R. Rudin *op. cit.* p. 353).

Organisations contemporaines des professionnels de santé dans des territoires ruraux reculés du Massif central

Adélaïde HAMITI
Université Clermont-Auvergne
UMR Territoires

Résumé : Le Massif central réunit des caractéristiques qui, ajoutées aux enjeux nationaux, induisent des difficultés dans la présence, l'organisation et l'accès aux soins, en particulier pour les territoires éloignés des zones urbaines et des structures hospitalières, peu peuplés, peu attractifs et dont la population vieillit. À la fin des années 2000, les maisons de santé pluridisciplinaires apparaissent comme une solution innovante pour répondre au refus d'une pratique isolée et pour rendre attractif l'exercice de la médecine dans ces territoires reculés. Ces projets amènent, le plus souvent de manière inédite, les libéraux et les collectivités à travailler de concert. Cet article présente les résultats d'une enquête réalisée entre 2009 et 2011 auprès d'un échantillon de maisons de santé du Massif central. Si la coopération interprofessionnelle est peu développée au sein de ces premières réalisations, le processus de changement est en cours. À partir de l'exemple de deux réseaux de santé de proximité dans des territoires de confins, dans le nord de l'Aveyron et sur le plateau de Millevaches, nous montrons que considérer les spécificités des territoires ruraux doit mieux aider à concevoir des solutions. Ainsi, au-delà des faibles dessertes de l'offre de soins et des situations d'éloignement aux services, c'est la capacité des acteurs – professionnels de santé, élus locaux, institutions – à travailler ensemble et leurs modalités d'organisation et de collaboration qui contribuent au maintien, à l'accès et à la qualité de l'offre de soins.

Abstract: In addition to policy challenges facing the national health care system in general, the *Massif Central* combines multiple obstacles to maintaining, organizing, and providing access to health care. This is especially the case in areas far from urban districts and hospital facilities which are generally in economic and demographic decline, with an aging population and little to attract economic or demographic growth. Beginning in about 2010, multidisciplinary health care centers were seen as a way of providing an innovative solution to the increasing refusal of health care providers to work in single-practitioner offices or in remote areas. In an often unprecedented manner, these projects led to cooperation between private practitioners and local communities. This article presents the results of a study carried out between 2009 and 2011, focusing on a sample of health care centers in the Massif Central. While inter-professional cooperation was not extensively developed in these early samples, change is currently taking place. The study of two examples of community health care in the remote regions of northern Aveyron and the Millevaches plateau, demonstrates that a consideration of the specificities of rural communities is necessary when seeking solutions to their problems. Beyond the limited availability of health care providers and the remoteness of facilities, it is the ability of the actors themselves, health care professionals, local officials, and institutions, to work together to create systems of organization and cooperation that has maintained accessible and high-quality health care services.

Le Massif central est à la fois une entité géographique dont les territoires ont pour point commun la moyenne montagne, une société clairsemée, une économie fragile[1] et une entité administrative dans le cadre des politiques des massifs français menées par la DATAR puis le CGET[2]. Ces politiques promeuvent le développement, l'aménagement et la protection des territoires de montagnes. Les préoccupations orientées vers les services au public et vers l'attractivité des territoires du Massif central ont motivé un travail à l'échelle de ce territoire concernant l'offre et l'accès aux soins, en particulier dans les espaces ruraux[3]. En effet, plusieurs caractéristiques du Massif central constituent des handicaps pour la présence et le maintien de l'offre de soins. Toutefois, de ces difficultés sont nés des changements dans les pratiques et les organisations, mobilisant ou bousculant les professionnels de santé tout comme les élus des collectivités.

Dans un contexte national où s'opère progressivement une prise de conscience d'une nécessaire évolution de l'organisation des soins, en par-

---

[1] Laurent Rieutort (dir.), *Le Massif central. Hautes terres d'initiatives*, CERAMAC, hors-série, Clermont-Ferrand, Presses universitaires Blaise Pascal, 2006.
[2] La DATAR (Délégation interministérielle à l'aménagement du territoire et à l'attractivité régionale) était une administration française qui a existé de 1963 à 2014. Ses compétences ont été intégrées le 31 mai 2014 dans le Commissariat général à l'égalité des territoires (CGET).
[3] Adélaïde Schindler-Hamiti, *Offre de soins dans le Massif central : territorialisation, gouvernance et initiatives pour faire face aux nouveaux enjeux*, thèse de doctorat en géographie, université Blaise-Pascal, Clermont-Ferrand, 2014.

ticulier de premier recours, comment les acteurs des territoires ruraux du Massif central vivent-ils ces changements et comment y participent-ils ? Après avoir présenté quelques caractéristiques du Massif et plusieurs points de tensions en matière d'offre de soins identifiés sur les territoires étudiés, nous nous interrogerons sur le problème du renouvellement des médecins généralistes et sur ses causes. Face aux difficultés rencontrées, un processus de réorganisation est en cours, avec en particulier l'émergence de maisons de santé pluridisciplinaires pour répondre aux craintes d'une pratique isolée et rendre plus attractif l'exercice de la médecine sur ces territoires. Où se situent les maisons de santé ? Quelles sont leurs configurations ? Quels freins et quelles innovations les caractérisent ? Dans deux territoires de « confins » du Massif central, nous présentons deux réseaux de santé territoriaux de proximité sur le plateau de Millevaches et dans la montagne aveyronnaise. Comment et par qui les ruraux sont-ils soignés dans ces territoires de moyenne montagne ? Quelles sont les caractéristiques de l'exercice en milieu rural reculé et quels sont les changements qui s'opèrent dans les pratiques et les organisations de soin ?

Les principaux résultats de notre analyse sont issus d'un travail de terrain, réalisé de 2009 à 2011, dans le cadre d'une thèse de géographie portant sur la problématique de l'accessibilité, de la gouvernance et de la territorialité de l'offre de soins de premier recours sur les territoires du Massif central. Une enquête a été réalisée auprès d'un échantillon d'une sélection de regroupements de professionnels de santé, mettant en avant la diversité des réalisations. Les résultats permettent de connaître un moment particulier d'une dynamique toujours en cours. Ils n'ont donc pas pour but de fournir une image figée des restructurations médicales contemporaines dans les territoires ruraux, mais au contraire d'éclairer, avec un recul qui relève de la démarche historique, des processus et leurs motivations.

Démographie médicale en tension et faible attractivité des territoires ruraux

Terrain de notre étude, le Massif central comptait en 2010 une population de 3 883 000 habitants pour une superficie de 84 116 km^2, soit 6,3 % de la population française sur 15,3 % de la superficie de la France métropolitaine. Il est composé de territoires de moyenne montagne, dont environ la moitié des communes (4072 au total) se situe entre 500 et 1 400 mètres d'altitude, avec de nombreuses routes sinueuses, conséquence de reliefs faits de vallées encaissées et de hauts plateaux surmontés parfois d'édifices volcaniques[4]. Ce massif possède une dominante rurale caractérisée par de faibles densités de population, avec une moyenne de 40 hab./km² – la moyenne nationale française étant de 114 hab./km². Plus de la moitié des communes a moins de 20 hab./km². L'habitat est dispersé, avec un réseau de petites villes. Les principales métropoles sont Clermont-Ferrand, Saint-Étienne et Limoges. La population augmente légèrement mais la hausse reste inférieure de moitié à la dynamique démographique nationale, avec un peu plus de 0,4 % en moyenne par an entre 1999 et 2006. Cet accroissement est dû à l'arrivée de nouveaux habitants, principalement à proximité des pôles urbains[5]. En 2006, 21 % des habitants ont 65 ans et plus et 11 % 75 ans et plus, contre 17 % et 8 % au niveau national, avec une forte augmentation attendue des 80 ans et plus dans les prochaines années. Or ce vieillissement de la population occasionne un besoin plus important en soins et une diminution de la mobilité.

En termes d'offre de soins, le Massif central réunit des situations critiques. Phénomène relayé dans les médias locaux et nationaux, on constate une tension forte autour du médecin généraliste. Prescripteur et coordonnateur de la prise en charge, ce professionnel, pivot de l'offre de premier recours[6], connaît depuis plusieurs années un phénomène de vieillissement et un grand nombre de départs à la retraite avec des difficultés de renouvellement. Ce vieillissement est fortement ressenti, avec en moyenne 42 % de médecins âgés de plus de 55 ans en 2009, soit une augmentation de 28 % en 4 ans. De fait, le renouvellement des médecins est un problème particulièrement ardu qui représente un enjeu important pour le maintien de l'offre de soins. D'autres problèmes récurrents ont été identifiés. Parmi eux, un manque de spécialités, en libéral comme en institution, se fait sentir. Les petits et moyens centres hospitaliers éprouvent des difficultés de recrutement de personnels et souffrent d'un déficit d'image.

Concernant la médecine générale, plusieurs éléments expliquent cette situation. Les jeunes diplômés sont moins attirés par le libéral, avec 10 % d'installations par an contre 60 % comme salariés dans les établissements en 2010, selon le rapport annuel de l'ordre national

---

[4] L. Rieutort (dir.), *Le Massif central, Hautes terres d'initiatives, op. cit.*

[5] INSEE Auvergne, *Atlas du Massif central – Démographie – Attractivité, Les Dossiers*, avril 2010, 24.

[6] Le premier recours est composé de cinq professionnels de santé : médecin généraliste, infirmier, kinésithérapeute, dentiste, pharmacien (loi HPST, 2009). Ces professionnels bénéficient de la liberté d'installation à l'exception des infirmiers et des pharmaciens.

des médecins. Même si les médecins généralistes n'ont jamais été aussi nombreux au niveau national, le nombre de médecins par habitants est faible, en partie à cause du *numerus clausus*[7] qui a longtemps restreint le nombre de médecins formés. Par ailleurs, la médecine générale souffre d'un désintérêt pour les étudiants par rapport à d'autres spécialités plus valorisées et plus rémunératrices[8]. Dans les territoires ruraux, s'ajoute à cette situation un manque d'attractivité pour les médecins cherchant à s'installer, ce qui s'explique par plusieurs facteurs. Une des principales craintes est la difficulté de trouver un emploi pour le conjoint. De plus, la formation des médecins se déroulant au sein des centres hospitaliers universitaires, les étudiants réalisent rarement, voire pas du tout, leurs semestres d'internat dans des cabinets libéraux ruraux ou au sein de centres hospitaliers périphériques. Ainsi, les jeunes diplômés ne se créent pas de réseau de connaissances professionnelles dans les campagnes, alors même que cela permettrait d'envisager plus facilement une installation, et ils ont pour la plupart une image négative de l'exercice en milieu rural.

Par ailleurs, les jeunes diplômés souhaitent des changements dans les pratiques de l'exercice libéral. Ils craignent de devoir travailler de manière isolée, de souffrir d'amplitudes horaires trop larges et flexibles, d'être soumis à des gardes de nuit trop nombreuses, de gérer des urgences sans hôpital à proximité, d'être contraints par l'image du médecin de campagne dévoué qui ne correspond plus à leurs aspirations actuelles[9]. Les temps de trajet parfois importants pour effectuer les visites à domicile effraient, d'autant plus dans les territoires montagneux avec de fréquents épisodes neigeux et des habitations dispersées.

Les obstacles au renouvellement de l'offre médicale dans ces territoires, pour les différentes raisons citées, compromettent donc de plus en plus l'accès aux soins des populations, alors même que les besoins augmentent

---

[7] Le *numerus clausus* est un nombre plafond d'étudiants ou de professionnels admis dans un cursus, fixé chaque année, dans chaque université, afin de réguler le nombre de diplômés et donc le nombre de professionnels exerçant les métiers concernés.
[8] Observatoire national de la démographie des professionnels de santé (ONDPS), *Rapport annuel de l'Observatoire National de la Démographie des Professions de Santé*, t. I, *Les effectifs, l'activité et la répartition des professionnels de santé*, La Documentation française, novembre 2009.
[9] Ces résultats proviennent des sondages et des observations du conseil national de l'ordre des médecins et de l'InterSyndicale Nationale Autonome Représentative des Internes de Médecine Générale (ISNAR-MG).

du fait du vieillissement[10]. D'autres professions libérales telles que dentistes, kinésithérapeutes et certaines spécialités médicales, rencontrent les mêmes difficultés. Le déficit de médecins généralistes renvoie à la question plus globale de l'organisation du système de santé de premier recours, qu'il devient nécessaire de repenser en raison de la complexification de l'exercice médical, en lien notamment avec une gestion administrative plus lourde et une hausse des malades chroniques[11].

Les regroupements de professionnels en maisons de santé

Les maisons, réseaux ou pôles de santé participent à ce processus de changement des soins primaires. En effet, ces regroupements de professionnels de santé autour d'un projet partagé sont apparus comme une solution pour répondre aux souhaits d'une coopération interprofessionnelle, pour mieux gérer notamment les horaires de travail, les relations avec les autres professionnels de santé et les établissements, ou encore la place accordée au temps personnel et familial[12]. Un certain nombre de collectivités territoriales initient des projets et se positionnent majoritairement dans l'investissement des locaux, le plus souvent en cofinancement. C'est depuis la fin des années 2000 que l'exercice groupé et coordonné apparaît comme facteur d'innovations pour répondre aux défis de l'ambulatoire. Même si des regroupements entre professionnels se créent depuis déjà de nombreuses années, ce phénomène est récent dans un contexte d'installation et d'exercice majoritairement individuel. En effet, entre les années 1950 et 1980, chez les médecins généralistes notamment, l'exercice libéral est quasi exclusivement individuel, sans coordination ni organisation pour réguler leur répartition sur le territoire français en fonction de la population[13]. Comme dans tout processus de changement, les professionnels et les collectivités expérimentent, tâtonnent, confrontent les aspirations et les pratiques sur le terrain,

---

[10] Marie-Claude Mouquet et Philippe Oberlin, « Impact du vieillissement sur les structures de soins à l'horizon 2010, 2020 et 2030 », *Dossiers solidarité et santé*, Drees, juillet 2008, 4.

[11] Pierre de Haas, *Monter et faire vivre une maison de santé*, Brignais, Éditions le Coudrier, 2010.

[12] Yann Bourgueil *et al.*, « Une évaluation exploratoire des maisons de santé pluridisciplinaires de Franche-Comté et de Bourgogne », *Questions d'économie de la santé*, IRDES, octobre 2009, 147, p. 1-8.

[13] Bertrand Garros, « Maison de santé, chaînon manquant de l'organisation ambulatoire ? », *Santé Publique*, HS1/2009, 21, p. 7-16.

avant même la mise en place d'un cadre légal et d'un accompagnement adapté.

Au niveau national, en 2007, la Haute Autorité de santé anime un groupe de réflexions qui pose les bases de l'exercice coordonné avec des protocoles. Dans la loi de financement de cette même année, les maisons de santé sont inscrites dans le Code de la santé publique[14]. En 2008, suite aux États généraux de l'organisation des soins (EGOS), un soutien est annoncé pour cent maisons pluridisciplinaires de santé (MSP) selon des critères d'éligibilité. Les soutiens des Unions régionales des caisses d'assurance maladie (URCAM) et des Agences régionales d'hospitalisation (ARH), alors en charge des projets de regroupements, sont toutefois hétérogènes d'une région à l'autre, dans leurs modalités d'accompagnement. En 2009, la loi portant réforme de l'hôpital et relative aux patients, à la santé et aux territoires (dite loi « Hôpital, patients, santé et territoire » ou HPST[15]) crée les Agences régionales de santé (ARS). Cette loi complète le Code de la santé publique en précisant le projet de santé, et encourage les MSP sur les zones déficitaires ou fragiles définies par les ARS. Le sénateur Jean-Marc Juilhard s'empare également du sujet à la demande du ministère[16]. Le 9 février 2010, à l'occasion du discours sur l'avenir des territoires ruraux à Morée en Loir-et-Cher, le président de la République annonce en outre le financement de 250 MSP sur trois ans. Cela représente un à deux projets par département, sélectionnés par une commission régionale, sur le principe d'appel à candidature. L'obligation pour les professionnels de santé de développer des protocoles, des réunions pluriprofessionnelles ou des actions de santé publique y est rappelée, sans toutefois modifier le modèle économique existant. Le paiement à l'acte ne valorisant pas ces activités et les nouveaux modes de rémunération n'étant pas généralisés, la mise en œuvre de ces obligations reste en suspens. Par ailleurs, le concours financier de l'État étant restreint pour chaque projet de maison, les réalisations bénéficient en majorité de fonds des collectivités territoriales et pour certaines de subventions européennes, ce qui entraîne des collaborations pour la plupart inédites entre les praticiens libéraux et les collectivités.

C'est avec l'appui des Unions régionales des médecins libéraux (URML) et de la Fédération nationale des MSP que la définition et

---

[14] Art. L.6323-3 (2007).
[15] Loi n° 2009-879 du 21 juillet 2009.
[16] Rapport Juilhard, 2007 (https://www.senat.fr/rap/r07-014/r07-0141.pdf) et janvier 2010 (http://www.hpm.org/IMG/pdf/rapport_maison_de_sante.pdf).

les modalités de la coordination en MSP sont élaborées. Le concept de regroupement est réfléchi et discuté par de multiples acteurs. Ces évolutions sont observables notamment lors d'évènements auxquels nous avons pu participer au moment de l'enquête (2009-2011). Ainsi, les travaux des professionnels de santé participant aux journées de rencontres organisées par les fédérations régionales ou nationale des maisons de santé pluridisciplinaires contribuent largement aux évolutions législatives nécessaires à la pérennité des regroupements. Les médecins généralistes des hôpitaux locaux ont quant à eux consacré également leurs 18es assises en 2010 à la recherche de coopérations entre les hôpitaux et les professionnels regroupés en maisons de santé. À cela s'ajoutent les rencontres des services de l'État et des collectivités territoriales, ainsi que les maires ruraux de France. Ainsi, au moment de notre enquête, nous assistons au processus d'élaboration du concept de maison de santé pluriprofessionnelle.

La diversité des situations observées dans le Massif central à la fin des années 2000

Étant donné le contexte mouvant qu'apportait la loi HPST publiée en 2009, en particulier avec la mise en place des agences régionales de santé, il était impossible d'établir une enquête auprès de l'ensemble des regroupements en maisons de santé sur le périmètre du Massif central. Nous avons choisi d'établir une enquête à partir d'un échantillon, avec pour critères d'être en fonctionnement et d'avoir bénéficié de fonds publics. Nous avons sélectionné vingt-deux maisons (voir figure 1), réparties sur les six régions qui composent le Massif central[17]. Les personnes enquêtées sont les porteurs de projets, à la fois des techniciens et élus des collectivités (dix-huit cas), plus accessibles que les professionnels de santé (cinq cas). Les entretiens se sont passés pour treize d'entre eux par téléphone, et huit personnes nous ont reçue dans leurs locaux. Une grille de questions a été élaborée, afin d'identifier pour l'ensemble des regroupements en maison, une série d'indicateurs qui les caractérisent : profil de la commune

---

[17] Neuf maisons en Midi-Pyrénées (Assier, Bagnac-sur-Célé, Catus, Cazals et Montcuq dans le Lot, Brassac dans le Tarn, Salles-Curan, Saint-Affrique et Saint-Laurent-d'Olt dans l'Aveyron), deux en Languedoc-Roussillon (Grandieu et La Bastide-Puylaurent en Lozère), quatre en Bourgogne (Fours, Montsauche-les-Settons, Luzy et Moulins-Engilbert dans la Nièvre), deux en Auvergne (Le Donjon et Massiac), une en Limousin (Gouzon) et quatre en Rhône-Alpes (Les Vans, Saint-Agrève et Saint-Martin-de-Valamas en Ardèche et Saint-Symphorien-en-Lay dans la Loire).

d'implantation, configurations architecturales, professionnels mobilisés, coût, portage, aides financières.

De cette enquête, nous retenons différents éléments. La majorité des projets étaient très récents, avec 90 % de maisons rentrées en fonctionnement entre 2008 et 2010. Les maisons ont vu le jour dans des communes de taille modeste, sept de moins de 1000 habitants, onze entre 1000 et 2000 habitants et seulement trois de plus de 2000 habitants (Les Vans, Saint-Agrève et Saint-Affrique). Ces communes connaissent un dynamisme relatif. Près de 50 % ont un solde migratoire négatif, mais cinq ont gagné plus de 100 habitants entre 1999 et 2010. Elles sont implantées essentiellement en campagne, toutes sont classées en zone de revitalisation rurale[18]. L'offre en médecins généralistes y est pour moitié d'entre elles déficitaire selon le zonage de 2005 des missions régionales de santé (MRS[19]). Ainsi, les regroupements répondent à une logique de maintien et de renfort de l'offre ambulatoire présente.

Les équipes qui exercent dans les maisons de santé sont effectivement pluriprofessionnelles, avec majoritairement des infirmiers, des médecins et des kinésithérapeutes, dont beaucoup travaillent à temps plein sur le site. Dans certains cas, des dentistes leur sont associés. S'ajoutent d'autres spécialités médicales et paramédicales qui interviennent ponctuellement sous forme de permanence. Certains professionnels sont réunis par corps de métier en sociétés civiles de moyens – médecins généralistes, infirmiers, kinésithérapeutes –, mais une grande partie d'entre eux reste en individuel. Malgré la pluriprofessionnalité, très peu de maisons de santé ont mis en place un exercice coordonné, qui s'exprimerait par une formalisation de réunions interprofessionnelles régulières par exemple. Probablement faute de financement dédié au fonctionnement, peu de maisons comptent également des actions de santé publique de type sensibilisation ou prévention sur un thème donné.

---

[18] Créé par la loi d'orientation pour l'aménagement et le développement du territoire (LOADT) du 4 février 1995, l'objectif du zonage est d'aider le développement des territoires concernés – selon des critères de faibles densités, de perte de population ou de part agricole importante, et d'appartenance à un établissement public de coopération intercommunale (EPCI) – à travers des mesures fiscales et sociales.

[19] Les MRS sont composées des services de l'URCAM et de l'ARH.

Figure 1 : Localisation des 22 maisons de santé enquêtées sur le Massif central entre 2009 et 2011

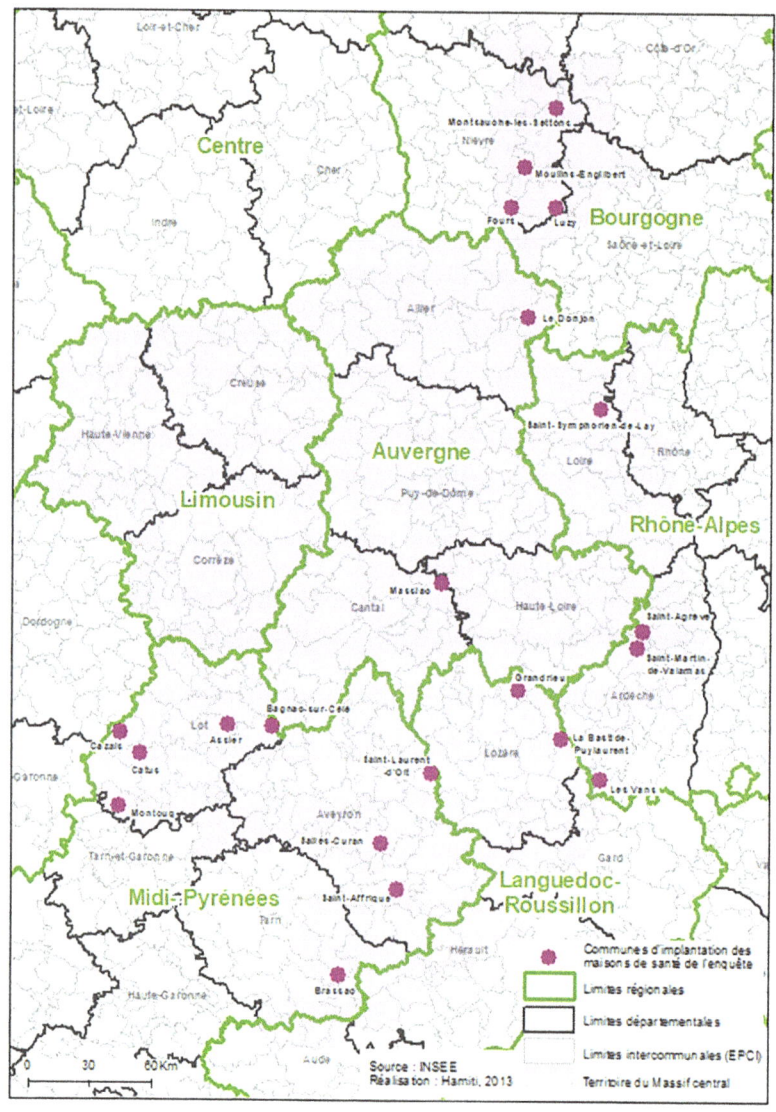

La maîtrise d'ouvrage de la structure immobilière est partagée entre les dix communes et les onze communautés de communes, à l'exception de Saint-Symphorien dans la Loire, la plus ancienne, qui s'est constituée en société civile immobilière (SCI). Une grande partie des maisons est de construction neuve (quatorze cas), les autres étant des rénovations. On observe des coûts très différents, allant de moins de 400 000 euros (trois cas) à plus de 800 000 euros (sept cas), ce qui est dû notamment à des différences de superficie, de 100 m² (la plus petite à Brassac dans le Tarn) à 1000 m² (la plus grande à Salles-Curan dans l'Aveyron). Cependant, toutes hébergent à peu près le même nombre de professionnels : huit à temps plein pour la première, neuf pour la seconde, sans compter les services sociaux. La présence de plusieurs espaces communs peut expliquer des différences. Toutefois, peu de maisons comptent une salle de réunion, un coin repos, un lieu d'accueil et de secrétariat commun, éléments favorables voire nécessaires à un exercice coordonné.

L'accompagnement lors de l'élaboration des projets et le soutien financier sont différents et peuvent avoir une incidence sur les différentes configurations des maisons de santé de notre échantillon. Certains projets ont obtenu le label pôle d'excellence rural (Saint-Agrève, Saint-Martin-de-Valamas, Massiac) qui a permis de recevoir des fonds dédiés. Salles-Curan a par ailleurs bénéficié d'une expérimentation de la Mutualité sociale agricole (MSA), apportant des financements plus conséquents. La majorité des projets a été réalisée entre professionnels, collectivités et architectes. Dans certains cas, la maîtrise d'ouvrage s'est accompagnée d'une animation pour l'élaboration du projet, en organisant la concertation et en formalisant les besoins et les objectifs. Globalement, la faible ingénierie développée sur les aspects d'étude d'opportunité, de diagnostic des besoins et de l'offre, ainsi que d'élaboration du projet professionnel et du projet de santé, a très probablement contribué à l'absence d'exercice coordonné et d'espace collectif au sein de l'immobilier que nous avons constatée au moment de l'enquête.

Les projets de réorganisation des soins primaires, qu'ils émergent des professionnels de santé eux-mêmes ou qu'ils soient envisagés et proposés par les collectivités et les institutions, représentent d'importants changements pour le milieu médical. En effet, dans la plupart des cas, cela implique des mutations des habitudes et des pratiques personnelles et collectives. Le regroupement au sein d'une même structure nécessite un réel effort d'adaptation, car il signifie souvent un changement d'implantation géographique, avec un impact sur l'indemnité kilométrique, une modification des statuts juridiques et fiscaux, de nouvelles modalités d'exercice et des surcoûts – certains assurent leur propre secrétariat, ne paient plus de loyer. Libéraux, les professionnels ont le souci de maintenir leur activité économique stable et souhaitent garder leur liberté. Ils craignent bien souvent des dépenses trop importantes lorsqu'il est question de loyer, de secrétariat, d'entretien et de pièces collectives dans une nouvelle structure, ce qui peut freiner leur enthousiasme[20]. Ils redoutent également, même s'ils le formulent davantage lors des entretiens individuels que dans les réunions collectives, les conflits entre professionnels ou les jugements sur leurs pratiques. Certains craignent par exemple de retrouver une hiérarchie médecins-infirmiers qu'ils ont souvent cherchée à fuir en s'installant en libéral.

À partir de l'enquête publiée en 2009 par l'Institut de recherche et de documentation en économie de la santé (IRDES), effectuée auprès de maisons de santé ayant mis en place une coordination pluriprofessionnelle, il a été constaté une amélioration dans l'accès des usagers à l'offre de soins et un début d'amélioration pour les praticiens[21]. Ainsi, l'amplitude horaires de consultation est plus large (5,5 jours par semaine et 11 heures 30 par jour), le nombre moyen de jours par an est supérieur (entre 254 et 358 jours pour les maisons de santé et entre 162 et 211 pour la zone témoin), la gamme de l'offre de soins en médecine générale est plus large – sutures, petites chirurgies, pansements lourds, poses de plâtres… On ne note pas d'augmentation de la charge de travail pour les médecins généralistes qui expriment leur satisfaction dans la répartition des charges – 40 heures par semaine, plus six heures d'administration, contre 52 à 60 heures en moyenne en libéral.

Si une part importante des vingt-deux maisons de santé enquêtées sur le Massif central se révèle encore éloignée, de par la configuration et l'organisation observées, d'une pratique pluriprofessionnelle coordonnée, la législation continue d'évoluer depuis la fin de notre enquête en octobre 2011. De nombreux projets ont vu le jour et l'accompagnement se développe, que ce soit celui des professionnels de santé ou celui des collectivités. Ainsi, par exemple, des Agences régionales de santé accompagnent les porteurs de projets via leur plate-forme d'appui aux professionnels de santé. Depuis 2012, un nouveau statut juridique, la SISA, « société interprofessionnelle de soins ambulatoires », permet en outre de recevoir une rémunération de la part de l'Assurance maladie pour les activités réalisées en commun[22]. Parallèlement au développement des maisons de santé, souvent au sein d'une dynamique enclenchée entre élus et professionnels, est apparue pour certains la nécessité de concevoir l'organisation de l'offre de soins à une échelle élargie par rapport à celle de la structure locale, en développant un réseau de santé de proximité.

---

[20] P. de Haas, *Monter et faire vivre une maison de santé*, op. cit.
[21] Y. Bourgueil *et al.*, art. cit.
[22] Décret du 23 mars 2012 de la loi Fourcade du 10 août 2010.

Les réseaux territoriaux de santé : deux exemples dans des territoires de « confins »

La particularité commune des deux réseaux qui ont fait l'objet de notre enquête, dans le nord de l'Aveyron et sur le plateau de Millevaches, est leur caractéristique géographique de montagne rurale éloignée. Nous avons cherché à connaître les actions développées au sein de ces nouveaux réseaux et en quoi elles étaient innovantes pour l'offre territoriale. Pour cela, nous avons rencontré entre mai 2009 et octobre 2011 une trentaine de professionnels de santé, élus et techniciens de ces territoires. À partir d'entretiens semi-directifs, nous avons retranscrit leurs propos enregistrés, selon une approche sociologique, visant à saisir les différentes dimensions des projets – genèse, motivations, actions, freins, leviers. L'enquête devait rendre concrets et accessibles les propos et les situations de ceux qui construisent l'offre de soins sur ces territoires reculés, l'ensemble étant repris sous forme de nombreuses citations dans la thèse. Nous nous concentrons dans le cadre de cette analyse sur les différentes composantes de ces deux réseaux, avec au préalable une mise en contexte de l'organisation des services de santé.

Les politiques en faveur de la création des réseaux de santé ont eu initialement pour objectif de rationaliser les dépenses et d'améliorer la qualité de la prise en charge par une meilleure coordination de l'offre[23]. Plusieurs types existent. Les réseaux de santé de proximité qui émergent à la fin des années 2000 sont élaborés le plus souvent en réponse aux problèmes de renouvellement de l'offre de soins. En cela ils diffèrent des réseaux de santé thématiques (diabète, cancer, pathologies psychiatriques...) ou populationnels (précaires, toxicomanes, personnes âgées...) encouragés dès les années 1990 et inscrits dans la loi du 4 mars 2002, dont les professionnels sont généralement salariés. Des réseaux collaboratifs ont été élaborés depuis plus de vingt ans essentiellement en milieu urbain, mais ils ont été peu développés dans les territoires ruraux du fait de leurs caractéristiques qui apparaissaient comme une contrainte : dispersion et faible nombre des professionnels, faibles densités démographiques induisant un nombre réduit de patients, éloignement par rapport aux établissements. Cependant, face aux problèmes grandissant du renouvellement de l'offre, les initiatives émergent et représentent des innovations

---

[23] Anne Buttard et Maryse Gadreau, « Fonder en raison une gouvernance en réseaux du système de santé français », communication aux XXXe Journées des Économistes de la Santé Française, 4-5 décembre 2008, université Paris-Dauphine. Disponible à l'adresse : http://www.ces-asso.org/sites/default/files/buttard_0.pdf.

pour ces territoires en tension. Les réseaux ruraux de santé de proximité constituent une forme originale de l'organisation des soins grâce à la structuration des relations entre les professionnels de santé libéraux, des élus et des établissements, sur un mode volontaire et collaboratif. Ils se développent avec le mouvement des regroupements pluriprofessionnels de 2007. Ainsi, ils visent à apporter des solutions aux problèmes de démographie médicale, mais aussi à répondre aux besoins de renouvellement et d'adaptation de l'offre aux conditions du territoire. Ils tentent d'ajuster les besoins et les pratiques des professionnels et de créer davantage de passerelles avec le second recours.

Le réseau de santé primaire de la Montagne limousine et le réseau de santé de proximité du Nord Aveyron (RSPNA) ont été créés sur des territoires aux caractéristiques similaires. À dominante rurale et avec de très faibles densités de population, le parc naturel régional de Millevaches en Limousin, situé sur trois départements (Creuse, Haute-Vienne et Corrèze) réunit cent treize communes pour 41 000 habitants, soit une moyenne de 12 hab./km². La montagne aveyronnaise, avec ses vingt communes et ses 7 730 habitants compte la même densité. L'habitat y est dispersé. La population augmente légèrement par solde migratoire, mais elle vieillit, entraînant des situations de perte de mobilité, d'isolement social, d'augmentation de polypathologies et de maladies neurodégénératives telles que la maladie d'Alzheimer. Les revenus sont faibles, avec une économie principalement présentielle et agricole et en partie touristique[24]. Dans les deux cas, il s'agit de territoires de moyenne montagne. Les altitudes du plateau de Millevaches sont comprises entre 400 et 1 000 mètres, tandis que la pointe de l'Aveyron, limitrophe du Cantal et de la Lozère, compte trois quarts de son territoire à plus de 800 mètres. Les pôles urbains sont éloignés de ces territoires. Il faut plus d'une heure pour atteindre Rodez, Aurillac ou Saint-Flour lorsque l'on réside dans le nord de l'Aveyron. Les distances sont également importantes pour atteindre Limoges ou Clermont-Ferrand pour le territoire du Limousin. S'ajoute aux distances un réseau de routes secondaires sinueuses, avec un enneigement hivernal qui rend plus longs les temps de trajets et complexifie la gestion des situations d'urgence. Cet éloignement par rapport aux spécialistes et aux centres hospitaliers dont les centres hospitaliers universitaires (CHU) peut entraîner un renoncement aux soins ou un recours tardif, ainsi qu'un niveau de pénibilité et de surcoût dans le traitement d'une maladie grave par exemple.

---

[24] *Territoires en mouvement*, Datar, hiver 2012, 7, p. 7-11.

Les initiatives des réseaux ont émergé à partir de situations similaires. Sur ces deux territoires, il s'agissait d'anticiper le départ à la retraite de plusieurs médecins généralistes, d'autant plus que les difficultés pour leur remplacement se faisaient déjà sentir. Ainsi, en prévision des 50 % de médecins à la retraite en 2019, le Dr Buchon et plusieurs de ses collègues du plateau de Millevaches ont créé en 2010 l'Association pour le développement du réseau de soins primaires de la Montagne limousine, étape d'une réflexion engagée depuis plusieurs années. De même, à une échéance plus proche avec sept médecins sur dix âgés de plus de 60 ans à l'horizon 2012, les élus et médecins du Pays du Haut-Rouergue se sont mobilisés dès 2007, avec pour conséquence l'encouragement à atteindre les objectifs du RSPNA.

De la nécessité d'anticiper le renouvellement des départs de médecins et de pallier le défaut d'interconnaissances est donc apparu le besoin d'une réflexion plus collective entre tous les professionnels qui constituent l'offre de santé sur le territoire. Du fait de l'étendue des territoires mais aussi d'un exercice très individualiste, malgré des échanges ponctuels de services et des sollicitations, les professionnels communiquent peu entre eux, et ne cernent pas toujours très bien les compétences mobilisables et les modes de fonctionnement de leurs collègues. De plus, parce que les attentes des praticiens évoluent, en particulier des nouveaux diplômés en médecine générale qui refusent l'isolement professionnel, le réseau de proximité s'est fixé comme objectif une collaboration entre tous les professionnels médicaux et médico-sociaux. Plusieurs regroupements pluriprofessionnels en maisons de santé ont été créés avec la possibilité laissée à certains professionnels de conserver leurs cabinets individuels tout en collaborant avec les nouvelles structures. Des locaux professionnels ont été mis en commun. Trois projets de maisons de santé ont été élaborés dans le nord de l'Aveyron (Saint-Amans-des-Cots, Sainte-Geneviève et Laguiole). Pour la Montagne limousine, des regroupements avaient déjà été créés en amont du réseau (Faux-la-Montagne, Peyrelevade) et de nouveaux projets ont été alors lancés (Crocq-Mérinchal, Bugeat, La Courtine, Royère-de-Vassivière).

Afin que le territoire devienne attractif pour les professionnels qui ne souhaitent pas s'y installer ou exercer durablement, les réseaux ont eu pour projet de leur permettre d'exercer sur un ou plusieurs sites du territoire, avec une organisation de leurs rendez-vous et un suivi des dossiers des patients grâce à un service de secrétariat et à un outil informatique commun. Des étudiants de fin de cycle ou des professionnels en temps partagé peuvent ainsi intervenir un, deux ou trois jours par semaine de manière régulière, indifféremment sur les différents sites de soins. Cette organisation est facilitée par l'utilisation d'un même logiciel « métier ». En effet, l'outil informatique contribue à la coordination des prises en charge, en permettant de partager les informations entre les différents professionnels, par un accès aux dossiers de l'ensemble des patients, selon un niveau d'information différencié par professionnel et avec l'accord du patient.

Des réunions d'échanges régulières et la mise en place de protocoles participent à cette coordination, au sein d'une maison de santé ou à l'échelle du réseau selon les situations. En effet, pour un même patient, discuter de l'accompagnement d'une personne atteinte d'une maladie neurodégénérative par exemple entre médecin, infirmier, kinésithérapeute voire dentiste, pharmacien et ambulancier permet d'avoir une vision plus globale et un suivi plus pertinent de la personne. Au moment de l'enquête, le réseau de santé de proximité du Nord Aveyron mettait en place un protocole de collaboration interprofessionnelle pour le suivi des personnes atteintes du diabète de type 2, facilitant l'adaptation du traitement. Le principe est l'encadrement par le médecin de l'initiative des infirmières libérales intervenant au domicile des patients diabétiques, en régulant la dose d'insuline par rapport au taux de glycémie qu'elles contrôlent matin et soir, sans qu'elles soient obligées de passer systématiquement par le médecin pour effectuer les modifications.

Par ailleurs, pour appuyer l'exercice sur ces territoires de montagne, l'usage de la télémédecine a été proposé, à la fois comme un appui pour une consultation ou un diagnostic auprès d'un confrère ou d'un spécialiste basé dans un CHU par exemple, ou bien comme une aide à la surveillance des patients pour éviter des déplacements fatigants ou contraignants. La visioconférence peut aussi être utilisée pour des réunions de concertation et des formations mutualisées. En effet, pour ces professionnels éloignés des centres hospitaliers où se déroulent généralement les formations, il est difficile d'envisager de se déplacer le soir, à plus d'une heure et parfois deux heures de trajet, surtout après une journée de travail.

La mise en place et le suivi des différentes actions du réseau sont assurés par un coordinateur, nouvelle fonction dans cette nouvelle organisation. Ce poste de coordination auquel il faut ajouter la gestion logistique – location des salles, commande des consommables, contrôle des services de comptabilité, organisation d'évènements de santé publique, formations… – entraîne un coût dont le modèle économique restait à préciser au moment de l'enquête. Un système de cotisation a été proposé sur le plateau de Millevaches, par forfait ou « à la carte », selon les besoins et les usages de chacun, avec une participation partagée entre les professionnels, les élus et les institutions. Par ailleurs, les nouveaux modes de rémunération qui commençaient à se mettre en place en 2010-2011 devaient permettre aux professionnels de combiner une rémunération à l'acte et une rémunération au forfait pour réaliser cette concertation interprofessionnelle, voire proposer de nouveaux services tels que l'éducation thérapeutique du patient ou encore l'établissement d'une coopération par le transfert de tâches, à l'image du protocole « diabète » entre médecin et infirmier.

Les libéraux ont eu pour objectif la formalisation de partenariats avec les hôpitaux, en particulier dans la gestion des entrées et sorties d'hospitalisation. Ainsi, dans le nord de l'Aveyron, un numéro de téléphone unique pour tout le réseau a facilité ce lien. La personne qui reçoit l'appel, une secrétaire, un professionnel ou le coordinateur, doit passer le message en interne à l'ensemble des professionnels du réseau. Ce système permet aux libéraux d'organiser leurs visites à domicile, d'anticiper les besoins de matériel médical, et ainsi de s'assurer que les patients bénéficient des soins nécessaires dès leur sortie de l'hôpital, en évitant les ruptures d'accompagnement. Cette articulation entre la ville et l'hôpital a été améliorée également par l'échange d'informations, notamment des comptes rendus d'hospitalisation, via un système de messagerie sécurisée. Ces innovations ont eu un impact sur les pratiques des professionnels, bousculant repères et fonctionnements de chacun. Le partage d'un logiciel informatique commun a représenté un vrai challenge pour rompre avec l'individualisme traditionnel des pratiques. Ce processus a impliqué des règles communes d'utilisation, entraînant nécessairement des modifications dans les manières de travailler et un temps d'ajustement.

*

Ainsi, face aux spécificités des territoires de moyenne montagne et aux tensions que l'offre de soins a connues de façon grandissante depuis la fin du XXe siècle, les professionnels de santé locaux, soutenus par une partie des élus des collectivités territoriales, ont développé des solutions nouvelles impactant leurs pratiques et leurs organisations actuelles. L'attractivité s'est en partie accrue grâce à la dynamique de projet collectif. Dans le nord de l'Aveyron, un médecin généraliste et une sage-femme se sont installés en libéral de manière durable en 2009 et 2010 grâce à l'existence du projet de réseau. En Montagne limousine, deux jeunes médecins généralistes interviennent en itinérance sur plusieurs sites à partir de Bugeat et Faux-la-Montagne où ils se sont implantés après leur internat. Ils partagent le logiciel informatique commun aux généralistes du réseau. L'objectif du renforcement du nombre de professionnels en prévision des futurs départs a été atteint. La configuration territoriale du réseau de proximité du plateau de Millevaches a été réduite par rapport au projet initial à l'échelle du parc naturel régional, se concentrant sur les petits pôles que sont Royère-de-Vassivière, Peyrelevade, Bugeat et Faux-la-Montagne. Les professionnels de la Courtine et de Crocq-Mérinchal, à l'est du PNR, s'articulent avec le pôle de santé d'Ussel, élaboré à la même période. Cette organisation favorise une offre de service adaptée au fonctionnement de la population, dans un souci de proximité et dans les logiques interprofessionnelles dont les échanges restent en partie à valoriser financièrement pour être davantage développés.

L'exemple du nord de l'Aveyron et du plateau Millevaches, à partir de notre étude qualitative, semble confirmer que les réseaux de santé de proximité s'inscrivent dans une prise en charge des patients selon les priorités locales de santé, en prenant en compte et en respectant le quotidien et les lieux de vie des personnes de ces territoires[25]. Il renforce le constat d'une approche de la médecine rurale comme davantage globale et intégrée, en appréhendant le patient dans son environnement comme une personne, et non plus sous le seul prisme de la maladie[26].

Si les services de santé du milieu rural et l'exercice des soins médicaux sont perçus par le monde universitaire, par les étudiants et plus globalement par la société civile, comme plus contraignants à plusieurs titres et de moins bonne qualité en raison de l'éloignement et d'une offre plus restreinte, l'enquête auprès des réseaux montre qu'ils peuvent être également de qualité grâce à des critères de proximité et de diversité. Ainsi, les territoires ruraux, notamment reculés, peuvent être des lieux d'innovation pour l'organisation des soins primaires ; construits avec des professionnels impliqués et créatifs, ils développent un exercice pluriprofessionnel, une coordination des prises en charge de proximité, au service des besoins de leur population. Les professionnels de ces mutations sont attachés au type d'exercice qu'ils pratiquent et qu'ils qualifient de « plein » et « humain », avec sa variété de situations liées à tous les publics, que ce soit pour des grossesses, des sutures, des affections de longue durée, avec un accompagnement souvent social et psychologique. Les soins sont parfois moins techniques qu'en ville, notamment pour les infirmiers, mais ils impliquent davantage un rôle de conseil avec une forte proximité humaine.

---

[25] François-Xavier Schweyer, Gwénola Levasseur et Teresa Pawlikowska, *Créer et piloter un réseau de santé : un outil de travail pour les équipes*, Rennes, Édition ENSP, 2004 (2ᵉ éd.).
[26] R. Alonso Roca *et al.*, « El medio rural: una visión mirando al futuro (I) », *Atención Primaria*, 2000, 26/2, p. 120-130.

Les dynamiques observées lors de notre enquête, qui se sont opérées dans des territoires de « confins », contribuent aux changements plus globaux du système de santé par les retours d'expériences et les innovations mises en œuvre. Le processus enclenché a permis en particulier d'expérimenter de manière inédite des collaborations interprofessionnelles avec l'appui des acteurs politiques, dans un renforcement de l'approche territoriale et globale des actions de santé publique. En effet, les uns et les autres ont dépassé leurs prérogatives initiales pour mieux chercher à répondre aux enjeux d'accès et d'offre de soins. Les élus ont élargi leur vision communale et leur champ de compétence en soutenant des projets de professionnels de santé libéraux qui bénéficient à un bassin de population plus large que la commune, dans une vision prospective de l'attractivité de leur territoire. Les professionnels de santé libéraux, quant à eux, ont investi du temps et de l'énergie pour développer des pratiques et un fonctionnement dépassant un simple exercice individuel. L'objectif est d'améliorer les conditions de travail au profit des professionnels et des patients, d'assurer une pérennité de l'offre et de mieux répondre collectivement aux problématiques et besoins de la population locale. Tenant compte des bénéfices obtenus mais aussi des obstacles organisationnels, administratifs et financiers rencontrés dans ces projets, les institutions tendent à faire évoluer le cadre des missions et les soutiens, contribuant aux mutations globales du système de santé. Les enjeux dépassent les seuls territoires ruraux et concernent une population beaucoup plus importante, notamment dans les zones périurbaines.

Troisième partie

Entre nature et culture : la ruralité en question dans les savoirs et pratiques médicales

Part Three

Nature Meets Culture: Ruralism through the Prism of Medical Care and Knowledge

.

Introduction

Marie BOLTON
Université Clermont-Auvergne (CHEC, EA-1001)

Abstract: These six articles link socially constructed rural medical practices to the physical environment in which these practices have occurred. While many medicinal and health care practices in rural communities have been dependent on local environments and evolved in relative isolation, they have also been more influenced than generally understood by the participation of rural localities in wide-ranging exchange networks. The tension between local and global is highlighted in all the articles in this section, touching not only Europe but also North Africa and North America. The articles also give a voice to marginalized rural populations, demonstrating the resilience of country dwellers as they safeguard local medical practices, resist the condescension of the urban elite, and fight against dangerous alterations to their environment.

Résumé : Ces six articles analysent les liens sociaux entre les pratiques médicales élaborées dans les campagnes et l'environnement physique dans lequel ces pratiques sont apparues. Alors que de nombreuses pratiques de soin touchant à l'action médicale et à la protection de la santé dans les communautés rurales ont découlé d'environnements locaux et se sont développées dans un isolement relatif, elles ont néanmoins été encore plus influencées et généralement comprises à travers la participation des localités rurales à de vastes réseaux d'échanges. La tension entre local et global est mise en évidence dans tous les articles de cette partie concernant non seulement l'Europe, mais aussi l'Afrique du Nord et l'Amérique du Nord. Les articles donnent aussi la parole aux populations rurales marginalisées, démontrant la capacité des habitants des campagnes à préserver des pratiques médicales locales, à résister à la condescendance des élites urbaines et à se battre contre des modifications dangereuses de leur environnement.

When historians leave urban areas to shift their attention to the countryside, they enter a strange new world. Upon discovering rural France, historian Eugen Weber wrote, "here was a society with its own hierarchy in which Parisians had no place, great pride, and a particular culture that could not be known, let alone understood, from Paris." Beyond "the cities... behind the official history, lay less familiar terrain, invisible men and women in hundreds of small towns, on thousands of square miles of unexplored countryside: the vastness of what [the French] now call *la France profonde*."[1] *La France profonde* was also a favorite source of inspiration for Fernand Braudel, who moved past a focus on everyday life to undertake a study of the physical environment, identifying it as the inescapable backdrop to human activity.[2]

Since the late 20th century, historians have found wide scope in pursuing these trailblazers in the European countryside. Generally, however, while casting their nets wide to examine the many ways in which the social fabric of the countryside differed from that of cities, historians have not been as concerned with the dynamics of the physical environment itself. Few have sought to establish what Jared Diamond calls "a dialogue between humanity and nature in which cultural and environmental systems powerfully interact, shaping and influencing each other, without either side wholly determining the outcome."[3] As Donald Worster points out, environmental historians have expanded the historical narrative with the principal goal of "deepening our understanding of how humans have been affected by their natural environment through time and, conversely, how they have affected that environment and with what result." He continues: "Environmental history is about the role and place of nature in human life. By common understanding we mean by 'nature' the nonhuman world, the world we have not in any primary sense created, ...[the] autonomous energies that do not derive from us."[4]

Other historians have expanded our conceptions of nature itself further, challenging our received notions as they explore the myriad ways in which nature is in fact constructed. William Cronon calls for environmental historians to take on their "special task... to tell stories that carry us back and forth across the boundary between people and nature to reveal just how culturally constructed that boundary is—and how dependent

---

[1] Eugen Weber, *My France: Politics, Culture, Myth* (Cambridge: Harvard University Press, 1991), 9.
[2] See for example, Fernand Braudel, *The Identity of France*, Vol. I *History and Environment*, 1986 (NY: Harper and Row, English ed., 1988).
[3] Jared Diamond, "The Evolution of Guns and Germs," in A.C. Fabian, (ed.), *Evolution: Society, Science, and the Universe* (Cambridge: Cambridge University Press, 1998), 54.
[4] Donald Worster, *The Ends of the Earth: Perspectives on Modern Environmental History* (NY: Cambridge University Press, 1988), 299.

upon natural systems it remains."⁵ Examples abound of the porosity of that boundary. As its name foretells, one particularly spectacular illustration is the Rocky Mountain Arsenal National Wildlife Refuge, located just outside of Denver, Colorado. Rocky Mountain Arsenal was the site of a U.S. Army facility dedicated to the manufacture of chemical weapons from 1942 until the 1980s. It has been both one of the most toxic waste sites in the nation and the richest wildlife refuges in the West. Tourists come in large numbers to see the spectacular beauty and abundant wildlife of this "cleaned-up" site, driving slowly along its winding roads or hiking its vast network of trails.⁶ As Cronon points out, "its paradoxical juxtapositions of toxicity and wilderness raise all sorts of interesting questions about what people mean when they use words like 'natural' and 'unnatural' to apply to such a place."⁷

In Part Three, social structures meet the physical environment, and what seems local meets the global. These six articles link socially constructed rural medical practices to the physical environment, natural or non-natural, in which these practices occurred. In this context, just as nature is both natural and non-natural, human beings can be seen as both components of and outside the natural environment. Nowhere is this more evident than in the countryside. At the same time, while many medicinal and health care practices in rural communities have been dependent on local environments and evolved in relative isolation, they have also been more influenced than generally understood by the participation of rural localities in wide-ranging exchange networks. The tension between local and global is highlighted in all the articles in this section, touching not only Europe but also North Africa and North America. This tension is seen both in the particular health problems encountered in the rural areas under investigation and in the responses to these health problems.

Raffaella Bruzzone and Sandro Lagomarsini explore the local medicinal uses of herbs, especially by women, in an Apennine valley. They combine historical and ethno-botanical methods to understand the place of these plants in cookery and medicine. Their case study moves from past to

---

5   William Cronon, "Kennecott Journey: The Paths out of Town," in William Cronon, George Mills, Jay Gitlin, (eds.), *Under an Open Sky: Rethinking America's Western Past* (NY: Norton, 1992), 33.
6   See for information, U.S. Fish and Wildlife Service website, "Rocky Mountain Arsenal National Wildlife Refuge, Colorado," at https://www.fws.gov/refuge/rocky_mountain_arsenal/, accessed November 10, 2017.
7   Cronon (ed.), *Uncommon Ground: Rethinking the Human Place in Nature* (NY: Norton, 1996), 57.

present to demonstrate the importance of physical isolation, in this case involving communities set in a small mountain valley, to the preservation of local medicinal uses of botanical knowledge. In contrast, Émilie-Anne Pépy connects the rural medicinal practices of 18th century France to the professionalization of medicine. Seeking replacement remedies after France lost its access to exotic therapeutic products in the period following the Seven Years' War, physician-botanists scoured the French countryside questioning herbalists. They used the information gathered to establish prescriptive protocols using local products. By the end of the century, local practices had been transformed into popular publications intended to restore to rural populations their local knowledge, this time with the approval of modern science.

David Gentilcore moves beyond the local to examine the connection between food and health across Europe from the 15th to 19th centuries. He compares and contrasts the advice given by medical practitioners about the importance of bread and vegetables to good health with actual peasant practices, exploring changes in both of these over time. As most rural communities were integrated into larger exchange systems, peasant diets were more varied and dynamic than often assumed. Paul Lloyd confirms this observation with his study of the medicinal uses of the lemon in Britain from the early 17th century to the contemporary period. An import from southern Europe, the lemon established itself as a popular folk remedy and maintained its strong position as medicine modernized, even experiencing a revival since the late 20th century by patients seeking non-pharmaceutical remedies to illness.

The final two articles in this section extend the tension between local and global even further as they shift our focus away from the European landmass to concentrate on European and Euro-American influences on the health of distant populations. In the case of colonial Algeria, the indigenous rural population was seen as the breeding ground for malaria and other diseases against which French colonists had a supposed genetically superior resistance. While this notion was grounded in racist ideology, in fact the colonists were the chief recipients of the medical aspect of the French civilizing mission. Using statistical analysis, Laurent Heyberger demonstrates that providing only colonists with modern medical treatment was not enough to fight malaria in the countryside, rather it would have been necessary to treat the indigenous population as well. He concludes with an assessment of the socially constructed inequality of access to health care in colonial Algeria.

In North America, as in colonial Algeria, environmental factors joined with specific social structures to influence the course of epidemic disease.

Introduction

Marie Bolton and Nancy C. Unger situate the Navajo Indian public health crisis in the larger context of Indian health tragedies since first contact with Europeans and their alien pathogens. The Indian experience with new elements in their environment led to an almost complete demographic collapse, what David S. Jones has characterized as "the largest demographic catastrophe in world history" in which "roughly 90 to 95 percent of the native population of the Americas lost their lives after European arrival, with epidemics taking a severe toll."[8] The 20th century history of Navajo health concerns brings together the concurrent tragedies of forced Indian sterilizations and the calamitous consequences of uranium exploitation.

Diamond comments, "human beings are not the only actors who make history."[9] Grounded in the environment, these diverse articles remind us of that reality. They also give a voice to marginalized rural populations, demonstrating the resilience of country dwellers as they safeguard local medical practices, resist the condescension of the urban elite, and fight against dangerous alterations to their environment.

---

[8] David S. Jones, *Rationalizing Epidemics: Meanings and Uses of American Indian Mortality since 1600* (Cambridge: Harvard University Press, 2004), 9.
[9] Diamond, *op. cit.*

La circulation des savoirs botaniques et médicaux dans l'Apennin ligure oriental

Raffaella BRUZZONE[a], Sandro LAGOMARSINI[b]

[a] *Marie Curie Intra-European Fellow (CIRCKNOW – The Circulation of naturalistic knowledge in Modern Europe (1500-1850): a micro-analytical perspective)*
School of Geography and Department of History, University of Nottingham
[b] *Museo Contadino di Cassego,*
Località Scurtabó, Varese Ligure (SP), Italia

Résumé : Ce travail présente un cas d'étude de micro-histoire dans une vallée de l'Apennin dans laquelle un herbier illustré (Ms 95) a été retrouvé – le terme désigne ici non une collection de plantes séchées mais un livre illustré de matière médicale –, ainsi que les premiers résultats de la recherche dans les sources orales sur ce qui reste de la connaissance des plantes et de leurs utilisations comme herbes comestibles et médicinales. L'enquête a débuté à partir du Ms 95 en tant que source ethnobotanique et historique pour la compréhension de l'histoire de la connaissance environnementale et naturaliste dans la zone de montagne où il a été trouvé. À partir des représentations et des noms vernaculaires des plantes, nous en avons identifié de nombreuses qui ont été utilisées dans la médecine rurale locale et pour la cuisine. Ces résultats ont ensuite été comparés à ce que les habitants, en particulier les femmes, utilisent encore et récoltent dans la même vallée, pour souligner l'importance de ces sources archivistiques et historiques pour la recherche ethnobotanique. Parallèlement aux résultats thématiques, ce travail souligne l'importance d'une approche pluridisciplinaire et de l'usage de sources différentes (iconographies, archivistiques, de terrain, orales) dans des enquêtes de cette nature.

Abstract: This paper presents a micro-history case study set in an Apennine valley. It is based on the discovery of a medicinal herbal manuscript (Ms 95), as well as the preliminary results of research in oral sources on what knowledge remains today of the herbs and their uses in food and medicine. The study began with the use of Ms 95 as an ethno-botanical and historical source to understand better the history of the environmental and botanical knowledge in the mountain area where it was found. From the iconographies and the vernacular names of the plants, we identified many plants which were used in local rural medicine and for cookery. These results were then compared with contemporary usages by current inhabitants, women in particular, of the same valley, to underline the importance of these archival and historical sources in carrying out ethno-botanical research. In parallel with its thematic findings, this article underlines the importance of a multidisciplinary approach and the use of different sources (iconographic, archival documents, field and oral sources) in research of this nature.

La compréhension des relations entre la santé des populations et les espaces ruraux ne peut se faire sans interroger la circulation des savoirs botaniques et médicaux vernaculaires. La présente étude porte sur l'Apennin ligure oriental. Elle se fonde sur une méthode micro-analytique à l'échelle locale[1], fortement inspirée par la géographie historique, et croise trois types de sources : iconographiques, archivistiques et orales[2].

Nous allons analyser une aire d'étude très spécifique, le Haut Val di Vara, situé au sein du département de La Spezia (Apennin ligure oriental). C'est là que nous avons pu découvrir et collecter les sources d'archives et les témoignages oraux que nous avons exploités et que nous présenterons selon une démarche chronologique afin de montrer les évolutions, les héritages et la réappropriation des connaissances anciennes. Le fondement de l'étude est constitué par un herbier illustré de la fin du XVIe siècle conservé au Musée rural de Cassego. Ce document exceptionnel est accompagné d'archives donnant accès à des savoirs et des usages de l'époque moderne. Il sera confronté aux sources de la littérature pharmaceutique produites dans la vallée aux XIXe et XXe siècles, ainsi qu'à l'activité du Musée rural et à des témoignages oraux sur l'usage des plantes recueillies dans ce territoire durant le XXe siècle.

Au centre du Haut Val di Vara est situé Varese Ligure (figure 1), un bourg très important dans l'histoire de la République de Gênes grâce à sa position stratégique : c'est un lieu frontalier avec le duché de Parme qui permet aussi le passage vers l'Émilie-Romagne. Comme dans la plus grande partie de la Ligurie, la production agricole y était importante jusqu'au début des années 1950, avec un étagement en terrasses et des

---

[1] Edoardo Grendi, « Storia di una storia locale: perché in Liguria (e in Italia) non abbiamo avuto una local history? », *Quaderni storici*, Nuova Serie, 28/82 (1), aprile 1993, p. 141-197 ; Edoardo Grendi, *Storia di una storia locale. L'esperienza ligure 1792-1992*, Venezia, Marsili, 1996.

[2] Roberta Cevasco, *Memoria Verde. Nuovi spazi per la geografia*, Reggio Emilia, Diabasis, 2007, p. 45-46.

plantations de châtaigniers[3]. Dans la seconde moitié du XXe siècle, le grand « abandon » de ces campagnes s'est traduit par le déclin des pratiques agricoles traditionnelles, avec de lourdes conséquences sur l'environnement, en premier lieu l'avancement du bois secondaire. De nos jours, ce territoire est connu comme la « vallée du biologique », mais cela ne se fonde pas sur les productions du passé et il manque une typicité des produits : l'agriculture biologique a été développée comme un substitut à des traditions disparues depuis longtemps[4].

Figure 1 : Varese Ligure, Haut Val di Vara

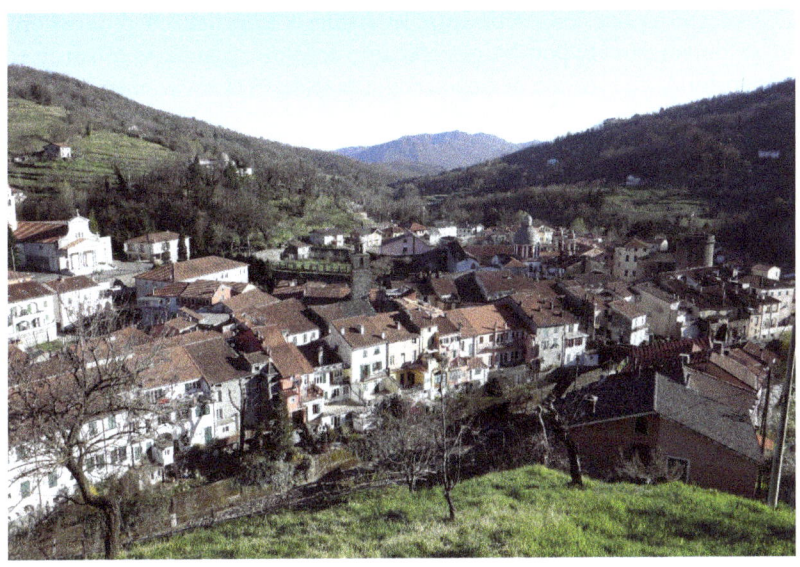

Photographie : Raffaella Bruzzone

---

[3] Diego Moreno, *Dal documento al terreno. Storia e archeologia dei sistemi agro-silvo-pastorali*, Bologna, Il Mulino, 1990, en particulier le chapitre VI *Pratiche agro-silvo-pastorali e copertura vegetale in alta Val di Vara*, p. 205-249 ; Roberta Cevasco *et al.*, « Archeologia e Storia della copertura vegetale: esempi dell'alta val di Vara », *Memorie della Accademia Lunigianese di Scienze "Giovanni Cappellini"*, 1997-1998-1999/LXVII-LXVIII-LXIX, p. 241-261 ; Giuseppina Poggi et Roberta Cevasco, « Praterie storiche, castagneti terrazzati e controllo della biodiversità: note di ecologia storica nella valle di Lagorara (sec. XIX-XX) », *Quaderni IAED*, 1999/8, p. 102-112.

[4] Sandro Lagomarsini, *Prefazione* dans Raffaella Bruzzone, *Dalla foglia al folio. Un erbario figurato del XVI secolo e il suo contesto*, Genova, Sagep, 2015, p. 11-12. S. Lagomarsini a beaucoup écrit sur ce sujet à travers la rubrique *Coltivare e Custodire* dans le journal *Avvenire*.

À travers cet exemple, l'objectif est d'attirer l'attention des chercheurs sur l'impact des savoirs traditionnels issus des campagnes dans les pratiques thérapeutiques contemporaines. En effet, si de nombreux travaux scientifiques ont déjà porté sur la botanique et la distribution de certaines espèces végétales[5], sur l'ethnobotanique[6] et sur l'écologie historique[7], on ne trouve presque pas de littérature académique sur l'histoire des savoirs médico-botaniques dans le Haut Val di Vara. Une étude pionnière restée isolée est le résultat des recherches d'une pharmacienne travaillant en milieu rural dans les années 1960 : elle porte sur l'usage des plantes dans la partie centrale de la vallée[8]. Notre travail développe cette analyse dans une perspective plus historienne : il entend apporter une contribution neuve à la compréhension des mécanismes de connexion entre les savoirs et leurs lieux de production, en se fondant sur l'hypothèse que la nature des connaissances se construit et se transforme en fonction de caractéristiques spatiales et environnementales[9].

L'herbier illustré de la famille De Paoli : contexte de production et d'utilisation

La Haut Val di Vara est riche d'archives familiales dont la plupart n'ont pas encore été étudiées ou publiées. Au sein de ces archives, on peut trouver de vrais trésors d'informations. C'est le cas notamment d'un herbier

---

[5] Carlo Montanari et Salvatore Gentile, « Ricerche sulla vegetazione arbustiva e arborea di greto nei fiumi Vara e Magra (Liguria orientale) », *Not. Fitosoc.*, 14, 1979, p. 17-40 ; Carlo Montanari, Maria Angela Guido et Diego Moreno, *Note illustrative della carta della vegetazione dell'alta val di Vara (Appennino Ligure-Orientale)*, Roma, Consiglio nazionale delle ricerche, 1988 ; Simonetta Peccenini *et al.*, « Contributo alla conoscenza floristica della Liguria: resoconto dell'escursione del Gruppo di Floristica nel 2005 sull'Appennino Ligure orientale », *Informatore Botanico Italiano*, 39 (2), 2007, p. 281-306.

[6] Fabiano Camangi, Agostino Stefani et Luca Sebastiani, *Etnobotanica in Val di Vara, l'uso delle piante nella tradizione popolare*, Firenze, Biolabs, 2009.

[7] Roberta Cevasco, Diego Moreno, Giuseppina Poggi et Oliver Rackham, « Archeologia e Storia della copertura vegetale: esempi dell'alta val di Vara », *Memorie della Accademia Lunigianese di Scienze "Giovanni Cappellini"*, LXVII-LXVIII-LXIX, 1997-1998-1999, p. 244-256 ; Charles Watkins, Sandro Lagomarsini et Ross Balzaretti, « Remnant *Vaccinium myrtillus* on the lower slopes of Mt Zatta, Cassego and Scurtabò, Alta Val di Vara », dans *La Natura della Montagna scritti in ricordo di Giuseppina Poggi*, Roberta Cevasco (dir.), Sestri Levante, Oltre edizioni, 2013, p. 509-514.

[8] Albarosa Bandini, « Le piante della medicina tradizionale nell'alta valle di Vara (Liguria orientale) », *Webbia*, 1961/XVI-1, p. 143-163.

[9] Christian Jacob (dir.), *Les Lieux des savoir. Espaces et communautés*, Paris, Albin Michel, 2007 ; Sabina Brevaglieri et Antonella Romano, « Produzione di saperi. Costruzione di spazi. Premessa », *Quaderni Storici*, 2013/1, p. 3-20.

La circulation des savoirs botaniques et médicaux 279

illustré daté de 1598[10] et utilisé dans le cadre de la famille De Paoli de Porciorasco, à proximité de Varese Ligure (figure 2). Porciorasco est un hameau de montagne où se trouve la résidence (« palazzo ») de cette famille dont la présence est attestée dans ce lieu et dans les hameaux voisins à partir de la fin du XVIe siècle[11]. La propriété Paoli comprenait un ensemble de métairies (*masserie*) au centre desquelles se trouvait le palazzo.

Figure 2 : Localisation du Haut Val di Vara avec Varese Ligure, Porciorasco et Cassego

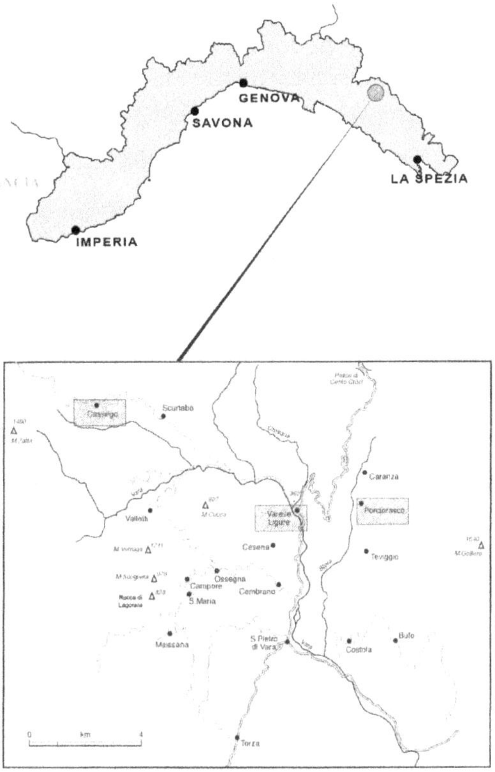

Réalisation : Raffaella Bruzzone

L'herbier illustré (figure 3) présente deux parties. La première est constituée par les illustrations et les noms des plantes : elle comporte 281 dessins de

---

[10] Musée rural de Cassego, Ms 95.
[11] Raffaella Bruzzone, *Dalla foglia al folio, op. cit.*, p. 21-30.

végétaux, dont 47 planches doubles, dont la connaissance a été transmise par des herbiers médiévaux et des livres d'intérêt médico-botanique comme l'*Ortus Sanitatis* et le *Tractatus de Virtutibus Herbarum*[12]. La seconde partie mentionne les propriétés des plantes et des recettes copiées dans *l'Herbario Nuovo* de Durante[13], dans le *Tesoro della Vita Umana* de Leonardo Fioravanti[14] et dans la *Chirurgie* de Jean Tagault – à partir d'une édition en *volgare* ou italien courant[15]. Le *Tesoro* et la *Chirurgie* sont des livres de petit format (in-octavo) facilement transportables : ils font partie de la littérature de colportage qui couvre l'Europe entre les XVᵉ et XIXᵉ siècles, notamment dans les montagnes[16], ce qui lui assure une diffusion importante et un rôle culturel majeur avec différents niveaux de lecture. Ce document présente ainsi une synthèse de savoirs qui circulent en Europe et dans le nord de l'Italie et qui présentent un intérêt particulier pour les habitants du Haut Val di Vara.

Figure 3 : Herbier illustré

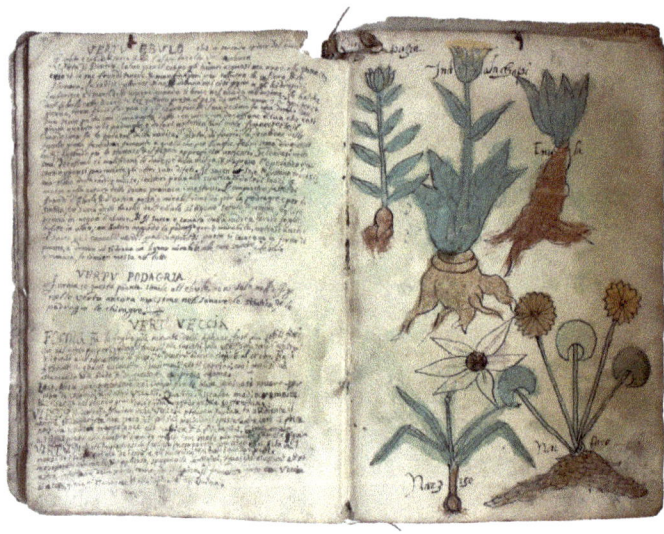

Source : Musée rural de Cassego, Archives De Paoli, Ms 95, f° 21v°-22 r°

---

[12] Raffaella Bruzzone, *Dalla foglia al folio*, op. cit., p. 31-33.
[13] Castore Durante, *Herbario Nuovo*, Venezia, I Giunti, 1636.
[14] Leonardo Fioravanti, *Il Tesoro della Vita Umana*, Venezia, Brigna, 1673.
[15] Jean Tagault, *La chirurgia*, Venezia, Michele Tramezzino, 1549.
[16] Laurence Fontaine, *Histoire du colportage en Europe (XVᵉ-XIXᵉ siècle)*, Paris, Albin Michel, 1993 ; Carlo Ginzburg, *Il formaggio e i vermi. Il cosmo di un mugnaio del '500*, Torino, Einaudi, 1976, « Prefazione », p. XIII-XVII.

Grâce aux archives du Musée rural de Cassego et à la bibliothèque de la famille De Paoli[17], nous avons pu suivre les intérêts médicaux et naturalistes des membres de cette famille sur plusieurs générations. Parmi eux, le Père Stefano, né à Porciorasco en 1731, prévôt de l'église de S. Spirito à Parme[18], possède une vaste bibliothèque de plus de 300 volumes. Or celle-ci a commencé à être constituée plus d'un siècle auparavant, sans doute dès la seconde moitié du XVIe siècle. Une liste des livres qu'elle contient dans la première moitié du XVIIe siècle a été retrouvée dans un volume de la bibliothèque conservé à Albareto : elle est due au Dr Gio Batta Caranza, juriste ou médecin dont on ignore le parcours, mais qui porte un nom courant dans l'aire d'étude. On y trouve des volumes d'intérêt naturaliste et médical comme la *Medicina Practica* de Girolamo Mercuriale, édité à Francfort en 1601, des régimes de santé (Bartolomeo Paschetti, *Del Conservare la Sanità, et del Vivere de' Genovesi libri tre*, Gênes, 1602) et des livres de remèdes secrets (Alessio Piemontese, *I Secreti*, Lucca, 1559).

Nous y avons retrouvé aussi une des sources utilisées par le Père Stefano pour présenter les propriétés des plantes dans l'herbier illustré. C'est l'édition imprimée à Venise en 1636 de L'*Herbario Nuovo* de Castor Durante[19] : amputé de nombreuses pages, y compris celle de titre, cet ouvrage est un exemple de l'intérêt manifesté par les membres de la famille De Paoli pour la matière médicale[20] et pour la littérature médicale des secrets (« libri di secreta[21] ») expliquant l'utilisation des végétaux. Dans cet exemplaire figurent, en plus de deux plantes séchées, beaucoup de notes manuscrites, d'annotations, de corrections et d'additions – par exemple le nom vernaculaire « Satirione » pour l'*Ophris* –, ainsi que des taches d'une couleur verte semblable à celle utilisée dans l'herbier. En comparant les styles d'écriture, il est possible d'identifier différentes phases de lecture et d'usage du livre, à partir du XVIIe siècle.

Le Père Stefano est aussi l'auteur d'un recueil de recettes copiées à partir d'autres livres d'intérêt médical et de livres de secrets – comme *I Secreti* par Alessio Piemontese, dont l'édition de 1559 se trouve dans la bibliothèque de Simone De Paoli. Ce dernier, qui appartient à la génération suivante

---

[17] Cette bibliothèque a été retrouvée entre Albareto et Parme grâce à une photo de Margherita Gotelli. Elle contient beaucoup de livres provenant du fonds De Paoli.
[18] Archivio Storico Diocesano di Parma, *Collazioni Parrocchiali 1*.
[19] Bibliothèque De Paoli, Albareto – Parma [désormais BDP].
[20] La matière médicale, traduction littérale mais ancienne de *Materia medica*, est l'étude de l'ensemble des substances utilisées dans les techniques de soins.
[21] William Eamon, *La Scienza e i Segreti della Natura. I "libri di segreti" nella cultura medievale e moderna*, Genova, ECIG, 1999.

de celle de Stefano, est le compilateur d'un recueil de recettes médicales copiées à partir d'autres sources des XVIIe et XVIIIe siècles[22], et d'un rouleau de remèdes locaux d'ordre magico-religieux probablement collectés auprès des habitants de Porciorasco qui travaillaient pour sa famille[23]. Quelques-uns de ces remèdes sont toujours présents dans la tradition orale, comme nous le verrons dans les prochains paragraphes. Enfin, les frères Giacomo et Giovanni, fils de Simone, qui ont vécu dans la deuxième moitié du XIXe siècle, sont les probables créateurs d'un autre herbier : il s'agit de plantes collectées, pressées et conservées dans un traité de théologie du XVIIIe siècle ; elles sont classées et identifiées selon le système linnéen – chaque plante possède un billet avec sa dénomination linnéenne[24].

Ces sources archivistiques constituent une part majeure de la tradition botanico-médicale existant dans le Haut Val di Vara. Leur existence et leur usage constant pendant plus de trois siècles témoignent de la pérennité de connaissances très anciennes transmises entre générations à la fois par l'écrit, la copie, l'observation et l'oralité, à la croisée des savoirs savants et des pratiques empiriques. S'il est difficile de connaître les pratiques concrètes des populations, il est possible de percevoir le rôle de la famille De Paoli dans le rassemblement et la diffusion de procédés auprès des habitants de Porciorasco et du Haut Val di Vara du XVIe au XIXe siècle. Or cet héritage s'est perpétué. En nous appuyant sur la collecte des savoirs botaniques dans les herbiers de la famille De Paoli et au Musée rural de Cassego, nous pouvons classer les remèdes et les pratiques thérapeutiques du Haut Val di Vara en cinq catégories : remèdes pharmaceutiques-officinaux liés à la culture botanico-médicale dans le bourg de Varese Ligure, remèdes empirico-scientifiques, techniques déprécatoires et remèdes dévotionnels, remèdes anamorphiques. Ce sont ces pratiques qui entretiennent des liens étroits entre elles, malgré des oppositions et des conflits, que nous nous proposons maintenant d'analyser.

Les sources pharmaceutiques du XIXe siècle

Au XIXe siècle, de nouvelles structures participent à la perpétuation et à la diffusion des savoirs anciens : il s'agit des officines pharmaceutiques. Elles supplantent le rôle de la famille De Paoli tout en prolongeant son apport. Il est intéressant de constater que ces pharmacies qui contribuent

---

[22] Museo Contadino di Cassego (Musée rural de Cassego), Archivio De Paoli [désormais ADP], Ms 47.
[23] ADP, n. inv. 112.
[24] BDP.

à la médicalisation des campagnes utilisent à la fois d'anciens et de nouveaux remèdes : l'hybridation des savoirs, loin d'être anecdotique, est au contraire un phénomène massif. Cinq pharmacies sont en activité dans le bourg de Varese Ligure pendant la deuxième moitié du XIXe siècle : celle des sœurs augustiniennes et les pharmacies Basteri, Cristiani, Cesena et Rossi. Ces officines sont fournies en plantes par des collecteurs locaux qui connaissent bien les lieux et les végétaux[25].

Très intéressants sont les cas des pharmaciens Clemente Rossi et Vincenzo Basteri qui présentent des profils différents. Le premier, installé à Varese Ligure, est l'auteur des ouvrages *Il contadino istruito* (1875), *Gastromicologia* (1888) et surtout *Superstizioni e Preiudizi ossia Veglie Contadinesche* (1874)[26]. Dans ce dernier sont données beaucoup d'informations sur les remèdes populaires associés aux pratiques superstitieuses des habitants de la vallée. Se voulant homme de science, Clemente Rossi désapprouve ces comportements qu'il présente sous forme de dialogues divisés en quarante veilles avec les paysans, un curé, un médecin et un maître d'école. Malgré son discours critique, Rossi est une source très importante pour connaître la nature des remèdes et des soins dans les campagnes. Quant à Vincenzo Basteri, il appartient à une famille de pharmaciens de Varese Ligure mais il travaille dans sa propre officine à Gênes. Il est l'auteur d'une flore intitulée *Flora Ligustica. Le Composite* et publiée en trois volumes entre 1888 et 1889 (figure 4). Cet ouvrage comporte de nombreuses références aux compositions officinales utilisant ces plantes, dont beaucoup sont signalées dans le Haut Val di Vara près de Varese Ligure et Scurtabo'[27]. À la fin de la description de chaque plante est indiqué le lieu où on peut la trouver et, dans certains cas, sont ajoutés ses propriétés et ses usages pharmacologiques : par exemple, Basteri souligne l'usage d'*Artemisia vulgaris* comme vermifuge pour les enfants des campagnes, tandis que dans la médecine officielle, la racine en poudre est utilisée contre l'épilepsie[28]. Ce

---

[25] Sources orales des années 1960 recueillies par Sandro Lagomarsini et les enfants du Dopo Scuola.

[26] Clemente Rossi, *Superstizioni e pregiudizi ossia Veglie contadinesche esposte in forma dialogica per il popolo da Rossi Cemente farmacista a Varese-Ligure*, Milano, Tipografia e Libreria Editrice Ditta Giacomo Agnelli, 1874.

[27] Vincenzo Basteri, *Flora Ligustica. Le Composite. Parte prima Corimbifere*, Genova, Tipografia di Angelo Ciminago, 1888.

[28] « I campagnuoli somministrano la decozione di questa pianta ai loro bambini come facile vermifugo ; [...] i clinici usano la sua radice polverizzata alla dose di 4 grammi in cartine da consumarsi nella giornata nelle affezioni epilettiche », *Ibid.*, p. 277. Traduction : « Les paysans donnent la décoction de cette plante à leurs enfants comme un vermifuge facile ; [...] les cliniciens utilisent sa racine en poudre à la dose de 4 grammes sous forme de cachets à consommer pendant la journée lors des affections épileptiques ».

pharmacien installé dans la capitale ligure se montre donc attentif aux usages locaux des plantes et aux savoirs issus de l'expérience : son œuvre permet de confronter les remèdes utilisés par les ruraux en fonction de leurs connaissances accumulées, parfois elles-mêmes issues de traités savants anciens, et les préconisations et médicaments de la médecine scientifique la plus récente.

Figure 4 : Couverture de la flore par Vincenzo Basteri

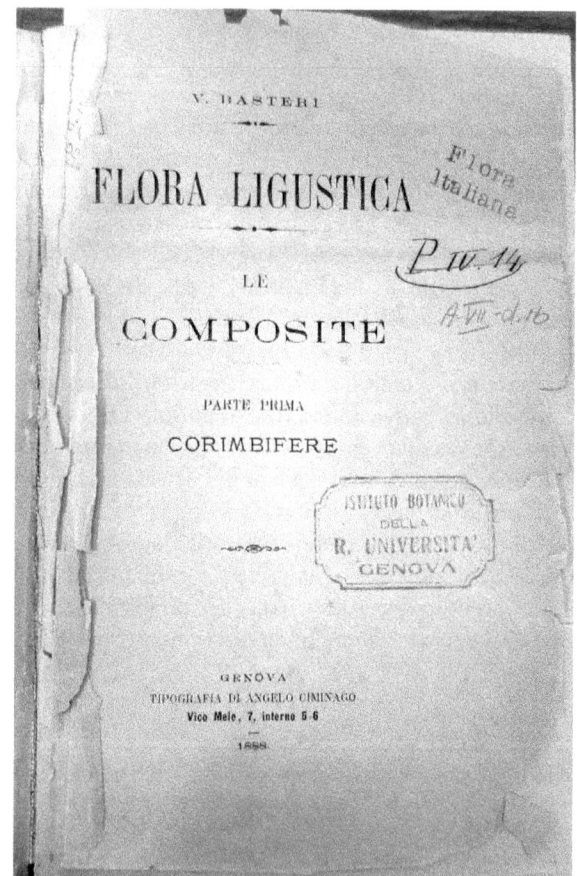

Flora Ligustica. Le Composite. Parte prima Corimbifere,
Tipografia di Angelo Ciminago, Genova, 1888

Ainsi, la documentation écrite par les élites locales du Haut Val di Vara au XIXe siècle pose la question du rapport entre médecine traditionnelle et superstitions. C'est en effet comme des croyances irrationnelles que sont souvent décrits remèdes dévotionnels et techniques déprécatoires. Les pharmaciens, curés et maîtres d'école entendent promouvoir une instruction positive et rationnelle auprès des enfants et des gens de la vallée, ce qui les incite à dénigrer les savoirs paysans. Les archives et ouvrages font par exemple de multiples références aux croyances populaires contre le mauvais œil : ainsi le livre *Superstizioni e Pregiudizi ossia Veglie Contadinesche* de Clemente Rossi, le manuscrit de Don Vincenzo Giannone, curé et maître d'école à Comuneglia et ami de Rossi[29], et plusieurs autres manuscrits conservés dans le fonds De Paoli. Ces références persistent dans les sources orales postérieures – rarement depuis les années 1990, mais encore fréquemment dans celles recueillies entre les années 1970 et 1990 par Sandro Lagomarsini et ses élèves du Dopo Scuola. L'appréciation portée sur la valeur de ces pratiques dépend du positionnement des énonciateurs. Un exemple botanique est La Joubarbe des toits (*Sempervivum tectorum* L., *semprevivu* en dialecte local), plantée et conservée sur les toits des maisons rurales de la vallée pour protéger contre la foudre – d'où le nom ancien « Barba di Giove », Barbe de Jupiter.

Le Musée rural et les sources orales : l'usage des plantes dans la vallée

Dans le Haut Val di Vara persistent des savoirs anciens transmis et préservés grâce à la tradition orale. L'étude de ces savoirs a débuté dans les années 1960 avec Sandro Lagomarsini et les enfants du Dopo Scuola. Sandro Lagomarsini (né à Ameglia – Val du Magra, proche du Val di Vara – en 1940) est étudiant en biologie à l'université de Pise entre 1965 et 1968, période à l'issue de laquelle il devient curé de Cassego. Il y fonde le Dopo Scuola, inspiré en totalité par don Lorenzo Milani, curé et éducateur, fondateur de l'école de Barbiana dans les montagnes du Mugello en Toscane[30]. Pour l'examen de botanique, il constitue un herbier avec des plantes séchées de la haute vallée, un territoire qu'il apprend à connaître de mieux en mieux

---

[29] Sandro Lagomarsini (dir.), *Don Vincenzo Giannone, Prete e Maestro. Lettere scelte (1856-1871)*, Chiavari, Comunità parrocchiali di Comuneglia e Codivara, 1986. On ne trouve pas de bibliographie spécifique à l'Italie sur le rapport entre curés et éducation à la santé, mais on peut se référer à Séverine Parayre et Alexandre Klein (dir.), *Éducation et Santé. Des pratiques aux savoirs*, Paris, L'Harmattan, 2014.

[30] Sandro Lagomarsini, *Lorenzo Milani Maestro Cristiano*, Libreria Editrice Fiorentina, Firenze, 2007. L'école de don Milani est pensée pour les classes populaires, contre un système scolaire et une méthode didactique en faveur des classes plus aisées : voir par exemple Scuola di Barbiana, *Lettera a una professoressa*, Firenze, Libreria Editrice Fiorentina, 1967 (ouvrage écrit avec ses élèves).

au cours des années suivantes. À partir de 1968, il récupère beaucoup de témoignages grâce aux enfants, des figures clés très importantes pour accéder à la mémoire des personnes âgées, car celles-ci n'avaient pas toujours confiance en Sandro au début de ses investigations[31]. Le travail accompli permet d'inventorier le patrimoine rural et enrichit d'année en année le Musée rural de Cassego. L'exposition de 1991 organisée par le musée (*Per selve per campi la vegetazione tra natura e storia*[32]) est destinée à inciter la population à se remémorer des pratiques et des usages anciens des plantes. Après cet événement, beaucoup de personnes prennent conscience des enjeux pour la mémoire des traditions populaires. Elles n'hésitent plus à confier à Sandro leurs souvenirs et les histoires concernant la cueillette et l'utilisation des plantes. Toutefois, cette collaboration ne met pas fin à toutes les difficultés parce que les usages rapportés restent liés à des croyances populaires que beaucoup hésitent à révéler ou éprouvent des difficultés à justifier.

Compte tenu de ce contexte social, la catégorie des pratiques empirico-scientifiques constitue l'ensemble de remèdes le plus facile à collecter et analyser. Les paysannes les plus âgées expliquent fréquemment les avoir utilisés, parfois jusqu'à nos jours. On trouve par exemple la Barbe de Maïs (*Zea mais* L.) utilisée en tisane contre la rétention urinaire. Les feuilles de Plantain lancéolé sont appliquées sur les blessures, les plaies ou les furoncles. Le Sédum (*Sedum telephium* L., *favazza* / *favassa* en dialecte local) semble avoir été conservé dans beaucoup d'habitations d'une partie de la vallée (à Scurtabo', Zanega, Cassego…) comme plante ornementale. Néanmoins, à travers des entretiens, nous avons découvert son usage contre les douleurs musculaires, car elle permet de soulager les inflammations ; elle a aussi un effet vulnéraire, accélérant la guérison des contusions et des blessures. D'autres usages semblent avoir été abandonnés depuis la fin du XXe siècle. À Cassego et dans d'autres hameaux de la haute vallée, la racine d'Ellébore vert (*Helleborus viridis* L., « reixa » en dialecte local) était cueillie la nuit de Noël, comme beaucoup d'autres plantes, en lien avec les festivités religieuses ; on l'enfonçait dans le garrot de la vache quand elle allait au pâturage, comme une forme de vaccination pour la protéger des maladies et infections qu'elle aurait pu contracter à l'extérieur de l'étable.

---

[31] Sandro Lagomarsini, « Urban Exploitation of Common Rights : two Models of Land use in the Val di Vara », dans *Ligurian Landscapes. Studies in Archaeology, Geography & History*, Ross Balzaretti, Mark Pearce et Charles Watkins (dir.), London, Accordia, 2004. Pour le curé comme figure clé pour l'accès aux sources orales dans les communautés, voir Nadia Breda, « Figure sociali dei saperi naturali. Un percorso fra testi e rappresentazioni dall'etnoscienza all'antropologia dei saperi », *La Ricerca Folklorica*, 1997/36, p. 111-131.

[32] Sandro Lagomarsini, *Per selve, per campi. La vegetazione tra natura e storia*, Ciclostilato, Museo Contadino di Cassego – Circoli ACLI di Varese Ligure, Varese Ligure, 1991.

Les fleurs séchées de l'Immortelle commune (*Helychrysum stoechas* (L.) Moench, *ochetta* en dialecte local) étaient utilisées pour des fumigations contre le rhume. Dans le Haut Val di Vara, toute la plante était brûlée pour lutter contre les odeurs associées aux maladies, ce qui était traditionnellement considéré comme un moyen de désinfection.

Les remèdes anamorphiques sont en apparence très différents et renvoient à des croyances et des superstitions. La réalité est cependant plus complexe. Dans ce type de pensée, la forme d'une plante (fleur, feuille, racine, etc.) porte la signature de la maladie qu'elle va soigner, par ressemblance et association d'idées. Cette croyance, qui s'inscrit historiquement dans l'héritage européen de la médecine paracelsienne depuis la Renaissance, peut être associée à la présence de raisonnements alchimiques dans les volumes et manuscrits qui circulaient dans la vallée à l'époque moderne : les pratiques populaires puisent une partie de leur inspiration dans des savoirs savants d'époques antérieures. Deux exemples suggèrent des cheminements différents.

Le premier exemple est constitué par l'*Orchis mascula* L. et par les autres espèces similaires de la même famille (figure 5), en dialecte *erba biscia* (du serpent). Leurs feuilles et leurs fleurs sont tachetées et ressemblent à la peau d'un serpent. En conséquence, elles étaient utilisées pour protéger contre les morsures de ces reptiles et, en particulier, des vipères. Ce remède était surtout destiné à protéger les enfants. À Cassego, un cérémonial était pratiqué le 1er mai avec des fleurs d'*Orchis* et des tisons de charbon conservés depuis Noël. On déclamait des comptines en dialecte local :

> Au primmu su de mazzu, pe a virtu de quest'erba e du carbun du Santu Natale Diu u i varde e bisce da tutti i animali.

> Dans le premier soleil de mai, par les propriétés de cette herbe et du charbon du Saint Noël, Dieu protège les enfants des serpents et de tous les animaux.

Or une autre formule se trouve dans un document du fonds De Paoli. Il s'agit d'un rouleau de 35 remèdes, dont le 23e consiste à réciter :

> Chi nō vuole che le Bestie da latte siano morsicate dalle Biscie, bisogna fare ciò ed è che la mattina di S. Gio. Batt. a prima di pascolarle andare a prēdere dell'erba così detta Bisciera, e toccare ossia fare una fregagione al peto di tutte le bestie da Latte, ed allora nō saranno morsicate, se ciò si facesse in altro giorno il rimedio a niente serve[33].

---

[33] ADP, n. inv. 112 (rouleau de remèdes). La citation se trouve aussi dans Fabiano Camangi *et al.*, *Etnobotanica in Val di Vara. L'uso delle piante nella tradizione popolare*, Firenze, Press Service, 2009.

Qui ne veut pas que les animaux à lait soient mordus par les serpents doit faire comme cela. Le matin de la St Jean Baptiste (24 juin), avant de les mener paître, on va prendre une herbe appelée *Bisciera*, on touche alors la poitrine de tous les animaux à lait en la frictionnant, et ils ne seront pas mordus, mais si on fait cela un autre jour, le remède ne marche pas.

Malgré des différences dues aux évolutions des croyances et des usages, nous disposons là d'un cas de transmission sur plusieurs siècles de rituels visant à protéger la santé des animaux et des hommes.

Figure 5 : Orchis *sp.*

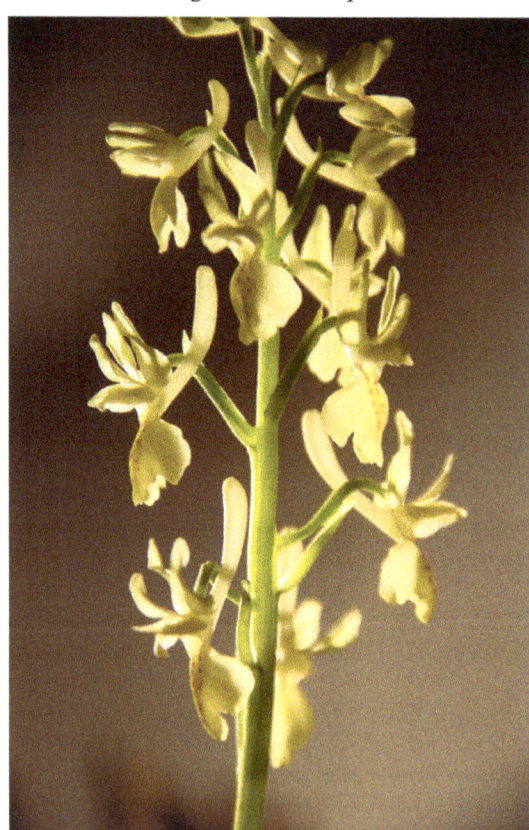

Photographie : Raffaella Bruzzone

Un deuxième exemple est l'Asphodèle (*Asphodelus albus* L., figure 6) dont les racines évoquent la forme des hémorroïdes. Nous avons récemment découvert l'usage de cette plante lors d'un entretien avec une habitante de Casareggio, un petit hameau proche de Scurtabo' et Cassego. Cette femme se rappelait la cueillette des racines d'Asphodèle pour les coudre au bord du vêtement de nuit afin de se protéger contre les hémorroïdes (figure 7). La tradition écrite manque dans ce cas, ce qui laisse ouverte la question des origines de cette pratique.

Figure 6 : Asphodelus albus *L.*

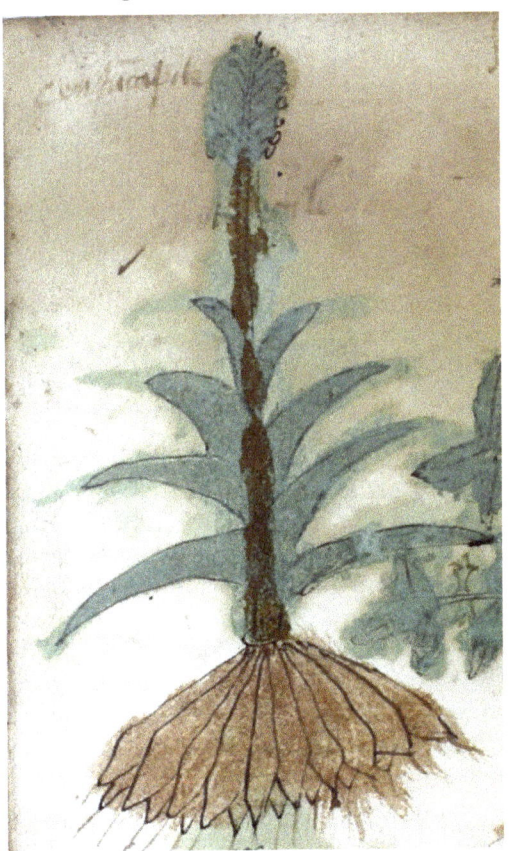

Source : Musée rural de Cassego, Archives De Paoli, *centūcapile Afodile*, f° 53 r°

Figure 7 : Notes de l'entretien mené à Casareggio sur l'usage des racines d'asphodèle

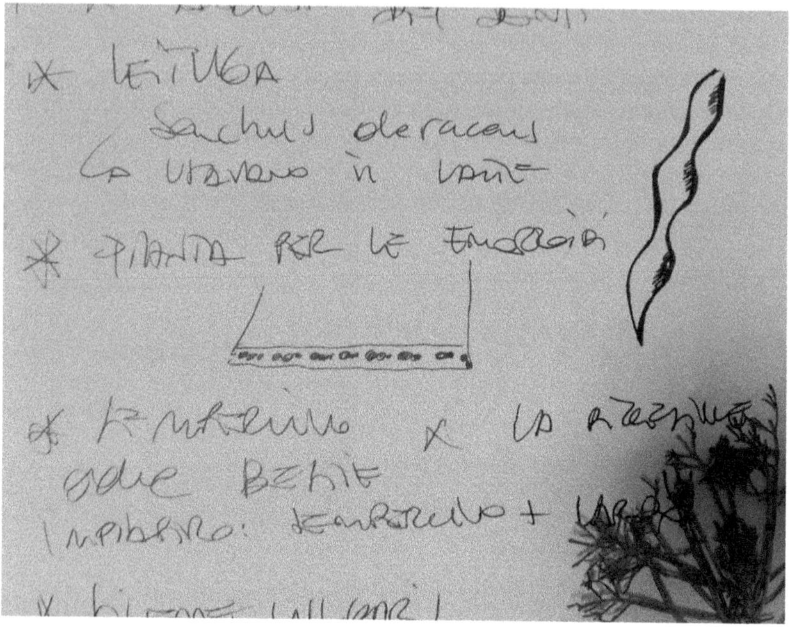

Notes prises par Raffaella Bruzzone

*

L'histoire de la circulation des savoirs médico-botaniques dans le Haut Val di Vara nous a permis de montrer l'importance des sources archivistiques – notamment des archives familiales – et des sources orales dans un espace limité mais aux traditions fortement ancrées dans la population depuis au moins quatre siècles. Leur contexte de production doit être constamment pris en compte, ce qui nécessite un long travail de confrontation à poursuivre. Le Musée rural de Cassego a joué un rôle majeur dans la recherche grâce à ses activités, aux entretiens et aux informations rassemblés depuis la fondation du Dopo Scuola, grâce notamment aux enfants qui ont accompagné le projet de Sandro Lagomarsini. Il n'est pas seulement un lieu de conservation des traditions et de mémoire des pratiques médico-botaniques : le rôle qu'il a joué dans la mise en récit des usages par la population locale est aussi le signe d'une demande sociale toujours actuelle, même si elle tend à s'affaiblir face à la concurrence de la médecine universitaire. Les plantes représentées dans l'herbier illustré de la fin du XVIᵉ siècle et dans les documents conservés dans les bibliothèques et fonds d'archives font encore partie intégrante de la culture de la vallée aux XXᵉ et XXIᵉ siècles. Les connaissances ont été construites et exploitées par de multiples intermédiaires, selon des étapes et des rythmes complexes que nous pouvons reconstituer seulement en partie, dans des contextes historiques variés. Nous avons notamment perçu l'imbrication des savoirs savants et populaires qui se sont mutuellement enrichis et qui continuent d'évoluer par hybridations successives. À ce titre, le Haut Val di Vara est un lieu de production de connaissances médicales, soumis à des influences multiples, dont celle des villes, mais possédant sa propre autonomie et capable d'influencer en retour la littérature savante et urbaine sur les propriétés et usages des plantes.

Quand le paysan éclairait le médecin. Botanique savante et savoirs médicaux vernaculaires dans les campagnes françaises au XVIIIe siècle

Émilie-Anne PÉPY

Université Savoie Mont Blanc
Laboratoire Langages, Littératures, Sociétés, Études Transfrontalières et Internationales (LLSETI, EA 3706)

Résumé : Au XVIIIe siècle, les recherches sur les propriétés thérapeutiques des plantes communes constituent un point de convergence entre la médecine savante et les savoirs vernaculaires, pourtant disqualifiés dans le discours dominant. Les médecins botanistes, encouragés par les pouvoirs publics, s'efforcent de trouver des succédanés susceptibles de remplacer efficacement les coûteuses substances végétales extra européennes, alors que l'effondrement du premier empire français fait craindre une dépendance thérapeutique du royaume. Les enquêtes et herborisations qui se multiplient à partir de la décennie 1760 conduisent les médecins botanistes à identifier les usages populaires des plantes, et à questionner les herboristes avec plus ou moins de succès. Ils mettent au point des dispositifs expérimentaux permettant de valider ou non les propriétés prêtées aux plantes, et d'établir des protocoles de prescription. Les résultats de ces travaux font l'objet de publications destinées à un public professionnel ou savant. À la fin du siècle sont aussi commercialisés des manuels et ouvrages de vulgarisation qui ont pour but de restituer aux populations paysannes un savoir sur les plantes dûment expertisé, afin d'éradiquer les usages impropres ou dangereux qui ont pu être observés.

Abstract: In the 18th century, research on the therapeutic properties of common plants created a point of convergence between scholarly medicine and popular medical knowledge which had formerly been unacceptable in the dominant discourse. With the collapse of the French colonial empire after the devastating Seven Years' War, the supply of exotic therapeutic products was threatened. Encouraged by state authorities, French physician-botanists scoured the countryside to discover useful medicinal plants, seeking to develop their knowledge concerning popular therapeutic practices and knowledge. The number of herbal studies and collections exploded after 1760, as physician-botanists identified popular uses of plants and with varying degrees of success questioned local herbalists. They put into place experimental practices to test the properties attributed to plants and to establish prescriptive protocols. The results of this work were published for a scholarly and professional public. By the end of the 18th century, publications also addressed popular audiences. Their goal was to provide peasant populations with professionally approved knowledge about medicinal plants to eliminate improper or dangerous usage.

La thérapeutique traditionnelle demeure essentielle dans les campagnes françaises du XVIIIe siècle, où le recours aux professionnels de santé, bien que possible, est loin d'être systématique. L'assistance sanitaire et le secours aux indigents, souvent confondus, reposent principalement sur des initiatives locales portées par l'Église ou par la charité privée. Les structures d'assistance, dépendant généralement du clergé (hôpitaux, hospices, hôtels-Dieu), viennent plutôt en aide aux personnes démunies, isolées ou marginalisées. Les quelques 1400 établissements recensés dans les campagnes et les petites villes du royaume de France ont des capacités d'accueil restreintes, généralement autour d'une dizaine de lits, et procurent de manière indifférenciée des soins thérapeutiques et des secours charitables[1]. On peut y diriger des patients atteints de pathologies spécifiques. Les registres hospitaliers mentionnent ainsi l'admission de victimes d'attaques de loups, souffrant de plaies souvent mortelles[2]. Pour les maladies et affections ordinaires, les familles rurales qui en ont les moyens se tournent vers le barbier-chirurgien, ou vers le médecin du bourg s'il y en a un. On peut également recourir à moindre frais à la médecine populaire des guérisseurs et rebouteux[3]. Les accouchements se font à domicile avec l'aide d'une matrone, voire d'une sage-femme à la fin du siècle.

Pour ce qui relève de l'hygiène et du soin des pathologies bénignes, l'automédication reste de mise. Elle s'appuie sur la tradition orale ou écrite dans des livres de recettes familiaux. Il est possible de se procurer des médications déjà préparées dans les apothicaireries ou drogueries, voire auprès de vendeurs de panacées et autres remèdes dits secrets sur les foires et marchés. Certains établissements religieux, ou des dames charitables

---

[1] Olivier Faure, *Les Français et leur médecine au XIXe siècle*, Paris, Belin, 1993.
[2] Jean-Marc Moriceau, *Histoire du méchant loup. La question des attaques sur l'homme en France, XVe-XXe siècle*, Paris, Fayard, 2016.
[3] Yvan Brohard, *Une histoire des médecines populaires. Herbes, magie, prières*, Paris, La Martinière, 2013.

de la bonne société, peuvent aussi procurer des remèdes à ceux qui en ont besoin. À défaut, les recettes traditionnelles intègrent l'usage de simples que l'on cultive ou cueille soi-même, ou que l'on se procure auprès des herboristes, dépositaires des savoirs vernaculaires sur les plantes, qui peuvent jouer le rôle de médecins des pauvres. Les médecins botanistes imprégnés de culture savante adoptent un positionnement ambigu face aux savoirs vernaculaires portant sur les usages thérapeutiques des plantes. La littérature médicale se fait l'écho d'un discours bien ancré dénonçant et invalidant les superstitions populaires, pour rendre plus légitime l'expertise des savants pensant qu'il est de leur devoir d'éclairer la société de leur temps et d'orienter la prise de décision publique.

Cette position surplombante ne doit pas occulter les efforts des médecins pour recenser les remèdes efficaces de la pharmacopée paysanne, utilisés pour soigner les gens comme les bêtes. Les transferts de savoir sur le végétal en situation coloniale ont fait l'objet d'études fécondes, mettant en évidence les modalités de diffusion, mais aussi les phénomènes de résistance voire d'occultation lorsque ces savoirs sont considérés comme dangereux pour l'ordre établi ou contraires à des intérêts particuliers ou professionnels[4]. Cet article propose des pistes de réflexion sur les recherches que mènent les médecins botanistes dans les campagnes françaises au XVIIIe siècle. La remise en question du recours aux plantes thérapeutiques extra-européennes dans la seconde moitié du XVIIIe siècle contribue à renforcer les enjeux pesant sur l'inventaire de la flore locale. La multiplication des enquêtes conduit les médecins botanistes à expertiser des savoirs vernaculaires encore majoritairement tenus pour suspects, et à sélectionner les plantes utiles de la pharmacopée paysanne traditionnelle.

Un processus de disqualification des savoirs vernaculaires

Au XVIIIe siècle, le commerce des plantes et l'exercice de la profession d'herboriste sont particulièrement ciblés par les intentions règlementaires, dans un contexte favorable au déploiement de l'expertise des professions médicales. Les autorités publiques relaient les prescriptions émanant des

---

[4] Parmi les travaux les plus récents, on citera Londa Schiebinger, *Plants and Empire. Colonial Bioprospecting in the Atlantic World*, Cambridge (Mass.) & Londres, Harvard University Press, 2004 ; Kapil Raj, *Relocating Modern Science : Circulation and the Construction of Knowledge in South Asia and Europe, 1650-1900*, Basingstoke/New York, Palgrave Macmillan, 2007 ; Samir Boumediene, *La Colonisation du savoir. Une histoire des plantes médicinales du « Nouveau Monde » (1492-1750)*, Vaulx-en-Velin, Les éditions des mondes à faire, 2016.

milieux académiques, qui contribuent à élaborer les savoirs administratifs[5].

La santé publique dans les campagnes, un enjeu croissant pour l'État au XVIIIe siècle

Alors que le phénomène de croissance démographique n'échappe pas aux contemporains, l'arithmétique politique fournit aux États européens les premiers outils permettant de comptabiliser plus précisément leur population et d'évaluer les causes de mortalité. Théories populationnistes obligent, l'investissement de la puissance publique dans le domaine de la santé s'accroît. En France, si l'État intervient à un degré moindre dans la répartition des personnels de santé sur le territoire, par rapport à ce qui peut être observé dans l'aire germanique, voire dans certains États italiens comme le Piémont-Sardaigne, de nombreux aménagements sont toutefois introduits sur le terrain règlementaire, pour prévenir les abus et limiter les risques. Les efforts portent autant sur l'encadrement des métiers de santé que sur la lutte contre les épidémies et autres phénomènes mortifères, alors que l'accès au soin reste très inégal entre villes et campagnes. Dès le règne de Louis XIV, le gouvernement s'entremet pour renforcer l'aide sanitaire destinée à ceux que l'on qualifie de « pauvres habitants des campagnes ». Les médecins gravitant autour du roi sont d'autant plus enclins à soutenir ce type d'initiatives que les soins charitables demeurent une tradition bien ancrée dans les pratiques des médecins de ville[6].

En 1710, Louis XIV ordonne l'envoi annuel dans les provinces des boîtes de remèdes composés par son médecin, Adrien Helvétius, pour venir en aide aux indigents malades et tenter de contenir les épidémies. L'initiative est confirmée par les arrêts du conseil de 1721 et 1722. L'opérationnalité du système demeure variable jusqu'au tournant du siècle. Après 1750, l'intervention du pouvoir royal en faveur de la santé publique se renforce, avec la nomination d'un médecin correspondant des épidémies aux ordres de chaque intendant[7]. Il est également chargé de superviser la distribution du contenu des boîtes de remèdes, dont la composition doit permettre de traiter aussi les principales maladies ordinaires. Les bénéficiaires des remèdes restent

---

[5] Isabelle Laboulais, « La fabrique des savoirs administratifs », dans *Histoire des sciences et savoirs, (dir.) Dominique Pestre, t. 1, De la Renaissance aux Lumières*, Stéphane Van Damme (dir.), Paris, Seuil, 2015, p. 447-463.

[6] Isabelle Coquillard, « Les docteurs régents de la Faculté de médecine de Paris et la fourniture de soins aux "bons pauvres malades" dans les paroisses parisiennes (1644-1791) », *Revue historique*, 2013/4 (668), p. 875-904.

[7] François Lebrun, *Médecins, saints et sorciers aux XVIIe et XVIIIe siècles*, Paris, Seuil, 1995.

les pauvres domiciliés, comme le rappellent régulièrement les mémoires imprimés adressés aux bureaux d'intendance, qui relaient les préoccupations paternalistes de l'administration monarchique. Dans les campagnes dépourvues de médecins ou chirurgiens, le choix des dépositaires des boîtes de remèdes se porte sur les relais traditionnels de l'assistance charitable : curés, religieux et religieuses réguliers, dames de la bonne société. À la fin du siècle, les enquêtes diligentées par les intendants, puis par les membres de la Société royale de médecine ont également permis d'identifier les principaux risques sanitaires encourus par les populations rurales :

> [...] des fièvres inflammatoires, des fièvres humorales, surtout des fièvres intermittentes au printemps & en automne ; des fluxions de poitrine, des dysenteries, des hydropisies, & principalement cette enflure universelle qu'on nomme anasarque ; des fluxions sur les yeux, des douleurs rhumatismales[8].

Le recours aux fébrifuges demeure crucial pour soigner les gens des campagnes, souvent atteints de paludisme[9]. Premiers bénéficiaires des effets thérapeutiques bénéfiques des plantes extra-européennes, les souverains et leurs courtisans jouent un rôle essentiel dans le processus d'acceptation des nouveaux remèdes, comme le quinquina[10]. Afin de mettre à disposition de ses sujets des médications fiables et ayant fait leurs preuves sur lui-même ou des membres de sa famille, le roi fait régulièrement l'acquisition, parfois au prix fort, des secrets de composition de remèdes. S'inspirant du succès de Robert Talbot et de son « remède anglais », Helvétius est gratifié de 1000 louis pour la divulgation de son remède à base d'ipécacuanha. En 1720, le chirurgien La Ligerie obtient une pension de 1200 livres moyennant la cession de ses droits sur la formule de la « poudre des chartreux ». Un arrêt du Conseil du roi du 5 mai 1781 institutionnalise le recours à l'expertise de la Société royale de médecine pour examiner l'innocuité et l'efficacité de tous les nouveaux remèdes pour lesquels sont demandées des autorisations de mise sur le marché sous forme de brevets, patentes ou privilèges. Jusqu'alors, il revenait aux intendants de désigner des experts parmi les médecins reconnus de leur ressort. À partir de la décennie 1730 s'est renforcé le contrôle de la mise sur le marché des remèdes secrets, dans les textes de loi tout au moins. L'inflation règlementaire ne saurait

---

[8] Archives Départementales du Rhône [désormais AD Rhône], 1C21, Lassone (fils), Précis historique, 1790.
[9] Jean-Michel Derex, « Géographie sociale et physique du paludisme et des fièvres intermittentes en France du XVIIIe au XXe siècle », *Histoire, économie & société*, 2008/2 (27e année), p. 39-59.
[10] Samir Boumediene, *La Colonisation du savoir, op. cit., p. 215-230.*

masquer la difficulté d'application sur le terrain, et met surtout au jour la genèse d'une police des remèdes[11]. L'intervention de la puissance publique montre que les injonctions des milieux médicaux ont été entendues : les gens de l'art veulent s'arroger un monopole sur le commerce des remèdes, au nom de la lutte contre le charlatanisme et les superstitions populaires.

L'épineux commerce des plantes thérapeutiques

Dans les campagnes, la figure de l'herboriste cristallise trois types d'images : celle ou celui qui soigne, qui communique avec les puissances supérieures, et qui peut nuire par empoisonnement. Le discours savant ne retient que le portrait en négatif. Les herboristes, comme leurs fournisseurs des campagnes, font l'objet d'un dénigrement quasiment systématique, aussi bien dans la littérature académique que dans la production des administrations monarchiques. La profession est considérée comme populaire, plus liée à la glèbe qu'à la ville, et d'autant plus suspecte que féminisée. Le terme d'herboriste est d'ailleurs exclusivement féminin dans le *Dictionnaire universel de commerce* de 1712, et désigne de « pauvres femmes établies la plupart dans des échopes au coin des rues, particulièrement près des boutiques des Apoticaires les plus achalandez[12] ».

L'activité d'herboriste est bien visible, surtout dans l'espace urbain, où elle déborde sur la voie publique et ne manque pas d'attirer l'attention des partisans d'une règlementation de ce commerce. Les herboristes peuvent récolter directement les produits vendus, ou les acheter à des paysans et servir d'intermédiaires auprès de populations citadines modestes cherchant à se procurer des simples à moindre frais, faute de pouvoir rémunérer les apothicaires qui préparent les médications suivant les indications des médecins. En 1773, l'intendant de la généralité de Lyon, M. de Flesselles, déplore la piètre qualité de leur marchandise :

> La collecte & la vente usuelle [est] abandonnée de nos jours à des gens du peuple, qui, n'ayant aucune connaissance précise sur la Botanique, achètent ces plantes des Paysans, les dessèchent mal, les conservent dans des appar-

---

[11] Sophie Chauveau, « Genèse de la "sécurité sanitaire" : les produits pharmaceutiques en France aux XIXe et XXe siècles », *Revue d'histoire moderne et contemporaine*, 2004/2 (51-2), p. 88-117.

[12] Jacques Savary Des Bruslons, *Dictionnaire universel de commerce, contenant tout ce qui concerne le commerce qui se fait dans les quatre parties du monde*, Waeberge, Jansons, 1732, p. 348.

tements humides, les renouvellent rarement, & les vendent par conséquent altérées, corrompues, & sous des noms impropres[13].

L'administrateur puise dans une panoplie d'arguments attendus et consensuels, déjà fourbis dans les années 1630 par Guy de La Brosse, lorsqu'il plaidait pour la création d'un Jardin du roi permettant de se passer de l'intermédiaire des herboristes douteux pour la livraison des plantes médicinales[14]. Dans la deuxième moitié du XVIIIe siècle, le discours dominant, influencé par l'opinion des médecins qui se donnent à voir du côté des Lumières, continue de dénoncer les mauvaises pratiques et le manque de connaissances des herboristes, et des voix s'élèvent pour demander à ce qu'ils se regroupent au sein d'un métier réglementé, afin d'améliorer la qualité des produits végétaux commercialisés. L'auteur du manuel *Le Botaniste françois*, médecin de formation, professeur de botanique médicale, puis de chirurgie, se fait l'écho des griefs de la Faculté contre une activité sur laquelle elle n'a aucune prise :

> Se dit, se fait Herboriste qui veut. [...] des herbes médicinales, où il est très aisé de se méprendre, & d'où dépend néanmoins la mort ou la vie de mille & mille Citoyens, le commerce en est libre à tout le monde, c'est la dernière ressource de ceux qui ne savent quoi devenir[15].

En 1763, les apothicaires parisiens produisent un mémoire favorable à la règlementation du métier d'herboriste, afin de distinguer les paysans et paysannes inexpérimentés des herboristes-botanistes dignes de confiance, qui passeraient sous la tutelle de leur corporation :

> La France produit plus de huit cent sortes de Simples dont on se sert journellement. [...] Les gens des campagnes qui les apportent à Paris les recueïllent sans distinction d'espèces, sans avoir égard à la maturité ; la même botte contient un Simple utile & une Herbe sans qualité ou malfaisante, & ce qui est utile se trouve encore manquer ou par le trop ou le trop peu de maturité[16].

Les efforts des pouvoirs publics pour réglementer la profession n'aboutissent que tardivement ; le principe d'un examen d'herboristerie s'impose

---

[13] *Plan de l'établissement d'un jardin de botanique et d'une école d'histoire naturelle. Arrêté par Monseigneur de Flesselles, Intendant de la généralité de Lyon*, Lyon, Delaroche, 1773, p. 3.
[14] Guy de La Brosse, *De la nature, vertu, et utilité des plantes*, Paris, Rollin Baragnes, 1678, p. 684-686.
[15] Jacques Barbeu du Bourg, *Le Botaniste françois comprenant toutes les plantes communes et usuelles*, Paris, Lacombe, 1767, p. 213-214.
[16] Maillet de La Croix, *Mémoire pour les herboristes de Paris*, Paris, Jean Lamesle, 1754, p. 4.

progressivement dans la seconde moitié du XVIII⁰ siècle. En 1752, des herboristes de Paris, qui tiennent boutique et se prévalent d'une expertise botanique, tentent d'obtenir la protection de la Faculté de médecine moyennant des inspections régulières de leurs officines par les médecins. Dans un contexte de concurrence entre corporations, en 1767, sur décision du roi, ce contrôle passe sous la responsabilité des apothicaires parisiens. La Faculté tente de reprendre la main en 1778, en mettant en place un examen d'herboristerie, qui consiste à identifier des parties de plantes et leurs propriétés thérapeutiques. Une poignée d'herboristes botanistes, à l'instar d'Edme Gillot, se prêtent à l'exercice, lors d'une première session qui n'est pas reconduite malgré le nombre de candidatures. Après la suppression des corporations en 1791, il faut attendre 1803 pour que les pouvoirs publics s'inquiètent de la dérégulation des métiers de santé : la loi du 21 Germinal an XI, portant sur la pharmacie, introduit un certificat d'herboristerie nécessaire pour faire commerce de plantes médicinales fraîches ou sèches[17]. Au XVIII⁰ siècle, les herboristes, dépourvus de reconnaissance juridique, demeurent donc les parents pauvres de la médecine et de la pharmacie. Les contours de ce métier sont flous, et les différences importantes entre les herboristes botanistes aux compétences reconnues, les revendeurs ou revendeuses tenant boutique ou étal volant, les colporteurs, les acteurs de la médecine populaire, tous susceptibles de faire commerce de plantes. Il faut aussi compter avec les marchands épiciers ou droguistes qui vendent des plantes médicinales d'usage courant, comme les vulnéraires utilisables en pansement ou cataplasme, ainsi que des plantes tinctoriales ou détergentes.

L'exploration botanique des campagnes

Au cours du XVIII⁰ siècle, et plus particulièrement après les années 1760, plusieurs facteurs contribuent à faire des campagnes françaises un terrain d'investigation de prédilection pour les botanistes et pour les médecins botanistes. La discipline n'est plus confinée dans un entre soi académique et peut être pratiquée comme un loisir scientifique, très en vogue dans les élites éclairées imprégnées d'une nouvelle sensibilité aux choses de la nature. De manière plus pragmatique, on espère trouver dans les campagnes des succédanés qualifiés d'indigènes, capables de guérir aussi bien que les substances exotiques acheminées à grand frais depuis les outremers.

---

[17] Ida Bost, *Herbaria : ethnologie des herboristes en France, de l'instauration du certificat en 1803 à aujourd'hui*, thèse de doctorat de l'université Paris 10, 2016.

L'herborisation ou la botanique hors les murs

La pratique de la botanique hors les murs n'est pas, loin s'en faut, une nouveauté du siècle des Lumières. Dès le XVIe siècle, des botanistes renommés comme Richer de Belleval se sont livrés à de véritables explorations pour collecter des échantillons et inventorier la flore à l'échelle d'un territoire donné. Au XVIIIe siècle se généralise la constitution de savoirs d'État à partir d'enquêtes visant à recenser les ressources du royaume, aussi bien minières qu'hydrauliques, agricoles, ou floristiques. Le contexte intellectuel et politique est propice au développement des études botaniques, tant sur le plan théorique que d'un point de vue utilitariste. Depuis les jardins botaniques s'organisent des enquêtes visant à mieux connaître l'environnement végétal des villes françaises. Cette statistique végétale est à rapporter à la passion classificatrice des Lumières. Une trentaine de manuscrits inventorient la flore de Paris et de ses environs à la fin du XVIIIe siècle[18]. Les autres villes françaises ne sont pas en reste. Certains espaces ruraux périphériques sont désormais considérés comme de véritables réserves floristiques, et accueillent sur la longue durée les herborisations des savants et des amateurs. C'est le cas du Mont Pilat, au-dessus de Lyon, ou encore de la forêt de Fontainebleau. Les savants désireux de décrire de nouvelles espèces, ou d'alimenter un catalogue floristique, organisent des herborisations exploratoires où peut être convié un nombre restreint de collègues ou d'amateurs aguerris, éventuellement un ou deux étudiants prometteurs, parfois des guides si le milieu s'avère difficile d'accès, ce qui est le cas des zones de montagne.

La botanique hors les murs ne concerne pas qu'une élite savante. Dès la fin du XVIIe siècle, la promenade botanique devient une pratique institutionnalisée, au carrefour entre échange savant et sociabilité[19]. La multiplication des cours publics et privés et des ouvrages de vulgarisation contribue à l'avènement d'une botanique de loisir pratiquée par des amateurs à la recherche d'émotions champêtres. Les étudiants des professions de santé demeurent cependant le cœur de cible de ce type d'enseignement. Les herborisations permettent de compléter les démonstrations effectuées devant les banquettes bien rangées des jardins botaniques par un aperçu des plantes dans leur milieu naturel.

---

[18] Stéphane Van Damme, *Métropoles de papier : naissance de l'archéologie urbaine à Paris et à Londres, XVIIe-XXe siècles*, Paris, Les Belles Lettres, 2012.

[19] Jean-Luc Chappey, *La Société des observateurs de l'homme, 1799-1804 : des anthropologues au temps de Bonaparte*, Paris, Société des Robespierristes, 2002.

C'est grâce à cette formation dont ils ont bénéficié durant leurs études que beaucoup de médecins conservent un goût très vif pour l'étude de la botanique, et tout particulièrement pour l'identification des plantes, la constitution de flores ou l'étude des classifications. Même si leurs univers restent liés, la botanique a pris son autonomie par rapport à la médecine, dont elle n'est plus une science auxiliaire. Dès le XVIe siècle, elle a forgé ses propres méthodes, proposant une approche conceptuelle du règne végétal qui repose sur trois axes : identifier, nommer, classer. Par certains côtés, la discipline se veut philosophique, puisqu'elle s'efforce de restituer l'ordre naturel de la création en classant le règne végétal suivant les systèmes qui semblent les mieux adaptés à cet objectif[20]. Pour beaucoup de savants, Linné en tête, c'est cette botanique classificatoire qui reste la plus savante et la plus noble. Dans la seconde moitié du XVIIIe siècle, est enseignée dans les facultés de médecine et dans les cours privés une botanique appliquée.

Le terme « botanique médicale » apparaît au début des années 1800 dans les publications à destination du public estudiantin, et consacre la spécialisation amorcée au siècle des Lumières. Alors que des dizaines de milliers de végétaux sont découverts au gré des différentes entreprises exploratoires, s'impose le constat suivant lequel le futur médecin ou chirurgien n'a nul besoin d'accumuler les connaissances sur des plantes dépourvues d'intérêt thérapeutique. Mieux vaut qu'il se concentre sur les quelques centaines de spécimens intégrés aux pharmacopées de référence, comme la *Pharmacopée universelle* de Nicolas Lemery publiée en 1697 et rééditée à plusieurs reprises au XVIIIe siècle. Cela n'empêche pas certains praticiens de s'intéresser de près à la pharmacopée populaire, soit parce qu'ils considèrent que la lutte contre les superstitions ou les mauvais usages des plantes relève de leur mission, soit, plus prosaïquement, parce qu'ils sont amenés à soigner des patients impécunieux, auxquels il convient de prescrire des remèdes peu coûteux mais efficaces. Ils sont disposés à intégrer dans leur pratique des plantes d'usage courant dans les campagnes, à condition de les passer préalablement au crible de la raison critique.

À la recherche de succédanés

Dans la seconde moitié du XVIIIe siècle, et particulièrement après le traité de Paris, en 1763, qui réduit drastiquement les contours du premier empire français et démontre la suprématie éclatante de la Royal Navy, de nombreux praticiens font état d'un risque de dépendance thérapeutique du royaume,

---

[20] Jean-Marc Drouin, *L'Herbier des philosophes*, Paris, Seuil, 2008.

privé d'une partie de ses moyens propres d'approvisionnement en substances végétales d'origine extra-européenne. On déplore que l'achat de végétaux exotiques contribue à enrichir les puissances concurrentes, Angleterre et Espagne en tête, qui tirent parti de leurs territoires coloniaux récemment augmentés.

Dans les années 1760, les végétaux extra européens qu'il n'est pas possible d'acclimater ne sont plus considérés comme des panacées. Outre leur coût, et les fraudes et falsifications que l'on peut craindre, il faut compter avec les possibles ruptures d'approvisionnement en cas de guerre. Dans le discours médical commence à faire consensus l'idée suivant laquelle un petit nombre de médications, composées à partir de végétaux communs utilisés dans la pharmacopée paysanne, suffirait à résoudre à moindre frais bien des problèmes sanitaires dans les provinces. Des praticiens se plaignent auprès des bureaux d'intendances du coût élevé des médications d'utilité publique qu'ils sont invités à prescrire. L'Élixir américain contient ainsi dix-huit ingrédients d'origine végétale parmi lesquels six sont importés de Saint-Domingue et un autre d'Égypte[21]. Les pouvoirs publics ne peuvent être que favorables à l'élaboration d'une pharmacopée nationale, qui permettrait aussi de faire des économies sur la préparation des boîtes de remèdes. En plus des enquêtes dont ils sont chargés pour examiner les conditions environnementales de surgissement des maladies[22], les correspondants de la Société royale de médecine, fondée en 1778, sont invités à contribuer à l'effort d'accumulation de connaissances utiles sur la flore :

> [Ils] sont priés d'examiner, dans le canton qu'ils habitent, les végétaux qui y croissent naturellement. Ils indiqueront d'abord le nom qui leur est donné par Tournefort ou Linaeus, celui ou ceux que leur donnent les habitans & gens de la campagne ; l'étymologie de ce nom, s'il en a une ; les propriétés attribuées à chaque plante, soit en Médecine, soit pour quelque usage économique[23].

Les académies ne sont pas en reste, et cherchent à initier l'ouverture d'un champ de recherche sur les succédanés. En dépit des encouragements, rares sont les travaux ayant abouti à des résultats probants. En 1774, l'Académie des Sciences, Belles Lettres et Arts de Lyon met au concours la question suivante : « Trouver des plantes indigènes qui puissent remplacer exactement l'ipécacuanha, le quinquina & le séné. » Insatisfaite des mémoires qu'elle reçoit cette année-là, elle double le prix, sur le même

---

[21] AD Rhône, 1C21, « Noms et doses des drogues simples qui entrent dans la composition de l'Élixir américain. »
[22] Patrick Fournier, « Les médecins et la médiatisation de la "théorie des climats" dans la France des Lumières », *Le Temps des médias*, 2015/2 (25), p. 18-33.
[23] *Histoire de la Société royale de Médecine*, Paris, Didot, 1779, p. XIX.

sujet, l'année suivante. Sont distingués en 1776 les travaux de deux praticiens associés, le Dr Coste, médecin des hôpitaux militaires, et Willemet, démonstrateur de chimie et botanique au collège de médecine de Nancy et apothicaire de formation. Le second et le troisième prix vont à des professeurs exerçant à Mayence et à Vienne. En 1783, l'Académie Impériale et Royale des Sciences et Belles-Lettres de Bruxelles relance le sujet, en mettant au concours une question similaire : « Quels sont les végétaux indigènes que l'on pourroit substituer dans les Pays-Bas aux végétaux exotiques relativement aux différens usages de la vie ? ». Quelques botanistes ou médecins de bonne volonté engagent des travaux de comparaison entre végétaux exotiques et plantes indigènes, mais ils restent minoritaires, en raison du très faible nombre de savants se consacrant à l'étude de la physiologie végétale ou à l'analyse chimique des propriétés des plantes.

La captation des savoirs vernaculaires par les savoirs savants

Dans le dernier tiers du XVIIIe siècle, le contexte intellectuel se révèle tout à fait propice à l'étude critique des savoirs vernaculaires sur les usages thérapeutiques du végétal.

Faire parler les herboristes

À une époque où se renforce l'étanchéité entre savoirs savants et pratiques populaires, quelques médecins engagés dans la recherche de succédanés font preuve de moins de préjugés quand ils mènent l'enquête dans les campagnes. Le récit auquel se livre Jean-François Coste de sa quête de la salsepareille sauvage témoigne d'un pragmatisme à toute épreuve. En 1774, désireux de concourir pour le prix proposé par l'Académie de Lyon, Coste et Willemet entreprennent des recherches pour trouver un succédané à la zarzaparrilla (salsepareille). Utilisée pour traiter la syphilis, cette racine, classée par Linné sous le nom de Smilax, est acheminée à prix d'or depuis la Nouvelle-Espagne, le Mexique, l'Inde ou la Chine. Or les deux médecins français ont remarqué qu'à Nancy, des herboristes dont ils reconnaissent les compétences (« un Herboriste très-entendu, associé à une femme également intelligente en cette partie[24] ») approvisionnent avec

---

[24] Jean-François Coste, *Essais botaniques, chimiques et pharmaceutiques sur quelques Plantes indigènes, substituées avec succès à des végétaux exotiques, auxquels on a joint des observations médicinales sur les mêmes sujets*, Nancy, Veuve Leclerc, 1778, p. 95.

grand succès les apothicaires et droguistes en fagots de racines de ce qui leur apparaît comme une espèce indigène de zarzaparrilla. Aussi efficace que l'original, ce produit de substitution a le mérite de coûter sept fois moins cher. Les médecins tentent en vain d'en apprendre davantage : « Curieux de connoître cette plante indigène, qui sembloit si exactement remplacer la Salsepareille, nous fîmes diverses tentatives auprès de ces Herboristes ; leurs réponses simulées & spécieuses nous firent comprendre que nous attaquions un secret qu'on étoit résolu de ne pas exposer[25]. » Refusant toute coopération, les herboristes déclinent à plusieurs reprises des offres de récompense, et obligent nos praticiens à d'infructueuses recherches livresques. Coste et Willemet n'ont d'autre choix que de les espionner dans la campagne pour repérer leur parcours. La plante convoitée est enfin découverte, non sans une surprise de taille. La salsepareille sauvage n'est autre que la racine de houblon, plante commune dont les paysans connaissent l'efficacité pour traiter les affections cutanées.

Contrairement à leurs confrères exerçant à proximité des villes, et nécessairement informés des préventions à leur encontre, les herboristes des espaces montagnards ne semblent pas faire du secret un moyen de résistance. L'état d'esprit des botanistes qui viennent à eux est sans doute plus propice à l'échange, voire à l'établissement de relations de confiance. En effet, les récits des voyages scientifiques dans les Alpes et les Pyrénées publiés dans le dernier tiers du XVIIIe siècle renvoient généralement des stéréotypes positifs sur leurs habitants. La plupart sont imprégnés d'un imaginaire rousseauiste tendant à parer de toutes les vertus des populations aux mœurs rudes mais honnêtes, qui contribuent à la perpétuation de traditions immuables, parmi lesquelles un savoir vernaculaire sur les plantes. Dans certains massifs, comme l'Oisans, où le colportage fait traditionnellement partie des activités plurielles des populations paysannes, la figure du colporteur vendeur de plantes médicinales a pu contribuer à cette réputation d'expertise[26].

Très factuel et dépourvu d'envolées littéraires, le journal de voyage de Thomas Blaikie se félicite pourtant des coopérations nouées avec les montagnards. Blaikie, botaniste collecteur au service d'un médecin londonien, effectue en 1775 un séjour de sept mois dans le Jura suisse et dans la vallée de Chamonix, afin de récolter des spécimens de la flore alpine destinés à étoffer les collections anglaises. Les alpagistes jurassiens ne font aucune difficulté pour lui signaler les plantes intéressantes et leurs usages thérapeu-

---

[25] *Ibid.*
[26] Matthew Ramsey, *Professional and popular medicine in France, 1770-1830. The social world of medical practice*, Cambridge, Cambridge University Press, 2002, p. 166-167.

tiques[27]. Blaikie est jardinier de profession, ce qui le rapproche davantage des artisans spécialisés que des cercles académiques, même si, par l'entremise de son patron, il fait partie des réseaux de l'influent président de la Royal Society of London, Joseph Banks. Aux yeux des paysans, il renvoie certainement l'image d'un homme du peuple, un étranger qui n'hésite pas à adopter leur mode de vie rustique, ce qui peut expliquer l'instauration plus facile d'une confiance mutuelle. En Suisse, grâce au réseau savant de son employeur, Blaikie est mis en relation avec Abraham Thomas, un herboriste très connu dans les environs de Bex, qu'il qualifie de « fermier botaniste ». Abraham Thomas est le fils de Pierre Thomas, contemporain d'Albrecht von Haller, pour lequel ils ont travaillé en tant que guides et collecteurs de plantes lorsqu'il était directeur des salines de Bex. Pierre Thomas, garde-forestier des salines, avait été repéré par le savant car il faisait commerce de plantes cueillies dans la nature, ou récoltées dans des jardins de simples qu'il possédait dans les alpages[28]. Les Thomas ont tiré une grande notoriété du patronage de Haller. En l'espace de trois générations, ces paysans et garde-forestiers sont devenus des botanistes spécialisés dans les herborisations alpines, auxquels s'adressent en toute confiance les membres de la République des sciences.

Le cas de la famille Hourtigué d'Asté, dans les Pyrénées centrales, n'est pas très différent de celui des Thomas, bien qu'elle n'ait pas connu la même ascension sociale. La notoriété des Hourtigué d'Asté remonte à la fin du XVIIe siècle, quand ils ont accueilli Joseph Pitton de Tournefort lors de son séjour en 1685. Dans le récit qu'il livre de cette rencontre, le naturaliste Picot de Lapeyrouse donne le beau rôle à Tournefort, qui aurait instruit et rendu savant l'un de ses guides « en qui il avait reconnu de l'intelligence[29] ». Indéniablement, Tournefort a contribué à faire reconnaître les compétences de Jacou Hourtigué, qui devient par la suite collecteur pour le Jardin du roi. À la fin du XVIIIe siècle, alors que pour les curistes de Barèges, l'excursion botanique fait figure de rite initiatique incontournable, les Hourtigué continuent de mobiliser le capital scientifique hérité de leur ancêtre pour tirer parti de cette clientèle. Outre les herborisations, ils proposent à la vente des plantes vulnéraires et ornementales, et ont même pris le soin d'éditer une bro-

---

[27] Thomas Blaikie, *Sur les terres d'un jardinier : journal de voyages, 1775-1792*, Besançon, Éditions de l'Imprimeur, 1997, p. 66.

[28] Hans Peter Fuchs, « Histoire de la botanique en Valais. I. 1539-1900 », *Bull. Murithienne* 106, 1988, p. 119-168.

[29] Philippe-Isidore Picot de Lapeyrouse, *Histoire abrégée des plantes des Pyrénées et itinéraire des botanistes dans ces montagnes*, Toulouse, Bellegarrigue, 1818, p. XXII-XXIII.

chure publicitaire valorisant l'ancienneté de leur savoir-faire, garanti par la figure tutélaire de Tournefort[30]. Dans son carnet de voyage de 1793, Ramond de Carbonnières, qui entretient des rapports cordiaux avec la famille Hourtigué, sous-entend toutefois que Jacou Hourtigué s'occupait bien avant l'arrivée du savant parisien de la « recherche des plantes médicinales » sur les flancs du Lhéris, sommet réputé pour la richesse de sa flore, où il a eu « l'honneur de conduire Tournefort[31] ». Il semble probable en effet que Tournefort, comme Haller en Suisse, ait recherché des informateurs efficaces, c'est-à-dire déjà détenteurs d'un savoir vernaculaire sur les plantes.

L'exemple des Thomas ou des Hourtigué montre que la mode de la botanique au XVIIIe siècle a pu représenter une opportunité économique pour les herboristes des montagnes bénéficiant de l'essor du tourisme. Au contact de savants prestigieux, ils sont devenus des intermédiaires culturels incontournables entre le monde rural et les réseaux de savants ou d'amateurs. Le portrait de ces herboristes que les écrits de voyage ont laissé à la postérité reste cependant teinté de paternalisme : quelles que soient ses compétences sur le terrain, l'herboriste des champs ne peut se hisser au niveau du botaniste philosophe, et fait partie des personnages pittoresques que l'on s'attend à croiser dans les montagnes.

S'inspirer de la médecine populaire

Quoique souvent peu diserts sur le sujet, les ouvrages et traités médicaux et les mémoires académiques peuvent faire allusion à l'intégration de savoirs vernaculaires dans le savoir savant. Le cas le plus simple est celui où le médecin se voit confier une recette secrète de médication par une personne de confiance, qu'il valide dans le cadre de sa pratique. François-Xavier de Burtin, installé à Bruxelles et membre de la Société royale de médecine de Paris, est lauréat en 1783 du concours sur les végétaux de substitution de l'Académie de Bruxelles. Il relate dans son mémoire la manière dont il a exploité un secret de famille pour guérir des fièvres intermittentes un paysan trop pauvre pour se procurer du quinquina :

---

[30] Jean-Florimond Boudon de Saint Amans, *Fragmens d'un voyage sentimental et pittoresque dans les Pyrénées, ou Lettre écrite de ces montagnes*, Metz, Devilly, 1789, p. 99-110.
[31] Louis-François-Élisabeth Ramond de Carbonnières, *Carnets pyrénéens*, Pau, Monthélios, 2015, II. p. 80.

Trop jeune praticien pour connoître par la lecture aucun autre fébrifuge que l'unique qu'on donne pour tel dans les écoles de Médecine, savoir le quinquina [...], je me souvins d'avoir ouï dire dans ma jeunesse, que les feuilles & noyaux du pêcher sont un remède infaillible contre les intermittentes de toute espèce[32].

Encouragé par ce premier succès, il se met à prescrire des décoctions de feuilles de pêcher dans des cas similaires. Un père capucin, apothicaire de son état, lui a révélé par la suite un autre secret concernant le même arbre, dont les noyaux seraient encore plus efficaces pour soulager les patients atteints de fièvres intermittentes. Le concours académique de 1783 donne l'occasion à Burtin, au nom du bien commun, de mettre à disposition du public ce qu'il a pu apprendre.

Le médecin peut également, par l'observation des pratiques curatives traditionnelles, évaluer l'intérêt de tel ou tel végétal. Coste et Willemet étudient ainsi les propriétés du cabaret, une plante dont les paysans lorrains connaissent les effets purgatifs des feuilles et de la racine. Burtin constate pour sa part les effets salutaires du sureau que les paysans consomment en salade, qui soigne l'hydropisie, la gangrène et les atteintes parasitaires, et pourrait d'après lui se substituer au séné[33].

Cette posture empirique est très loin d'être nouvelle à la fin du XVIII siècle, il existe au contraire toute une tradition en la matière. Pour étudier sérieusement les effets thérapeutiques potentiels d'un végétal, le médecin botaniste ne se contente pas de se fier aveuglément à la tradition populaire. Il doit être en mesure de faire l'histoire naturelle de la plante, c'est-à-dire de l'identifier dans les travaux anciens et modernes afin de lui attribuer une place dans les principaux systèmes de classification, et de la rattacher à une famille qui a supposément des propriétés identiques. Les journaux savants diffusés dans toute l'Europe s'avèrent très utiles dans ce travail bibliographique, car ils tiennent les membres de la République des sciences informés des principales publications et en donnent d'utiles résumés. Coste et Willemet se rendent compte que le médecin catalan Pierre Barrère, en charge du jardin botanique de Perpignan, classe l'ipécacuanha dans le genre des violettes, ce qui conduit Linné à adopter la même position. À Uppsala, un élève de Linné qui a soutenu une thèse sur le sujet administre la violette comme purgatif et émétique, en lieu et place de l'ipécacuanha, dont les racines sont utilisées pour lutter contre la

---

[32] François-Xavier de Burtin, *Mémoire sur la question : quels sont les végétaux indigènes que l'on pourroit substituer dans les Pays-Bas aux végétaux exotiques relativement aux différens usages de la vie ?*, Bruxelles, Imprimerie Académique, 1784, p. 32-33.
[33] *Ibid.*, p. 167.

dysenterie par la population péruvienne. À partir de ce travail de recherche et de compilation des résultats de leurs confrères, Coste et Willemet font à leur tour l'hypothèse que la violette pourrait constituer un végétal de substitution de grand intérêt.

Quelques médecins botanistes dans la seconde moitié du XVIIIe siècle complètent cette étape d'identification du végétal et de ses propriétés par un protocole d'analyse chimique en bonne et due forme. Encouragés par l'Académie royale des sciences, les apothicaires de la famille Boulduc, ainsi que Guillaume-François Rouelle, apothicaire de formation, puis démonstrateur de chimie au Jardin du roi à Paris à partir de 1742, ont largement contribué à diffuser la méthode paracelsienne de la spagyrie, qui consiste à décomposer le végétal en éléments essentiels, comme les sels, les huiles et les gommes. Le médecin Jean-François Durande, membre actif de l'Académie de Dijon dont il anime le jardin botanique, et auteur d'une *Flore de Bourgogne* publiée en 1782, s'intéresse à la vertu fébrifuge des feuilles de houx, « ayant vu administrer ce remède par un homme qui n'étoit point médecin[34] ». Une expérience de réduction du végétal lui permet d'établir une comparaison satisfaisante avec le quinquina.

Après l'étude théorique vient la phase d'expérimentation sur des patients qui permet de tirer les premières conclusions sur l'efficacité thérapeutique du végétal. Les médecins utilisent aussi quand ils le peuvent les retours d'expériences de confrères pour être en mesure de mieux évaluer les formes d'administration des remèdes, et les dosages à employer. Pour soigner des patients atteints de dysenterie sans recourir à l'ipécacuanha, Coste et Willemet procèdent à la cueillette de violettes, font sécher et pulvérisent la racine de la plante. Ils l'administrent d'abord sous forme de décoction, sans grand succès. L'absorption de poudre se révèle plus efficace, mais peu agréable pour le malade. Les médecins suggèrent de l'intégrer dans un sirop sucré à la violette, plus facile à faire ingérer. Durande administre aussi sous forme de poudre le houx ayant subi un procédé de dessiccation ; ayant obtenu un certain succès dans le traitement des fièvres, il en conclut à une efficacité identique à celle du quinquina. Nos expérimentateurs communiquent ensuite leurs résultats à la communauté scientifique, sous forme de mémoires académiques relayés par les journaux savants.

---

[34] *Histoire de la Société royale de médecine*, année 1779, Paris, Philippe-Denys Pierre, 1779, p. 342.

Influencer les pratiques thérapeutiques populaires

Dans la deuxième moitié du XVIIIe siècle, l'effort des médecins botanistes porte sur la validation des potentialités thérapeutiques de végétaux communs de la pharmacopée paysanne, mais aussi des usages que l'on en fait. La publication de traités destinés à éclairer le monde des campagnes leur permet d'imposer leur expertise à propos des modalités de prescription et d'administration des remèdes à base de végétal.

Expériences sur les propriétés létales des végétaux

Dans la fabrication de remèdes, tout l'art tient aux dosages. Des actifs végétaux qui peuvent s'avérer salutaires à petite dose deviennent dangereux, voire létaux, au-dessus d'un certain seuil. Dans le même ordre d'idée, les différentes parties d'un végétal (racines, tige, feuilles, fruits...) n'offrent pas les mêmes propriétés thérapeutiques, et celles-ci varient en fonction des saisons. C'est sur ces questions essentielles que les médecins botanistes entendent apporter leurs lumières, en partant du principe que, si la tradition populaire a souvent identifié des substances végétales utiles, en revanche les modes d'administration restent peu rigoureux, aléatoires, et potentiellement dangereux. À la fin du XVIIIe siècle commencent à paraître en Europe des inventaires des plantes toxiques. Le Dr Vicat publie en 1776 une *Histoire des plantes vénéneuses de la Suisse contenant leur description, leurs mauvais effets sur les hommes et sur les animaux, avec leurs antidotes*. En 1785, c'est au tour du Viennois Joseph-Jacob von Plenck de faire paraître une *Toxicologia seu doctrina de venenis et antidotis*. En 1784, le botaniste Pierre Bulliard, surtout connu pour des travaux de compilation et de vulgarisation, livre à son tour au public une *Histoire des plantes vénéneuses et suspectes de la France*. Cet ouvrage recense les végétaux potentiellement nocifs et les antidotes à utiliser en cas d'ingestion inappropriée ou accidentelle. Dans de nombreux cas, sont dénoncés des usages purgatifs ou vermifuges traditionnels pouvant s'avérer fatals, comme la consommation des fruits du « Daphné Laureola » (laurier des bois) :

> Dans les campagnes [...] il y a des malheureux qui, pour se purger, sont dans l'usage d'avaler jusqu'à cinq à six baies de cet arbuste : on ne manque pourtant pas d'exemples des funestes effets de ce remède, & cela n'a pas encore suffi pour le faire abandonner. J'ai ouï des hommes d'une constitution extrêmement robuste, après dix jours de superpurgation, vanter ce remède meurtrier, je les ai vus s'applaudir de ses effets, parce que, disoient-ils, aucune médecine

ne purgeoit aussi bien que celle-là : j'ai vu un forgeron dans le plus terrible état, pour avoir fait usage de ce purgatif ; je désespérois même de lui [...][35].

À propos de l'if, Bulliard se montre beaucoup moins définitif, expliquant avoir consommé des baies de cet arbre dans son enfance sans souffrir d'indisposition particulière. Il rappelle que le statut de ce végétal fait l'objet d'une controverse non éteinte en Europe. Si la plupart des botanistes emboîtent le pas des Anciens et le classent parmi les poisons les plus mortels, certains modernes plaident en faveur de son innocuité. La presse, y compris les journaux savants, se fait pourtant l'écho d'accidents dramatiques impliquant des chevaux, du bétail ou des êtres humains. En 1788, le médecin botaniste dauphinois Dominique Villars, en visite à l'École vétérinaire de Lyon alors dirigée par Claude-Julien Bredin, trouve l'occasion de mettre en œuvre un protocole expérimental démontrant les effets néfastes de l'if, dont il relate le détail dans son journal de bord, demeuré inédit. Villars, qui n'est pourtant pas le dernier à critiquer les usages thérapeutiques traditionnels, reconnaît la légitimité de la défiance dont font preuve les paysans du Champsaur, dont il est originaire, à l'encontre de l'if :

> Le vendredy ou le samedy saint, en voyant l'if dans le jardin de botanique de l'École vétérinaire, je me rapellai les ravages que font les feuilles de cet arbre aux bêtes de somme du Noyer de Poligni & autres paroisses du Champsaur où l'if est commun dans les bois. M. Bredin craignit que mon récit n'eut pour base que quelque préjugé populaire. Malgré qu'il trouva que Plenck dans son Traité des poisons disoit que l'if étoit poison, que donné comme vermifuge il avoit fait périr trois enfants etc. Haller il est vrai, l'avoit disculpé, ce qui est étonnant car l'if se trouve commun en Suisse comme en Dauphiné, mais voici les faits[36].

Un vieux cheval, puis un mulet, tous deux en bonne santé, sont choisis comme cobayes pour consommer des feuilles d'if mélangées à deux types de fourrages distincts, ce qui engendre leur mort rapide. L'expérience conforte Villars dans son opinion quant à la toxicité élevée de ce végétal. L'if demeure un sujet de désaccord avec un confrère danois, Éric Viborg, dont il a lu les mémoires et qu'il a même rencontré en 1789, et qui rapporte que la coutume, dans le nord de l'Allemagne, consiste à administrer des feuilles d'if au bétail pour le tirer des langueurs de l'hiver[37]. Villars

---

[35] Pierre Bulliard, *Histoire des plantes vénéneuses et suspectes de la France*, Paris, Imprimerie de Monsieur, 1784, p. 107.
[36] Muséum d'Histoire Naturelle de Grenoble [désormais MHN Grenoble], G. 10, *Voyage à Lyon en 1788*, n. p.
[37] MHN Grenoble, *Dominique Villars, Journal d'observation commencé le 5 avril 1786*, p. 27.

souhaite pour sa part que le public soit prévenu « contre cet arbre dangereux, que tant d'ouvrages de botanique avoient disculpé mal à propos, & qui est un fléau pour certaines parties de nos montagnes où il abonde[38] ».

Enseigner la botanique aux paysans

À la fin du XVIIIe siècle, les connaissances botaniques sur la flore des campagnes se sont enrichies et se sont diffusées au sein de la République des sciences. Bon nombre de médecins ont pris la mesure des services que peuvent rendre les plantes usuelles de la pharmacopée traditionnelle. Le médecin botaniste Emmanuel Gilibert, qui organise régulièrement des herborisations autour de Lyon et dans les monts du Lyonnais à la fin de l'Ancien Régime, s'est spécialisé dans le traitement des maladies infantiles. Comme beaucoup de ses confrères, il a recours à la publicité dans la presse locale pour recommander ses services[39] :

> [...] les remèdes qu'il ordonne, étant presque tous composés de plantes que la nature nous offre dans nos campagnes, sont recommandables par leur simplicité ; ils n'ont ni goût ni odeur désagréables, & les méthodes qu'il suit pour soulager ou guérir la plupart des maladies du premier âge, sont si certaines qu'il ne prend des honoraires, qu'après l'entière guérison[40].

Dans cette annonce vantant l'usage de médications à base de plantes communes transparaît une croyance ancienne, suivant laquelle Dieu a créé à la fois la maladie et le remède, et mis à la disposition des hommes, dans la nature, des substances qui peuvent le guérir. Burtin, le médecin botaniste de Bruxelles prend toutefois la précaution d'indiquer que les remèdes rustiques ne donnent satisfaction « que chez les pauvres & les gens de la Campagne, dont l'estomac, moins tourmenté par les passions & la variété des mets, obéit avec bien plus de facilité à l'action des remèdes[41] ». Les théories néo-hippocratiques alors largement partagées partent du principe que l'environnement influe sur la maladie, mais aussi sur la manière de la soigner. Burtin y ajoute une analyse sociologique des comportements alimentaires, ce qui lui permet de conclure à la nécessité d'adapter le remède au patient

---

[38] Dominique Villars, *Histoire des plantes du Dauphiné*, t. 3, Paris, Prévost, 1789, p. 816.
[39] Didier Nourrisson, « Pour une histoire des pratiques de santé. L'exemple de la publicité », dans *Histoire de la santé, XVIIIe-XXe siècles. Nouvelles recherches francophones*, Alexandre Klein et Séverine Parayre (dir.), Laval, Presses de l'université Laval, 2015, p. 185-198.
[40] *Affiches de Lyon, annonces et avis divers*, n° 1, mercredi 4 janvier 1769, p. 4.
[41] François-Xavier de Burtin, *op. cit.*, p. 34.

en fonction de sa position dans l'échelle sociale. On voit ici la genèse d'une représentation qui se renforce après 1800, suivant laquelle les paysans ne sont pas soumis aux mêmes maladies que les gens des villes. Pour un jeune diplômé, devenir « médecin des champs » est un véritable sacerdoce, car si les pathologies sont plus simples à traiter dans les campagnes, l'on y reste confronté à toutes sortes d'archaïsmes[42]. La mission civilisatrice de l'homme de l'art passe entre autres par la publication de manuels d'hygiène et de santé à l'usage des gens des campagnes, pour prévenir notamment les mauvais usages des plantes utilisées dans la thérapeutique traditionnelle. Ces ouvrages se présentent comme des abrégés d'un savoir vernaculaire dûment expertisé, validé, épuré ou recomposé au prisme du savoir savant. Un bon exemple en est donné par le *Manuel populaire de santé* publié en 1808 par le médecin Pierre-Joseph Marie de Saint-Ursin (1763-1818), qui est aussi rédacteur de la *Gazette de santé* entre 1800 et 1810. Il dresse un tableau nosographique simplifié des maladies affectant ses contemporains et donne des indications utiles relatives aux soins et médications adaptés, en privilégiant les plantes indigènes plutôt que les végétaux exotiques[43].

*

Au XVIIIe siècle, alors que le discours dominant disqualifie la médecine populaire et se gausse des superstitions ancrées dans les campagnes, sont mises en place des entreprises de récupération du savoir vernaculaire sur les plantes thérapeutiques, dans le cadre des enquêtes diligentées par la médecine académique en collaboration avec les pouvoirs publics. Ce paradoxe s'explique en partie par les conflits internes aux professions de santé pour la reconnaissance de leur expertise, au détriment des métiers ou activités non règlementés. Le contexte politique international est également crucial, puisque les deux décennies suivant le traité de Paris et l'effondrement du premier empire français constituent un moment de convergence remarquable entre médecine savante et médecine populaire à l'échelle du royaume. Les impératifs de la communication scientifique dans le cadre de la République des sciences, s'appuyant sur le développement d'un système d'information à l'échelle de l'Europe, ont permis de conserver les traces imprimées de traditions souvent orales.

---

[42] Stanis Perez, *Histoire des médecins. Artisans et artistes de la santé de l'Antiquité à nos jours*, Paris, Perrin, 2015.
[43] Pierre-Joseph Marie de Saint-Ursin, *Manuel populaire de santé à l'usage des personnes intelligentes vivant à la campagne*, Paris, Henri Tardieu, 1808, p. 80-83.

Fit Only for Rustics: Peasant Diet and Peasant Health in European Medical Dietary Literature, 1500-1800

David GENTILCORE
University of Leicester (UK)

Abstract: This chapter compares dietary advice with actual foodways throughout Europe, from the late 15th to the early 19th centuries, as it related to the rural classes. The main source are the dietetical treatises published throughout the period. The chapter focuses on two particular categories of food—bread and vegetables—comparing and contrasting medical opinions and advice with actual peasant practices, and exploring changes in both of these over the period. In the process, it becomes apparent that peasant diets were much more varied, more open to the outside and more dynamic than historians often assume. By contrast, what remains more fixed are medical ideas about social rank and bodily 'constitution', which persist throughout the period, despite radically changing medical theories about the digestive process and the workings of the body.

Résumé : Ce chapitre compare les conseils diététiques avec les habitudes alimentaires des classes rurales à travers l'Europe de la fin du xvᵉ siècle au début du xixᵉ siècle. La source principale est constituée par les traités de diététique publiés durant cette période. Le chapitre se concentre sur des catégories particulières d'aliments – pain et légumes – en comparant et opposant les avis et conseils médicaux aux pratiques réelles des paysans, et en explorant les changements intervenus dans les deux cas au cours de la période. Dans ce processus, il apparaît que les régimes alimentaires paysans ont été beaucoup plus variés, plus ouverts sur des influences extérieures et plus évolutifs que les historiens ne l'affirment souvent. Par contraste persistent plus fortement tout au long de la période les idées médicales sur le rang social et la « constitution physique », malgré les mutations radicales des théories médicales sur la digestion et le fonctionnement de l'organisme.

Introduction: Medical Advice and Social Rank

In his discussion of the dietary attributes of chickens, then a luxury food, the London doctor Thomas Moffett noted that they were 'so pure and fine a meat' that 'no man I think is so foolish as to commend them to ploughmen and besomers.'[1] Such food would corrupt in the strong stomachs of peasants and sweepers before being digested. As a light food, as well as a luxury, chicken was best suited to the more delicate stomachs of the social elites. Advice originally meant to distinguish 'hot' constitutions from weak and cold ones had, by the end of the 16th century, become a matter of social distinction, if not outright prejudice.

Perhaps no more prejudiced but just more detailed than his medical colleagues, Moffett makes frequent social references with regard to foodstuffs. Rye was suitable 'for labourers, servants and workmen, but heavy of digestion to indifferent stomachs.' Herring 'give none or a bad nourishment, saving to ploughmen, sailers, souldiers, mariners, or labouring persons, to whom gross and heavy meats [foods] are most familiar and convenient.' Conversely, there was 'no meat so wholsom' as pheasant, 'but to strong stomacks it is inconvenientest, especially to ploughmen and labourers, who eating of phesants, fall suddenly into sickness, and shortness of breath.'[2]

When it comes to food and diet, what can early modern regimens like Moffett's tell us about contemporary medical attitudes towards health in the countryside? For early modern Europeans, food was at the heart of staying healthy. In the words of the Spanish doctor and theologian Álvarez de Miraval: 'almost all of the maintenance of our health consists in the good ordering and administration of food and drink.'[3] Advice concerning diet appeared in numerous regimens and health guides, many published in Europe's vernacular languages to make them accessible to a broader public. To give an idea of the success of this literary genre, regimens and health guides represented ten percent of the entire corpus of

---

[1] Thomas Moffett, *Health's Improvement: or, Rules Comprizing and Discovering the Nature, Method, and Manner of Preparing all Sorts of Food Used in this Nation* (London: Thomas Newcomb, 1595), 80.

[2] Moffett, *Health's improvement*, 231, 154, 94. Moffett is referring to Baldassare Pisanelli, *Trattato de' cibi et del bere, con molte dotte et belle annotazioni di Francesco Gallina* (Carmagnola: Marc'Antonio Bellone, 1589), 31.

[3] Blas Álvarez de Miraval, *De la conservación de la salud del cuerpo y del alma*. (Salamanca: Andres Renaut, 1601), 76. Translations into English are by the author, unless indicated otherwise.

medical texts published in England during the 16th and 17th centuries.[4] In addition to its familiarity to readers, the dietary literature reveals much more than what the physicians thought was good to eat; they also give us a glimpse of the most basic fears, prejudices and preoccupations of the culture of the time.

Doctors claimed to write in the vernacular in order to be read by all people, regardless of their medical learning and training, but in fact medical authors aimed their works at literate people with the leisure and financial means to think about their health. Joseph Du Chesne (Quercetanus), who had practised medicine widely before being appointed physician to the French king Henri IV, was quite explicit about his readership: 'seeking to address myself particularly to the rich, not too the poor and labourers for whom such regimens are not suited since they do not have the means to put them into practice, obliged to live as they can and not as they want, and that is to say quite badly and unthinkingly, instead of well and medically.'[5]

Even when authors made claims to write for 'the poor' or 'the unlearned' in their prefaces, these were mainly rhetorical. The poor were incapable of making choices about their health; as a result, there was either no point in writing for them. Luckily, there was no need, for they were healthy enough already! So wrote the Coimbra professor Fernando Rodriguez Cardoso in his study of the six non naturals (the six factors whose regulation was considered crucial to the maintenance of health: air, sleep, food and drink, evacuations, motion and the emotions).[6] Urban artisans and the rural poor ate cheap food, did not see physicians and still lived a healthy life, Cardoso argued. Noblemen, by contrast, ate a regulated diet, saw their doctors periodically and yet still had many illnesses. Cardoso explained that the regular habits of labourers and the exercise they got at their jobs was enough to keep them well. Medical writers envied the peasants their simplicity, which spared them the harmful effects of overly

---

[4] C. Suhr, "Regimens and health guides", in I. Taavitsainen and P. Pahta (eds.), *Early Modern English Medical Texts: Corpus Description and Studies* (Amsterdam and Philadelphia: John Benjamins, 2010), 111-18.

[5] Joseph Du Chesne, *Le pourtraict de la santé, où est au vif representée la reigle universelle et particulière de bien sainement et longuement vivre* (Paris: Claude Morel, 1620 [1606]), 359. '... entendant m'adresser particulierement aux riches, non aux pauvres & mechaniques, auquels tels regimes ne sont propres, pour n'avoir moyen de les executer : contrains de vivre comme ils peuvent & non comme ils veulent, & ce fort mal & mechaniquement, en lieu de bien & medicalement'.

[6] Fernando Rodriguez Cardoso, *Tractatus absolutissimus ... de sex rebus non naturalibus* (Frankfurt: Paul Jacobi, 1620), 2r., 4r.-v.

rich and sophisticated dishes. Jean Bruyérin-Champier, physician to two French kings (Francis I and Henri II), went so far as to compare peasant foodways to those of all people during a long-gone 'golden age': 'virtuous in flavour, honest and close to nature.' 'Indeed [peasants] live and content themselves with their cereals, their fruits and the produce of the land.' This regime rendered them 'virtuous and honest, such that in the countryside we see men living longer and in more robust health.'[7]

Not everyone had such a rosy-eyed view of the poor, however. Girolamo Cardano believed that while the labouring poor might be healthier in theory, in reality they were more prone to disease and early death. 'Poverty is a great evil,' Cardano wrote, 'which itself brings diseases, and death, and mourning.'[8] And a handful of authors did write with the poor in mind, with an imagined readership of those who were responsible for, or in contact with, the poor. The Parisian doctor Jacques Dubois (Jacobus Sylvius) was driven to write a short 'health regimen for the poor' by the 'calamity and wretchedness of the poor, both in this city of Paris, as in other towns and villages.'[9] For 'poor,' Dubois had in labourers in mind: 'gentz de peine et travail.' The role of the doctor was not to advise the avoidance of excess and all the other niceties of the usual regimens, but to assist them in finding sufficient nourishment. Dubois recommended very simple foods, like soups and stews, which had water as a base, to which were added root vegetables and herbs, bits of offal and stale bread or cereals. Such food had the advantage that they 'are of great nourishment and last a long time in the body.'[10]

While by dint of hard experience and necessity the intended objects of his study would certainly have known all this, Dubois's treatise did manage to turn standard regimens on their head. Where they dismissed certain foodstuffs as suitable only for the poor, Dubois made a virtue of this negative characterization and built a treatise around it. At the same time, his book only served to reinforce the notion that the labouring poor

---

[7] Jean Bruyérin-Champier, *De re cibaria* (Lyon: Sebast. Honoratum, 1560), 238.
[8] Girolamo Cardano, *Opus novum cunctis de sanitate tuenda* (Rome: Francesco Zanetti, 1580), 118.
[9] Jacques Dubois [Sylvius], *Régime de santé pour les povres, facile à tenir* (Paris: Jacques Gazeau, 1544), no page, cit. in Jean Dupèbe, "La diététique et l'alimentation des pauvres selon Sylvius", in J.-C. Margolin and R. Sauzet (eds.), *Pratiques et discours alimentaires à la Renaissance: actes du colloque de Tours 1979* (Paris : Maisonneuve et Larose, 1982) : '… la calamité et misere des povres, tant de ceste ville de Paris, que des aultres villes et villages'.
[10] Dubois, *Régime de santé*, 41r., cit. in Dupèbe, 'Diététique', 50 : '… sont de grandissime nourriture & dure long temps au corps'.

had a different constitution from the leisured rich, one which necessitated the consumption of quite different foodstuffs. The first (and perhaps, only) regimen directed specifically at 'country-dwellers,' as opposed to 'the poor,' was published in Germany late in the 18th century. Written in the context of an Enlightenment concern with the health of the lower orders, it was in fact aimed at rural pastors and preachers so they could care for peasants in the absence of a doctor.[11]

Our Daily Bread

When we survey the regimens of the period, it is evident that just as certain foods were deemed unfit for peasants, so others were deemed unfit for the elites. The regimens banned a whole range of foods from 'high table' on the basis of their association with those who worked. It would seem that with price rises in fresh food, peasants were more and more constrained to eat sausages and preserved or salted meats—if they were able to eat meat at all—and salted fish. Fresh meat became more of a luxury item, and indeed, dietary manuals of this time welcomed no other form. Likewise, organ meats were now off limits to elite palates, in part because they were considered difficult to digest and in part because they were considered edible only by a certain class of people. Moreover, a number of foods previously eaten by all ranks in society were now consistently stigmatised in the dietary manuals: porridges, gruels, pottages and beans.

The basic assumption was that one should eat according to one's 'quality': the presumed physiological characteristics and cultural customs of each individual in society. Naturally, this sort of system favoured the elites; after all, the expression 'people of quality' referred exclusively to them. As a means of maintaining health and treating disease, this use of diet was evidently their privilege alone, for it required much attention, time, learning—not to mention cost. The individual's quality was also determined by their position in the social hierarchy, their wealth, and above all, their power. As far as the elites were concerned, this social quality was determined at birth and it became part of one's being, the very fabric of one's body. It was as fixed and clearly defined as the social order itself. Eating certain foods, prepared in certain ways, became more than a matter of habit and choice; it assumed an expression of social identity, which the elites felt obliged to follow in order to reinforce the social order.

---

[11] Johann G. Reyher, *Anleitung zur Erhaltung der Gesundheit für den Landmann*. (Schwerin: no. pub., 1790).

This social motivation was accompanied by a physiological one. The wealthy and powerful—the nobility—ate refined foods and elaborate dishes because it singled them out as wealthy and powerful; but these were also the foods that best suited their 'complexions' (their physiological make-up). The urban and rural poor, common and rustic by nature, were left with common and rustic foods. This perception developed partly because the diet of the poor got worse during the early modern period. And, as the lower classes became more impoverished, their diet became more distinctive. The foods they ate became more obvious symbols of poverty and to eat these foods became a clearer act of debasement, especially for those who should have been able to afford better.

Nothing evinces the divide between rich and poor, town and country, in early modern Europe more than bread. According to the regimens, the best bread was made of hard wheat, well milled and sieved, made into a dough properly salted, kneaded, well risen, before being well baked in an oven and cooled. Anything of mixed flour, containing too much bran, was thus inferior, as was anything unsalted, unrisen or burnt. This view went back to the ancients; but what was new, right from the start of the early modern period, was an increasing concern with establishing a hierarchy of breads. Regimens differentiated between the kinds of cereal used, as well as the corresponding elements of society to which they were best suited physiologically. If barley bread could still be praised in the late 15th century, by the 17th century it was generally lumped together with bread made of 'inferior cereals' like rye, oats, millet and spelt. This is the context for Dr Samuel Johnson's famous dictionary definition of *oats*: 'a grain, which in England is generally given to horses, but in Scotland supports the people.'[12] The description reveals both Johnson's low opinion of the Scots and his low opinion of oats.

As this suggests, there was also a geography of bread. Two main European regions existed (with substantial overlap, it has to be said): one in which the idealised bread was white, made from wheat, well risen and cooked (France, Italy, England, and part of Spain), and another where bread was dark and contained rye and sometimes spices (Poland, Germany and most of central and eastern Europe).

The Spanish, for example, considered bread—preferably wheat bread— the central component of their daily food intake. Although they also ate meat, fish and vegetables, they could only conceive of these as supplements

---

[12] Samuel Johnson, *Dictionary of the English language* (London: W. Strahan, 1755), *sub voce*, no pagination.

to bread, not as substitutes for it. Hence their utter amazement when, in the New World, they came face to face with people who ('no saben que cosa sea pan' ('did not know what bread was.' in the words of Francisco Nuñez de Oria).[13] Spaniards found themselves surrounded by fish and fruit but still considered themselves starving for the lack of wheat bread.

Geography intersected with class. Dark or inferior bread was not just what a peasant could afford, it was also what was judged best for his rustic constitution, as the French doctor-agronomist Charles Estienne (as edited by Jean Liébault) suggested:

'The bread that is made of wheat meale whole and intire, as from which there is nothing taken by temze [sifting], is fit and meet for hindes [agricultural labourers] and other workefolkes, as delvers [tillers], porters, and such other persons as are in continuall travell [labour], because they have neede of such like food, as consisteth of a grosse [coarse], thicke, and clammie iuice, and in like manner such bread fitteth them best, which hath no leven in it, is not much baked, but remaineth somewhat doughie and clammie, and which besides is made of the meale of *secourgeon* [barley flour], of rie mingled with wheat, of chesnuts, rice, beanes, and such other grosse sort of pulse.'

And perhaps there is an element of truth in this advice, to the extent that the hungry have always sought out heavy foods, which give a welcome sensation of satiety. The elites, by contrast, were recommended white bread: 'made of the flower of the meale, being the purest and finest part thereof, [it] is good for idle and unlaboured persons, such as are students, monkes, canons and other fine and daintie persons, which stand in neede to be fed with food of light and easie digestion.'[14] Just over a century

---

[13] Francisco Nuñez de Oria, *Regimiento y aviso de sanidad* (Medina del Campo: Francisco del Canto,1586), 40v.

[14] Charles Estienne and Jean Liébault, *Maison rustique, or the countrie farme*. Trans. R. Surflet (London: E. Bollifant, 1600 [1572]), 717-18. French edition, Charles Estienne and Jean Liébault, *L'Agriculture et maison rustique ... reveuë et augmentée de beaucoup* (Rouen: Laurens Maury, 1658 [1572]), 541: 'Le pain qui est fait de la farine de bled froment entiere et de laquelle l'on n'en rien separé par le tamis, est propre pour les laboureurs, fossoyeux, crocheteurs et autres personnes qui sont en perpetuel travail, d'autant qu'ils ont besoin de nourriture qui aie un suc gros, espais et visquieux, propre aussi leur est celuy qui n'as pas beaucoup de levain, qui n'est pas beaucoup cuit, qui est aucunement pasteux et visqueux, qui est fait de farine de secourgeon, de seigle meslé parmy bled froment, de chastaignes, de ris, de febves et d'autres tels de legumes grossiers. ... le pain qui est fait de fleur de farine, qui est la partie pure d'icelle, est bon pour les personnes oisives et qui ne travaillent pas beaucoup de corps: quels sont les gens studieux, les moines, chanoines et autres delicates personnes, qui ont besoine de nourriture de facile digestion'.

later, the advice was little changed, although the gloss put on it was more positive and the medical reasoning behind it quite different. The German iatromechanic physician Friedrich Hoffmann praised Westphalian pumpernickel bread, made from rye, as the ideal nutriment for those engaged in hard physician labour.[15]

Medical theory reflected social reality: over the course of the early modern period the quality of bread actually declined in many parts of Europe, as social historians have noted. For instance, in the late 1400s farm workers in the Languedoc region of southern France were eating white bread with their meat and consuming liberal amounts of olive oil and red wine. Three generations later, meat rations had fallen drastically, wine and olive oil consumption had also dropped, and white bread had been largely replaced by dark loaves, made mostly with barley and rye.[16] Bread consumption also went up, becoming a more significant proportion of the daily diet of the rural and urban working classes. All the sources we have, which are necessarily fragmentary, suggest the predominance of bread and other cereals in the diets of European peasants, something like 80 % of all caloric intake.

The place of cereals in peasant diets was much more pronounced than in the diets of the elites. The elites could afford more and better cereals than the peasantry but they ate less bread because they could afford other foodstuffs. And the bread they did eat was different than the bread eaten lower down the social scale. Bread was a social marker. The bread of the elites was white, that of the peasants generally dark. There were a handful of exceptions to this: for instance, Sicily and Provence were rich in wheat and so the peasants here benefited. Otherwise, the lower down the social scale the darker the bread became, a bread hierarchy mirroring the social hierarchy. At the lower rungs it contained more bran (the hull of the grain), which made it darker and rougher, and frequently this wheat flour was mixed with cheaper flours, like barley or rye, to make it go further. Depending on the region, flour made from chestnuts, chick-peas or broad beans might be added to wheat flour, especially in times of dearth.

As far as William Buchan, writing in late 18th century England, was concerned: the 'lower orders' ate far too much bread, which was the principal cause of their poor health, for too much bread filled up the alimentary canal

---

[15] Friedrich Hoffmann, *De pane grossiori Westphalorum, vulgo Bonpournickel* (Halle, 1695), cit. in Klaus Bergdolt, *Wellbeing: a Cultural History of Healthy Living*. Trans. J. Dewhurst (Cambridge: Polity Press, 2008), 227; Friedrich Hoffmann, *A Treatise on the Nature of Aliments, or Foods in General* (London: L. Davis and C. Reymer, 1761), 8-9.

[16] Emmanuel Le Roy Ladurie, *The Peasants of Languedoc*. Trans. J. Day. (Urbana, IL: University of Illinois Press, 1976), 51-83.

and dragged the 'nutritious juices' of other foods along with it.[17] A case of too much of a good thing? Not really, in Buchan's view. The dream of the European poor had come true in England: that of being able to subsist on *white* bread. This was a problem: not because it did not suit their constitutions, as would have been argued in previous centuries, but, Buchan argued, because white bread contained less nourishment and because it was the milling and baking of white bread which were the most open to fraud. This was made worse by what Englishmen and women ate with their bread. 'The French consume vast quantities of bread', Buchan noted; 'but its bad effects are prevented by their copious use of soups and fruits, which have little or no share in the diet of the common people of England'.[18] Indeed, French medical writers like Jacques Bruhier regarded only stale bread as potentially harmful, which when eaten in large amounts could cause potentially fatal indigestions.[19] But the English, to return to Buchan, usually ate their bread with salted meat or, worse still, with tea, which 'the lower orders make a diet of.'[20]

What had formerly been deemed suitable only for labourers was now, at least in Buchan's view, the best of all: 'The best household bread I ever remember to have ate, was in the county of York. It was what they call *meslin bread*, and consisted of wheat and rye ground together. ... This bread, when well fermented, eats light, is of pleasant taste, and soluble to the bowels.'[21] Buchan is writing from personal experience here, but he is writing *for* the 'lower orders.' So in Buchan's view, the best breads for working people are those made with mixed cereals. The rationale for Buchan's recommendation was different from previous perspectives as it was now based on mechanical and environmental health ideas, as well as enlightened physiocratic theories about how to feed the most people. Yet the general advice remained the same as that offered by Galenic doctors three hundred years earlier. 'For the more active and laborious,' Buchan recommended 'a mixture of rye with the stronger grains, as pease, beans, barley, oats, Indian corn and the like.'[22] Better even than mixed bread was a return to the porridges, hasty puddings and vegetable soups of the past.

---

[17] William Buchan, "Observations concerning the diet of the common people, recommending a method of living less expensive, and more conducive to health, than the present", added to the 1797 edition of his *Domestic Medicine* (London: A. Strahan, 1769), 647-79, at 652.
[18] *Ibid.*, 652.
[19] Louis Lémery, *Traité des alimens ... augmenté ... par Jacques Jean Bruhier* (Paris: Durand, 1755), 358. The opinion is Bruhier's.
[20] Buchan, 'Observations', 656.
[21] *Ibid.*, 653. Italics in the original.
[22] *Ibid.*, 655.

Vegetables and Legumes

Buchan also had great things to say about leeks. 'The leek is not so generally used any where as it deserves to be,' Buchan wrote. 'There is no ingredient goes into soup that is more wholesome or that gives a better flavour.'[23] Once again, he had the food of the poor in mind here. The medical opinion of leeks three hundred years earlier was much more negative; but the difference is more apparent than real, since both opinions share a viewpoint based on class. In his 1583 dietary, Baldassare Pisanelli describes many vegetables, including the leek, as fit only for 'those who labour a lot,' 'for rustic people,' 'to give to peasants [villani],'[24]

Vegetables and legumes were closely associated with the peasant consumption of cereals and seen in similar terms by medical authors. Beans were a very important food, particularly for the poor, and during Lent and on other holy days when no meat could be eaten they were crucial for the entire population. When dried, they could last through winter and be boiled into soups, mashed or cooked into other dishes. Although legumes were one of the most frequently eaten foods during the early modern and modern periods, medical opinion was hostile to them. They were considered a 'gross' (i.e. heavy and coarse) foodstuff, difficult to digest and the cause of flatulence. Only labourers were thought to have stomachs strong enough to digest them, to the extent that 'bean-eater' became an abusive label.[25]

There was one leguminous exception, enthusiastically eaten by all ranks, and that was the pea. For Pisanelli, peas were 'pleasing to the taste, stimulate the appetite, cleanse the chest, ease a cough and provide good nourishment.' According to Giacomo Castelvetro, they were 'the noblest of vegetables.'[26] And as this comment suggests, social distinction managed to find a way in. The poor ate peas out of necessity and they were invariably *dried*. They were then cooked with water as needed, a dish known in England as a 'pease pottage'—but every region of Europe had its vari-

---

[23] Ibid., 671.
[24] Pisanelli, *Trattato de' cibi*, 118, 122, 132, 138, 139. Pisanelli had a higher opinion of lentils, chickpeas and chestnuts, provided they were eaten at the right time of year and properly prepared.
[25] Massimo Montanari, *L'identità italiana in cucina* (Rome-Bari: Laterza, 2010), 47.
[26] Ibid., 137; Castelvetro, G. (1989 [1614]), *The Fruit, Herbs and Vegetables of Italy*. Trans. and ed. G. Riley. London: Viking/Penguin, 60. Italian original available online at: http://www.liberliber.it/mediateca/libri/c/castelvetro/brieve_racconto_di_tutte_le_radici_etc/pdf/brieve_p.pdf.

ant (in France, *soupe aux pois*). The resulting mush could also be used to bulk out flour in bread-making, as Cogan remarked: 'the bread which is made of [peas] is unwholesome ... But I leave it to rustickes, who have stomaches like ostriges, than can digest hard yron.'[27]

If rustics had their peas-bread and peas-pottage, the elites had something entirely different: freshly shelled, green peas. This was part of a Europe-wide turn towards vegetables by the elites that began in Renaissance Italy. Cardano wrote that in Lombardy, peas 'are greatly esteemed among nobles and have risen to the most lavish banquets of princes.'[28] The court of King Louis XIV of France was mad about fresh peas, from the moment a courtier named Audiger brought a hamper back from Genoa, in January 1660, and presented it to the king and his courtiers, to the attempts by royal gardener La Quintinie to raise out-of-season green peas in the glasshouses of Versailles.[29]

The rage for vegetables suggests how fashions in food were quicker to change than medical opinions. In the regimens, ideas about particular foodstuffs tended to withstand the decline of Galenism and its replacement by chemical or mechanical medicine. Louis Lémery—who used the language of essential, volatile or pungent salts, earth and phlegm, and oils in his regimen—nevertheless reached the same conclusion as the Galenists about a wide range of foods. Despite the shifts in medical philosophy, Lémery's foods that were heavy, overly nourishing, windy, and so suited 'to those who have a good stomach,' are the familiar ones: beans, millet, radishes and turnips, for example.[30]

Conclusion: Just Bread and Beans?

It is tempting to conclude from the preceding discussions of bread and beans that urban and rural labourers ate a drab, unvaried and unchanging diet, leaving them constantly hungry or under-nourished. To a certain extent this is true. There is no doubting that the behaviour of the rural and urban poor was shaped by a culture of hunger and that a reliance on cereals

---

[27] Thomas Cogan, *Haven of Health*, (London: Henrie Midleton, 1584), 31.
[28] Girolamo Cardano, *Opera omnia* (Lyon: Huguetan and Ravaut, 1663), vol. 7, 56, cit. in Ken Albala, *Food in Early Modern Europe* (Westport, CT: Greenwood Press, 2003), 27-8.
[29] Audiger, *La maison réglée et l'art de diriger une maison d'un grand seigneur* (Paris: Nicolas Le Gras. 1692), 168-9.
[30] Louis Lémery, *Traité des aliments* (Paris: Pierre Witte, 1705), 92: 'ceux qui ont un bon estomach'.

put the poor at immediate risk in case of harvest failure. However, this *vision misérabiliste* dwells on an assumption of peasant wretchedness, one beloved of demographic and social historians and followers of the *Annales* school of the 1950s and 1960s, with its emphasis on food quantities and calorie-counting. This perspective may have gone too far to counter the previously-held rosy ideal of peasant self-sufficiency. As Florent Quellier has suggested, popular diets were much more varied, more open to the outside and more dynamic than is often assumed.[31] While remaining embedded in the culture of hunger, at the same time they were open to variety and new flavours, and were never entirely cut off from the usages of the rest of society. Other sources of nourishment—derived from gifts, harvesting and gleaning, poaching and petty theft, and the keeping of small kitchen gardens—supplemented peasant diets.[32] Variety also came in the form of the many feast days and celebrations, which served to offset the reality of hunger, albeit temporarily.

Two examples of such possibilities are the important place of mushrooms in peasant diets, free for the taking (with a bit of expertise), and the domestic production of cheese. In his *Traité des champignons* (1793), the French physician Jean-Jacques Paulet noted how in Tuscany, and in particular around Florence, 'the inhabitants of the countryside were particularly well-versed in the knowledge of these plants', bringing some three hundred different varieties of mushrooms to market. Aside from Tuscans, the Europeans who ate the most mushrooms were Hungarians, Poles, Bavarians 'and in general all Germans.'[33] Mushrooms were enjoyed by rich and poor alike, throughout the period, despite the dangers posed by accidentally ingesting poisonous varieties.

Cheese, produced domestically, also had an important place in European peasant diets and, like mushrooms, added both variety and nourishment. As the physician Louis Guyon put it in the 16th century: 'Cheese is good for workers, labourers, soldiers and others hardened to toil because it takes a long time to be digested and prevents hunger from returning quickly; which is why the poor use it instead of any other fare

---

[31] Florent Quellier, *La table des Français: une histoire culturelle (XVe-XIXe siècle)* (Rennes and Tours: Presses Universitaires de Rennes and Presses Universitaires François Rabelais, 2013), 38-44.

[32] Florent Quellier, "Le repas de funéilles de Bonhomme Jacques. Faut-il reconsidérer le dossier de l'alimentation paysanne des temps modernes?", *Food & History*, 6:1 (2008): 9-30.

[33] Jean-Jacques Paulet, *Traité des champignons* (Paris: Imprimerie nationale exécutive du Louvre, 1773), 21.

or food and why, of the diverse quantities of fat and aged cheeses that are found, they devour them like everything else and are not made ill by them.'[34] Cheese was part of the peasant imagination, a stock element of the Land of Cockaigne.[35] It was also part of peasant reality. Small-scale domestic production brought in much-needed income and augmented the family diet. It has been estimated that at the turn of the 16th century, half of all rural households and up to one third of urban households in Holland produced butter and cheese—though how much was sold and how much as consumed at home is another matter, given the extensive market for Dutch cheese, especially throughout northern Europe.[36]

Without denying the impact of food crises and periods of dearth, it is evident that hunger was not a permanent reality in European peasant diets. Nor was drabness. In addition to the presence of mushrooms and cheese, the rapid assimilation of chilli peppers in various places, such as Spain and Hungary, testifies to the search for flavour and colour. Salt pork and salt beef likewise gave flavour to peasant dishes, as did the savoury tang of cured vegetables like sauerkraut. If soup and gruel tended to dominate, peasants also employed other cooking techniques: roasting over charcoal, baking in the embers, barbecuing and stewing. Variety and change also came in the form of connection to broader economic and commercial developments. Thus we find the vineyard labourers of Bordeaux consuming Irish salt beef and Newfoundland cod, and eating cheese imported from Holland in preference to their own. As a result, European peasant food culture should not be reduced to a single, static model, any more than that of the elites should be.

Despite this variety and change, *medical* ideas about class, countryside and constitution persisted throughout the early modern period. Chemical and mechanical theories about the digestive process and the workings of the body may have tempered the Galenic precept that the rich and poor

---

[34] Louis Guyon, *Remonstrance au peuple champestre du haut et bas pays de Lymosin, pour les oster de l'erreur qu'ilz hont de ne point payer de tailles* (Limoges, 1596), cit. in Philippe Meyzie, *L'alimentation en Europe à l'époque moderne: manger et boire, XIVe siècle-XIXe siècle* (Paris: Armand Colin, 2010), 127. 'Le fromage est bon aux manouvriers, laboureurs, soldats et autres endurcis à la peine parce qu'il demeure longtemps à se digérer et empesche que la faim en revienne sy tost ; c'est pourquoy les pauvres gens, au lieu d'autre pitance et compagnage en usent, et combine qu'aux gras et vieux fromages, il se trouve quantité de vers, ils les avalent comme le reste et ne s'en trouvent mal'.

[35] H. Pleij, *Dreaming of Cockaigne: Medieval Fantasies of the Perfect Life*, trans. D. Webb (New York, NY: Columbia University Press, 2001), 91.

[36] B. Van Bavel, B. and O. Gelderblom, "Land of Milk and Butter: The Economic Origins of Cleanliness in the Dutch Golden Age'", *Past and Present*, No. 205 (2009): 41-69.

should eat differently because their bodies had different consistencies, but the impact on dietary advice was limited. In 1785 the British military surgeon Andrew Harper was still recommending that the children of poor people be fed only 'plain and substantial food', avoiding 'rarities.' This was to prevent their stomachs from becoming 'too nice' (delicate), which would only be against their own best interests, as they were 'likely to live hard.'[37] Harper's words might have been written two hundred years earlier.

---

[37] Andrew Harper, *The Œconomy of Health, or, a Medical Essay Containing New and Familiar Instructions for the Attainment of Health, Happiness and Longevity* (London: C. Stalker, 1785), 32-33.

The Lemon: A Medical Cure-All in the Early Modern British Countryside

Paul LLOYD
Adjunct Professor of Early Modern History
University of Leicester (UK)

"I dare not write how good a sauce it is at meat, lest the chief in the ships waste it in their great Cabins to save vineger."[1]

Abstract: The lemon, long known for its medicinal properties among southern Europeans, became increasingly significant in Britain from the early 17th century on, despite an apparent shift in thinking that favoured the use of chemicals and minerals. This article examines a broad selection of sources to see why this particular fruit seems to have bucked the trend, and compares medical theory with practice at the point of application.

Within the humoral schema, and within the later chemical and mechanical models of the body, various parts of this cheaply acquirable fruit were used in lotions and potions for treating many life-threatening and minor illnesses. This study provides details of how lemon-based medicines were made and administered at home, and concludes that because of its low cost and perceived efficacious properties, it actually became increasingly important, and was still significant in medical circles at the end of the early modern period.

Résumé : Le citron, connu depuis longtemps pour ses propriétés médicinales parmi les populations d'Europe méridionale, a pris une importance croissante en Grande-Bretagne à partir du début du XVIIe siècle – malgré une tendance apparente de la pensée médicale à favoriser les remèdes chimiques et minéraux. Cet article examine une large sélection de sources afin de comprendre pourquoi l'usage de ce fruit en particulier semble être allé à contre-courant, et analyse l'articulation entre théorie médicale et applications pratiques.

---

[1] John Woodall, *The surgeons mate, or, Military & domestique surgery* (London: Rob Young, 1639), 166.

Dans le cadre du paradigme humoral, et postérieurement dans les modèles chimiques et mécaniques du corps, différentes parties de ce fruit bon marché et accessible ont été utilisées en lotions et potions pour traiter toutes sortes de maladies graves ou bénignes. Cette étude analyse en détail les procédés domestiques permettant de confectionner et d'administrer les remèdes à base de citron, et conclut que grâce à leur faible coût et à leurs propriétés jugées efficaces, ces usages avaient pris de plus en plus d'importance et avaient été reconnus dans les milieux médicaux à la fin de la période moderne.

This acknowledgement of the culinary appeal of lemon, uttered by Master of the Company of Barber Surgeons John Woodall in 1639, reflects the popularity of this fruit in early 17th century England both in urban centres and in rural shires. Household accounts of the period reveal that lemons were purchased frequently, especially just before Christmas festivities, and cookery books contain many recipes calling for the addition lemon both in sweet and savoury dishes. This citrus fruit, however, was becoming increasingly important in another respect. Woodall knew that it was an indispensable constituent of medicines that cured and protected people from contracting a wide range of illnesses—some of them life threatening—hence his worry about ships' stocks of lemons being wasted in the service of taste.

The lemon, long known for its medicinal properties in southern Europe, became perceptibly prominent in Britain from the early 17th century despite an apparent shift in thinking that favoured the use of chemical/mineral compound cures. Here I use a selection of sources—including doctors' guidebooks and private letters, diaries and commonplace books belonging to countryside dwellers—to see why this particular citrus fruit seems to have bucked the trend, and to compare medical theory with practice at the point of application. I show that within the humoral schema, and within the later chemical and mechanical models of the body, various parts of this cheaply acquirable fruit were used to treat a wide variety of ailments. I provide details of how lemon-based medicines were made and administered in countryside homes, and conclude that because of its efficacious properties, combined with its accessibility and low cost in relation to substances being sold by physicians and apothecaries, it was still significant in medical circles at the end of the early modern period. It will be seen that observations recently made by historians of the early modern period, including Anne Stobart, Mary Fissell, Elaine Leong and Sara Pennell, which reveal the importance of homemade medicines prepared with the aid of published medical books and commonplace book recipes, is particularly true of Woodall's beloved lemon in rural Britain.[2]

In the first two parts of this essay, which focuses on medical provision in rural areas of the shires of Derby, Warwick and Leicester, I consider the maladies that doctors and apothecaries claimed it treated. By consulting a range of printed works such as regimen guides and medical treatises, I will show that different parts of the fruit increasingly were deemed indispensable— either on their own or as a constituent parts of lotions and potions—for treating illnesses such as Bubonic Plague, smallpox, syphilis, typhus, fevers and colds. I will show that lemon juice was known to prevent scurvy from at least 1612; that it cleared the body of stones; that it relieved pain and inflammation inflicted by gunshot wounds; that it helped to prevent morning sickness associated with pregnancy that it rectified dermal problems; and that it cleared worms from the bodies of infants and young children. It could also be used as an antidote to poisoning; to treat mosquito bites; to cure lovesickness; and could be used to help prevent nightmares from occurring.

The third part of this essay considers the acquiring of lemons and the use of lemon-based medicines by householders in the countryside. It will come as no surprise that foreign products could be acquired in urban markets—particularly in London, which was the hub of Britain's international trade—but many widely used products, such as the lemon, were also found in rural villages. This is demonstrated by household accounts belonging to countryside dwellers in which porters' expenses and carriage costs show that local markets in England's shires were, on a weekly basis, often the distribution centres of exotic produce.[3] By consulting a selection of published horticultural guidebooks that, judging by their title pages, were aimed at countryside estate managers, and manuscript commonplace books, personal memoranda and letters, and by analysing kitchen ledgers, I reveal how these medicines were made in rural Britain, how they were

---

[2] Anne Stobart, *Household Medicine in Seventeenth-Century England* (London and New York: Bloomsbury, 2016), esp. part two; Mary E. Fissell, "The Medical Marketplace, the Patient, and the Absence of Medical Ethics" in R. B. Baker and L. B. McCulloch (eds.), *The Cambridge World History of Medical Ethics* (Cambridge: Cambridge University Press, 2009), 533-540, 533-534; Elaine Leong and Sara Pennell, "Recipe Collections and the Currency of Medical Knowledge in the Early Modern 'Medical Marketplace'" in M. S. P. Jenner and P. Wallace (eds.), *Medicine and the Market in England and its Colonies, c.1450-c.1850* (Basingstoke: Palgrave, 2007), 133-152, 134-135; Elaine Leong, "Making Medicines in the Early Modern Household," in *Bulletin of the History of Medicine* (2008), 82.1, 145-68.

[3] This is discussed in Paul Lloyd, *Food and Identity in England 1540-1640: Eating to Impress* (London and New York: Bloomsbury, 2015), chapter 4.

administered in order to combat maladies, and how frequently and in what quantities lemons were used. I will conclude that while there was continuity in the importance attached to healthcare in the domestic sphere, the role of the lemon was becoming increasingly important throughout much of the 17th century, and that it was still an important medicine both in urban and rural centres at the end of the early modern period.

An Overview of Medical Theory

Following the revival of ancient scientific wisdom in late medieval Europe, the works of Galen and Hippocrates were central to medical theory and practice. Thus, doctors in the Renaissance period based their advice on the conviction that healthfulness was facilitated by a balance of the four humors thought to be present in the body. These humors are blood, phlegm, black bile and yellow bile. Too much of any one of these humors in relation to the others makes the bodily constitution too warm and moist (sanguine), too cold and moist (phlegmatic), too cold and dry (melancholic) or too hot and dry (choleric).[4] A person's humoral makeup and requirements were, to some extent, individualistic, as gender, age and physical activity were also taken into account in the 1500s. But as the humoral characteristics of lemon juice were cold and dry, it was ideal for treating ailments resulting from a deficiency of "natural" black bile.[5] It also countered sanguinity that stemmed from having an excessive amount of warm and moist blood. While the seeds of the lemon were hot and dry, the fruit's peel—which was dried and used to make medicines by distillers, and was sold for an expensive two shillings per dram (24d for 1.77 grams)—was considered warm and dry.[6] These parts of the lemon were useful in treating ailments caused by having a deficiency of natural yellow bile, or by being overly phlegmatic. Possessing too much natural phlegm was problematic; it was produced in abundance when digestion of food was partial, and when exercise was inadequate.[7] Lemon seeds and peel cut through this phlegm.

---

[4] For an explanation of the humoral body see: Ken Albala, *Eating Right in the Renaissance* (Berkeley: University of California Press, 2002), 48-98; Rachel Laudan, "Birth of the Modern Diet," in *Scientific American* 283:2 (2000): 76-81, 78.

[5] For a 16th century perspective on humors see Thomas Elyot, *The castell of health* (London: Widdow Orwin, 1595), 15.

[6] Company of Distillers of London, *The distiller of London Compiled and set forth by the speciall licence* (London: Richard Bishop, 1639); D. Gordon, *Pharmaco-pinax* (Aberdeen: Edward Raban, 1625).

[7] Elyot, *Castell of health*, 13.

During the mid to late 1500s the lemon did not feature significantly in English medical publications. Its increasing value as a medicine ran in parallel with the growing popularity of exotic fruits and vegetables that Joan Thirsk and other historians have shown occurred towards the end of this century and into the next.[8] Indeed Sir Thomas Elyot who lived from 1490 to 1546, and who had a keen interest in medicine, wrote in *Castell of health* that lemon was actually bad for one's teeth.[9] There was no mention of this fruit in the 1547 edition of *Compendyous regiment*—a book written by English physician Andrew Boorde.[10] While both of these books were aimed at a general readership, medical practitioner and astrologer Philip Moore, in 1564, directed his small and inexpensive medical book at folk who could not afford the services of a physician. Although he was enthusiastic about the values of fruits in general, citing biblical references for their role in sustaining the health of previous generations, this physician also had nothing to say specifically about lemons.[11] The humoral properties of many foods commonly available in the British countryside prior to the mid-16th century were similar to those of the lemon—such as cold and dry medlars, and warm and dry hazelnuts. As such, these were used as humoral correctives where necessary. But as the hitherto exotic lemon was becoming increasingly popular in Britain—being imported mainly from the Mediterranean Basin, and possibly from the Netherlands by Dutch and British merchants, for small lemons were grown there too—their medical application assumed importance.[12]

The beneficial properties of lemons were, of course, understood in warmer countries where they readily grew, as a book of secrets penned by professional writer Girolamo Ruscelli from Lazio demonstrates. Although he wrote on many topics, and was not necessarily an expert on medicine,[13] we will see that ideas he passed on have left unmistakable traces in later

---

[8] Joan Thirsk, *Food in Early Modern England: Phases, Fads, Fashions 1500-1760* (London: Continuum, 2007), 296-297; Malcolm Thick, *The neat house gardens: early market gardening around London* (Totnes: Prospect, 1996); Frederick A. Roach, *Cultivated Fruits of Britain* (Oxford: Blackwell, 1985), 39; Frederick J. Fisher, "The Development of the London Food Market 1540-1640," in *Economic History Review* 5:2 (1935): 52, 54, 46-64.
[9] Elyot, *Castell of health*, 21.
[10] Andrew Boorde, *A compendyous regyment* (London: Wyllyam Powell, 1547).
[11] Philip Moore, *The Hope of Health* (London: Ihon Kyngston, 1564), xxv.
[12] For Dutch lemons see: J. B., *A plaine and true relation, of the going forth of a Holland fleete* (London: M. S. 1626), 1.
[13] William Eamon, *Science and the secrets of nature* (Princeton: Princeton University Press, 1994), 137, 140, 147.

British medical tracts. Ruscelli's work, and those of other Italian and French authors of medical, culinary and horticultural books, clearly came to influence British writers. Ruscelli's book demonstrates in embryonic form the future diversity of the lemon:[14]

Medical Theory One: Disease

In the mid-16th century Ruscelli wrote that one could prevent contracting death-dealing plague by keeping one's house clean and free from unpleasant odours; this included placing sweet-smelling substances like lemon peel in the chamber during the night.[15] This worked by ridding the chamber of miasma that was believed to cause infection. While another recipe Ruscelli forwarded shows that a roasted lemon filled with sugar candy and gold leaf beautified a lady's face when applied with a linen cloth, lemon juice was used also to remove pimples, spots, scurf and scabs from people's skin.[16] The astringent, drying property of the lemon was well known, and when lemon was made into liquor and drank, it "strengtheneth and augmenteth" the blood's natural heat and removed "all superfluitie of humours." This was believed to conserve health and prolong life."[17]

Another use for lemon, the treating of kidney stones, found its way to Britain in the late 16th century. A treatise written by Bolognese surgeon and alchemist Leonardo Fioravanti, and translated by distiller John Hester, explained why stones developed in the body, and described a method of remedying the condition. Stones were engendered by severe heat and dryness in the back, causing people so inflicted to "make their water with great paine & burning." The remedy advocated by Fioravanti entailed taking a medicine made from a distillation of a variety of roots and herbs, the seeds of lemons and oranges, and lemon juice.[18] While the method described was conceivably too convoluted to be practiced in some countryside homes—and perhaps deliberately so given the vested interests of the author and translator—the advancement of the use of lemon, more so than of orange, became commonplace in Britain. The difference in the value of these two citrus fruits

---

[14] Girolamo Ruscelli, *The secretes of the reverende Maister Alexis of Piemount*, translated by Wyllyam Warde (London: John Kingstone, 1558).
[15] Ruscelli, *The secretes*, 43.
[16] Ruscelli, *The secretes*, 69, 73.
[17] Ruscelli, *The secretes*, 2, 75.
[18] Leonardo Fioravanti, *A short discours of the excellent doctour and knight, maister Leonardo Phiorauanti Bolognese*, translated by John Hester (London: Thomas East, 1580), 45-46.

was adequately summed up by Somerset physician Tobias Venner in his book advising people of all ages and constitutions on how best to attain a long and healthful life. He noted that the relative sourness and coldness of lemons made them more "cutting, penetrating, extenuating" which "defendeth the humours from putrefaction, and correcteth those that are putrified."[19]

Medical writers Henry Butts and Thomas Cogan agreed with Fioravanti, and both advocated the use of this sharp and acidic fruit to break up and dissolve solid pieces of material in the urinary tract.[20] And although Doctor Timothie Bright, who directed his treatise at a non-specialist readership, did not mention lemon in the first edition of his 1580 work, his extended 1615 edition explained how to make a simple medicine to remove stones: one was to take a mixture of two ounces of lemon juice and three ounces of the "decoction of Radish."[21]

By this time some of the fruit's medical attributes, as understood by Mediterranean writers, were increasingly finding acceptance in Britain. Doctors and apothecaries here came to understand, as their southern European counterparts did, that fevers and contagious diseases caused by tainted humors, and spread by corrupted air, could be prevented and sometimes cured with the aid of lemons. Physician James Hart explained why this was the case. He said lemons are "very cooling and cordiall in all burning *fevers*, and a great enemy to all putrefaction." He noted that "the excessive aciditie thereof may be corrected with sugar."[22]

In the judgement of Thomas Brasbridge, an Anglican divine and medical practitioner who lived in Oxfordshire, contracting the plague was best avoided by inhaling the fumes of a lemon pomander stuffed with a vinegar-soaked cloth.[23] For those already infected, drinking an expensively made beverage could be the answer. Medical writer George Wateson wrote in 1596 that one was to imbibe warm a concoction made from wine, lemon juice, gold leaf, angelica powder, and an array of expensive spices including cloves, mace, cinnamon, licquorice, and sugar candy.[24] Two works published in the plague epidemic year of 1603 gave further advice that entailed the use of lemon products. While one prolific writer

---

[19] Tobias Venner, *Via Recta ad Vitam Longam* (London: Edward Griffin, 1620), 99.
[20] Henry Butts, *Dyets dry dinner consisting of eight severall courses* (London: Tho. Creede, 1599), fol. C4v; Thomas Cogan, *The haven of health* (London: Anne Griffin, 1636), 118.
[21] Timothie Bright, *A Treatise, Wherein is Declared the Sufficiencie of English Medicines* (London, H. L., 1615), 107.
[22] James Hart, *Klinike, or The Diet of the Diseased* (London: John Beale, 1633), 68.
[23] Thomas Brasbridge, *The poore mans iewel* (London: George Byshop, 1578).
[24] A. T., *A rich store-house or treasury for the diseased* (London: Thomas Purfoot, 1596), 65.

on both medicine and religion, known only as I. W., acknowledged the commonly held view that an infected person should eat "by little and little," and that "if the breath have in it the juice of lemons, orenges, veriuice, or vineger, it is the better," the physician Thomas Lodge was more revealing. In order to protect oneself from infection, he believed that the rind of lemon should be carried in the mouth, and that one should take an elaborately-made preventative medicine consisting of, amongst other ingredients, tormentil, rosewater, crushed pearls and ivory, lemon juice and sugar. While the lemon was used to cool the fever and cut through the putrid humors, the sugar, which was considered humorally warm and moist, would have provided an effective counterbalance to the dryness of the juice. Those already infected, Lodge said, should eat their meals with a sour liquid such as "the juyce of lemmons."[25]

Treatises, pamphlets and posters on plague management were part of a growing print culture, and they were often published during epidemic years. Much advice on this life and death issue included the use of astringent, humorally cooling and drying lemon juice. 1625 was one such year in Britain, and London physician Stephen Bradwell saw fit to offer the "ignorant" public the benefit of his wisdom on controlling the contagion. He said that *"Lemons are particularly useful." They were to be used to sharpen broth.* While women were advised to squeeze lemon juice on their breakfast, young children were to *"Take of Carduus water three ounces, Syrup of Lemons one ounce, Bole armoniake, Tormentill, Angelica roote, of each one scruple. Mixe all together, and drinke it off."*[26]

While Bubonic Plague was preventable and curable by prayer in the eyes of divines such as Lancelot Andrews,[27] others placed their faith in the use of these lemon-based medicines. Although the household accounts of Arbury Hall in Warwickshire do not reveal how this fruit is used, the table below shows that purchases of this citrus fruit increased significantly during the plague year of 1638.

Physician Thomas Moffett in *Healths improvement* appears to have made a distinction between what we would nowadays call Pneumonic Plague (a winter phenomenon caused by the rod-shaped endospore-

---

[25] I. W., *A Briefe treatise of the plague* (London: Valentine Simmes, 1603); Thomas Lodge, *A treatise of the plague containing the nature, signes, and accidents of the same* (London: Thomas Creede and Valentine Simmes, 1603), fols C4v, E1r, G4r.
[26] Stephen Bradwell, *A watch-man for the pest* (London: John Dawson, 1625), 28-30, 55, 57.
[27] Lancelot Andrews, *A sermon of the Pestilence preached at Chiswick, 1603* (London, 1636).

forming anaerobic bacterium currently known as the Bacillus Yersinia pestis), and Bubonic Plague (which was caused by toxins emitted by the same bacterium, and generally spread quickly in the summer because of ambient climatic conditions and the microbe's rapid onset time). Moffett was not a great admirer of lemons, believing them to be more suited to the bodily needs of people who lived in warmer climes; but, like the Italian physician Guglielmo Grataroli who practiced in Basel in Switzerland, he did recognise the medicinal benefits that lemon brought to people living in cooler countries. Moffett, in describing the difference between winter and summer symptoms of plague, offered different methods of dealing with them—both involving the use of lemons.[28]

By the time Moffett's book was published in the mid-1600s British interest in lemon as a medicine had grown significantly; and even in 1632 an English version of German physician Gualther Bruele's 16th century medical guidebook *Praxis medicinae* explained that the correct diet, including the use of lemon, was imperative in fighting deadly infections. "They must eate sparingly in the beginning of the disease, besides, that which they eate must be cooling."[29] Four years later a pamphlet aimed at the poorer sort, explained how plague could be cured cheaply: One should drink in the morning a pint of beer that had been infused overnight with wormwood, 'herbe of grace' and lemon slices. "Ripening" the sores required an ointment made from onion, garlic, scallion, lemon, mallow and butter.[30] How did this work? While the first four ingredients provided the necessary humoral "dryness," the butter provided the structural texture necessary to bind the active ingredients to the skin. Physicians Philbert Guybert and Thomas Sherwood offered similar advice, but they were sensitive also to the needs of and dosages for children.[31]

Surgeons, physicians and apothecaries considered the cooling, antiphlegmatic and impurity-cleaning properties of lemon to be effect in the fight against many cholerically-induced illnesses and fevers; thus, Sherwood said also that this fruit was beneficial to those infected with

---

[28] T. Moffett, *Healths improvement* (London: Thomas Newcomb, 1655), 24-26, 39, 206-207; Guglielmo Grataroli, *A direction for the health of magistrates and studentes*, translated by Thomas Newton (London: William How, 1574), chapter 'of fruites.'

[29] Gualtherus Bruele, *Praxis medicinae, or the physicians practice*, trans. I. A. (London: Iohn Norton, 1632), 400, 405.

[30] Anon, *Lord have mercy upon us A speciall remedy for the plague* (London: R. Young and M. Flesher, 1636).

[31] Philbert Guybert, *The charitable physitian*, translated by I. W. (London: Thomas Harper, 1639), 39; Thomas Sherwood, *The charitable pestmaster, or, The cure of the plague* (London: A.N., 1641).

smallpox. A cure for this viral infection (although not thought of in these terms) entailed making a potion out of rosewater, borage, *bugloss, treacle, the syrup of lemons, and gillyflowers*.[32] And while Orléans surgeon Jaques Guillemeau, a former student of Ambroise Paré, divulged in 1612 "The meanes to preserve little Children from the Measels, and the Pockes," Scotsman Peter Lowe, who was surgeon to Henry IV of France, published a booklet explaining that one could prevent and cure syphilis by applying an ointment made out of mercury, vinegar, salt, and syrup of roses or lemon juice.[33]

Mercury and salt—along with sulphur and other minerals—were becoming more prominent in medicine making as the ideas of the 16th century Swiss alchemist Paracelsus were now growing in popularity. Small, concentrated doses of the minerals thought to cause specific illnesses could also act as a cure. But crucially for the lemon's continued popularity, the fruit had chemical values that fitted into the Paracelsian schema. Because citrus trees do not shed their leaves—at least not all at once—this meant they were slow to lose their sulphur. Thus the fruit of the lemon was deemed sulphurous and therefore, according to physician Joseph du Chesne, made "an excellent water to be given against Fevers, burning and pestilentiall."[34] Francis Bacon also thought along Paracelsian lines, and in 1623 he wrote that taking powdered gold and crushed pearls dissolved in lemon juice lengthened one's life. He noted also that lemon revived youthful spirits.[35] Despite this, the theory of the humoral body proved to be resilient; and *physician* Sir Edward Greaves wrote of *"Englands new disease" (Typhus) in Galenic terms. This bacterial infection, believed to be caused by* putrefaction of *humours*, could be treated with any one of a variety of medicines. Lemon figures in many of these.[36]

---

[32] Sherwood, *charitable pestmaster*, 11.
[33] Jaques Guillemeau, *Child-birth or, The happy deliverie of women* (London: A. Hatfield, 1612), 112; Peter Lowe, *An easie, certaine, and perfect method, to cure and preuent the Spanish sicknes* (London: James Roberts, 1596), fol. C1v.
[34] Joseph du Chesne, *The practise of chymicall, and hermeticall physicke* (London: Thomas Creede, 1605), fols Aa1v, Aa3r, E3v. For discussion on Paracelsian theory see: J. Shackelford, *A Philosophical Path for Paracelsian Medicine* (Copenhagen: Museum Tusculanum Press, 2004), 143-210.
[35] Francis Bacon, *The historie of life and death* (2nd edition, London: J. Okes, 1638), 131-132, 160.
[36] Sir Edward Greaves, *Morbus epidemius anni 1643. Englands new disease* (Oxford: Leonard Lichfield, 1643), 1, 11-14.

Medical Theory Two: Other Illnesses

As far as doctors were concerned, the lemon remained useful for making lotions and potions to prevent or cure many life-threatening, highly infectious diseases. But in their eyes this fruit was useful also in combating *non-contagious medical conditions. As we have seen, Ruscelli noted the benefits of lemon to the skin in mid-1500s. However, in the late 16th century and beyond, the fruit's dermal qualities became widely recognised in Britain. Both John Partridge who wrote a household manual, Owen Wood who wrote a medical guidebook produced* for "house-holders in the countryside, who are either farre remote, or else not able to entertaine a learned physician," *and Yorkshire medical writer Peter Levens noted that lemon helped to removed spots and scurf, and cured or prevented sunburn.*[37] Further, Philip Nichols, in writing about the adventures of Sir Francis Drake, correctly realised that lemon juice provides excellent protection against being bitten by mosquitoes while travelling abroad.[38]

Being bitten by insects was bad enough, especially by the flea Xenopsylla cheopis after it had ingested plague-causing Bacillus (or rather the bacterium's toxins); but more painful at first was a dog bite. Roaming packs of dogs was a problem in early modern England, and nowhere was sacred to them. On at least one occasion the son of Thomas Pavyer of the small Shropshire market town of Ludlow in was paid 8d for "whippynge doges out of the churche."[39] Unsurprisingly, then, recipes for curing dog bites are commonplace. One recipe appears in a useful book written by physician Stephen Bradwell. In addition to taking urine-producing herbs such as parsley or fennel that removed poison, the patient was to take either oxymel or lemon syrup.[40] This under the humoral way of thinking would have cut through the infection and dried away dangerous fluids.

---

[37] John Partridge, *The widowes treasure plentifully furnished with sundry precious and approoued secretes* (London: Edward Alde, 1588); Owen Wood, *An alphabetical book of physicall secrets* (London: John Norton, 1639); Peter Levens, *A right profitable booke for all diseases* (London: I Roberts, 1596), 21.

[38] Philip Nichols, *Sir Francis Drake revived calling upon this dull or effeminate age* (London: Edward Allde, 1626), 29.

[39] See for example: T. Wright (ed.), *Churchwardens' Accounts of the Town of Ludlow, in Shropshire, from 1540 to the End of the Reign of Queen Elizabeth* (Cambridge: Camden Society, original series, 102, 1869), 15.

[40] Stephen Bradwell, *Helps for suddain accidents endangering life* (London: Thomas Purfoot, 1633), 73-74.

Gunshot wounds were also a problem. In his book on treating war wounds, Du Chesne describes how to make potions to stop the inherent burning sensation, and to prevent poison travelling beyond the wound. One easily-made potion contained lemon; this worked by drying the infected area and expelling the poisoned humors.[41] Poisoning could occur in a variety of ways, not least by ingesting contaminated foods, and medical guidebooks provided antidotal recipes. The one supplied by physician Bradwell wrote that patients should stay awake because "sleepe draws the venom to the center of the body," their chamber should be airy, and they should be "ever smelling" to rosemary, juniper, or lemons stuck with cloves.[42]

Because of its ability to cut through gross humors and expel unwanted matter, the medicinal use of lemon extended to aiding pregnant women and purging infants of worms. Regarding the former, physician John Sadler explained that "corrupt matter" is generated in pregnant women. This flows to the ventricle "dejecteth the appetite and causeth vomiting." This *hyperemesis gravidarum*, known colloquially as morning sickness, could be rectified by making and applying an electuary containing lemon twice a day, two hours before meals.[43] Regarding worms, Welsh doctor William Vaughan, physician Philbert Guybert, and horticulturalists John Gerard and Charles Estienne all noted that lemon juice loosens the belly and kills these animals in children's bodies.[44]

At this time European countries were expanding their interests on a global scale, and Britain was involved in these endeavours—but not without cost to many mariners. The daily food rations of British sailors consisted typically of biscuits, beer and two pounds of salted meat on four days of the week. Fish, butter and cheese replaced the meat on the other days.[45] This lack of vitamin C was problematic; and although Captain Cook in 1768 identified a link between eating fruit and preventing scurvy,

---

[41] Joseph Du Chesne, *The Sclopotarie of Iosephus Quercetanus, phisition*, Translated by John Hester (London: Roger Ward, 1590), 42.

[42] Bradwell, *Helps for suddain accidents*, 18-19.

[43] John Sadler, *The sicke womans private looking-glasse* (London: Anne griffin, 1636), 158-160.

[44] William Vaughan, *Approved directions for health* (London: T. Snodham, 1612), 52; Guybert, The charitable physitian, 9-10; John Gerard, *The Herball or Generall Historie of Plantes* (London: Adam Islip, Joice Norton and Richard Whitakers, 1633), 1465; Charles Estienne, *Maison Rustique, or The Countrey Farme* (London: Edmund Bollifant, 1600), 304.

[45] Michael Oppenheim, *A History of the Administration of the Royal Navy* (Aldershot: Temple Smith, 1988), 82, 140, 143, 238.

Welsh and English physicians actually knew this more than one and a half centuries earlier. Master Surgeon John Woodall, whose quote opened this essay, noted in 1617 that scurvy was preventable by eating a well-balanced diet that included lemons and other citrus fruits.[46] In fact Woodall was not the first medical man to note this. In 1612 William Vaughan had recognised the link, and later advised sea captains to take with them turnips, scurvy-grass, and "above all, the juyce of Lemons."[47] The much-travelled writer Fynes Moryson found also that inhaling the scent of lemon prevented seasickness.[48]

This fruit also helped to cure lovesickness according to *Erotomania*, written by French doctor Jacques Ferrand and published in Oxford in 1640.[49] Although Ferrand does not explain how this works, it is because the humoral property of lemon juice cools the passions and provides an effective counterbalance to warm and moist constitutions experienced by overly-sanguine people who are prone to lecherous thoughts and amorous actions. Lemon was valuable also for maintaining sharp eyesight. The logic that underpins this theory supposes that eating foods with phlegmatic and viscous properties—such as fish, young flesh and poached eggs—transferred dampness to the bodily organs. In consequence, the eyes eventually became dim. The "dryness" of lemon sauce countered this problem, as Walter Baley noted in his 1602 treatise on eyesight.[50]

One could also avoid having bad dreams or nightmares by utilising the power of lemons. Scholar Robert Burton from Leicestershire wrote that "fearefull dreames" affect those who have an overly-melancholic constitution. The answer, he said, was to anoint the face with hare's blood, and to wash it in the morning with strawberry water, cowslip water, or lemon juice."[51] The irony here is that strawberries, lemons and cowslips were themselves humorally cold and dry—and therefore inducers of melancholy; but the blood, considered humorally warm and moist, made the difference. For his part physician Gualther Bruele believed that lemon

---

[46] Woodall, *The surgions mate*, 183-193, esp. 184-185.
[47] Vaughan, *Approved directions*, 52; William Vaughan, *The golden fleece* (London: William Stansby, Miles Flesher, and another, 1626), 56.
[48] Fynes Moryson, *An itinerary* (London: John Beale, 1617), book 1, 22-23.
[49] Jacques Ferrand, *Erotomania, or A treatise discoursing of the essence, causes, symptomes, prognosticks, and cure of love, or erotique melancholy* (Oxford: L. Litchfield, 1640), 237-246, esp. 245.
[50] W. Baley, *A briefe treatise touching the preservation of the eie sight* (Oxford: Joseph Barnes, 1602), 2.
[51] Robert Burton, *The anatomy of melancholy what it is* (London: John Lichfield and James Short, 1621), 477, 480.

peel, along with a few roots and herbs, offered protection against being disturbed by bad dreams.[52] Bruele also recommended this fruit as a constituent part of medicines to cure jaundice, a panting heart, a bleeding nose and a loss of consciousness.[53]

Doctors believed that lemon was ideal for rectifying a host of ailments because it purged the body of corrupt humors, it soothed the heart, its dryness shifted the humoral balance of overly-sanguine people towards the centre ground, and that its scent rejuvenated and revived the spirit.[54] For householders in the British countryside who read books on home management and healthcare, lemon must have seemed to be indispensable—especially in northern Britain's damp winter climate. Thus, while distillers and apothecaries acquired and sold lemon water and lemon peel for around five shillings per pottle (four pints) and two shillings per dram respectively in the early 17th century—a time when the daily wage of a skilled craftsman was just over one shilling—, household managers had every incentive to purchase or grow lemons, and to make medicines with them at home. Indeed the criterion of paying large sums of money for commercially available medicines may have contributed to the nuanced relationships between self-help and professional help that Anne Stobart recently has highlighted in her book *Household Medicine in Seventeenth-Century England*.[55]

Medical Practice in the Countryside

Doctors' advice was one thing, but how were British countryside dwellers supposed to obtain lemons? Theoretically they could be obtained either by growing them in orangeries or in other favourable sheltered positions, or by purchasing them in the marketplace. In practice, however, growing them in sufficient quantities to produce medicine was problematic. Lemons and citrons were not easy to produce in Britain. Thus, botanist John Parkinson explained how to grow oranges instead.[56] While many doctors discussed the relative values of lemons, oranges and citrons, Gerard

---

[52] Bruele, *Praxis medicinae*, 54.
[53] Bruele, *Praxis medicinae*, 146, 211-212, 217, 283-284.
[54] See for example: Venner, *Via Recta*, 99, 100; Hart, *Klinike*, 68; Butts, *Dyets dry dinner*, fol. C4v; Vaughan, *Approved directions*, 138; Moffett, *Healths improvement*, 39. Bacon, *The historie of life*, 160.
[55] Stobart, *Household Medicine*.
[56] John Parkinson, *Paradisi in Sole Paradisus Terrestris*, (London: Humfrey Lownes and Robert Young, 1629), 513, 584.

explained the botanical differences between the lemon and the citron, and noted that all citrus fruits are best grown in hot countries—especially near to the sea.[57] Charles Estienne also expressed the view that this "tender" fruit was difficult to produce in Britain, but noted that this did not stop people from trying to do so.[58]

While naturalist William Turner did not consider the lemon worth mentioning in his 1568 book *The Herbal*, horticulturalist Ralph Austen, who grew fruit trees for a living, explained a century later why this fruit was difficult to grow in Britain: it was because God had assigned different plants to different peoples.[59] Even if one succeeded in propagating lemon trees, getting their fruits to set and attain an appreciable size was another matter. While those growing in the Mediterranean Basin were large, those growing in Holland were smaller. Writer of estate-management manuals, Gervase Markham, recognised this; and said "... the fruit will come a great deale short of the charges."[60] Somerset writer John Norden was also pessimistic about producing this fruit in England. Although he appreciated the medical properties of the lemon, he wrote a septet about the folly of trying to grow them.[61] Despite these observations, lemon trees were grown here on the estates of the gentry. Chronicler Raphael Holinshed from a village in rural Cheshire noted in 1587 that, in addition to apples plums and pears "so have we no lesse store of strange fruit ... in noble mens orchards." These, he said, included "lemmons."[62]

The same problems were experienced by Brits who emigrated to the New World. Following unsuccessful attempts by these settlers to grow lemons in Virginia and New Plymouth, this medically important fruit was eventually grown there and formed part of the so-called "Columbian Exchange." This production allowed colonists to make their own medicines as those left behind in the British countryside were doing. In 1590 astronomer Thomas Hariot wrote that colonists in Virginia were experi-

---

[57] Venner, *Via Recta*, 99-100; Hart, *Klinike*, 68; Butts, *Dyets dry dinner*, fol. C4v; Cogan, *The haven of health*, 99-100; Gerard, *The Herball*, 912, 1264, 1462-1465.
[58] Estienne, *Maison Rustique*, 42, 51, 56, 298-304.
[59] William Turner, *The first and seconde partes of the herbal* (London: Arnold Birckman, 1568); Ralph Austen, *A treatise of fruit-trees* (Oxford: William Hall, 1665), 149-150.
[60] Gervase Markham, *Cheape and good husbandry for the well-ordering of all beasts* (London: Thomas Snodham, 1614), 114.
[61] John Norden, *Vicissitudo rerum An elegiacall poeme* (London: Simon Stafford, 1600), fol. E4v.
[62] Raphael Holinshed, *The first and second volumes of Chronicles* (London: Henry Denham, 1587), 210.

encing difficulties in growing lemons, despite the climate's similarity to that of Spain.[63] This apparently was still the case in 1622 for colonists living 1300 kilometres further north in New England. Here, future voyagers to New Plymouth were advised to bring lemon juice with them.[64] But at the same time in Virginia, lemons were now successfully being cultivated according to colonist Edward Waterhouse.[65] Indeed the growing of lemons appears to have become commonplace at least in the Caribbean by 1671.[66] Purchasing imported lemons—both in England and in New England—was the answer to unreliable cultivation; and notwithstanding shortages in times of economic hardship or conflict, they seem to have been common enough not only in cities like London, but also at markets in Warwickshire, Devon, Hertfordshire, Lancashire and Yorkshire—providing relatively easy access for countryside dwellers.[67] A servant of Richard Shuttleworth who owned a rural estate in Lancashire, and a servant of country yeoman Henry Best who farmed land at Elmswell in East Yorkshire were provided with half a day's food allowance to bring back provisions—some of them being exotics that could be used for healthcare—from their local markets.[68] Accounts show that lemons could readily be purchased for between 5d and 10d for ten across much of early 17th century England.[69]

Although the nature of the medical books cited above is prescriptive, there is sufficient evidence to demonstrate that lemons were actually used at the point of treatment in the countryside. Hand-written medical recipes appearing in commonplace books—some of which praise enthusiastically the health-restoring properties of the lemon—leave little doubt that they were made into medicines to cure a wide range of maladies. The medicinal use of lemons is strongly indicated in the household accounts of John Fortescue of Salden Manor near the rural village of Mursley in Buckinghamshire. His accounts for 1647 and 1648 show that payments were made for the services of two "phissicks" at Salden and Aylesbury. Coinciding with these unspecified illnesses

---

[63] Thomas Hariot, *A briefe and true report of the new found land of Virginia* (Frankfurt: Joannis Wecheli, 1590), 11.
[64] William Bradford, *A relation or iournall of the beginning and proceedings of the English plantation setled at Plimoth in New England* (London: J. Dawson, 1622), 63-64.
[65] Edward Waterhouse, *A declaration of the state of the colony and affaires in Virginia* (London: G. Eld, 1622).
[66] Pierre Laszlo, *Citrus: a history* (Chicago: University of Chicago Press, 2008), 31.
[67] Lloyd, *Food and Identity in England, 1540-1640*, chapter 4.
[68] Lloyd, *Food and Identity in England, 1540-1640*, 51.
[69] Lloyd, *Food and Identity in England, 1540-1640*, 123-124.

were payments made for "frut and sugger," "syrup" and lemons.[70] The financial accounts of Bennet Sherard of Stapleford, a rural village near to Melton Mowbray in Leicestershire also are revealing in this respect. Payments made in 1707 and 1708 include those for the services a physician to attend his wife Mary. These services did not come cheaply; the amounts paid appear to have varied from 6s 6d for a consultation to £6 for a series of treatments. In late 1708 Sherard paid Mary's doctor's bill for £1 12s 5d, and at the same time he bought "12 lemons and sugar for my wife."[71]

Successful lawyer and future baronet Richard Newdigate of Arbury Hall in Warwickshire often bought lemons in small quantities between 1636 and 1640.[72] The quantity peaked in the plague year of 1638 (see Table 1); and although any medical use here is conjectural, at Gorhambury in the Hertfordshire countryside, Edward Radcliffe probably did make medicine with lemons. He bought 100 lemons for 3s 6d during the last week in February 1638.[73] Given the relatively short shelf-life of these fruits, and the tendency by 17th century cooks to use them frugally, it is likely that at least some of them were turned into lemon water or lemon syrup for future culinary and medicinal use.

Table 1: Fresh fruit purchased by The Newdigate Family in 1638

FRESH FRUIT	d	%
Lemons	34	6
Oranges	70	12
Apples	158	27
Pears	55	9
Cherries	99	17
Strawberries	33	6
Raspberries	42	7
Plums	9	1

---

[70] Leicestershire and Rutland Record Office (hereafter LRRO), DG39-884, Turville Constable-Maxwell, *household accounts.*
[71] LRRO, DE1431-449, Lord Gretton, *household accounts.*
[72] Warwickshire County Record Office (hereafter WCRO), CR136v140, *Newdigate Household Accounts.*
[73] Lionel M. Munby (ed.), *Early Stuart Household Accounts* (Ware: Hertfordshire Record Society, 1986), 137.

FRESH FRUIT	d	%
unspecified fruit	87	15
TOTAL	587	100

While the Newdigate family of Arbury Hall, Warwickshire, purchased no lemons in 1597, and only two lemons in 1614, they purchased 68 lemons (value 34d) in 1638. 240d = £1.
Percentages rounded to the nearest one per cent.
Sources: Warwickshire County Record Office, CR136/A/37 and CR136 V 140, Newdigate household accounts

Handwritten recipes praising the curing properties of the lemon show that this fruit was indeed used as an ingredient in medicines. Thomas Marshall from the countryside parish of Killamarsh in the upland area of England's Peak District wrote down medical recipes in his 1661 almanac; some of these included lemon syrup.[74] At around the same time Alice Newton who lived in a Derbyshire rural village kept a notebook containing useful recipes; on its front cover there is a hand-written recipe for curing a cold. It entails mixing sugar, liquorish, and aniseed in white wine vinegar and lemon juice.[75] Also in the late 17th century a commonplace book kept by Elizabeth Barkham of the small village of Maxstoke in the Warwickshire countryside explained that, along with certain herbs and spices, butter and the rind of lemons could be used to relieve aches and strains.[76] The emphasis here is on humorally warming and drying ingredients, and butter was added to bind the ointment to the skin. This notebook contains also a recipe to make "An excellent syrup against Melancholy." It advises boiling sugar in the juice of lemons and pippins, and taking two spoonfuls in the morning and evening.[77] Barkham thought that skin wounds, dog bite infections and scurvy could be cured without resorting to the use of lemons; however, she believed that "A marveilous good water for the Stone and gravel" was made with lemon. Her recipe and comment on its efficaciousness provides a point-of-treatment endorsement of medical views expressed by professional medical writers.[78]

After the turn of the 18th century, The Wright family who lived in the countryside parish of Eyam in the Derbyshire Dales kept two common-

---

[74] DRO, D1867/2/21, Thomas Marshall, *Almanac*.
[75] DRO, D514/1, Alice Newton, *accounts book*.
[76] WCRO, CR2981/dining/cabinet/upper tray/22, Dilke, *commonplace book*.
[77] *Ibid.*
[78] *Ibid.*

place books in which medical recipes were recorded and handed down from mother to daughter. In one book, recipes written by Jane Farewell in 1719, and by Jane Wright in 1729, show that kidney stones, colds, infections and dog bites could be cured with the use of commonly available household items ranging from herbs and honey to turpentine; and eyesight problems experienced by household members were unsurprisingly treated without resorting to the use of lemon juice. But lemons *were* used at the hall to cure children's coughs. The medicine was made by mixing oil of sweet almonds with poppy syrup, lemon juice and double-refined sugar.[79]

It would be a mistake to assume all householders were favourably impressed with the values of the lemon; as I have explained elsewhere, a downside of the lemon is that it was known to cause abdominal pain.[80] The manuscript recipe book written in 1655 by Leicestershire's Dorothy Legat's shows that she carefully avoided making medicines with any bitter or sour ingredients. Instead she advocated the use of herbs, spices, honey, beaten eggs and milk to cure illnesses such as gout, stones, scurvy, colds and headaches.[81] Another example of this sort shows that the family of John Gell, sometime MP and High Sheriff of Derbyshire, appears not to have used lemon products in a medicinal way. Upon some surviving papers dated 1653, 1657 and 1688 are hand-written recipes for curing illnesses without the help of lemon products[82]

The theory of the humoral body, although resilient and enduring, had largely been superseded by the theory of the mechanical body during the 18th century, and this was reflected in medical advice. Despite this, the lemon continued to be appreciated right up until the end of the early modern period by doctors and household mistresses alike. The 1796 Scottish publication *The Universal Family Physician, and Surgeon*—a lengthy compilation of other major works on medicine—contains no less than 40 references to the use of lemon;[83] and earlier in the century Scottish physician George Cheyne believed that lemon tea is "one of the best promoters of digestion."[84] With regard to treating jaundice, London's Guy's Hospital in 1798 advised its medical students that taking four to

---

[79] DRO, D5430/50/3, Wright, *commonplace book*.
[80] Paul Lloyd, "Dietary Advice and Fruit-eating in Late Tudor and Early Stuart England," *Journal of the History of Medicine and Allied Sciences* 67:4 (2012): 553-586.
[81] LRRO, DG39-2091, Dorothy Legat, *recipe book*.
[82] DRO, D528/10/46/1-8; D258/8/11; D258/7/20/15.
[83] *The Universal Family Physician, and Surgeon* (Perth: R. Morison, 1796).
[84] George Cheyne, *An Essay of Health and Long Life* (Dublin: W. Wilmot, 1725), 32.

six ounces of lemon or orange juice per day is efficacious.[85] D[r] Samuel Tissot who was quoted in the aforementioned *Universal Family Physician* saw another use for lemon. In 1795 he wrote that lemon juice and lemon peel were ideal for treating fainting that was brought about by excessive passion or disease.[86] Many late 18th century doctors still believed that lemon was useful for treating fevers. Among them were Lewis Robinson MD, D[r] William Buchan and physician John Ball. While Buchan recommended also using the fruit to cure consumption, Ball believed in 1762, as physician Sherwood had in 1641, that lemon juice could help to cure smallpox.[87]

This citrus fruit was still used medicinally in countryside homes at the end of the period. A commonplace book kept by Elizabeth Shirley who lived in the Leicestershire countryside parish of Staunton Harold explained in 1798 how lemons could be, and indeed were, used by her household to cure a variety of illnesses. These medical conditions included a general "ague," an "intermitting fever," "head-ach" and asthma.[88] She remarked that her recipe for curing an intermitting fever—which entailed the use of wormwood, lemon juice, salt and rum—"hardly ever fails." If a family member had a chronic fever, they would take a medicine made from bark, treacle, red wine, lemon juice and nutmeg.[89]

Lemon was not universally accepted as a cure-all in late 18th century households, however. A manuscript medical book kept by James Winstanley of Braunstone village in Leicestershire calls largely for the use of elements and compounds—as one might expect for that time. Although herbal materials are present, lapis, sulphur and mercury are important.[90] In Shirley's 1798 commonplace book too only five per cent of the recipes contain lemon. But despite this, and despite changing anatomical knowledge, the importance of the role of lemon in curing many medical conditions continued to be recognised both by those trained in medicine and by end-users in the British countryside.

---

[85] Guy's Hospital, *Elements of the practice of physic* (London: Guy's Hospital, 1798), 96.
[86] Samuel Tissot, *Advice with Respect to Health* (London: G. Paramore, 1795), 119, 193-194.
[87] Lewis Robinson, *Every Man His Own Doctor* (London: J. Cooke, 1785), 18, 25; William Buchan, *Domestic Medicine* (Waterford: James Lyon and co., 1797), 101, 107, 122-123; John Ball, *The Modern Practice of Physic* (London: A. Millar, 1762), 111. 153, 174, 179.
[88] LRRO, 26D53-2657, Shirley, *medical book*.
[89] LRRO, 26D53-2657.
[90] LRRO, DE728-979.

*

The lemon as a prevalent agent in medicines produced for curing all sorts of illnesses, some of them potentially fatal, gained in popularity over the early modern period—not only in urban centres where most physicians practiced, but also in the British countryside. This was down to two crucial factors: first, the efficacious properties of the readily-available fruit rendered it beneficial from a humoral point of view, and secondly, its cheapness in town and country marketplaces, compared to substances offered by apothecaries, provided irresistible financial incentive. But even with the gradual acceptance of Paracelsian ideas the lemon retained its medicinal reputation because of its newfound chemical characteristics, and it was still highly valued at the end of the 18th century. While physicians wrote about the salubrity of this citrus fruit and its ability to cure, prevent, or relieve symptoms of an impressive array of conditions, it was used successfully at the point of treatment in rural areas right up until at least circa 1800. Even now, as marketing material demonstrates, its use is widespread among the 'back to nature' community. The humoral influence in modern alternative medicines is inescapable, with marketers of lemon-based products claiming wonderful things. Apparently, lemon still delays ageing, helps to prevent perturbations of the mind, helps to treat stress, skin blemishes, asthma, colds and influenza, and helps to prevent the growth of tumours and stem the loss of hair.[91] There can be little doubt that the lemon, which features these days as an alternative lifestyle nostrum based squarely on humoral values, is describable as a near-universal remedy ingredient in early modern British countryside medicines.

---

[91] See for example: http://nulifestyle.com/fruit-vinegar/lemon-vinegar/; http://www.onlyfoods.net/lemon-oil.html.

Stature, indice de masse corporelle et morbidité dans l'Algérie rurale du début du xxe siècle

Analyse statistique des dossiers médicaux des soldats indigènes et européens des classes 1936-1937

Laurent HEYBERGER
Université de technologie Belfort-Montbéliard
Femto-st/RÉCITS (UMR 6174)

Résumé : Le paludisme constitue l'une des principales maladies de ce qui peut être appelé l'ancien régime démographique des pays « tropicaux ». C'est pourquoi son éradication partielle ou totale durant la transition démographique fait l'objet de débats entre historiens, y compris dans le domaine de l'histoire anthropométrique. Toutefois, l'impact du paludisme sur la stature individuelle (ou l'IMC) est plutôt supposé que démontré. Les registres médicaux d'incorporation (RMI) des tirailleurs algériens du début du xxe siècle constituent des sources inédites à l'échelle individuelle. En dépit de l'existence de biais liés à la nature coloniale des sources, l'analyse statistique montre qu'un malus anthropométrique existe pour les individus atteints par la malaria, même si les résultats impliquent que d'autres facteurs doivent être considérés pour expliquer les évolutions de la stature dans les pays où la maladie est répandue. De plus, cette analyse montre qu'une disparité assez grande semble exister entre les indigènes et les Européens en termes de stature et d'IMC, mais aussi que, contrairement à ce que colporte la légende coloniale, les colons européens semblent être aussi largement affectés par la maladie.

Abstract: Malaria is one of the major constituent diseases of what can be termed the demographic *ancien régime* in tropical countries. The role of its partial or total eradication on the demographic transition is the object of debate among historians, including specialists of anthropometric history. Nevertheless, the impact of malaria on individual stature, or BMI, has been assumed rather than demonstrated. The medical draft role numbers (RMI) of the Algerian *tirailleurs* (riflemen) for the early 20th century provide untapped individual data. In spite of the existence of biases linked to the colonial nature of the sources, statistical analysis shows that an anthropometric malus exists for those who are affected by malaria, even if the results imply that other factors should be considered to explain the trends in height for those countries where malaria was widespread. Furthermore, this article demonstrates not only that a quite large discrepancy seems to have existed between indigenous and European groups in terms of stature and BMI, but also that contrary to the colonial legend, European rural settlers seemed also to be generally affected by the disease.

Paludisme et colonisation, ou l'imaginaire colonial en question

Au début du XXe siècle, la malaria constitue encore l'une des principales maladies constitutives de l'ancien régime démographique des populations rurales du Maghreb. Évaluer son impact en termes staturaux peut donc permettre d'éclairer le débat sur les facteurs de la transition démographique – et anthropométrique – des populations rurales, qu'elles soient en situation coloniale ou non, localisées en Méditerranée ou au-delà.

Encore faut-il avoir conscience que le paludisme a longtemps tenu une place à part dans l'imaginaire colonial occidental. Bien que le paludisme ne soit pas historiquement circonscrit aux espaces coloniaux, il représente durant l'ère coloniale l'une des maladies « tropicales » par excellence et devient le support de discours médicaux magnifiant l'œuvre civilisatrice des Occidentaux dans le reste du monde, à une époque où médecine tropicale et médecine coloniale sont synonymes[1]. L'historiographie postmo-

---

[1] Anderson Warwick, *Colonial Pathologies. American Tropical Medicine, Race, and Hygiene in the Philippines*, Durham et London, Duke University Press, 2006. Pour s'en tenir aux pays méditerranéens, l'Algérie ne se rattache pas au climat tropical, bien que le paludisme y soit endémique, non plus que l'Italie, pays colonisateur où pourtant le Sénat déclare le paludisme « maladie de la dépopulation rurale » (Elisabetta Novello, « From Occupational Disease to Social Disease: the Battle Against Malaria in Italy », dans *Les Zones humides méditerranéennes hier et aujourd'hui*, Magalie Franchomme, Christine Labeur, Daria Quatrida *et al.* (dir.), Padova University Press, Padova, 2014, p. 211). Pour d'autres études portant sur des pays européens impaludés (France, Royaume-Uni, etc.), voir Groupe d'histoire des zones humides (GHZH), *Zones humides et santé*, Jean-Michel Derex (dir.), acte de la Journée d'Étude de 2008, s. l., GHZH, 2010. Pour la focalisation de la médecine coloniale sur le paludisme pour la période 1830-1870 : Claire Fredj, *Médecins en campagne, médecine des lointains : le service de santé des armées en campagne dans les expéditions lointaines du Second Empire (Crimée, Chine-Cochinchine, Mexique)*, thèse, EHESS, 2006, p. 246. Sur la première moitié du XXe siècle et la glorification de la médecine coloniale française : Matthieu Fintz, « Épidémiologie de l'invasion et constitution de l'identité biosociale des fel-

derne a commencé à discuter cette version héroïque de l'histoire au début des années 1980, lorsque l'idée d'une expansion occidentale reposant sur la maîtrise des techniques médicales et pharmaceutiques, défendue notamment par Daniel R. Headrick et Philip D. Curtin, a été contestée par les tenants de thèses alternatives qui, entre autres, ont postdaté et relativisé l'avance occidentale en la matière[2]. Plus récemment, l'historiographie postcoloniale a déconstruit les vieux mythes de la prémunition des indigènes[3] et de l'acclimatement des Européens, deux notions souvent lourdes de présupposés raciaux et qui furent pendant longtemps au cœur des débats sur les modalités militaires et au-delà démographiques des colonisations occidentales[4]. Il en va de même du mythe du « réservoir » à paludisme que constitueraient les populations indigènes, réservoir qui menacerait des populations coloniales européennes *a priori* considérées comme saines. L'historiographie récente a montré que ce mythe apparaissait au tournant des XIXe et XXe siècles, précisément au moment où la lutte antipaludique

---

lahin dans l'Algérie coloniale (1910-1962). La lutte contre le paludisme au regard des recherches sur la production des savoirs », dans *Chantiers et défis de la recherche sur le Maghreb contemporain*, Pierre Robert Baduel (dir.), Paris, Karthala, 2008, p. 118 *sq*.

[2] Daniel R. Headrick, *The Tools of Empire. Technology and European Imperialism in the Nineteenth Century*, New York, Oxford, Oxford University Press, 1981; Philip D. Curtin, *Death by Migration. Europe's Encounter with the Tropical World in the Nineteenth Century*, Cambridge, Cambridge University Press, 1989, auxquels répondent notamment William Cohen, « Malaria and French Imperialism », *Journal of African History*, 1983/24, p. 23-36 et David Arnold, « Introduction Disease, Medicine and Empire » dans *Imperial Medicine and Indigenous Societies*, David Arnold (dir.), Manchester, Manchester University Press, 1988, p. 1-26.

[3] Conformément à l'usage historien actuel, on emploie ici le terme indigène sans guillemet, qui renvoie à une notion juridique – le statut de l'indigénat –, au même titre que l'on emploie le terme esclave sans guillemet pour l'histoire étatsunienne. Les indigènes sont sujets français, donc de nationalité française, mais contrairement aux Européens d'Algérie, très peu sont ou peuvent devenir citoyens français.

[4] À court terme, la prémunition justifiait l'emploi de troupes indigènes et épargnait des vies européennes ; à long terme l'acclimatement des Européens garantissait la pérennité des colonies de peuplement. Sur ces deux notions voir Matthieu Fintz, « Épidémiologie de l'invasion… », art. cit., p. 219 *sq*. ; Philip D. Curtin, *Disease and Empire. The Health of European Troops in the Conquest of Africa*, Cambridge, Cambridge University Press, 1998, p. 138 ; Richard Fogarty et Michael A. Osborne, « Constructions and Functions of Race in French Military Medicine, 1830-1920 », dans *The Colour of Liberty*, Sue Peabody et Tyler Stovall (dir.), Durham et London, Duke University Press, 2003, p. 211 *sq*. Toute influence des facteurs génétiques n'est pas pour autant à rejeter au nom de principes moralement louables mais qui peuvent être scientifiquement infondés. Dans le cas du paludisme, voir Gregory H. Maddox, « Disease and Environment in Africa », dans *The Demographics of Empire. The colonial order and the Creation of Knowledge*, Karl Ittmann, Dennis D. Cordwell et Gregory H. Maddox (dir.), Athens, Ohio University Press, 2010, p. 201 *sq*.

menée par les Européens commence à remporter des succès en faveur des populations pour lesquelles ces politiques étaient en priorité mises en place, à savoir les populations européennes coloniales[5]. Les médecins coloniaux prennent conscience que les populations indigènes, jusqu'alors négligées, sont, elles aussi, largement impaludées et que leurs efforts seront ruinés si ces populations ne sont pas également soignées.

En dehors des travaux de Philip D. Curtin, les recherches récentes concernant la malaria ou d'autres pathologies « tropicales » en situation coloniale se sont donc surtout centrées sur la question de la (dé)construction des identités coloniales, alors que la question des effets physiologiques ou médicaux concrets de ces maladies sur les corps ne retient plus guère l'attention, sans doute autant par effet de mode postmoderne que par défaut de sources nouvelles. Toutefois, ces interrogations ne sont pas dénuées d'intérêt, comme le montre *a contrario* l'usage, pour ne pas dire le mésusage, qui peut être fait en histoire anthropométrique du facteur paludisme pour tenter d'expliquer les évolutions de la stature des populations humaines au xixe siècle, que ces dernières soient en situation coloniale ou non[6]. Il s'agit là de réinterroger le rôle des mesures de prophylaxie empirique et de médecine coloniale qui permettent entre autres et éventuellement d'échapper à un ancien régime démographique. En Afrique du Nord, celui-ci pourrait se caractériser par l'importance de la malaria, des

---

[5] Anne-Marie Moulin, « Tropical Without the Tropics: The Turning-Point of Pastorian Medicine in North Africa », dans *Warm Climates and Western Medicine: the Emergence of Tropical Medicine, 1500-1900*, David Arnold (dir.), Amsterdam, Atlanta, GA, 1996, p. 162 *sq.*; John Strachan, « The Pasteurization of Algeria ? », *French History*, 2006, 20/3, p. 269 et 271 *sq.* ; Matthieu Fintz, « Epidémiologie de l'invasion… » ; art. cit., p. 119 *sq.*

[6] Lance Brennan, John MacDonald et Ralph Shlomowitz, « Toward an Anthropometric History of Indians under British Rule », *Research in Economic History*, 1997, 17, p. 185-246 ; Jean-Pascal Bassino et Peter A. Coclanis, « Economic Transformation and Biological Welfare in Colonial Burma: Regional Differentiation in the Evolution of Average Height », *Economics and Human Biology*, 2008, 6/2, p. 212-227 ; José-Miguel Martínez-Carrión, « Stature, Welfare and Economic Growth in Nineteenth-Century Spain: the Case of Murcia », dans *Stature, living standards, and Economic Development. Essays in Anthropometric History*, John Komlos (dir.), Chicago, University of Chicago Press, 1994, p. 76-92. Pour La Murcie, Martínez-Carrión évoque le rôle bénéfique joué par l'irrigation et le drainage qui contribuent à éradiquer la maladie, alors qu'en Inde pour Brennan *et al.*, le développement de l'irrigation et des réservoirs se traduit par une explosion du paludisme. Enfin, pour l'Italie, A'Hearn admet l'impact négatif du paludisme dans les plaines rizicoles (région de Pavie) aux xviiie et xixe siècles, mais réfute son influence pour expliquer le déclin de la stature : « Anthropometric Evidence on Living Standards in Northern Italy, 1730-1860 », *Journal of Economic History*, 2003, 63/2, p. 366 sq. et 374.

maladies gastro-intestinales et de la cachexie, des maladies respiratoires et pulmonaires, et enfin de la variole[7]. Dans la mesure où les maladies caractéristiques de l'ancien régime démographique tuent sans doute davantage que les conflits armés traditionnels[8] ou que les conséquences de l'ouverture forcée des économies coloniales au marché international[9], on comprend l'importance qu'il y a à évaluer l'impact de la lutte contre le paludisme en termes staturaux, la stature adulte moyenne étant considérée en histoire anthropométrique comme un indice de nutrition nette qui rend compte de l'alimentation des populations, mais aussi des dépenses en énergie[10]. Toutefois, faute de sources, les études anthropométriques citées ne peuvent évaluer directement à l'échelle individuelle l'impact de la malaria sur la stature ou l'IMC[11] et se contentent de présupposer un effet négatif sans en préciser

---

[7] Daniel Panzac, « L'ancien régime démographique au Machreck (XVIIIe-XIXe siècles) », dans *La Démographie historique en Tunisie et dans le monde arabe*, Tunis, Cérès Productions, 1993, p. 86 et 92.

[8] Le cas de l'invasion française de l'Algérie au XIXe siècle, au bilan humain particulièrement lourd, ne saurait être confondu avec ces conflits interethniques précoloniaux.

[9] Du moins dans le cas indien : Ira Klein, « Population Growth and Mortality. Part I: The Climacteric of Death », *Indian Economic and Social History Review*, 1989, 26, 4, p. 398 sq. Le cas algérien est différent : le bilan humain de la catastrophe démographique de 1867-1868, qui ne se résume pas à une famine, est beaucoup plus lourd que celui de la grande famine indienne de 1876-1879 analysée par Klein et plus récemment par Mike Davis.

[10] Notamment le travail des enfants et la lutte des organismes contre les maladies, soit autant de nutriments non disponibles pour l'optimisation du potentiel génétique de croissance. La stature moyenne adulte est corrélée à la mortalité infantile et à l'espérance de vie, sans pour autant que ces indices démographiques soient interchangeables. Sur les principes de l'histoire anthropométrique, voir : Richard H. Steckel, « Strategic Ideas in the Rise of the New Anthropometric History and their Implications for Interdisciplinary Research », *Journal of Economic History*, 1998, 58/3, p. 803-821 ; « Heights and Human Welfare: Recent Developments and new Directions », *Exploration in Economic History*, 2009, 46, p. 1-23 ; John Komlos, « Shrinking in a Growing Economy ? The Mystery of Physical Stature During the Industrial Revolution », *Journal of Economic History*, 1998, 58/3, p. 779-802 ; *id.* « Histoire anthropométrique : bilan de deux décennies de recherche », *Économies et Sociétés*, 2003/29, p. 1-24 ; Laurent Heyberger, *L'histoire anthropométrique*, Berne, Peter Lang, 2011.

[11] L'IMC ou Indice de Masse Corporelle évalue un rapport poids-taille selon la formule de Quételet : on divise à l'échelle individuelle le poids exprimé en kilogrammes par le carré de la stature exprimée en mètre. Sur le lien à l'échelle agglomérée entre IMC et paludisme en contexte colonial : Kelly B. Olds, « The Biological Standard of Living in Taiwan under Japanese Occupation », *Economics and Human Biology*, 2003, 1/2, p. 187-206.

l'amplitude. Elles ne peuvent donc véritablement indiquer si la lutte antipaludique peut réellement expliquer les évolutions staturales observées, sans parler d'un éventuel effet sélectif qui inverserait le sens de la relation, si seuls les plus résistants à la maladie, qui seront aussi plus tard les plus grands, survivent.

Les registres médicaux d'incorporation (RMI) des tirailleurs algériens : des sources anthropométriques inédites

L'Algérie est fortement impaludée encore dans la première moitié du XXe siècle, comme en attestent les efforts déployés par l'Institut Pasteur dans sa lutte antipaludique[12]. Ce pays constitue donc un terrain de choix pour observer les effets de la malaria et d'autres pathologies sur les corps, car on dispose dans le cas algérien d'archives militaires inédites, les registres médicaux d'incorporation (RMI) des régiments de tirailleurs algériens (RTA) qui enregistrent un certain nombre de renseignements d'ordre médical au moment de l'incorporation des recrues[13]. Les RMI sont conservés à partir de 1919, soit peu de temps après l'instauration de la conscription en Algérie (1912). Un des principaux avantages de ces archives est qu'elles fournissent des indications sommaires sur l'état de santé et le milieu d'origine de la masse des ruraux analphabètes à travers le système de la conscription. Cette dernière assure une représentativité qui est loin d'être parfaite, mais elle permet de percevoir l'état de santé relatif des colonisés et des colonisateurs. Encore faut-il prendre soin de sélectionner des années et des régiments pour lesquels le travail administratif a été correctement réalisé : les registres des subdivisions de Mascara, Tiaret (2e RTA, département d'Oran, 1936) et Bône-Annaba (3e RTA,

---

[12] Outre les nombreuses thèses réalisées dans la première moitié du XXe siècle sur le paludisme en Algérie, voir une approche internaliste dans Jean-Pierre Dedet, *Edmond et Étienne Sergent et l'épopée de l'Institut Pasteur d'Algérie. Double biographie*, Pézenas, Domens, 2013 ; *Les Instituts Pasteur d'outre-mer. Cent vingt ans de microbiologie française dans le monde*, Paris, L'Harmattan, 2000.

[13] Consultables au Centre des Archives du Personnel Militaire [désormais CAPM] de Pau, cotes utilisées dans ce chapitre : 01 39 et 01 40, 01 52 à 01 54 (sans mention de subdivision militaire ni de registre). Les RMI font partie des archives dites « collectives » (régimentaires) et sont en cours de classement. Nous remercions les personnels du CAPM pour leur aide lors de notre recherche dans ces archives. Une dérogation a été obtenue pour la consultation des RMI auprès de la DMPA (Direction de la Mémoire et du Patrimoine, Service Général pour l'Administration, Ministère de la Défense).

département de Constantine, 1936 et 1937) ont été retenus pour la qualité de leur tenue[14]. Les registres mentionnés ont été intégralement exploités, ce qui représente 1 504 dossiers individuels, parmi lesquels on a conservé uniquement ici les recrues d'origine rurale et algérienne, soit 866 dossiers, à l'exclusion des conscrits d'origine métropolitaine, tunisienne, urbaine ou indéterminée[15].

À côté d'autres informations sommaires d'ordre médical tel que l'état de la dentition ou des vaccinations, les RMI comportent une rubrique qui indique les « antécédents personnels » des appelés ou engagés volontaires sur le principe déclaratif[16]. Dans les fiches individuelles des RMI, ont été relevés : le

---

[14] Pour ces deux années, de nombreux registres restent quasiment vierges de toute information médicale pour le 1er RTA (département d'Alger), alors que ce dernier constitue de loin le plus gros des recrutements.

[15] Rural : moins de 5 000 habitants agglomérés au recensement de 1936. Les recrues au lieu de naissance indéterminé (N = 295) sont très majoritairement d'origine rurale, car on ne compte dans l'échantillon que 103 métropolitains (aucun cas de paludisme déclaré), 14 Tunisiens et 61 citadins, ce qui donne un taux d'urbanisation de 6,6 % pour les natifs d'Algérie (au seuil de 5 000 habitants), alors que le taux d'urbanisation de la population musulmane d'Algérie (au seuil légal de 2 000 habitants) s'élève à 11,6 % en 1936. De plus, les résultats des régressions changent peu suivant que l'on raisonne à partir de la population rurale (N = 866) ou à partir de la population totale de l'échantillon (N = 1 339, les dossiers vierges étant exclus) : les citadins et les métropolitains sont peu ou pas touchés par les maladies des ruraux et les recrues au lieu de naissance indéterminé sont en fait pour la plupart des ruraux.

[16] On pourrait craindre qu'à cause du principe déclaratif, les conscrits colonisés signalent des pathologies inexistantes pour échapper au service militaire du colonisateur et qu'inversement les engagés volontaires indigènes, dans un esprit mercenaire, tentent de dissimuler leurs maladies afin d'être sûrs de signer leur contrat – même si la limite entre engagés volontaires et conscrits est dans la pratique moins nette que dans la théorie. De fait, la fréquence du paludisme est à peu près le double chez les conscrits par rapport aux engagés (population indigène), mais l'introduction dans les régressions de variables pour le statut relatif au service militaire (engagés volontaires/conscrits) ne modifie pas les coefficients associés aux différentes maladies. Par ailleurs la proportion de recrues n'ayant explicitement signalé aucune pathologie est légèrement moindre chez les indigènes que chez les citoyens, alors que les citoyens sont très sensiblement plus nombreux à s'engager volontairement, ce qui aurait dû faire augmenter sensiblement au sein de ces derniers la proportion de ceux n'ayant rien déclaré. C'est dire si les populations militaires coloniales apparaissent comme largement impaludées : si Claire Fredj évoque 6 000 recrues écartées du service militaire à cause du paludisme pour les seules années 1928-1930 (« Le laboratoire et le bled. L'Institut Pasteur d'Alger et les médecins de colonisation dans la lutte contre le paludisme (1904-1939) », *Dynamis : Acta Hispanica ad Medicinae Scientiarumque Historiam Illustrandam*, 2016, 36/2, p. 293-316), dans le cas des tirailleurs sénégalais, les paludéens n'étaient pas exclus, sinon le conseil de révision aurait rejeté presque tous les examinés (Julien Fargettas, *Les Tirailleurs sénégalais. Les soldats noirs entre légendes et réalités 1939-1945*, Paris, Taillandier, 2012,

numéro matricule, le nom et le prénom, la date et la commune de naissance, la profession, le statut (appelé/engagé), la date de début du service, la taille de la fratrie, les antécédents médicaux familiaux (notamment mention des décès des parents), les antécédents médicaux personnels, la stature et enfin le poids des recrutés. Compte tenu de la taille de l'échantillon constitué, outre l'absence de renseignement, les antécédents médicaux personnels ne peuvent être analysés que selon quatre modalités, par ordre décroissant de fréquence : paludisme, rien à signaler, autres pathologies, bronchites (tableau 1)[17]. Les bronchites sont souvent signalées comme « bronchite des Arabes ». Au-delà du racisme scientifique dont elle témoigne, cette expression atteste bien que cette maladie respiratoire est très répandue au sein de la population indigène. Or, à la même époque en Sardaigne, le paludisme, qui cause des ravages au sein de la population, est très souvent associé à une autre maladie respiratoire, la tuberculose[18]. Les registres médicaux d'incorporation, outre qu'ils permettent d'évaluer l'impact anthropométrique de deux des maladies constitutives de l'ancien régime démographique de l'Afrique du Nord, autorisent en sus de tester leur impact seul ou combiné, dans la mesure où dans près d'un quart des cas, la recrue signale une seconde pathologie, qui le plus souvent s'avère être la bronchite (tableau 1).

Tableau 1 : Statistique descriptives, RMI, tirailleurs ruraux des 2ᵉ et 3ᵉ RTA, 1936-1937 (Bône-Annaba, Mascara et Tiaret)

	total (N)	patronymes algériens (%)	patronymes européens (%)
profession			
agriculteur non exploitant	430	51,0	10,7
agriculteur exploitant	291	33,9	25
autre	92	9,3	50

---

p. 40). On peut aussi noter l'effet du principe déclaratif sur les pathologies signalées en comparant la population totale extraite (N = 1 339) à la population rurale (N = 866) des RMI : les maladies infantiles apparaissent dans la première en raison de la présence des métropolitains et des Européens citadins d'Algérie qui ont recours aux médecins de ville et à la pratique de l'écrit, alors qu'elles sont presque absentes dans la seconde, bien que la population rurale ne soit pas épargnée par ces maladies.

[17] Comme signalé en note précédente, la modalité « maladies infantiles » est exploitable, mais uniquement sur l'ensemble de l'échantillon, non sur les seuls ruraux nés en Algérie.

[18] Lucia Pozzi, Lorenzo Del Panta, « The Burden of Malaria in the Italian Demographic History (19-20th Centuries) », communication à l'European Social Science History Conference 2016, Valencia, 2 avril 2016.

	total (N)	patronymes algériens (%)	patronymes européens (%)
inconnue	53	5,8	14,3
date de naissance			
connue	503	56,8	96,4
inconnue	65	7,6	3,6
année connue	298	35,6	0,0
âge			
18-20	25	1,8	35,7
21	375	43,2	46,4
22	193	23,0	0,0
,0adultes	204	24,2	3,6
inconnu	69	7,8	14,3
moyenne (années)	21,9	22,0	20,3
statut commune de naissance			
CM	652	77,6	7,1
CPE	155	16,7	53,6
autre	41	3,9	28,6
inconnu	18	1,8	10,7
lieu de naissance			
arrondissement de Sétif	212	25,4	
arrondissement de Philippeville (Skikda)	146	17,4	
autres arrondissements dép. Constantine	229	26,6	21,4
dép. Oran et Alger	229	25,5	53,6
inconnu et TDS	50	5,1	25,0
statut service militaire			
appelé	787	91,9	60,7
engagé	48	4,5	35,7
inconnu	31	3,6	3,6
taille de la fratrie en vie			
un-deux	198	23,2	14,3

	total (N)	patronymes algériens (%)	patronymes européens (%)
trois-quatre	262	30,4	25
cinq-six	201	22,3	50
sept et plus	147	17,2	10,7
inconnue et fils unique	58	6,9	0,0
moyenne (N d'individus)	4,3	4,3	4,7
parents			
père décédé	203	24,0	7,1
mère décédée	168	19,6	14,3
parents décédés	139	16,3	7,1
non renseigné	356	40,1	71,5
antécédents personnels			
maladies infantiles	7	0,8	0,0
bronchite	63	7,4	3,6
paludisme	356	41,6	28,5
autres	93	10,6	14,3
rien à signaler	229	26,4	28,6
non renseigné	118	13,2	25
second antécédent personnel			
bronchite	143	17,1	0,0
autre	57	6,4	10,7
non renseigné	666	76,5	89,3
stature et IMC, moyenne et écart-type entre ()			
stature cm	166,7 (5,1)	166,7 (5,1)	167,9 (5,7)
IMC (kg/m^2)	22,0 (1,7)	22 (1,6)	22,9 (2,8)
total (N)	**866**	**838**	**28**

Note :
CM : commune mixte
CPE : commune de plein exercice
TDS : territoires du sud
Sources : CAPM, archives collectives, 01 39 à 01 40 et 01 52 à 01 54

La population de recrues des RMI Algériens : des indigènes pauvres et ruraux

Le paludisme peut être considéré comme une maladie sociale : il touche davantage les pauvres que les riches, les malnutris que les mieux nourris[19]. Il est donc important de distinguer au sein de la population née en Algérie les indigènes des citoyens, car au-delà des stratifications sociales complexes internes à ces deux groupes, qui souvent reprennent des frontières ethniques ou religieuses plus ou moins visibles[20], une des caractéristiques majeures de la société coloniale algérienne est d'instaurer une différence juridique entre indigènes et citoyens, différence qui crée, entérine, et entretient une différenciation sociale entre ces deux groupes[21]. Si avant 1947 les indigènes peuvent devenir citoyens, la citoyenneté renvoie avant tout à l'appartenance à la communauté européenne d'Algérie, dans un contexte où les mariages mixtes sont extrêmement rares[22]. Or, contrairement aux

---

[19] Guy Brunet, « Environnement, structures sociales et régime démographique. La Dombes du XVIIIe au début du XXe siècle », *Espace populations sociétés*, 2014, 1, [en ligne], mis en ligne le 31 mai 2014, URL : http://eps.revues.org/5614; Bertrand Salajoli, « La Sologne et la Beauce aux XVIIIe et XIXe siècles. Examen clinique d'un couple sain-malsain », dans *Zones humides et santé*, GHZH, op. cit., p. 29 sq., ainsi que Lucia Pozzi et Lorenzo Del Panta, « The Burden of Malaria in the Italian Demographic History… », communication citée. Benoît Gaumer confirme pour la Tunisie la dimension sociale de la maladie : dans les oasis du sud, les « Arabes » (propriétaires terriens) sont exempts, mais les khammès (métayers au cinquième), qui dorment dans les jardins, sont atteints (*L'Organisation sanitaire en Tunisie sous le Protectorat français (1881-1956). Un bilan ambigu et contrasté*, Laval, Presse de l'université Laval, 2006, p. 111).

[20] Voir notamment sur les Européens (à ne pas confondre totalement avec les citoyens, cf. infra) : David Prochaska, *Making Algeria French. Colonialism in Bône, 1870-1920*, Cambridge, Cambridge University Press, 1990, p. 124 sq et 146 sq. ; Aoife Connolly, « The French of Algeria: Can the Colonisers Be Colonised? », dans *The Shadow of Colonialism on Europe's Modern Past*, Rosin Healy et Enrico Dal Lago (dir.), Basingstoke, Palgrave Macmillan, 2014, p. 144 sq. ; Andrea L. Smith, *Colonial Memory and Postcolonial Europe. Maltese Settlers in Algeria and France*, Bloomington et Indianapolis, Indiana University Press, 2006, p. 98 sq. et 119 sq. ; Hugo Vermeren, *Les Italiens à Bône (1865-1940). Migrations méditerranéennes et colonisation de peuplement en Algérie*, thèse, Université Paris 10, 2015, p. 13.

[21] Yerri Urban, *L'Indigène dans le droit colonial français 1865-1955*, Paris, Fondation Varenne, 2010, p. 48 sq. ; Laure Blévis, « les avatars de la citoyenneté en Algérie coloniale ou les paradoxes d'une catégorisation », *Droit et Société*, 2001, 48, p. 557-580 ; Patrick Weil, « Le statut des musulmans en Algérie coloniale. Une nationalité française dénaturée », *La Justice en Algérie 1830-1962*, Paris, La Documentation française, 2005, p. 95-109.

[22] Sur une population musulmane de plus de quatre millions d'habitants, on ne compte entre 1865 et 1910 que 1 491 « naturalisations » (en fait « citoyennisation », puisque les indigènes sont déjà sujets français, i.e. de nationalité française : Alain Mahé, *Histoire*

registres et livrets matricules (RM et LM), qui constituent les archives dites individuelles du CAPM, les RMI ne distinguent pas les sujets (indigènes) des citoyens. Ignorer cette particularité de la source au nom de la défense d'une approche intellectuelle tout en nuance des populations indigène et européenne et de la porosité de limites identitaires externes de ces deux groupes est certes moralement louable, mais scientifiquement discutable, car outre que le système colonial organise des frontières identitaires somme toute assez claires entre indigènes et citoyens[23], ignorer cette particularité risque de faire passer à côté des principales inégalités existant entre natifs d'Algérie, à savoir la ségrégation ethnique qui se manifeste entre indigènes et citoyens[24]. D'une part le paludisme est une maladie qui touche davantage les pauvres, d'autre part les indigènes ont un niveau de vie nettement inférieur à celui des citoyens. Ne pas prendre en compte le statut légal des recrues risque donc d'amener à confondre dans l'analyse statistique l'effet paludisme et l'effet pauvreté : *a minima*, il faut donc introduire dans certains modèles une variable « patronyme algérien » et une variable « patronyme européen » pour tester si cette ségrégation juridique constitue bien un élément structurant de la société algérienne, même si très marginalement des musulmans peuvent se trouver dans la population de citoyens et si les métissages ne sont pas totalement à exclure, bien que moins présents qu'en début et qu'en fin de période coloniale.

Compte tenu des profils très contrastés des deux sous-ensembles ainsi définis, l'introduction d'une telle distinction semble pertinente

---

de la Grande Kabylie XIXe-XXe siècles. Anthropologie historique du lien social dans les communautés villageoises, Saint-Denis, Bouchène, 2001, p. 290). Les mariages mixtes (Européen.ne.s-Maghrébin.e.s, distincts des « mariages croisés », entre Européens d'origines nationales différentes) sont d'autant plus visibles qu'ils sont très rares (Mourad Yelles, *Cultures et métissages en Algérie. La racine et la trace*, Paris, L'Harmattan, 2005, p. 193.) Pour Jacques Berque, les métis constituent une impossibilité ; Emmanuelle Saada, tout en se faisant plus nuancée, souligne « la faiblesse des effectifs concernés » pour l'Algérie (*Les Enfants de la colonie. Les métis de l'Empire français entre sujétion et citoyenneté*, Paris, La Découverte, 2007, p. 39 et 53). Florence Renucci (« Citoyennes, sujets et mariages mixtes en Algérie (1870-1919) », dans *Oublier les colonies : contacts culturels hérités du fait colonial*, Isabelle Felici et Jean-Charles Vegliante (dir.), Paris, Mare et Marin, 2011, support multimédia) évalue le nombre des mariages mixtes entre 1873 et 1915 à une dizaine par an.

[23] Ainsi sur 2 978 fiches extraites aléatoirement de la totalité des LM et RM indigènes constitutifs des classes 1919, 1925, 1931 et 1937, seul un soldat est signalé comme ayant acquis la citoyenneté française.

[24] Au même titre que ce qui a pu être montré concernant la ségrégation ethnique dans le système éducatif français contemporain : Georges Felouzis, Françoise Liot et Joëlle Perroton, *L'Apartheid scolaire. Enquête sur la ségrégation ethnique dans les collèges*, Paris, Seuil, 2005.

(tableau 1) : la population rurale ainsi distinguée serait constituée à 96,8 % de recrues indigènes et donc à seulement 3,2 % de recrues citoyennes. La connaissance de l'état civil des deux sous-populations est à ce titre très révélatrice. L'état civil de la population citoyenne est bien connu dès le XIXe siècle, alors que la mise en place de l'état civil pour la population indigène rurale, à partir de 1882, est très progressive et incomplète, à tel point qu'encore au XXe siècle, les démographes utilisent les sources du recrutement militaire pour contrôler la rigueur des archives de l'état civil[25]. Or, dans l'échantillon constitué, la date de naissance n'est connue approximativement (à l'année près) pour aucune recrue au patronyme européen, alors que c'est le cas pour plus d'un tiers des recrues aux patronymes algériens (35,6 %). Inversement, la date de naissance est précisément connue pour seulement 56,8 % des recrues aux patronymes algériens, contre 96,4 % des recrues aux patronymes européens, alors même que ce faible pourcentage pour les premiers ne peut s'expliquer que très marginalement par un défaut d'enregistrement de la source[26].

Les tirailleurs aux patronymes algériens constituent majoritairement (51 %) une population d'agriculteurs non exploitants, ce qui témoigne de la prolétarisation de la population indigène contemporaine, alors que les tirailleurs aux patronymes européens, pourtant eux aussi nés à la campagne, ne sont que 10,7 % à exercer le même métier. Inversement, ces derniers exercent pour moitié des professions du secteur secondaire et tertiaire, ce qui témoigne de l'échec de la colonisation agraire de l'Algérie, déjà entériné au tournant du siècle : seulement un quart des tirailleurs aux patronymes européens nés à la campagne sont des agriculteurs exploitants, alors que les soldats ruraux de patronymes algériens sont très majoritairement des paysans, exploitants ou non (84,9 %). Le statut de la commune de naissance permet de confirmer cette analyse. La population européenne se concentre dès le début du XXe siècle dans les communes de plein exercice (CPE), soit dans les communes plus proches du littoral, où le pouvoir se concentre davantage entre les mains du pouvoir civil et des colons, où les activités de service et d'artisanat sont plus présentes que dans les campagnes d'alentour, alors qu'en 1911, un quart seulement des indigènes sont rattachés à des CPE. Dans l'échantillon, les recrues aux

---

[25] Kamel Kateb, *Européens, « indigènes » et juifs en Algérie (1830-1962). Représentations et réalités des populations*, Paris, INED, 2001, p. 115 et 126 sq.
[26] Date de naissance non renseignée pour 7,6 % des recrues aux patronymes algériens contre 3,6 % des soldats aux patronymes européens.

patronymes européens sont majoritairement nées dans des CPE[27], alors que les soldats aux patronymes algériens sont massivement nés (77,6 %) dans des communes mixtes (CM), où vivent moins d'Européens et loin des principaux centres de colonisation. Au contraire, ils ne sont que 16,7 % à être nés dans une CPE.

Cet écart à la moyenne nationale peut s'expliquer par la composition géographique singulière de l'échantillon : plus des deux tiers des recrues aux patronymes algériens sont nées dans le département de Constantine, dont 25 % dans l'arrondissement de Sétif et 17,4 % dans l'arrondissement de Philippeville (Skikda), contre seulement un quart natives des deux autres départements algériens. Le sous-ensemble défini par les patronymes algériens est donc d'un point de vue géographique à la fois hétérogène et concentré, alors que le sous-ensemble délimité par les patronymes européens est davantage diffus, puisque plus de la moitié des soldats d'origine rurale proviennent des départements d'Alger et d'Oran. De même, la composition géographique singulière de l'échantillon peut expliquer la surreprésentation des conscrits (91,8 %) au sein de la population des recrues indigènes : la classe indigène de 1937 n'est composée à l'échelle nationale que d'un peu plus de 60 % de conscrits[28]. Ainsi, la nature rurale de l'échantillon exploité ici renforce cette caractéristique, car la part de conscrits n'est que de 81,5 % pour l'ensemble de l'échantillon – *i.e.* ruraux et citadins aux patronymes algériens. En ce début de siècle, le phénomène de l'engagement volontaire est donc plus présent en ville, là où l'acculturation coloniale a davantage fait son œuvre et, inversement, les campagnes entrent en contact avec la société coloniale militaire davantage sous la contrainte[29].

---

[27] Dans l'échantillon qui comprend aussi les natifs de villes algériennes, ce taux s'élève même pour les recrues aux patronymes européens à 94,3 %, alors que le taux de natifs de communes mixtes pour la même population s'effondre à 1 %, ce qui confirme la pertinence de la stratégie d'analyse retenue.

[28] 63,6 % d'après notre sondage effectué sur la totalité des registres des dossiers individuels (RM et LM) de la classe, 61,9 % d'après les données agglomérées exposées par Belkacem Recham (nos calculs d'après *Les musulmans algériens dans l'armée française (1919-1945)*, Paris, L'Harmattan, 1996, p. 30 et 53).

[29] Toutefois les campagnes fournissent l'écrasante majorité des engagés « volontaires » au XIXe siècle, alors que la conscription n'existe pas encore. Sur la géographie et le caractère plus ou moins volontaire du recrutement en Algérie à cette époque, voir Allan Christelow, *Algerians without Borders. The Making of a Global Frontier Society*, Gainesville, University Press of Florida, 2012, p. 67 *sq.*, 77 et 189 ; ainsi que Laurent Heyberger, *Les statistiques coloniales en question. Niveaux de vie, croissance démographique et économie des populations indigène et européenne en Algérie au XIXe siècle. Approche par l'histoire anthropométrique*, mémoire inédit d'HDR.

Le mythe du réservoir indigène de paludisme

Les caractéristiques démographiques et sanitaires des deux sous-populations confirment également la pertinence de l'introduction des patronymes dans l'analyse statistique : l'accouchement est sensiblement plus risqué pour les femmes indigènes que pour les européennes, à en juger par la disparité entre le taux de recrues orphelins de mère chez les uns (19,6 %) et chez les autres (14,3 %). La prise en compte de la totalité de la population – rurale et urbaine – pour les recrues de patronymes européens montre d'ailleurs que l'encadrement médical de l'accouchement est sensiblement meilleur à la ville qu'à la campagne, puisque le taux d'orphelins de mère tombe à 7,7 % si l'on considère les ruraux et les citadins européens natifs d'Algérie[30]. A contrario, la taille de la fratrie en vie, inférieure pour les recrues de patronymes algériens (4,3) que pour les Européens (4,7) ne renvoie pas à des comportements démographiques différents, mais aux très mauvaises conditions de vie des indigènes qui font qu'à l'âge de vingt-deux ans, une recrue indigène a déjà perdu une grande partie de ses frères et sœurs[31].

Au sein de cette population rurale indigène de prolétaires, le paludisme apparaît comme la première des pathologies déclarées par les conscrits : 41,6 % de la population impaludée, contre au maximum 39,6 % de recrues potentiellement saines – n'ayant rien signalé comme pathologie ou dont la rubrique « antécédents personnels » est restée vierge. Ce très fort taux est plausible, dans la mesure où les recrues aux patronymes algé-

---

[30] Pour des raisons trop longues à développer ici, mais qui se rattachent au faible effectif associé à la population des recrues rurales de patronymes européens, on ne peut en revanche rien déduire des disparités entre les deux populations en ce qui concerne les orphelins de père ou les orphelins de père et de mère si on se limite à l'échantillon rural. Avec l'échantillon complet, l'analyse croisée de ces deux caractéristiques confirme que les autorités indigènes désignent davantage des conscrits indigènes isolés, aux marges de la société villageoise (surreprésentation des recrues orphelins de père et de mère). Voir Gilbert Meynier, L'Algérie révélée. La guerre de 1914-1918 et le premier quart du XIXe siècle, Genève, Droz, 1981 (rééd. Saint-Denis, Bouchène, 2015), p. 103 ; Belkacem Recham, Les musulmans français, op. cit., p. 22. Même phénomène chez les tirailleurs sénégalais (Julien Fargettas, Les Tirailleurs sénégalais, op. cit., p. 41) et les conscrits indochinois (Maurice Rives et Eric Deroo, Les Linh Tâp : histoire des militaires indochinois au service de la France (1859-1960), Panazol, Lavauzelle, 1999, p. 15 et 32).

[31] En revanche, au sein du sous-ensemble européen, il existe une fécondité différentielle entre ruraux et citadins, puisque la taille de la fratrie baisse à 3,4 pour l'ensemble de l'échantillon (ruraux et citadins), en dépit d'une mortalité infantile plus forte chez les ruraux.

riens sont issues du département de Constantine, et plus particulièrement de l'arrondissement de Sétif, réputé pour sa forte endémicité paludique, et dans la mesure où des taux similaires, voire supérieurs sont observés, notamment au Maroc[32]. De plus, comme on l'a vu, il ne semble pas que dans l'ensemble les recrues aux patronymes algériens sur-déclarent massivement leurs pathologies. Enfin, le taux d'impaludés est très variable pour la population européenne suivant le dénominateur retenu : seulement 7,2 % pour l'ensemble de l'échantillon, natifs de métropole compris, mais déjà 15 % si l'on ne considère que les natifs d'Algérie, ruraux ou citadins ; enfin le taux culmine à 28,5 % si l'on ne considère que les Européens nés dans les campagnes algériennes (tableau 1). C'est dire si le mythe du « réservoir » à malaria que constituerait la population indigène est battu en brèche par ces observations, tout en expliquant aussi en partie les origines de ce mythe. La masse des indigènes vit à la campagne et est atteinte par la maladie qui est donc très visible au sein de cette population, alors que l'écrasante majorité des Européens d'Algérie vit à la ville. Si encore en 1937 le paludisme semble loin d'épargner la population européenne d'Algérie, y compris celle des villes, le mal se concentre toutefois logiquement dans les campagnes, à l'instar de la population indigène, mais les effectifs alors concernés sont très modestes, ce qui peut entretenir l'illusion d'un réservoir spécifiquement indigène – et rural – de la malaria.

Par ailleurs, selon les indices anthropométriques de l'échantillon de la population native d'Algérie, les recrues européennes apparaissent sensiblement plus trapues à la campagne qu'à la ville[33], car les travaux des champs requièrent davantage de force physique, mais aussi vraisemblablement parce que l'autoconsommation rurale permet de mieux se nourrir encore au début du XXe siècle. Suivant ce seul indice anthropométrique (l'IMC), la colonisation rurale de l'Algérie serait donc un succès, du moins pour les rares colons restés dans les campagnes. Surtout, les recrues aux patronymes algériens sont sensiblement plus petites (1,2 cm, voire 1,4 cm) et plus chétives (0,9 kg/m^2) que les soldats aux patronymes européens (tableau 2), attestant d'une disparité de niveau de nutrition nette entre les deux communautés. Le fait que la conscription soit le mode de recru-

---

[32] Christian Rehm, *Organisation de la lutte antipaludique en Algérie (résultat pour le département d'Oran)*, thèse, faculté de médecine de Bordeaux, Delmas, Bordeaux, 1954, p. 29 : taux d'infectés (indice plasmodique) à Hamma, près de Sétif, de 39,6 % ; Nicolas Michel, *Une économie de subsistances. Le Maroc précolonial*, Le Caire, Institut français d'archéologie orientale, 1997/1, p. 80 : dans le Gharb, le paludisme toucherait plus de la moitié de la population.

[33] IMC des ruraux et des citadins : 22,0 kg/m2, IMC des ruraux seuls : 22,9. En revanche la stature moyenne des deux groupes est identique.

tement majoritairement utilisé pour les deux sous-populations (tableau 1) ne doit pas cacher la forte probabilité que cet écart soit en réalité plus important, car il existe probablement des biais sélectifs dans le cas de la population indigène. En effet, à l'instar des conscrits métropolitains, la quasi-totalité des jeunes gens des classes européennes laissent une trace dans les RM et LM et la majorité d'entre eux sont déclarés bons pour le service armé : ils ont donc une fiche ouverte dans les RMI, ce qui laisse présager que la stature et l'IMC de la population militaire sont très proches des valeurs qui pourraient être observées pour la population civile du même âge. Il n'en va pas de même pour les indigènes. Pour les cohortes de recrutement 1936 et 1937, 17,9 % des inscrits sont classés bons pour le service et seulement 10,9 % sont appelés[34], laissant donc potentiellement une trace dans les RMI. La sélection des conscrits sur critères physiques est donc beaucoup plus sévère pour la population indigène que pour la population européenne.

Tableau 2 : Régression, stature des tirailleurs ruraux, RMI des 2e et 3e RTA, classes 1936-1937 (Bône-Annaba, Mascara et Tiaret)

	modèle 1	P	modèle 2	P	modèle 3	P	modèle 4	P
constante	166,3	0	166	0	165,9	0	166,2	0
premiers antécédents personnels								
bronchite	1,9	0,01	1,9	0,01	1,7	0,01	1,7	0,02
paludisme	référence		référence		référence		référence	
autres maladies	0,1	0,84	0,0	0,94	0,2	0,73	-0,1	0,84
ras	0,3	0,44	0,4	0,38	0,5	0,21	0,2	0,69
maladies non renseignées	1,2	0,03	1,2	0,02	1,2	0,03	1,1	0,08
seconds antécédents personnels								
bronchite							-0,4	0,50
autres maladies							-0,3	0,69
maladies non renseignées							référence	
profession								
agriculteur non exploitant			référence		référence		référence	

---

[34] Belkacem Recham, *Les musulmans français, op. cit.*, p. 30.

	modèle 1	P	modèle 2	P	modèle 3	P	modèle 4	P
agriculteur exploitant			0,9	0,02	0,9	0,03	0,9	0,02
autres			-0,2	0,72	-0,2	0,66	-0,2	0,70
patronyme								
algérien					référence			
européen					1,4	0,18		
N	838		838		866		838	

Note :
ras : rien à signaler
Effectifs par variable : voir tableau 1
P (fois 100) : probabilité de l'hypothèse nulle
Sources : voir tableau 1

Indices anthropométriques et morbidité des tirailleurs : analyse de régression à l'échelle individuelle

La variable paludisme joue dans le sens attendu dans l'ensemble des modèles testés (tableau 2) : les tirailleurs paludéens sont plus petits, mais également moins robustes (tableau 3) que tous les autres groupes de soldats, particulièrement plus petits (et moins robustes) que les soldats affectés de bronchite, mais aussi plus petits que ceux pour lesquels la rubrique « antécédents personnels » est restée vierge[35]. Mais étrangement, toujours pour les deux indices, un des deux coefficients les plus petits par rapport au groupe de référence – les paludéens – s'observe pour les recrues qui se déclarent saines (« rien à signaler ») et il est le seul, avec l'autre coefficient le plus petit (« autres maladies ») à ne pas être statisti-

---

[35] Le fait que les deux indices se comportent de manière semblable laisse à penser qu'ici la stature importe plus que le poids pour définir l'IMC, mais aussi que le paludisme est déclaré par la recrue au personnel militaire surtout dans le cas où la maladie a été contractée peu de temps auparavant, car l'IMC constitue un indice de malnutrition aiguë, qui réagit dans le court terme aux facteurs externes, alors que la stature adulte constitue un indice de malnutrition chronique, qui réagit dans le long terme à ces facteurs. Malheureusement, dans l'échantillon le nombre d'individus pour lesquels le « paludisme dans l'enfance » était mentionné était trop faible pour tester l'hypothèse d'une influence variable suivant l'âge auquel est contractée la maladie. D'après les données, l'impact de la maladie semble logiquement plus important lorsque cette dernière se déroule durant la petite enfance, *i.e.* quand la croissance naturelle du corps est la plus rapide.

quement significatif. Il est donc probable qu'une très grande partie des soldats pour lesquels la rubrique « antécédents personnels » est restée vierge peuvent être considérés comme rattachables à la variable « rien à signaler » et qu'ainsi l'écart entre paludéens et recrues considérées comme saines soit plus important.

Tableau 3 : Régression, IMC des tirailleurs ruraux, RMI des 2e et 3e RTA, classes 1936-1937 (Bône-Annaba, Mascara et Tiaret)

	modèle 1	P	modèle 2	P	modèle 3	P	modèle 4	P
constante	21,9	0	21,8	0	21,8	0	21,8	0
premiers antécédents personnels								
bronchite	0,5	0,02	0,5	0,02	0,5	0,03	0,4	0,06
paludisme	référence		référence		référence		référence	
autres maladies	0	0,98	0	0,94	0	0,99	-0,1	0,72
ras	0,1	0,36	0,1	0,32	0,1	0,4	0,1	0,62
maladies non renseignées	0,4	0,03	0,4	0,02	0,5	0,01	0,3	0,08
seconds antécédents personnels								
bronchite							-0,1	0,44
autres maladies							0	0,97
maladies non renseignées							référence	
Profession								
agriculteur non exploitant			référence		référence		référence	
agriculteur exploitant			0,2	0,08	0,3	0,04	0,2	0,08
Autres			0	0,82	0	0,93	0	0,79
Patronyme								
Algérien					référence			
européen					0,9	0,01		
N	838		838		866		838	

Note :
ras : rien à signaler
Effectifs par variable : voir tableau 1
P (fois 100) : probabilité de l'hypothèse nulle
Source : voir tableau 1

L'introduction d'autres variables explicatives[36] ne modifie pas les coefficients associés au paludisme, même les professions des recrues (modèles 1 et 2 des tableaux 2 et 3) qui reflètent pourtant le mieux dans notre échantillon les disparités de niveaux de vie susceptibles d'avoir un impact sur le coefficient associé à la malaria, compte tenu du caractère social de cette maladie. En revanche, les coefficients associés à la profession d'agriculteur exploitant portent un signe et des amplitudes attendus : les cultivateurs, fellahs et autre khammès, sont sensiblement et significativement plus grands et un peu moins chétifs que les journaliers, domestiques et autres ouvriers agricoles. L'observation est importante, car dans le cas des engagés volontaires du XIXe siècle, c'est le contraire : seuls les plus pauvres et donc les plus petits parmi les agriculteurs exploitants se tournent alors en dernier ressort vers l'armée du colonisateur pour trouver de quoi se nourrir[37]. *A contrario*, les coefficients observés dans les tableaux 2 et 3 témoignent dans une certaine mesure non de l'absence de biais lié à la nature coloniale de la source, mais de la moindre influence de ce biais sur les résultats.

Dans le cas de la stature, le seul groupe de variables qui modifie le coefficient associé au paludisme est celui des patronymes. Sans surprise, les inégalités entre sujets (patronymes algériens) et citoyens (patronymes européens) amplifient légèrement l'impact du paludisme, puisque l'introduction des variables patronymiques (tableau 2, modèle 3) fait diminuer le coefficient positif des variables pathologiques par rapport au groupe de référence – les paludéens. Pourtant, comme on l'a vu, le biais lié au recrutement colonial – conscription aux modalités différentes pour les indigènes et les Européens – joue plutôt dans le sens d'une majoration de la stature des recrues indigènes, et donc dans celui d'une minoration des inégalités entre ces deux groupes. L'effet amplificateur des variables patronymiques sur l'impact anthropométrique du paludisme s'explique donc par le fait que ce groupe de variables renvoie davantage aux inégalités juridiques et sociales entre sujets et citoyens qu'aux inégalités anthropométriques induites par des systèmes de recrutement différents pour ces deux groupes. Le coefficient associé au patronyme européen est par ailleurs parmi les plus élevé des tableaux 2 et 3.

---

[36] Notamment l'âge, la région de naissance, la taille de la fratrie, le statut d'engagé ou d'appelé, ou encore les accidents de vie familiale (*cf.* tableau 1), régressions non reproduites ici.

[37] Même type de biais colonial observé dans le cas de l'Inde au XIXe siècle (Lance Brennan, John MacDonald, Ralph Shlomowitz, « Toward an Anthropometric History of Indians », art. cit.). Sur le cas algérien au XIXe siècle, voir mémoire inédit d'HDR cité.

La prise en compte des seconds antécédents personnels déclarés par les recrues modifie peu les coefficients associés aux premières pathologies déclarées (modèles 4 des tableaux 2 et 3), mais elle permet de voir que l'impact négatif du paludisme est amplifié par la contraction d'une seconde pathologie, en particulier de la bronchite (-0,4 cm), quoique de manière statistiquement non significative. Ainsi, par rapport aux individus dont les antécédents personnels ne sont pas renseignés, le modèle 4 du tableau 2 laisse attendre un malus anthropométrique de 1,5 cm pour les paludéens atteints de bronchites, soit la différence qui existe entre patronymes algériens et européens (modèle 3).

En revanche, considérée isolément (modèles 1 à 3), ou combinée avec une autre maladie que le paludisme (modèle 4), la bronchite constitue la maladie qui a le plus fort coefficient positif – et statistiquement significatif – par rapport au groupe de référence. La bronchite pourrait posséder un fort effet sélectif sur les individus qui la contractent : les survivants sont plus grands et un peu plus trapus que les soldats qui ont contracté une autre maladie ou qui sont déclarés comme sains. Toutefois, cette maladie est beaucoup moins mortelle que le paludisme et il se peut aussi que l'effet de la variable « bronchite » se confonde avec l'effet fortement positif d'une autre variable non observée ici[38].

Bilan : une société coloniale inégalitaire et la nécessaire mise en perspective de l'impact anthropométrique du paludisme

Les archives militaires inédites exploitées ici semblent indiquer qu'en termes anthropométriques (stature et IMC), les plus fortes disparités de niveau de vie (nutrition nette) dans l'Algérie coloniale de la première moitié du XXe siècle s'observent entre indigènes et citoyens, et non à l'intérieur de ces deux groupes, même si cette conclusion doit être considérée avec grande prudence pour les raisons déjà évoquées[39]. Elles permettent

---

[38] À titre de comparaison, dans l'échantillon total qui comprend les métropolitains, l'effet des maladies infantiles est observable : il est encore plus fortement positif que celui de la bronchite, sauf lorsque l'on introduit les variables patronymes, et même s'il reste alors encore très sensible.

[39] Biais liés à la nature de la source qui sous-estiment ces inégalités, problème de définition des contours exacts des deux groupes (utilisation des patronymes), ce à quoi l'on pourrait ajouter le problème de la taille de l'échantillon qui, s'il était plus grand, permettrait une approche plus fine des inégalités associées aux professions et aux autres variables captant les inégalités, notamment spatiales.

également de voir, avec les mêmes réserves, que les colons ruraux sont loin d'être épargnés par le paludisme : le mythe du « réservoir » à malaria que constituerait la population indigène est ainsi remis en question. À l'échelle individuelle, les ruraux indigènes, largement impaludés – du moins dans les régions de Sétif et de Philippeville (Skikda) – et les citoyens souffrent d'un malus anthropométrique associé à la malaria, malus amplifié par la contraction de la bronchite.

L'exploitation des RMI algériens semble donc confirmer les intuitions de Brian A'Hearn sur le cas italien des XVIIIe et XIXe siècles : si l'impact anthropométrique du paludisme est observable à l'échelle individuelle, la propagation de la maladie ou inversement la lutte contre cette dernière ne peuvent expliquer à elles seules les évolutions staturales observées à l'échelle des populations. Dans le cas d'une population impaludée pour moitié, il résulterait de la disparition totale – et toute théorique – de la maladie un gain de 0,6 à 0,9 cm, suivant le groupe de référence de départ. Cette observation doit être considérée avec prudence, car l'impact du paludisme à l'échelle individuelle serait sans doute plus grand si l'on pouvait l'évaluer isolément pour les sujets atteints dans la petite enfance. De plus, stature et IMC saisissent de manière unidimensionnelle une réalité multidimensionnelle : la stature alors observée ne rendrait compte de l'impact de la maladie que pour ceux qui ont survécu, alors que la malaria tue beaucoup dans la petite enfance. Ces résultats amènent néanmoins à questionner le rôle que l'on peut attribuer au paludisme dans les cas asiatiques, européens ou africains, dans l'évolution des niveaux de nutrition nette.

Barren Lands and Barren Bodies in Navajo Nation: Indian Women WARN about Uranium, Genetics, and Sterilization

Marie BOLTON
Université Clermont-Auvergne
Centre d'Histoire Espaces et Cultures (CHEC, EA 1001)
and
Nancy C. UNGER
Santa Clara University, Department of History

Abstract: Founded by Native American women in 1974, Women of All Red Nations (WARN) insisted that the ongoing Indian public health crisis could not be properly understood exclusively within the context of the exploitation and pollution of the physical environment. It required as well an understanding of the larger context of Indian health issues evolving out of past and present cultural and political changes. This article focuses on selected health threats affecting the *Diné*, or "the People," as Navajo Indians call themselves, living in *Diné Bikéyah* (Navajo Nation) during the mid to late 20th century. Navajo history is marked by a series of catastrophes befalling the health of its people and lands, and reactions by both the *Diné* and the federal government. The 20th century Navajo story combines the concurrent tragedies of forced Indian sterilizations with the calamitous health consequences of uranium exploitation that continue into the 21st century. This context must not be ignored when assessing the difficulties involved in establishing a trusting relationship between the Navajo people and outside researchers and health care providers.

Résumé : Fondé par des Américaines autochtones en 1974, l'association WARN (Women of All Red Nations) a insisté sur l'idée que la compréhension de la crise de la santé publique en cours ne pouvait pas se fonder seulement sur les paramètres de l'exploitation et de la pollution de l'environnement physique, mais nécessitait aussi une appréhension plus large du contexte sanitaire des populations indiennes résultant des évolutions culturelles et politiques passées et présentes. Cet article se concentre sur des menaces sanitaires spécifiques concernant les *Diné* ou « Le Peuple », comme les Indiens navajos se dénomment eux-mêmes, habitant dans la Nation *Diné Bikéyah* (Nation navajo) depuis le milieu jusqu'à la fin du xxe siècle. L'histoire des Navajos est marquée par une série de catastrophes qui ont frappé leur santé et leurs terres. Au xxe siècle, elle combine les tragédies simultanées de la stérilisation forcée des femmes indiennes et du désastre sanitaire de l'exploitation de l'uranium dont les conséquences se poursuivent au xxie siècle. Ce contexte ne peut être ignoré dans l'évaluation des difficultés rencontrées pour établir une relation de confiance entre les *Diné* et les chercheurs et praticiens de santé venus de l'extérieur.

In 1974 Native American women including Lorelei DeCora Means and Madonna Thunderhawk created Women of All Red Nations (WARN). True to their organization's name, they joined together some 300 women from 30 different tribal communities. WARN highlighted the interconnectedness of the problems plaguing their people.[1] These included environmental devastation primarily due to uranium mining and fossil fuel extraction, political powerlessness, forced sterilizations, poverty, and a broad range of health problems including higher than average rates of cancer, miscarriages, stillbirths, and childhood deaths. WARN insisted that the Indian public health crisis could not be properly understood exclusively within the context of the exploitation and pollution of their peoples' physical environment, but required as well understanding of the larger context of Indian health issues evolving out of past and present cultural and political changes. Their recognition of the interdependence of a broad array of factors occurring over long periods of time proved both instructive and empowering and serves as the model for this article.[2]

---

[1] See Barbara Anne Gurr, "Win Oye Ya: An Examination of American Indian Women's Responses of Resistance to Colonization," (M.A. Thesis Southern Connecticut State University, 2004); Sally J. Torpy, "Native American Women and Coerced Sterilization: On the Trail of Tears in the 1970s," *American Indian Culture and Research Journal* 24, No. 2 (2000): 1-22; Troy Johnson and Alvin M. Josephy, *Red Power: The American Indian's Fight for Freedom* (Lincoln, NE: Bison Books, 1999); and Andrea Smith, "Beyond Pro-Choice Versus Pro-Life: Women of Color and Reproductive Justice," *NWSA Journal* 17, No. 1 (Spring 2005): 119-140.

[2] Foundations for some of the material on WARN presented here first appeared in Nancy C. Unger, "Women, Sexuality, and Environmental Justice in American History," in Rachel Stein (ed.), *New Perspectives on Environmental Justice* (New Brunswick: Rutgers University Press, 2004), 45-60; Nancy C. Unger, "Gendered Approaches to Environmental Justice," in Sylvia Washington, Paul Rosier, and Heather Goodall (eds.), *Echoes from the Poisoned Well* (Lanham, MD: Lexington Books, 2006), 17-34; Nancy C. Unger, *Beyond Nature's Housekeepers: American Women in Environmental History* (New York: Oxford University Press, 2012); Marie Bolton and Nancy C. Unger, "'Mother Nature is Getting Angrier': Turning Sacred Navajo Land into

WARN was certainly not the first group to perceive modern public health issues on rural American Indian reservations as inevitably tied to the larger tragic history of Indian health and mortality since the 16th century. Epidemic and pandemic disease have been central to the Indian experience since earliest contacts with Europeans. The ensuing demographic catastrophe and collapse was followed after about 1900 by various ongoing and chronic public health crises proportionally far more widespread among Indians that within the general population of the United States. The ways in which different Indian groups and Euro-Americans have understood the origin and impact of disease on Indian populations has shifted over time, as have the viewpoints of historians and other scholars investigating ongoing Indian health issues.[3] This article focuses on selected health threats affecting the *Diné*, or "the People," as Navajo Indians call themselves, living in *Diné Bikéyah* (Navajo Nation) during the mid to late 20th century. Not only were the Navajo faced with the lethal tuberculosis endemic to other Indian populations, but from 1944 to 1971 their impoverished rural homeland was the site of virtually unregulated mining and milling of uranium ore.[4] A reduced level of mining activity continued until 1986 and only in 2005 did Navajo Nation ban all exploitation of uranium.[5] As Navajo Nation became pockmarked by dangerously radioactive water holes, tailings, and work sites, for the first time widespread cancer and serious birth defects came to plague the largely non-smoking population. Simultaneously, through its Indian public health policies, the U.S. government encouraged the practice of forced sterilizations in the 1960s and 1970s. These parallel tragedies left in their wake illness and death, barren lands and barren bodies.

The Navajo were far from passive victims. Despite their burdens, the local population fought back, using their understanding of the environ-

---

    a Toxic Environment," in Ufuk Özdağ and François Gavillon (eds.) *Environmental Crisis and Human Costs* (Colección Benjamin Franklin. Alcala de Henares, Madrid: Universidad de Alcalá, 2015): 31-45.

[3] See Seth Archer, "Colonialism and Other Afflictions: Rethinking Native American Health History," *History Compass* 14, No. 10 (October 2016): 511-521.

[4] Doug Brugge and Rob Goble, "The History of Uranium Mining and the Navajo People," *American Journal of Public Health*, 2002 September; 92(9): 1410–1419, accessed Dec. 1, 2016 at https://www.ncbi.nlm.nih.gov/pmc/articles/PMC3222290/.

[5] Jamie deLemos, Tommy Rock, Doug Brugge, Naomi Slagowski, Thomas Manning, Johnnye Lewis, "Lessons from the Navajo: Assistance with Environmental Data Collection Ensures Cultural Humility and Data Relevance," *Progress in Community Health Partnerships: Research, Education and Action* 1, No. 4 (2007): 321-326, accessed December 4, 2016 at https://www.ncbi.nlm.nih.gov/pmc/articles/PMC2719896/.

mental and health catastrophes to find home-grown responses. WARN, for example, forged ancient Indian spirituality with modern feminism to create a unique and powerful tool to defend the health and reproductive rights of both the environment and its native people in the face of ongoing attacks on Indian culture, health, and lands. This paper explores late 20th century Indian public health issues in relation to environmental crisis in *Diné Bikéyah*, in particular the consequences of unregulated exploitation of uranium on Navajo health.

Indian Health and Mortality since Early Contact

To capture some of the complexity of the relationship between Navajos and western-style American health care researchers and providers, the Navajo story must be situated in the larger history of Indian and European-American relations.[6] As early as the 16th century, contact between Europeans and Indians led to the spread of alien infectious diseases for which Indians lacked immunity followed by a subsequent, catastrophic demographic collapse of the entire Indian population. Epidemics of measles, influenza, and smallpox broke out wherever Europeans went, from Spanish Hispaniola and Mexico in the 1500s, to British New England and French Quebec in the 1600s, to Alaska and the Amazon in the 1900s.[7] Environmental historian William Cronon notes that to the Puritans of New England, "the epidemics were manifestly a sign of God's providence."[8] John Winthrop stated this plainly after a smallpox epidemic killed up to ninety percent of the coastal Indians of New England during the winter of 1634, writing the following summer, "God hath hereby granted our title to this place."[9] Further west, during the "Killing Years," as historian Colin Calloway terms the 18th century, the first lethal contacts between Indians and European pathogens were accompanied by "defeat, loss of land, and continued disruption of traditional ways" that

---

[6] Up until recently medical researchers demonstrated a neglect of the historical perspective which began to be explored by historians in the 1970s. One exception is David S. Jones, a scholar trained in both medicine and history. See David S. Jones, *Rationalizing Epidemics: Meanings and Uses of American Indian Mortality Since 1600* (Cambridge: Harvard University Press, 2004).
[7] Jones, 26.
[8] William Cronon, *Changes in the Land: Indians, Colonies, and the Ecology of New England* (New York: Hill and Wang, 1983), 90.
[9] *Ibid.*

"generated further upheaval and despair in Indian communities."[10] The subsequent wave of violent conflict along the frontiers of Indian land that further devastated Indian communities faded in scope as the great smallpox pandemic of 1779-1783 swept North America and sealed the fate of North American Indians.[11]

The Navajo did not escape the pandemic that spread rapidly along well established trade routes. Smallpox moved south from the Canadian border, west from the eastern seaboard, and north from the heart of Mexico into the Navajo homelands.[12] Spanish priests watched the disease "spread like lightning through all the missions" and cause "havoc which only those who have seen it can believe."[13] An estimated ninety percent of the nearby Hopi population was killed by a combination of drought and disease.[14] The Navajo, protected from severe mass contagion by their dispersed settlement in small family groupings, suffered a different kind of death. Calloway explains: "Smallpox left survivors heartbroken and dazed. Sometimes it left them pockmarked and blind. It eroded confidence in traditional healers and healing rituals...[S]mallpox cleared the West for occupation."[15] Epidemics continued throughout the 19th century with a particularly virulent smallpox epidemic again hitting the same region, now the southwest of the United States, in 1898 and 1899.[16]

"A Contest between Traditional and Western Medicine"

The direct role of the federal government in Navajo health care began in the early 1860s. After the United States took possession of the Mexican "far north" following the Mexican-American War (1846-1848), came a relatively calm decade in which well-intentioned federal agents sent into Navajo country were able to encourage prosperity and peace. They could not, however, prevent the new smallpox epidemic that hit the area in

---

[10] Colin Calloway, *One Vast Winter Count: The Native American West before Lewis and Clark* (Lincoln: University of Nebraska Press, 2001), 367, 374.
[11] Calloway, 420; see also Jones.
[12] Calloway, 419.
[13] Quoted in Calloway, 417.
[14] Calloway, 418.
[15] *Ibid.*, 424, 426.
[16] See Robert A. Trennert, "White Man's Medicine vs. Hopi Tradition: The Smallpox Epidemic of 1899," *The Journal of Arizona History*, Vol. 33, No. 4 (Winter, 1992): 349-366; Russell Thornton, *American Indian Holocaust and Survival: A Population History Since 1492* (University of Oklahoma Press, 1990), 100.

1853-54.[17] A detrimental change in Indian agent personnel in 1856, followed in 1857 by a devastating drought led to the deterioration of relations between the U.S. Army and the Navajo. Sporadic Navajo raiding was met with increasingly harsh army reprisals until April 1861, when the army abandoned the region in response to the outbreak of the Civil War.[18] The army's return was heralded by the Kit Carson campaign of 1863-64, a large-scale "scorched-earth" invasion of Navajo territory, described by Trennert as "intended to lay waste to their economy, cripple their military prowess, and compel surrender through starvation."[19]

After a series of ferocious military campaigns against the Navajo in their Arizona homeland, in late winter of 1864 the U.S. Army forced over 8,500 men, women, and children on the "Long Walk" to Bosque Redondo, New Mexico. This event, in the words of Richard White, "seared into the Navajo memory, a lasting reminder of the power and ruthlessness of the federal government."[20] Trennert additionally points out that starvation and exposure were the most severe threats to Navajo health. The attention provided by traditional healers and the few U.S. Army doctors available provided scant relief.[21] The surviving Navajos who arrived at Bosque Redondo provided sharp contrast to what Trennert describes as the "relatively affluent and well-nourished people" who had established a thriving economy and lifestyle based on sheep and horse pastoralism and agriculture.[22]

U.S. Army General James H. Carleton created the reservation at Bosque Redondo with the goal of weaning the Navajo from pastoralism and teaching them western-style farming. However, the land allotted to the Navajo was too small to meet their needs and moreover, attacks by insects devastated the Indians' farming efforts. Exceptionally bad weather further destroyed their crops and left the Navajo reliant on army rations for survival. Both army records and Navajo lore recall deplorable conditions of starvation, inadequate and non-adapted rations, and poor water supplies that led to chronic dysentery, widespread sickness, and death. Army doctors were led by George Gwyther, chief medical officer at the post,

---

[17] Robert A. Trennert, *White Man's Medicine: Government Doctors and the Navajo, 1863-1955* (Albuquerque: University of New Mexico Press, 1998), 21.
[18] *Ibid.*, 22.
[19] *Ibid.*, 23.
[20] Richard White, *"It's Your Misfortune and None of My Own": A New History of the American West* (Norman: University of Oklahoma Press, 1991), 100; see also Trennert, *White Man's Medicine*, 19-22.
[21] Trennert, *Ibid.*, 25.
[22] *Ibid.*

himself not in possession of a medical degree and without any experience working with Indians prior to arriving at Bosque in 1862. Gwyther held what Trennert terms "racially based views on Indian health, considering natives biologically different than white men," and the army doctors working under his direction "generally believed that the native lifestyle caused the high incidence of disease."[23] While the doctors concluded that Navajo medical problems were, as Gwyther put it, "wholly owing to their own habits," Special Commissioner Julius K. Graves, who visited the reservation in December 1866 reached an even more fatalistic conclusion. As had Jonathan Winthrop two hundred years earlier, he declared that the "fearful mortality" afflicting the Navajo in various epidemics was the result of "the Divine visitations of God for his own purposes."[24]

After four years of what White terms "humiliation, suffering, death, and near starvation" at Bosque Redondo, the Navajo were allowed to return to a reservation in their own country.[25] They took with them a determination to rely on their own traditional medicine born out of a deep distrust of government health care providers. Trennert points out that army doctors "handed out pills, forced reluctant patients into the hospital, provided vaccinations, and even cured some individuals, but they could not overcome tribal suspicion, resentment, and preference for their own healers.... [T]he medical care provided at the Bosque Redondo... set up a contest between traditional and western medicine that has lasted to the present."[26]

Following this traumatic period, the Bureau of Indian Affairs (BIA) administered Navajo health care until 1955, when the U.S. Public Health Service (PHS) established the Division of Indian Health, replaced in turn by the Indian Health Service (IHS) in 1970.[27] The first of these administrative shifts brought beneficial change to the Navajo as chronic BIA underfunding was replaced by the PHS's more comprehensive, better financed, and more professionally staffed approach to health care.[28] Nonetheless, throughout the 20th century, the Navajo continued to suffer high rates of infectious diseases accompanied by higher than average mortality rates.

Beginning in the 1890s and continuing into the 20th century, influenza, trachoma, and tuberculosis had joined the ranks of diseases to

---

[23] Ibid., 27, 29.
[24] Gwyther and Graves quoted in Ibid., 30. See Jones for insight into various aspects of what he calls "rationalizing" poor Indian health.
[25] White, Ibid.
[26] Trennert, Ibid., 32.
[27] Jones, 7, 186; Trennert, Ibid., 221.
[28] Trennert, Ibid., 216.

strike Navajos with mortality rates that far exceeded those of the general U.S. population.[29] In 1955, as the PHS took on responsibility for Navajo health care, pneumonia, tuberculosis, trachoma, venereal disease, and dysentery were all present at vastly higher rates among Navajo and infant death rates were about five times the U.S. average.[30] By the late 20th century, tuberculosis would give way, according to Jones, to "heart disease, diabetes, obesity, and the other so-called diseases of civilization."[31] By this time as well, "Navajo neuropathy" and an explosion of cancer cases and birth defects were ravaging the people living on Navajo Nation.

Adapting Modern Medicine to Traditional Ways

Not surprisingly, given the larger historical context of Navajo health and mortality, health care in Navajo Nation in the post-World War II period was marked by fluctuating degrees of tolerance and cooperation between modern western health care providers and traditional Navajo healers.[32] In response to endemic tuberculosis in 1950 followed by an epidemic of infectious hepatitis in 1951, Cornell University Medical Center tuberculosis researcher Walsh McDermott brought a team to treat ill Navajos with experimental medication. Results were spectacular, leading the Navajo Council to provide funding to continue treatments at a higher rate than that permitted under stringent BIA funding.[33] As a result of their work, McDermott and his colleague René Dubos published studies in 1953 and 1954 demonstrating a larger Navajo health crisis in which "the central and most disturbing fact" about Navajo health was that most disease was preventable. They cited health conditions resembling those "in less developed countries," due in particular to traditional housing in Navajo hogans in which "the air of the whole room gets poisoned"; inadequate BIA health care; cultural barriers to "the application and acceptance of [modern medical] technology in the community"; and geographic barriers.[34]

In an effort to break down these barriers, McDermott and his team drew parallels between the Navajo and other impoverished rural com-

---

[29] Jones, 170; Trennert, *Ibid.*, 95.
[30] Trennert, *Ibid.*, 216.
[31] Jones, 223.
[32] Jones, 202; Trennert, *Ibid.*, 217.
[33] Jones, 197-8.
[34] McDermott quoted in Jones, 199-200.

munities in the U.S. and abroad. In ways reminiscent of 19th century U.S. Army doctors, they created a paradigm in which Navajo diseases were possibly shaped by Navajo culture and significantly, identified Navajo culture as posing "formidable cultural and linguistic barriers" to modern medicine. They also sought to monitor "the biologic and social consequences" of efforts to bridge these barriers.[35] To this end, McDermott negotiated with the BIA as well as the Navajo Tribal Council for support in opening a new outpatient health care clinic called Many Farms that operated from 1956 until 1962.[36] Navajo political leaders strongly supported this initiative as a means to save lives.[37] This approach, however, proved to be a double-edged sword.

On the positive side, by including anthropological considerations, McDermott and his team pushed for a partnership between traditional Navajo and modern medical practices. Many Farms built on cultural understandings to encourage the cooperation of Navajo medicine men to such a degree that according to Jones: "Navajo healers came to the clinic with their own health problems. Navajo diagnosticians even referred patients to the clinic for treatment.... Many healers and patients accepted a division of labor, with Navajo medicine men treating the cause of the disease and the Many Farms clinic treating the pain and discomfort."[38] In addition, Many Farms personnel put into place a health visitor program. Former Navajo tuberculosis patients were trained in a full curriculum of medicine and public health and sent out to homes scattered across Navajo Nation. Many Farms teams also worked to train interpreters in Navajo and to explain western conceptions of disease with special sensitivity to cultural differences in considering pain and other symptoms. These efforts to recognize and honor Indian ways allowed physicians to better understand and more effectively treat their patients.[39] While McDermott's approach made a real difference in improving access to Navajo health care, ultimately lack of funding, persistent poverty, and lack of hygienic infrastructure on the reservation limited the progress that could be made in the postwar period.[40]

---

[35] *Ibid.*, 199.
[36] *Ibid.*, 195-6; 212.
[37] *Ibid.*, 197.
[38] Jones, 202.
[39] Jones, 203-204.
[40] Jones, 214, 219; see for a discussion of the IHS's increasing inclusiveness of traditional practices in the late 20th century, Everett R. Rhoades, "The Indian Health Service and Traditional Indian Medicine," *American Medical Association Journal of Ethics*, Vol. 11, No. 10, October 2009: 793-798, accessed October 2, 2016 at http://journalofethics.ama-assn.org/2009/10/mhst1-0910.html.

On the negative side, while McDermott was sensitive to the problems caused by severe poverty, in suggesting that Navajo cultural practices might have biological consequences, he may have set the groundwork for an over-reliance on the part of medical research to consider genetic and behavioral causes of diseases to the detriment of environmental factors. In contrast, David Jones situates the medical history of Indian epidemics in what he calls the "changing patterns of disease" and "changing patterns of explanation."[41] Jones argues that "striking patterns exist in the attempts to rationalize the distribution of health and disease. Explanations can emphasize intrinsic factors (such as racial difference), extrinsic factors (such as climate or socio-economic status), or behavior (such as hygiene)." He points to key explanations of health disparity that have persisted, such as housing conditions, and others that have changed, such as replacing faith in Providence with "genetic determinism as the most common argument for inevitable disparity." The goal of these explanations, according to Jones, is to assign responsibility for sickness, with "crucial implications for health policy."[42]

Omitted from Jones' discussion of modern ailments are the scourges of cancer, respiratory diseases, birth defects, and what medical researchers referred to as "Navajo neuropathy" (defined as a purely genetic disorder) that devastated the Navajo population in the last half of the 20th century.[43] This omission is especially striking given that Jones devotes a full chapter to efforts initiated in the 1950s and pursued through the 1970s to create a comprehensive Navajo health system that would "[target] the full burden of Navajo disease, not just tuberculosis."[44] He also fails to mention the impact on the Navajo of the uranium industry.

A Toxic Navajo Homeland

The formal establishment of Navajo Nation with its modern tribal structure of government coincided with the discovery of oil in Navajo country in the 1920s. The Navajo Nation government website states

---

[41] Jones, 3.
[42] Jones, 19.
[43] Robert Roscoe *et al.*, "Mortality among Navajo Uranium Miners," *American Journal of Public Health* (April 1995) 535; see also Otto Appenzeller, *et al.*, "Acromutilating, Paralyzing Neuropathy With Corneal Ulceration in Navajo Children," *Archives of Neurology* 33, No. 11 (November 1976): 733-38; R. Singleton *et al.*, "Neuropathy in Navajo Children: Clinical and Epidemiologic Features," *Neurology* 40, No. 2 (February 1990), 363-67.
[44] Jones, 213.

bluntly: "In 1923, a tribal government was established to help meet the increasing desires of American oil companies to lease Navajo land for exploration."[45] Beginning in 1944, uranium mining and milling moved into Navajo Nation with lethal effects for Navajos.[46]

From 1944 to 1986, in one of the most extensive uranium mining and milling operations in the United States, nearly thirteen million tons of uranium ore were extracted from Navajo Nation, a vast area of over 27,000 square miles bounded by four sacred mountains.[47] Mount Taylor, or *Tsoodzil*, the sacred mountain of the south, is the site of the world's largest deep uranium mine. Mining continued at a reduced rate until Navajo Nation prohibited the activity in 2005. Navajo Nation includes thousands of still-radioactive abandoned mines, tailings piles of radioactive stone and dust, radioactive water pits, and homes built from radioactive waste rock.[48] The area remains inhabited by hundreds of ailing Navajo miners and mill workers and their families, widows, and orphans, as well as other Navajos awaiting illness after long-term exposure to their radioactive surroundings.[49]

The Navajos' decades long struggle to pass protective legislation illustrates the refusal of both corporate leadership and many government officials to recognize the dangers the uranium industry posed to its mostly Indian workers. Sounding a defensive theme common to toxics-producing industries called to account for high lung cancer rates among their workers, the uranium industry consistently claimed that lung cancer rates were due to excessive cigarette smoking among Navajo workers, in spite of their lower than average rates of smoking. A long series of medical studies ensued.

---

[45] http://www.navajo-nsn.gov/history.htm, accessed September 20, 2016.
[46] See Judy Pasterenak, *Yellow Dirt: An American Story of a Poisoned Land and a People Betrayed* (New York: Free Press, 2010); Traci Voyles, *Wastelanding: Legacies of Uranium Mining in Navajo Country* (Minneapolis: University of Minnesota Press, 2015).
[47] Brugge, ed, 3; *Los Angeles Times*, Nov. 9, 2007, accessed Feb. 5, 2010 at http://www.epa.gov/region09/superfund/navajo-nation/index.html.
[48] Sonia Luokkala, "Abandoned Uranium Mines Plague Navajo Nation," May 5, 2015, *Earth Island Journal*, accessed September 10, 2015 at http://www.earthisland.org/journal/index.php/elist/eListRead/abandoned_uranium_mines_plague_navajo_nation/.
[49] *The Progressive*, Madison, Wisconsin, February 1979, 26-7, LAND Box 4 – File 10; *Los Angeles Times*, "A Peril that Dwelt Among the Navajos," 29 Nov. 2006.

A Vast Web of Damage

In 1975, Environmental Protection Agency radiation specialist Joseph Hans began testing Navajos' hand-built houses. According to his readings the homes were filled with gamma radiation and radon."[50] Hans wrote his superiors at the EPA recommending either clean up or relocation of occupants. When officials ignored his recommendations, he contacted the Indian Health Service (IHS), urging it to act. Once again his warnings went unheeded. Finally, he toured the area with a Navajo translator, warning residents about the health hazards in their homes, but was unable to offer a solution. In 1977, Hans urged the Department of Energy to tackle the problem. Ten years later the Department had replaced three houses, yet avoided replacing six others for lack of proof of the origins of building materials. In 1979, one study of 700 Navajo miners concluded that "the increase in the risk of lung cancer among [these miners] is at least 85 fold."[51]

While appeals to the legal and government system stalled, members of the Navajo community began to realize how deeply radiation had poisoned the entire web of life in *Diné Bikeiyah*, "Home of the People." Water was scarce in the Navajo Nation and sheepherders often had a long search before finding puddles in sandstone to which to lead their charges. Animals deformed by contaminated water were appearing all across Navajo lands.

Navajo families also suffered from an ever-widening ring of birth defects, childhood sicknesses, and premature deaths. The Nez family lived most of the year at their sheep camp in the heart of the Navajo Nation. Like most Navajo sheepherders, they drank the same water as their animals and regularly slaughtered sheep for their food. Helen Nez suffered a stillbirth in 1963. From 1969 to 1978, the Nez family lost a total of six children, all under the age of four, and all suffering from vision problems, muscular weakness, and failing livers. The IHS team treating their children quizzed Helen on her personal habits, asking if she had engaged in incest, consumed alcohol while pregnant, or suffered from mental problems.[52] The Neztosie family's two youngest children were also suffering from mys-

---

[50] Joseph M. Hans, Jr., and Richard L. Douglas, *Radiation Survey of Dwellings in Cane Valley, Arizona, and Utah, for Use of Uranium Mill Tailings* (Las Vegas, Nevada, EPA, Office of Radiation Program, August, 1975), 2-3.
[51] Loretta Schwartz, "Uranium Deaths At Crown Point," *Ms. Magazine*, October 1979, 54, LAND Box 4 – File 9.
[52] *Los Angeles Times*, "Blighted Homeland: Toxic Water, " Nov. 20, 2006.

terious ailments, with vision problems and difficulty walking. Eventually their hands and feet curled into claws. Similar health problems became widespread in the Navajo Nation.[53]

The term "Navajo neuropathy" was coined to describe the lethal syndrome affecting Navajo children on the reservation. The disease was at first considered purely hereditary. However, after it first appeared in 1959, "reported new cases increased through the 1960s, 1970s and 1980s, then tapered off in the 1990s and have all but disappeared – an arc that mirrors Navajos' exposure to contaminated water from pit mines."[54] The definition of Navajo neuropathy was ultimately modified to include maternal exposure to uranium from contaminated water. In spite of this, as recently as 2006 medical researchers still considered it to be primarily a genetic disease.[55] On July 16, 1979, the devastation was compounded by the largest spill of radioactive wastes in United States history. An earthen dam holding waste water collapsed in Church Rock, Navajo Nation, sending radioactive substances into the Puerco River basin.[56]

What emerges from this deadly picture of health and environmental abuse in the Navajo Nation due to the consequences of uranium extraction is a pattern of negligence on the part of mining and milling corporations, as well as the various branches of the state and U.S. governments involved in both atomic energy and the administration of Navajo Nation services. For many American Indians, negligence would be much too mild a term. Members of Women of All Red Nations (WARN) chose instead to use the word genocide, and mobilized American Indians, especially women, to fight against the threats to Indian health, lands, water, and reproduction.

---

[53] *Ibid.*
[54] *Ibid.*
[55] "'Navajo Neuropathy' Haunts Blue Gap Family," Kathy Helms, Dine Bureau, Gallup Independent, at http://nativeunity.blogspot.com/2009/08/navajo-neuropathy-senreid-opposes.html.; Charalampos L. Karadimas, *et al.*, "Navajo Neurohepatopathy Is Caused by a Mutation in the *MPV17* Gene," *The American Journal of Human Genetics*, 2006, at http://www.ncbi.nlm.nih.gov/pmc/articles/PMC1559552/.
[56] "Lawmakers Hears Community Concerns and Industry Promises," Southwest Research and Information Center, http://www.sric.org/voices/2009/v10n2/index.html, accessed 8 Jan. 2010. See also US Congress, House Committee on Interior and Insular Affairs, Subcommittee on Energy and the Environment. *Mill Tailings Dam Break at Church Rock, New Mexico*, 96th Cong, 1st Sess (October 22, 1979), 19-24; Judy Pasternak, *Yellow Dirt: A Poisoned Land and a People Betrayed* (NY: Free Press, 2010), 150.

A Vast Web of Solutions

Some Indian women had opposed uranium mining from the very beginning. Navajo Edith Hood was only a teenager when the exploratory drilling crew arrived in the 1960s. Although no one told her grandmother what was happening, Hood remembers her grandmother "running to stop them from making roads into the wooded areas. The stakes she drove into the ground did not keep them out." Hood's grandmother's instincts were soon confirmed: "There was no respect for people living there, and certainly no respect for Mother Earth."[57]

Other Indian women came to environmental activism less directly. The 1973 occupation of Wounded Knee by members of the American Indian Movement [AIM] resulted in the deaths of two American Indian men by federal forces. This incident had changed the perspectives of two American Indian activists present, Madonna Thunder Hawk and Lorelei DeCora. They witnessed the subsequent loss of AIM leadership when many of its male leaders were imprisoned or fell victim to police abuse and FBI and CIA infiltration campaigns. These women joined with others, including many widows of uranium miners seeking compensation for their husbands' deaths, to found WARN with the goal of focusing their activism on the struggles faced by Indian women and their families. DeCora explained, "On reservations Indian women and children bore the greater burden of poor nutrition, inadequate health care, and forced or deceptive sterilization programs; Native women and children also faced higher levels of domestic violence resulting from poverty, joblessness, substance abuse, and hopelessness."[58]

WARN members were motivated in their fight against the federal government by a variety of factors based in gendered traditions, such as matrilineal inheritance of property and women's spiritual power. Rather than work in isolation, WARN gained strength from liaisons it formed with a variety of feminist groups that advocated policies recognizing the unique concerns of minority women. Native American women were represented at the National Conference on Women in Houston in 1977, and worked closely with the National Organization for Women (NOW) on a number of issues, including all forms of violence against Native American

---

[57] U.S. House of Representatives Committee on Oversight and Government Reform, public hearing, 23 Oct. 2007, Southwest Research and Information Center, "Voices from the Earth," http://www.sric.org/voices/2009/v10n2/index.html, accessed 8 Jan. 2010.
[58] http://manila.cet.middlebury.edu/rzheng/stories/storyReader$26, 3; see also, http://spiritpeople.blogspot.com/2007/07/women-of-all-red-nations.html.

women.[59] WARN's cultural heritage as protectors of the earth was fortified by the newly found insistence that all women should exercise their political rights and demand equality. One of WARN's activities in the late 1970s and 1980s was to draw attention to health concerns involving reproduction, specifically the fantastically high increases in sterilizations, as well as in miscarriages, birth defects, and childhood deaths due to cancer and other environmental diseases on affected Indian reservations, and including the Navajo Nation. WARN's critical perspective allowed its members to make the connection between indigenous people's lands and water sources being poisoned and yet another serious health tragedy that was facing Indian peoples: the IHS's forced sterilizations of from 25 % to 50 % of Indian women across the U.S. during the 1960s and 1970s.[60] WARN linked the two practices to what its members understood to be a continuation of centuries of Euro-American genocide practiced against Indian peoples.

The Council of Energy Resource Tribes reported in 1979 that 75 to 80 % of U.S. uranium reserves were on Indian land. WARN mapped from south to north an "Indian energy corridor, where major coal and uranium resources exist and are being exploited by the big corporations." WARN called this the "International Sacrifice Area, stretching from the southwest to the Northwest Territories of Canada—the area where energy resources are located."[61] WARN disseminated information to help their people understand legal rights concerning minerals, land, leases, and water. It reminded Indians: "This is an important time for our people to stand together. If we let the corporations take away our land, we will no longer have a home.... [Your children] will have nothing if you don't keep the land to pass on from generation to generation. *We are the ancestors of those yet unborn.*"[62]

WARN repeatedly emphasized the importance of reproduction in cultural self-determination. Its members saw their reproductive rights threatened by their contaminated surroundings as well as more direct efforts

---

[59] See Bruce Johansen, "Reprise/Forced Sterilizations," *Native Americas* 15 (Winter): 4, 44-47; Torpy, "Native American Women and Coerced Sterilization."
[60] Jane Lawrence, "The Indian Health Service and the Sterilization of Native American Women," *American Indian Quarterly*, Summer 2000, 410; see also Torpy, "Native American Women and Coerced Sterilization."
[61] Gail Robinson, "Plundering the Powerless: Uranium Mining Threatens a Land and Its People," *Environmental Action*, June 1979: 3, LAND Box 4 – File 9; WARN Report II, June-Dec. 1979, "The Struggle Against Energy Resource Exploitation in the Four Corners Area," 17, LAND Box 7 – File 14.
[62] Marcy Gilbert, WARN Statement, LAND Box 7 – File 14.

to curtail their populations. WARN worked to inform Native American women of their rights to resist aggressive government-funded mass sterilization, a program WARN termed genocidal. "The plan of sterilization is one way that the government has of weakening our nations," the organization cautioned. "To get control of our land it would be much easier if our numbers got smaller. We must think hard about keeping our right to bring life to the next generation."[63]

WARN stressed the current generation's responsibility to right the wrongs of the past: "We must preserve our rights for the next generation to live the way we want to—SOVEREIGN!" Activists urged Native American women to "Control your own reproduction: not only just the control of the reproduction of yourselves… but control of the reproduction of your own food supplies, your own food systems…" to rebuild traditional native cultures, religions, and ways of living with the earth.[64]

The United Nations designated 1979 as the "International Year of the Child." In June, just before the Church Rock disaster, WARN held a five-day conference, welcoming over 1,200 people to "identify the many problems—the very threat to survival—currently facing the future generations of the Indigenous Nations of the Western Hemisphere."[65] Lakota activist Mary Crow Dog explained that "like many other Native American women… I had an urge to procreate, as if driven by a feeling that I, personally, had to make up for the genocide suffered by our people in the past." Similarly, Mohawk Nation member Katsi Cook declared, "women are the base of the generations. Our reproductive power is sacred to us."[66]

A 1974 study pointed out that only 100,000 "full-blood" Indian women of child-bearing age lived in the U.S., arguing that these women were the most likely victims of government sterilization programs. According to scholar Jane Lawrence, sterilization programs had increased dramatically in the mid 1960s and 1970s primarily because the largely white and male IHS medical personnel believed that smaller Indian families would reduce poverty rates and that fewer Indian births would reduce government welfare spending. Indian women and teenage girls were sterilized without their consent and often without their knowledge, as an added step in another intervention, such as childbirth or appendix operations. These women discovered they could not have children only when they sought

---

[63] WARN, "Sterilization," LAND Box 7 – File 14.
[64] WARN, "Sterilization," LAND Box 7 – File 14.
[65] WARN Report II, June-December 1979, 1, LAND Box 7 – File 14.
[66] Quoted in Lawrence, 412.

medical assistance after being unable to become pregnant. WARN pointed out that tribal councils lost the respect of their communities when they were seen as unable to protect Indian women, further weakening Indian political structures. Some Indian activists concluded: "The sterilization campaign is nothing but an insidious scheme to get the Indians' land once and for all."[67]

The damage caused to Indian peoples by the intensive sterilization program was compounded for Navajos because of their exceptionally high rate of birth defects. While the rate of birth defects in the overall white U.S. population between 1973 and 1978 was 846.8 per 100,000 births, the rate among the Indian and Chicano population was 1,589 per 100,000 in Arizona, and in New Mexico it was an astounding 2,114 per 100,000. On the Navajo Nation, by 1981 the Navajo Health Authority found a dramatic increase in cancer of the ovaries and testicles among children, at least fifteen times the U.S. average, and bone cancers five times the U.S. average. These increases also began with the rise in uranium production.[68] The illnesses that affected miners and millers, along with their families, were by the 1980s clearly affecting their grandchildren as well.

At its 1979 conference, WARN identified five areas "that a People must have total control over, in their own lives, in order to call themselves sovereign": First, rebuilding traditional government structures to resolve problems so that "our struggle as a total people won't be continually weakened." Second, revitalizing traditional economies to "control the reproduction of... food supplies" on a strong land base. Third, controlling reproduction: "In terms of the children, in terms of guaranteeing the continuity of Our Peoples—the women must lead. The women must re-strengthen themselves... This is coming back, along with the fight against sterilization programs..." Fourth, controlling education to perpetuate an Indian "vision [and] belief in yourselves." Fifth, controlling "that thing that creates your identify, creates your belief in yourself, creates your vision of the world."[69] WARN emphasized "learning and living the Indian way of life" as a means of defense against the constant attacks "from all sides in the struggle to survive as a race of Indian nations."[70] Because of their success in exposing the government's program to limit their race, "The women of WARN," according to scholar Bruce Johansen, "played a central role in bringing involuntary sterilization of Native American women to

---

[67] Lawrence, 410-412, 400.
[68] *Minneapolis Daily*, 1 June 1981, LAND Box 4 – File 9.
[69] WARN Report II, 2-3.
[70] WARN Report II, 21.

an end."[71] Indian populations have grown since 1980s, with the highest birth rates registered among Navajo women, who in 1990 averaged 3.13 births per woman aged 35 to 44.[72]

The poisoning of Navajo lands, however, persisted. Yet traditional beliefs and practices encouraged by WARN brought strength to Navajo resistance to uranium development as well. As Medicine Man John Smith explained, Mount Taylor and other Navajo mountains "were embodied with a certain wealth, and we shouldn't begin to disturb them. Our elders have taught us that when you push nature, the balance changes, and she will fight back."[73] The work of WARN in publicizing the related dangers of uranium mining, Indian health problems, and public programs sterilizing Indian women, provided Navajo women and men the information they needed to mobilize further and fight to restore community control over their land.

Spiritual and cultural remedies were augmented by legal reforms. The mountain of evidence produced for the Supreme Court case decided in 1988 was passed on to congressional investigators, and ultimately bore fruit in the form of the 1990 Radiation Exposure Safety Act, later amended to include compensatory payment to mill workers. But the process has

---

[71] Bruce E. Johnson, "Women of all Red Nations," *ABC-CLIO History and the Headlines* http://www.historyandtheheadlines.abc-clio.com/ContentPages/ContentPage.aspx?entryId=1172002&currentSection=1161468&productid=5, accessed 24 March 2010.

[72] From: Table 2, The Size and Distribution of the American Indian Population: Fertility, Mortality, Migration, and Residence in Changing Numbers, Changing Needs: American Indian Demography and Public Health.

National Research Council (US) Committee on Population; Sandefur GD, Rindfuss RR, Cohen B, editors.

Washington (DC): National Academies Press (US); 1996. Accessed Nov. 30, 2016 at https://www.ncbi.nlm.nih.gov/books/NBK233098/table/ttt00003/?report=objectonly. See also Candis Hunter *et al.*, "The Navajo Birth Cohort Study," *Journal of Environmental Health* 78, No. 2 (September 2015): 42-45; Meg Devlin O'Sullivan, "Informing Red Power and Transforming the Second Wave: Native American Women and the Struggle Against Coerced Sterilization in the 1970s," *Women's History Review* 25, No. 6 (December 2016): 965-982; Christina Cackler *et al.*, "Female Sterilization and Poor Mental Health: Rates and Relatedness Among American Indian and Alaska Native Women," *Women's Health Issues* 26, No. 2 (March 2016): 168-175; D. Marie Ralstin-Lewis, "The Continuing Struggle Against Genocide: Indigenous Women's Reproductive Rights," *Wicazo Sa Review* 20, No. 1 (Spring 2005): 71-95; Jane Lawrence, "The Indian Health Service and the Sterilization of Native American Women," *American Indian Quarterly* 24, No. 2 (June 2001): 400-419; R.H. Jarrell, "Native American Women and Forced Sterilization, 1973-1976," *Caduceus: A Humanities Journal for Medicine and the Health Sciences* 8, No. 3 (1992): 45-59.

[73] *In These Times*, undated, LAND Box 4 – File 9.

been excruciatingly slow, and in 2010 hundreds of Navajo families had still not received payment.[74] In 2014, however, the federal government agreed to pay the Navajo $554 million to settle ongoing claims of its mismanagement of resources on tribal lands.[75]

In 2015, Navajo Nation began receiving funds from the $5.15 billion settlement with Anadarko Petroleum and its subsidiary Kerr-McGee. "These funds will go toward the cleanup of 50 abandoned uranium mines on the Navajo Nation," said Navajo Nation President Ben Shelly. He added, "Although we are receiving more than a billion dollars, much more is needed to address the 520 abandoned uranium mines on the Navajo Nation."[76] Russel Begaye, Shelly's successor, expressed his outrage, shared by federal lawmakers, other tribal officials, and state and local officials, at the Environmental Protection Agency's refusal, in January 2017, to pay the $1.2 billion in claims against it in response to the Colorado Gold King Mine spill of 2015, which released more than three million gallons of toxic wastewater into a water system that ultimately empties into Lake Powell.[77] The health ramifications for the Navajo nation of this latest uncompensated crisis have yet to be revealed.

Navajo history is marked by a series of catastrophes befalling the health of its people and lands. The 20th century Navajo story combines the concurrent tragedies of forced Indian sterilizations with the calamitous health consequences of uranium exploitation, consequences that continue into the 21st century. This context must not be ignored when assessing the difficulties involved in establishing a trusting relationship between the Navajo people and outside researchers and health care providers. The benefits of establishing such a relationship, based on a holistic understanding and incorporation of the Navajos' complex medical, political, economic, and environmental history, cannot be overstated. As reported in 2007, when

---

[74] Eichstaedt, 118, 115, 121, 170; http://www.wise-uranium.org/ureca.html, "Compensation of Navajo Uranium Miners," updated 22 April 2009, accessed 8 Jan. 2010.

[75] "US to pay Native American Navajo Tribe $500 m Settlement," BBC News, accessed 24 January 2017 at http://www.bbc.com/news/world-us-canada-29357103.

[76] "Navajo Nation Begins Drawdowns of $1.2 Billion Anarko V. Tronox Settlement Funds for Cleanup of 50 Abandoned Uranium Mines," *Native News Online.Net*, 27 January 2015, accessed 24 January 2017 at http://nativenewsonline.net/currents/navajo-nation-begins-drawdown-1-2-billion-anarko-v-tronox-settlement-funds-cleanup-50-abandoned-uranium-mines/.

[77] Magdalena Wegrzyn et al., "EPA Says it Won't Pay $1.2B in Mine Spill Claims," *Farmington Daily Times*, 13 January 2017, accessed on 24 January 2017 at http://www.daily-times.com/story/news/local/four-corners/2017/01/13/epa-says-wont-pay-mine-spill-claims/96553892/.

researchers on the Dine Network for Environmental Health (DiNEH) Project sought to carry out a "field campaign to characterize the spatial distribution and geochemistry of uranium for a multipathway uranium exposure assessment," they partnered with local community members. By attending community meetings and acquiring Navajo language skills, the non-tribal members were able to "integrate local knowledge into sampling approach of sediment, water, and vegetation." The research teams concluded: "Community engagement helps to sustain equitable partnerships," but perhaps even more importantly, it "aids in culturally appropriate, relevant data collection."[78] As illustrated by the example of WARN and confirmed by the success of the NiNEH Project, by recognizing the wide web of factors involved, health can be improved, lives saved, and new threats averted.[79]

---

[78] Jamie deLemos *et al.*, "Lessons from the Navajo."
[79] See Wade Davies, *Healing Ways: Navajo Health Care in the Twentieth Century* (Albuquerque: University of New Mexico Press, 2001).

Épilogue :
Deux regards sur la médecine d'aujourd'hui et de demain

Passer d'une approche historique à une réflexion sur les enjeux contemporains suppose beaucoup de prudence. Dans le volume, l'étude que consacre Adélaïde Hamiti aux organisations de santé dans des territoires reculés du Massif central permet d'aborder ces enjeux mais elle a déjà une dimension historique puisque l'enquête date de 2009-2011 et que les processus décrits ont connu depuis de multiples évolutions. Les chiffres et la cartographie de l'encadrement médical sont constamment mis à jour et disponibles[1] mais ils ne suffisent pas à fournir une évaluation des situations réelles qui possèdent d'infinies nuances.

Les deux textes qui clôturent cet ouvrage constituent des points de vue parfois complémentaires, parfois opposés dans leur interprétation des besoins médicaux des populations rurales françaises et dans le choix des réponses à apporter aux demandes sociales qui s'expriment. Ils se fondent sur des expériences de la pratique médicale acquises au cours de longues carrières menées de la fin des années 1970 à nos jours, la première en campagne (François Abrial), la seconde en milieu hospitalier et universitaire et dans le cadre d'instances décisionnelles (Guy Vallancien). Les positionnements différents expliquent les divergences exprimées, parfois fortes, mais toujours fondées sur une pratique et une connaissance directe des terrains d'action. En mettant en regard ces témoignages, l'objectif est de montrer que malgré les mutations majeures et rapides de la médecine contemporaine et des formes d'organisation sociale et territoriale, les enjeux actuels de la médicalisation des espaces ruraux s'inscrivent toujours dans des rapports de force dont beaucoup sont nés à la période moderne et ont été renforcés depuis le XIXe siècle. Les réponses apportées à l'expression des besoins varient car les préoccupations étatiques et locales diffèrent. Les phénomènes de mondialisation de l'offre thérapeutique, contrôlée par des

---

[1] « Géographie de la santé : espaces et sociétés », *Géoconfluences*, 2012-2016, http://geoconfluences.ens-lyon.fr/informations-scientifiques/dossiers-thematiques/geographie-de-la-sante-espaces-et-societes; « Les déserts médicaux. Une France des marges », *Géoconfluences*, 21 septembre 2017.
http://geoconfluences.ens-lyon.fr/actualites/veille/deserts-medicaux-france.

entreprises internationales puissantes, complexifient encore les formes de prise en charge des questions de santé, apportant des réponses efficaces à certains problèmes mais créant dans le même temps de nouvelles formes d'inégalités à différentes échelles.

Ce qui se joue est la confrontation entre d'une part le nécessaire développement de technologies et de pratiques nées dans des lieux centraux du savoir médical, et d'autre part la prise en compte de la fragilité de populations aux conditions de vie contrastées mais en moyenne plus démunies. Dans un même territoire, l'accès aux soins les plus performants ne dépend pas seulement de la distance par rapport aux lieux de concentration des équipements ni de la densité des structures et des personnels médicaux ; il tient aussi à des facteurs comme l'âge, le niveau d'éducation et les revenus disponibles des populations concernées. Ainsi est-il nécessaire de rappeler au terme de cette réflexion collective que la santé relève d'approches croisées faisant intervenir de multiples intermédiaires, et que l'évaluation de l'impact des politiques publiques mérite de faire intervenir tous les acteurs concernés, au-delà des experts et des structures institutionnelles en charge du suivi des situations sanitaires.

Le témoignage d'un médecin de campagne... Des solutions

François ABRIAL
Médecin de famille en campagne
Coordinateur de l'EHPAD public de Saint-Héand, Loire

Je serai médecin de famille à la campagne. C'est une évidence au fond de moi, il n'y a pas d'autre choix, il n'y a pas d'hésitation... Nous sommes en 1978.

La faculté de médecine de Saint-Étienne a ouvert ses portes en 1968, après un printemps agité en France. J'y entre en 1969. Les cours sont donnés dans un gymnase ; les locaux administratifs sont dans une école maternelle dans le quartier de la Métare. On apprend bien au contact des professeurs. Depuis 1971, le nombre d'étudiants en deuxième année de médecine est régulé par le numerus clausus qui fixe le nombre d'étudiants admis. Selon les années, 15 à 25 % des étudiants sont autorisés à poursuivre leurs études. Le numerus clausus commence à diminuer en 1978, date de mon installation en campagne. Fixé initialement à 8 588 places à l'échelle nationale, il descend à 3 500 places en 1993 pour remonter doucement, surtout après l'an 2000, afin de faire face à la pénurie de médecins, dépassant les 7000 en 2007 et les 8000 en 2017, proche de son niveau initial des années 1970[1]. Du fait de la durée des études médicales, l'impact du numerus clausus se ressent à partir de 1987 et ce problème devient de plus en plus préoccupant dans les années suivantes.

Pourquoi la mise en place et ensuite cette baisse drastique du numerus clausus ? Certains politiciens ont développé l'adage « plus il y a de médecins, plus il y a de malades ». La restriction pourrait avoir une raison économique simple. Si on limite le nombre de médecins, cela réduit la dilution des honoraires et maximise les revenus des médecins déjà installés. Ainsi, par le numerus clausus on cherche à réguler la rémunération des médecins et le niveau des dépenses de santé. Le Dr Patrick de Funès considère que

---

[1] http://paces.remede.org/paces/numerus-clausus.html.

« les énarques inversèrent alors leur stratégie : s'inspirant des vétérinaires, ils construisent un barrage quasi-infranchissable pour le passage en deuxième année. Neuf étudiants sur dix furent éjectés sans sommation[2] ».

Titulaire de ma thèse en 1976, je sais que je dois m'aguerrir sur le terrain en vue d'une installation souhaitée d'emblée dans mon département d'origine, la Loire, et en campagne. J'étudie les villages, je prospecte... tout en effectuant des gardes chez les pompiers et au service médical des houillères de la Loire. Je participe à la création de SOS-Médecins-Saint-Étienne, assurant des gardes de jours et de nuits sur l'agglomération. Après six mois d'un travail exténuant, le service militaire m'oblige à repousser mon installation d'un an. Je fais un mois de classes à Libourne (Gironde) où je passe un examen classant et je suis affecté à Lyon, quartier Général Frère, au centre de sélection n° 8. J'y officie comme psychiatre. J'ai toujours en tête mon installation et pendant mon service militaire, je parcours les revues médicales, cherchant dans les petites annonces une cession de cabinet. C'est alors que je trouve une opportunité dans un village de 3 000 habitants au bout des monts du Lyonnais, Saint-Héand, qui surplombe la plaine de Forez, avec un établissement de mécanique de notoriété internationale et un grand nombre de fermes établies sur le canton. L'élevage bovin y domine déjà dans le but de produire du lait et des fromages.

Nous sommes deux médecins dans un cabinet. Nous partageons nos locaux en alternance : demi-journée de consultation, demi-journée de visite à domicile. Les journées de travail commencent à 8 heures avec la visite à la maison de retraite, où j'interviens comme médecin de « cure médicale ». Je m'occupe seul de cent trois patients. Je suis en cabinet de 9 heures 30 à 20 heures, avec une pause d'une heure à la mi-journée, et j'alterne consultations et visites à domicile, parfois très nombreuses, dans un rayon de vingt kilomètres. Un jour de 1987, j'en compte dix-huit et je termine vers minuit après intervention pour une crise d'appendicite aiguë et hospitalisation du malade. Le lundi après-midi, j'ai un cabinet secondaire dans un village de 600 habitants. Je donne des consultations dans un dispensaire tenu par des religieuses, puis je pars dans les petits villages, hameaux et les fermes en visites à domicile. En fin d'après-midi je passe systématiquement dans le bistrot d'un village où la patronne me donne d'autres visites à domicile à faire. Je termine tard dans la nuit, parfois avec des routes très difficiles et enneigées.

Dès mon installation, j'ai compris que la garde médicale était la pierre d'achoppement de notre profession. Dans les années 1978-1987, nous

---

[2] Patrick de Funès, *Médecin malgré moi*, Paris, Cherche Midi, 2008, p. 22.

étions deux médecins au cabinet et nous étions de garde une nuit sur deux et un week-end sur deux, cela pendant neuf ans. Après 20 heures, nous devions répondre aux appels, parfois jusque dans la nuit, et reprendre notre travail tôt le lendemain matin. Cette période, épuisante, a laissé des traces sur notre état de santé. Plus tard, avec les médecins des villages alentour, nous avons formé un système de garde incluant jusqu'à douze praticiens, ce qui a facilité le travail. Mais lorsque nous étions de garde de week-end, nous devions travailler quinze jours de suite. Pour favoriser les installations en milieu rural, il faut mieux gérer ces gardes. La suppression des gardes de soirées puis la suppression des gardes de nuit ont complètement changé la qualité de travail.

Au début, nous avions une secrétaire qui travaillait quatre heures par jour. Plus tard, elle est passée à temps complet. Le rôle de la ou du secrétaire est essentiel dans la qualité de travail d'un médecin de campagne : répondre au téléphone, prendre les rendez-vous, filtrer les questions, classer les courriers multiples, aider le médecin dans la lourdeur de plus en plus grande des tâches administratives... La personne qui assure le secrétariat brise la solitude du médecin, aide à l'accueil et à l'intégration des remplaçants, établit un lien avec le village. De nos jours, favoriser l'emploi de secrétaires peut favoriser l'installation des jeunes médecins en campagne – par exemple avec une aide financière à l'embauche et une diminution des charges liées à cet emploi. Les plateaux téléphoniques sont certes utiles pour l'aide au standard, mais sans secrétariat individualisé, le médecin doit accomplir seul tout le travail administratif.

1989 constitue une nouvelle étape dans ma carrière : deux médecins, deux kinésithérapeutes, deux infirmières, un dentiste, un orthophoniste et un podologue se réunissent pour constituer un centre médical de proximité. Ces diverses professions sont indépendantes dans leurs locaux à l'intérieur du centre, dans leur respect du travail de chacun et du secret médical. Une collaboration s'installe dans le but de tout faire pour soigner les malades dans les meilleures conditions. Depuis vingt-huit ans, elle se maintient avec efficacité. Au village, on ne parle pas de maison de santé mais de maison médicale.

Depuis une dizaine d'années, le manque de médecins dans certaines zones rurales a vu croître l'intérêt pour les maisons de santé, en lien avec la législation et le code de santé publique. C'est une réponse à un problème, mais ce n'est pas la panacée. Il s'agit d'une réponse politique à un problème de « désertification médicale » – et souvent d'une aubaine pour les investisseurs immobiliers. Certes les patients ont ainsi un médecin référent mais sont-ils sûrs de pouvoir toujours être en rapport direct avec lui, les médecins tournant beaucoup d'une maison de santé à une autre ? Tous les professionnels sur place travaillant en réseau, qu'en est-il du secret professionnel ? N'avons-nous pas déjà dans l'intérêt des patients, suivant la structure du village, regroupé les soignants sans mettre en péril le secret médical et sans enrichir les développeurs ? Le médecin, par l'acte de prescripteur est forcément en contact avec ses voisins kinésithérapeutes, orthophonistes, podologues, dentistes, infirmières et infirmiers...

Pour illustrer cette vie du médecin de campagne telle que je l'ai connue, rien de tel que le film *Médecin de campagne* de Thomas Lilti (2016), lui-même médecin généraliste. Peut-on imaginer que cette évocation réaliste et sensible du quotidien de nombreux médecins de campagne actuels devienne un film historique dans dix ans dans un pays qui parle de remplacer les blouses blanches par la télémédecine ? La définition de la télémédecine par le ministère des solidarités et de la santé cache trop souvent la carence médicale engendrée par les mauvaises décisions prises depuis des dizaines d'années. La télémédecine présentée comme une solution d'avenir pour lutter contre la « désertification médicale » est un marché en plein essor qui met en concurrence des start-ups françaises. Entre 2011 et 2013, le nombre de projets de télémédecine a augmenté de 48 % et le président de la République Emmanuel Macron affirme en 2017 vouloir faire de ce chantier une de ses priorités dans le domaine de la santé[3]. Mais la télémédecine a pour objectif prioritaire de permettre au système de santé de faire des économies. Comment imaginer qu'un malade isolé dans une ferme en zone mal desservie par les nouveaux moyens technologiques, dans un état fragilisé par la maladie, l'urgence ou l'âge, sans ordinateur ou avec peu d'expérience de l'informatique, puisse utiliser les services de connexion à distance ? Quels risques prenons-nous ?

Il y a des solutions plus ou moins bonnes pour lutter contre la désertification médicale – augmentation du numerus clausus, création de maisons médicales, télémédecine – mais la plus globale et pérenne est de maintenir l'attractivité de nos campagnes. Les solutions financières n'ont pas fait preuve de leur efficacité car les médecins ont déjà de bons revenus, voire meilleurs, dans d'autres contextes, et les formalités administratives sont complexes. Les aides financières sont multiples avant la fin des études médicales et au moment du choix de l'installation : le médecin peut s'adresser à l'université, à l'Agence régionale de santé, à la direction départementale des finances publiques… Dans les zones de revitalisation rurale, les médecins peuvent bénéficier d'une exonération totale d'impôt sur le revenu pendant les cinq premières années. Une aide à l'installation

---

[3]   Jean-Yves Paillé, « E-santé : pourquoi la France doit accélérer », *La Tribune*, 5 juillet 2017.

est proposée par la Caisse nationale d'assurance maladie, dans des conditions qui évoluent[4]. Or toutes ces incitations financières ne font pas recette et leur caractère provisoire constitue une partie du problème. Il faut donc trouver autre chose, mais sans coercition.

Maintenir le tissu social et économique doit permettre de faire vivre les territoires ruraux pour y voir rester et revenir des professionnels de santé. La structure des villages français est variée mais la préservation des fonctions traditionnelles – écoles, services, commerces, tissu associatif, etc. – est un facteur décisif d'attractivité, y compris pour les professions médicales. Bien que le modèle du médecin de famille qui suit trois ou quatre générations ne soit pas généralisable tant les familles modernes sont complexes et la société rurale évolutive, il peut rester un idéal qui inspire les bonnes pratiques : être témoin des moments de bonheur de la vie familiale, partager les peines et les souffrances, exercer un rôle de conseiller en prévention et pour les soins, établir une relation de confiance avec les villageois. Il s'agit d'une approche centrée sur l'individu, ce que ne peut apporter la télémédecine.

Le village a besoin du médecin. Le médecin a besoin du village. Pour qu'une entreprise vienne s'implanter dans un village et y perdure, la présence d'un médecin et de professionnels de santé est une condition nécessaire. À l'inverse, comment demander à des soignants de s'installer dans des campagnes en voie de désertification ? La « désertification médicale » n'est bien souvent qu'un symptôme de la mort de nos campagnes. Lutter contre ce phénomène est une urgente nécessité. À Catus, village du Lot d'environ 900 habitants, une vidéo a été réalisée en mode humoristique pour recruter un médecin[5] : les villageois, enfants et adultes, y témoignent du bonheur de vivre à la campagne. C'est cette richesse qu'il faut préserver et transmettre. Les médecins généralistes reçoivent des internes en stage au sein de leur cabinet. Voilà un bon moyen à développer pour informer les nouvelles générations sur les pratiques professionnelles, sur les tâches administratives, et pour faire connaître le rôle pivot du généraliste au sein du village.

Je suis maintenant à l'âge de la retraite ; je retourne souvent au village et je rencontre mes anciens patients. C'est l'occasion d'échanger des sourires, des poignées de main, des embrassades et bien sûr de m'informer sur l'état de santé des personnes et de leur famille. Je reste encore le médecin coordonnateur de la maison de retraite du village. J'ai ouvert un petit cabinet

---

[4] Armelle Bohineust, « Médecins : 50000 euros pour s'installer dans un désert médical », *Le Figaro*, 25 mai 2016.

[5] « Une petite ville du Lot a besoin d'un médecin et réalise une vidéo humoristique pour recruter », *La dépêche.fr*, 26 juin 2017.

dans un autre village, assez loin pour ne pas gêner mon successeur, où je travaille en spécialités à mi-temps. Je ne peux pas me passer de partager mes connaissances, d'aider les gens : être soignant est plus fort que moi ! Voilà ce qu'il faut faire comprendre aux jeunes médecins. La médecine, dans sa complexité relationnelle, ne sera jamais comme les autres métiers ; elle ne peut être ramenée à une simple technique.

Alors comment faire venir les médecins dans nos campagnes ? Il faut mettre fin au numerus clausus instauré pour des raisons à la fois politiques et budgétaires. Un marché du travail contrôlé trop étroitement par l'État n'est pas libre de s'adapter aux conditions d'offre et de demande rencontrées sur le terrain. Tant que les jeunes médecins, trop peu nombreux, ne seront pas incités à s'installer loin de leurs confrères, ils n'iront pas suffisamment dans les campagnes. Il faut aussi intégrer dans les études de médecine des cours donnés par les professionnels de santé qui pratiquent en milieu rural et organiser des stages en campagne pour les internes qui se destinent à la médecine générale. Cela permettra de faire revivre et de revaloriser le terme « médecin de famille ».

Il faut aussi améliorer les conditions matérielles de travail, ce qui passe davantage par le confort d'exercice que par des incitations financières directes et personnelles. Ainsi, donner des aides aux médecins créateurs d'emploi permettrait de faciliter l'embauche d'un ou d'une secrétaire. La construction des maisons de santé doit se poursuivre, mais sans le partage des dossiers médicaux qui met en péril le secret médical. Dans le petit monde du village, la protection de la sphère du privé et de l'intime est indispensable pour conserver la confiance des patients. La fin des gardes de nuit et de week-end grâce au relais des équipes du SAMU (service d'aide médicale urgente) est également nécessaire. La crainte des gardes a un effet dissuasif majeur dans le choix d'installation.

Le plus décisif, mais aussi le plus difficile car lié à de multiples facteurs, tient à la valorisation des territoires ruraux pour que les étudiants envisagent d'y construire leur vie professionnelle et familiale. Il faut que nos villages redeviennent attractifs. La « désertification médicale » doit être resituée dans le contexte plus large de la crise des campagnes. Les interactions avec l'ensemble du tissu social et économique sont l'enjeu majeur pour le présent et pour l'avenir. Les médecins ne peuvent pas être l'avant-garde d'un repeuplement des campagnes, mais ils suivront tout naturellement le flux démographique et les stratégies territoriales, surtout si le marché du travail médical est libéré du numerus clausus.

Des déserts médicaux aux oasis de santé

Guy VALLANCIEN
Professeur honoraire d'urologie à l'université Paris-Descartes
Membre de l'Académie nationale de médecine

La baisse de la couverture médicale qui affecte les campagnes, banlieues et jusqu'aux centres des villes, est la première préoccupation des Français en matière de santé. Il est urgent de libérer les énergies en multipliant la création de véritables « oasis de santé » assurant la prévention et les soins selon un projet qui concilie les attentes des patients et des professionnels dans leurs territoires de vie. Constatons d'abord le décalage entre les outils sophistiqués et fiables dont nous disposons et les mentalités. Tous les moyens pour apporter les soins dans les plus petits villages existent déjà mais de nombreuses résistances se font jour. Politiques, administration et médecins défendent leur pré carré. Pourtant dans l'Ontario au Canada, des généralistes œuvrent sur un territoire de plus de 900 000 km^2, tout comme en Australie où les distances sont immenses. Dans ces deux pays le travail en équipe est très avancé. Des infirmiers et infirmières formés assurent la veille au plus près des habitants, pratiquent la lecture des analyses, font des scanners, utilisent la télémédecine et, en cas de nécessité, font appel au médecin. L'hélicoptère est toujours prêt à décoller. Donner davantage de responsabilités aux infirmières et infirmiers mieux formés constitue une des solutions pour densifier l'offre de soin.

Nous assistons à une mutation sans précédent de la médecine qui oblige à une nouvelle organisation des systèmes de santé, au renouvellement de la formation des soignants et à l'approfondissement de l'éducation des patients. C'est la chance des zones fragiles à condition que soient prises les décisions qui s'imposent.

Un nouveau maillage de territoire, une population mieux informée

Le déploiement des maisons de santé se poursuit dans les espaces français sous-équipés. Il constitue un objectif politique avec la volonté de créer de véritables entreprises sanitaires dans lesquelles sont regroupés les médecins, les infirmiers, et les autres professionnels de santé, dont les pharmaciens. La médecine « libérale », confrontée à de nombreux problèmes dans un système fondé sur une protection sociale encadrée par la sécurité sociale et les mutuelles, évolue vers une médecine « entrepreneuriale » dans laquelle les acteurs de santé, spécialisés dans les soins et la prévention, gèrent librement leur activité en communautés efficientes. Les « oasis de santé » doivent être équipées des moyens d'assurer la grande majorité des urgences grâce à des matériels adaptés, notamment en imagerie par ultrason et en kits de biologie. Pour être efficaces, elles doivent se doter de locaux destinés aux associations de patients, aux assistantes sociales, aux personnels dédiés à la prévention, tant dans les familles que dans les écoles, les entreprises et les administrations locales. Pour les plus éloignées des centres hospitalo-universitaires (CHU), des studios devraient compléter l'offre de soin pour accueillir les internes en médecine générale. Le développement de centrales d'achats permettrait d'abaisser le coût des matériels et de la maintenance.

L'entrée dans l'ère numérique est un autre enjeu majeur. Les maisons de santé doivent être reliées par télémédecine aux hôpitaux et cliniques où se concentrent les spécialistes qui pourront au besoin venir consulter, soit physiquement, soit par téléconsultation. Ces vacations de consultations dédiées aux actes de télémédecine devront être programmées dans les établissements spécialisés pour répondre à la demande des malades via leurs médecins généralistes. La jeune génération est prête au partage des tâches et la maison de santé devient un relais entre les patients et les CHU, contribuant fortement à un nouvel aménagement du territoire et à une nouvelle façon de penser les interactions spatiales. Ces structures de proximité que forment les maisons de santé connectées rendent possibles des consultations déportées assurées par les mêmes équipes dans des groupes de villages proches, à tour de rôle. Des cabinets médicaux mobiles ont déjà été expérimentés en Thiérache. D'autres solutions existent, comme les bureaux mis à disposition par les mairies ou par l'entreprise La Poste qui dispose d'un maillage territorial très dense – que les pouvoirs publics se sont souvent attachés à préserver dans les campagnes car il représentait un service jugé essentiel par la population. L'entreprise peut contribuer au transport des médicaments à domicile. Cette nouvelle organisation ne peut réussir qu'avec l'adhésion de la population.

Pourquoi, en France, n'entend-on pas les îliens se plaindre d'être mal soignés ? Ils ont souvent intégré les solutions proposées à leur isolement, malgré de réelles inégalités. Dans les départements et territoires d'Outre-Mer, la Réunion est mieux lotie que les îles françaises des Antilles. La population est exigeante car le médecin, naguère présent jour et nuit, à la demande, veille sur les âmes. Mais la mutation est nécessaire pour trouver un équilibre entre vie professionnelle et vie personnelle des soignants. Attirer les jeunes médecins par la contrainte est inefficace mais favoriser leur implantation dans les campagnes est une ambition nécessaire. La formation des soignants doit intégrer une réflexion sur les conditions de la pratique et de la mobilité de l'exercice médical. Des bourses pour les meilleurs étudiants de milieux modestes qui, actuellement, reculent devant des études longues, permettraient d'amener vers les professions médicales davantage de jeunes gens issus des territoires éloignés des centres urbains et donc davantage sensibilisés aux problèmes des déserts médicaux.

Éduquer la population est également un impératif. De nombreux habitants des campagnes sont habitués à faire des kilomètres pour acheter des articles ménagers, à prendre des rendez-vous par internet, à dialoguer en utilisant les outils numériques. Pourquoi ne pas exploiter ces nouvelles habitudes pour mieux soigner ? En Suède, il existe très peu de maternités. Ultra-modernes, elles s'apparentent à « des usines à bébés », ce qui peut nous effrayer. Pourtant, les accidents y sont très rares. Les femmes viennent de très loin, elles sont logées dans un hôtel près de la maternité huit jours avant leur accouchement et se disent très satisfaites. Ce fonctionnement, dans un pays en pointe dans les politiques sociales et sanitaires, permet de comprendre qu'il faut faire confiance aux patients et travailler pour mettre en place une meilleure appréciation des usages des structures de soin en accentuant la collaboration entre les associations savantes et les patients.

Une nouvelle façon de travailler

Reconstruire la chaîne des soignants c'est apprendre aux médecins à travailler en équipe, entre eux et avec les autres personnels de santé. Des infirmier.e.s cliniciens mieux formés, de niveau master, dédiés à cette veille sanitaire et aux revenus revalorisés assureront au moins 40 à 50 % des tâches aujourd'hui dévolues aux médecins qui pourront donc se concentrer sur les actes difficiles. De nos jours, la médecine clinique, qui fut aux XIXe et XXe siècles le parangon de la médecine moderne, a perdu une grande partie de son efficacité. Le 17 février 1816, un petit médecin breton, René Laennec, a l'intuition, pour ausculter le cœur et les poumons d'une accorte patiente, d'enrouler quelques feuilles pour en faire un cornet acoustique. Miracle de l'intuition et prodige de la physique, il entend. Le stéthoscope vient de naître. Et, avec lui, une médecine qui permet d'écouter les corps, d'en déceler les signes pathologiques et de voir autrement la nature et l'évolution de la maladie. Or deux siècles plus tard, les mains, les yeux, le nez du médecin sont des instruments subjectifs qui fournissent des informations non quantifiables et non transmissibles. Les techniques médicales ont changé ; l'analyse et la mesure sont devenues des préalables indispensables à toute intervention un peu lourde. Le robot qui opère sous le contrôle du chirurgien est plus précis, n'est jamais fatigué, jamais déconcentré et s'arrête quand il détecte un problème. En biologie et en radiologie, tous les examens sont supérieurs à ce que peut déceler le médecin au cours d'une consultation classique. L'intelligence artificielle peut maintenant établir un diagnostic en intégrant les maladies les plus rares auxquelles un médecin isolé ne penserait pas immédiatement. Il faut apprendre aux médecins à travailler avec les nouveaux outils et faire comprendre à la population l'intérêt de la collaboration entre les machines et le médecin.

L'avenir de la médecine est aussi la prévention. Les maisons de santé ne doivent pas seulement être des lieux de soin. Elles doivent devenir des maisons de dépistage, de suivi, de dialogue. En Espagne, on lit à l'entrée des Casa de Salud, l'équivalent des maisons de santé françaises : « Venez chez nous pour ne pas aller à l'hôpital ». La médecine prédictive est en plein essor. La génomique nous permet de prédire certaines maladies et le public ne reste pas inerte face à cette avancée. Même si les objets connectés à domicile se multiplient, ils ne sont pas forcément le moyen idéal de la prévention car les personnes n'acceptent pas forcément d'être sous surveillance en permanence.

Face à ces défis, les déserts médicaux actuellement constatés sont la résultante de notre incapacité collective à nous organiser. Dans ce contexte, le médecin généraliste reste la clé de voûte de la médecine de l'avenir à condition qu'il travaille en équipe. Grâce à sa formation et aux outils de communication, il garde un lien permanent avec les CHU et les cliniques et constitue un intermédiaire indispensable pour rendre utiles les recherches innovantes au service de l'ensemble de la population jusque dans les espaces les plus isolés. Grâce à la technique, il peut libérer du temps et revenir à l'essentiel : la consultation et un entretien plus long. Sa force est l'écoute, la compassion et la prise de décision en fonction des analyses et des diagnostics préconisés avec l'aide des nouvelles technologies, dont il doit aussi savoir s'affranchir en tenant compte de l'histoire spécifique du patient – ce qui est une façon de maintenir la tradition médicale depuis Hippocrate, tout en utilisant les instruments médicaux les plus novateurs. Quand en fin de consultation un patient me dit « Et si c'était vous, docteur ? Que feriez-vous ? », je sais que j'ai gagné sa confiance. Il reporte sur moi sa demande et son inquiétude : c'est toute la beauté du métier.

Sortons de nos vieilles habitudes. Embarquons-nous dans l'exercice d'une médecine de proximité rénovée dans ses moyens et portée par les outils numériques les plus performants, priorisant la prévention et le diagnostic précoce à l'aide des innovations qui déferlent. Évoluons d'un système de soins figé, engoncé dans des traditions devenues obsolètes, vers un vrai système de santé fluide, adapté aux différents terrains, à différentes échelles, intégrant toutes les composantes qui favorisent le complet bien-être physique, psychique et social de chacun. Sortons du « tout national », géré de loin, qui ralentit les évolutions indispensables, pour retrouver la créativité et le service sanitaire qu'attendent les malades, les blessés et la population, au plus près des besoins Ces oasis de réconfort et d'aide composées de professionnels libres d'entreprendre ensemble doivent assurer les meilleures prestations médicales et sanitaires que le pays attend.

Apportons le meilleur aux plus isolés, aux plus âgés, aux plus démunis !

Les auteurs / About the Authors

Le docteur François ABRIAL est diplômé de la faculté de médecine de Saint-Étienne en 1976. Il s'installe en 1978 à l'âge de 27 ans en tant que médecin généraliste libéral dans la commune rurale de Saint-Héand (Loire) ainsi que médecin de section de cure de la maison de retraite publique de Saint-Héand. Entre 1983 et 2002 il obtient plusieurs diplômes interuniversitaires : sexologie, homéopathie, tabacologie, andrologie, gériatrie pour médecin coordinateur d'établissement hébergeant des personnes âgées dépendantes. Entre 1995 et 2007 il a fait deux mandats de conseiller municipal de Saint-Héand. Il devient médecin coordinateur de l'EHPAD de Saint-Héand en 2002. En 2016 il prend sa retraite du cabinet à Saint-Héand. Il continue son activité en tant que médecin coordinateur et il ouvre un cabinet de spécialité à Sorbiers (Loire) où il pratique à mi-temps.

Marie BOLTON received her Ph.D. in history from the University of California, Davis in 1997. She is *maître de conférences* in American history and civilization at Clermont-Auvergne University, and is a member of the CHEC (Centre d'Histoire: "Espaces et Cultures") research laboratory. She has co-authored and co-edited several books, including with Marie-Élisabeth Baudoin, *Les constitutions : des révolutions à l'épreuve du temps en Europe et aux États-Unis / Constitutions: On-going Revolutions in Europe and the United States* (Paris: Librairie générale de droit et de jurisprudence, 2017). She has authored over two dozen scholarly articles, including "California's Redwood National and State Parks: Wild or Constructed Nature?" in *Caliban: French Journal of English Studies: La planète en partage/Sharing the Planet* (Presses Universitaires du Midi, 2016); and with Nancy C. Unger, "Housing Reconstruction After the Catastrophe : The Failed Promise of San Francisco's 1906 Earthquake Cottages" in *Annales de démographie historique*, dirs. Catherine Rollet et Vincent Gordon (No. 2) 2010/2011.

Raffaella BRUZZONE travaille dans le cadre du projet Marie Curie Intra-European Fellowship CIRCKNOW. Elle mène une recherche en collaboration entre la School of Geography et le Department of History de l'université de Nottingham. Le projet – *The Circulation of naturalistic knowledge in Modern Europe (1500-1850): a Micro-analytical perspective* – enquête sur la circulation des savoirs botaniques/environnementaux dans l'Europe Moderne (1500-1850) dans une perspective micro analytique, sur des sources archivistiques entre l'Italie et l'Angleterre, dans leur contexte de production et de circulation. Elle a publié *Dalla foglia al folio. Un erbario figurato del XVI secolo e il suo contesto*, Genova, Sagep, 2015.

Pauline DUBOIS est doctorante à l'université Clermont-Auvergne. Après un mémoire de master intitulé *La société commerciale de la poudre d'Ailhaud. Enjeux sociaux, économiques et scientifiques d'une firme pharmaceutique au XVIIIe siècle (1724-1786)*, elle prépare une thèse sur les remèdes secrets en France des années 1720 aux années 1790, sous la direction de Stéphane Gomis et Patrick Fournier.

Jamel EL HADJ est chercheur correspondant au centre Norbert Elias (UMR 8562) dans l'équipe de Marseille. Il a soutenu en 2014 une thèse intitulée *Les chirurgiens et l'organisation sanitaire contre la peste à Marseille, XVIIe-XVIIIe siècles*. Il a publié « Les « chirurgiens de nation » et le système anti-peste marseillais en Méditerranée, XVIIe-XVIIIe siècles », *Arab Historical Review For Ottoman Studies*, 2014/50, p 35-54 ; « La collection des instruments de chirurgie au Musée de l'Histoire de Marseille : l'usage des instruments en temps de peste », *Clystère*, n° 40, mai 2015, p. 24-38 ; « Charles d'Anjou et la traduction du livre de Rhazès : la circulation des savoirs médicaux entre Tunis et la France au Moyen Âge », *Héritages arabo-islamiques dans l'Europe méditerranéenne*, Paris, éd. La Découverte et INRAP, 2015, p. 425-432 ; « La représentation de la régence de Tunis dans les récits de voyage des médecins français au XVIIIe siècle : l'exemple de Peyssonel et Desfontaines », *Revue d'Histoire Maghrébine*, n° 163, juin 2016, p. 71-84.

Olivier FAURE est professeur émérite d'histoire contemporaine à l'université de Lyon Saint-Étienne (Lyon III) et membre du Laboratoire de recherche historique Rhône-Alpes (LARHRA). Spécialiste d'histoire de la santé, il a notamment publié *Les Français et leur médecine au XIXe siècle*, Belin, 1993 ; *Histoire sociale de la médecine (XVIIIe-XXe siècles)*, Economica, 1994 et dirigé avec Patrice Bourdelais *Les nouvelles pratiques de santé (XVIIIe-XXe siècles)*, Belin, 2005. Plus récemment, il a mis l'accent sur la diversité des pratiques médicales dans *Aux marges de la médecine : santé et souci de soi (France, XIXe siècle)*, Presses universitaires de Provence, 2015. Il prépare un ouvrage sur *Jean-Pierre Françon (1799-1851), ou l'irrésistible ascension d'un « charlatan »*.

Carmel FERRAGUD is professor of history at the University of Valencia and member of the Inter-university Institute "López Piñero." Recent publications include "Wounds, Amputations, and Expert Procedures in the City of Valencia in the Early 15th Century," in Larissa Tracy i Kelly DeVries (eds.), *Wounds and Wound Repair in Medieval Culture* (Leiden-Boston: Brill, 2015); and, "Barbers in the Process of Medicalization in the Crown of Aragon During the Late Middle Ages," in Flocel Sabaté (ed.), *Medieval Urban Identity: Health, Economy and Regulation* (Newcastle: Cambridge Scholars, 2015). His monographs include *Medicina i promoció social a la Baixa Edat Mitjana (Corona d'Aragó, 1350-1410)* (Madrid, 2005); *La cura dels animals: menescals i menescalia a la València medieval* (Catarroja, 2009); and, *Medicina per a un nou regne: el paper de la medicina i els seus practicants en la construcció del regne de València (s. XIII)*, Alzira, Bromera (Textures, 17), 2009.

Vincent FLAURAUD, maître de conférences en histoire contemporaine à l'université Clermont-Auvergne, chercheur au Centre d'Histoire « Espaces et Cultures » (EA 1001), travaille sur les constructions d'identités militantes et les pratiques militantes, plus particulièrement dans le champ d'influence du catholicisme et dans la sphère de la ruralité. Sur la conflictualité autour des mesures anti-congréganistes du début du XXe siècle, qu'il aborde ici, et des Inventaires de 1906, il a publié par ailleurs : « Les congrégations féminines et la République. L'exemple cantalien » [Actes de la journée d'étude de 2005, « La Séparation des Églises et de l'État »], *Revue de la Haute-Auvergne*, avril-juin 2007, p. 173-195 ; « La porte fracturée. De l'expulsion de religieux en 1880 à l'évacuation de l'église Saint-Bernard à Paris en 1996 », *Cahiers d'Art sacré*, n° 28, 2010, p. 223-232. « *Huées, tocsin, cantiques et sifflets*. Des répertoires protestataires sonores lors de la crise des Inventaires de 1906 » est à paraître.

Patrick FOURNIER est maître de conférences à l'université Clermont-Auvergne. Membre du RUCHE (Réseau universitaire de chercheurs en histoire environnementale), il travaille sur la gestion de l'eau dans les territoires urbains et ruraux, sur les relations entre aménagements et environnement et sur les politiques de santé publique en portant une attention particulière aux enjeux environnementaux des questions sanitaires. Il a codirigé *Eaux et conflits dans l'Europe médiévale et moderne*, Toulouse, Presses Universitaires du Mirail, 2012 (avec Sandrine Lavaud), *Au fil de l'eau. Ressources, risques et gestion du Néolithique à nos jours*, Clermont-Ferrand, Presses universitaires Blaise Pascal, 2013 (avec Christèle Ballut) et *Aménagement et environnement. Perspectives historiques*, Rennes, Presses Universitaires de Rennes, 2016 (avec Geneviève Massard-Guilbaud). Il a co-écrit *Hygiène et santé en Europe de la fin du XVIIIe siècle aux lendemains de la Première Guerre mondiale*, Paris, SEDES, 2011 (avec Stéphane Frioux et Sophie Chauveau).

Claude GRIMMER est maîtresse de conférences honoraire en histoire moderne (université Clermont-Auvergne) et chercheuse associée au Centre Roland Mousnier (UMR 8596). Elle a mené des recherches sur l'histoire urbaine, l'histoire hospitalière, l'histoire de la famille et des enfants illégitimes. Elle participe actuellement à l'enquête « Mobilités, populations et familles de Charleville » conduite par l'équipe du Centre Roland Mousnier et prépare une biographie de Charles de Gonzague, duc de Nevers et de Mantoue, fondateur de Charleville au XVIIe siècle. Elle a notamment publié *Un hôpital dans la ville : l'exemple de Charleville (XVIIe-XXIe siècles)*, Études Ardennaises, 2015 ; « La genèse de la création d'une ville : Charleville », dans *Costruire, abitare, pensare Sabbioneta e Charleville città ideali dei Gonzaga*, Universitas Studorium, Mantova, 2017 p. 142-149 ; « La petite enfance des princes et princesses Gonzague-Clèves entre Paris et Nevers », *Mémoires de la Société académique du Nivernais*, t. LXXXVI, 2017, p. 37-53 ; « De l'adaptabilité des lois françaises dans les colonies à travers le destin d'une jeune métisse camerounaise dans les années 1920 », dans *Le contrôle du corps des femmes dans les colonies, Empire, genre et bio-politiques*, Paris, Karthala, 2015 p. 230-249.

David GENTILCORE is professor of early modern history at the University of Leicester (UK). He has published numerous works in the history of medicine covering the period 1500-1800, including *Healers and Healing in Early Modern Italy* (Manchester, 1998), which explores the medical pluralism of the kingdom of Naples; *Medical Charlatanism in Early Modern Italy* (Oxford, 2006), which examines the social, cultural and medical worlds of charlatanry; and, *Food and Health in Early Modern Europe* (London, 2016), which recounts the history of food and diet from a medical perspective. He is currently working on a medical history of the pellagra epidemic in north-eastern Italy, part of a project funded by the Economic and Social Research Council.

Adélaïde HAMITI est chargée de mission MAIA 93 Nord (Méthode d'action et d'intégration des services d'aide et de soin du champ de l'autonomie, portée par le réseau de gérontologie Équip'âge). De 2009 à 2012, elle a été chargée de mission à l'ARDTA (Agence régionale de développement des territoires d'Auvergne). Elle a soutenu en 2014 une thèse de doctorat à l'université Blaise-Pascal de Clermont-Ferrand intitulée *Offre de soins dans*

Les auteurs / About the Authors

le Massif Central : territorialisation, gouvernance et initiatives pour faire face aux nouveaux enjeux (sous la direction de Laurent Rieutort). Elle a publié « Territorialisation des soins primaires : initiatives des collectivités et des professionnels de santé sur le Massif Central pour une autre gouvernance », *Norois. Environnement – Aménagement – Société*, 2014/4, 233, p. 55-66.

Laurent HEYBERGER est docteur en histoire habilité à diriger des recherches et maître de conférences en histoire contemporaine depuis 2006 à l'université de Technologie de Belfort-Montbéliard. Il est membre du Laboratoire RECITS (Recherche sur les Choix Industriels, Techniques et Scientifiques). Il a publié *L'histoire anthropométrique*, Berne, Peter Lang, 2011 (coll. « Population, famille et société », volume 13) et codirigé avec Robert Belot *Prométhée et son double. Craintes, peurs et réserves face à la technologie*, Neuchâtel, Alphil et Toulouse, Méridiennes, 2010. Il est l'auteur de nombreux articles et chapitres d'ouvrages dans le domaine de l'histoire anthropométrique dont « Received wisdom versus reality: height, nutrition, and urbanization in mid-19th century France », *Cliometrica*, 8, 2014/1, p. 115-140 et « New Anthropometric History: An Analysis of the Secular Trend in Height », dans *Handbook of Anthropometry: Physical Measures of Human Form in Health and Disease*, Victor R. Preedy (dir.), New York, Springer, 2012, p. 253-270.

Sandrine LACHAUD-MARTIN est maître de conférences à l'université Bordeaux-Montaigne et membre du Centre d'Études des Mondes Moderne et Contemporain (CEMMC). Après une thèse sur *Le Sauternais moderne. Histoire de la vigne, du vin et des vignerons des années 1650 à la fin du XVIIIe siècle*, Fédération Historique du Sud-Ouest, 2012, elle est l'auteur de plusieurs articles sur le vignoble et le monde rural en général. Elle a organisé plusieurs colloques : *L'Univers du vin. Hommes, paysages et territoires*, BHR, 2014, *La construction de la grande propriété viticole en France et en Europe XVIe-XXe siècles*, Féret, 2015, *Patrimoines viticoles. Les lieux et les objets de la vigne et du vin de l'Antiquité à nos jours*, Fédération Historique du Sud-Ouest, 2015.

Sandro LAGOMARSINI est directeur du Musée rural de Cassego et curé dans le Haut Val di Vara. Il a publié plusieurs articles concernant des questions d'histoire locale et sur les savoirs dans la vallée dont « Urban Exploitation of Common Rights : two Models of Land use in the Val di Vara » dans Ross Balzaretti, Mark Pearce et Charles Watkins (dir.), *Ligurian Landscapes. Studies in Archaeology, Geography & History*, Accordia, London, 2004.

Ligia LIVADĂ-CADESCHI est titulaire d'un doctorat en histoire soutenu en 2000 à l'Institut d'Études Sud-Est Européennes de l'Académie Roumaine sur le sujet : *La Marginalité sociale aux XVIe-XVIIIe siècles. Analogies et contrastes entre l'Occident européen et les Pays Roumains*. Elle est chercheur scientifique de cet Institut et professeur à la Faculté de sciences politiques de l'université de Bucarest. Ses recherches portent sur l'histoire sociale et institutionnelle des Roumains du XVIIIe au XXe siècle, sur l'évolution des établissements de bienfaisance et des institutions d'assistance aux pauvres et sur la justice criminelle et la criminalité dans les principautés roumaines aux XVIIIe et XIXe siècles. Elle a notamment publié *Discursul medico-social al igieniștilor români. Abordarea specificităților locale din perspectiva experienţelor occidental europene, secolele XIX-XX* (*Le discours médicosocial des hygiénistes roumains. Les spécificités locales abordées sous l'angle des expériences occidentales, XIXe-XXe siècles*), București, Editura Muzeului Naţional al Literaturii Române, 2013 et *De la milă la filantropie. Instituții de asistare a săracilor din Ţara Românească și Moldova în secolul al XVIII-lea* (*De la charité à la philanthropie. Les institutions d'assistance aux pauvres en Valachie et en Moldavie au XVIIIe siècle*), București, Nemira, 2001.

Paul LLOYD completed his Ph.D. in 2009 at the University of Leicester (UK) where he teaches and lectures in medical history. His publications include *Food and Social Identity in England: Eating to Impress* (Bloomsbury, 2015); "Making Waterfowl Safe to Eat: Medical Opinion and the Science of Transforming Hurtful Nature in Early Seventeenth-Century England," *Food and History* 11:1 (2013); "Dietary Advice and Fruit Eating in Late Tudor and Early Stuart England," *Journal of the History of Medicine and Allied Sciences* 67:4 (2012); "The Changing Status of Offal: A Fashionable Food in England between 1545 and 1655," *Food, Culture and Society*, 15:1 (2012); and "Nutritious Foods and Consumption Choices in the Early Modern Period," *Social History of Medicine* 24:1 (2011).

Nicolas MONTEILLET, prix de la meilleure thèse du groupe sciences humaines de la Sorbonne en 1998, a enseigné dans plusieurs institutions (Paris V, EHESS, Lille 3, université Omar-Bongo de Libreville) et a poursuivi ses réflexions dans le cadre d'une habilitation à diriger des recherches soutenue à l'université Lumière Lyon 2 en 2011. Il est à l'origine de plusieurs colloques internationaux et poursuit des recherches sur les rapports entre colonisation et pratiques de santé en Afrique centrale. Il a publié plusieurs ouvrages dont *Le pluralisme thérapeutique au Cameroun : crise hospitalière et nouvelles pratiques populaires*, Paris, Karthala, 2005 et *Médecine et sociétés secrètes au Cameroun : prévention et soins précoloniaux Yezum*, Paris, L'Harmattan, 2007.

Les auteurs / About the Authors

Sylvain OLIVIER est titulaire d'un doctorat en histoire soutenu en 2012 sur le sujet *Aux marges de l'espace agraire. Inculte et genêt en Lodévois (XVIIe-XIXe siècle)*, sous la direction de Jean-Marc Moriceau (université de Caen Normandie). Il est maître de conférences en histoire moderne à l'université de Nîmes (CHROME, EA 7352). Spécialiste d'histoire des campagnes, de l'agriculture et de l'environnement de la fin du Moyen Âge à l'époque contemporaine, il étudie aussi l'histoire de la médicalisation en milieu rural. Il est auteur ou co-auteur d'une quarantaine d'articles dans des revues scientifiques et de chapitres de livres dont : « Rouissage et pollution des cours d'eau en Languedoc méditerranéen (XVIIe-XIXe siècle) », dans *Pollutions industrielles et espaces méditerranéens (XVIIIe-XXIe siècle)*, Laura Centemeri et Xavier DAUMALIN (dir.), Paris/Aix-en-Provence, Karthala/Éd. de la MMSH, 2015, p. 29-44 ; « Le genêt, plante textile du Lodévois aux XVIIe et XVIIIe siècles : un marqueur des relations ville-campagne ? », dans *La ville et le plat pays, XIIIe-XVIIIe siècles*, Marie-Claude Marandet (dir.), Perpignan, Presses universitaires de Perpignan, 2016, p. 355-378 ; « Terriers des seigneurs et compoix des communautés en Languedoc oriental », dans *Estimes, compoix et cadastres. Histoire d'un patrimoine commun de l'Europe méridionale*, Jean-Loup Abbé (dir.), Toulouse, Le Pas d'Oiseau, 2017, p. 104-119.

Séverine PARAYRE est docteure en sciences de l'éducation de l'université Paris-Descartes. Enseignante à l'Institut Supérieur de Pédagogie de Paris – Faculté d'éducation de l'Institut Catholique de Paris, elle est chercheure associée au laboratoire TEC (Techniques et Enjeux du Corps, Paris Descartes). Ses recherches portent notamment sur la transmission et la circulation des savoirs et des pratiques sanitaires du XVIIIe siècle à nos jours. Elle a publié *L'hygiène à l'école, une alliance de la santé et de l'éducation (XVIIIe-XIXe siècles)*, Presses Universitaires de Saint-Étienne, 2011 et a dirigé avec Alexandre Klein *Éducation et Santé : des pratiques aux savoirs*, Paris, L'Harmattan, 2014 et *Histoire de la santé (XVIIIe-XXe siècles). Nouvelles recherches francophones*, Québec, PUL, 2015.

Émilie-Anne PÉPY est maître de conférences à l'université Savoie Mont-Blanc depuis 2011 et membre du laboratoire LLSETI. Après une thèse consacrée à l'exploitation et à la mise en valeur du territoire montagnard de la Grande Chartreuse (*Montagne sacrée, montagne profane. Le territoire de la Grande Chartreuse, XVIe-XVIIIe siècles*, Grenoble, PUG, 2011), elle poursuit des recherches dans le champ de l'histoire environnementale et de l'histoire des savoirs au XVIIIe siècle. Ces centres d'intérêt l'amènent à publier, en collaboration avec Charles-François Mathis, une synthèse consacrée à *La ville végétale, XVIIe-XXIe siècle*, Seyssel, Champ Vallon, 2017.

Nancy C. UNGER is chair of the History Department at Santa Clara University (California). She is the author of *Beyond Nature's Housekeepers: American Women in Environmental History* (Oxford, 2012), and the award-winning biographies *Fighting Bob La Follette: The Righteous Reformer* (University of North Carolina Press, 2000; 2nd ed., Wisconsin Historical Society Press, 2008) and *Belle La Follette: Progressive Era Reformer* (Routledge, 2016), and is co-editor of *A Companion to the Gilded Age and Progressive Era* (Wiley-Blackwell, 2017). She has also authored dozens of scholarly articles and essays, including "Women and Gender: Useful Categories of Analysis in Environmental History," in *Oxford Handbook of Environmental History* (Oxford, 2014). Her work co-authored with Marie Bolton includes "'Mother Nature is Getting Angrier': Turning Sacred Navajo Land into a Toxic Environment," *Environmental Crisis and Human Costs*, Ufuk Özdağ and François Gavillon, (eds.) (Colección Benjamin Franklin, Alcala de Henares, Madrid: Universidad de Alcalá, 2015).

Guy VALLANCIEN est chirurgien spécialisé en urologie. Professeur honoraire de l'université Paris Descartes, il est membre de l'Académie nationale de médecine. Il a été chargé de mission auprès de plusieurs ministres français de la santé entre 2002 et 2008, notamment sur les questions liées à la gouvernance hospitalière et sur les objectifs et les missions confiés aux maisons de santé. Il est l'auteur de *La médecine sans médecin ? Le numérique au service du malade*, Paris, Gallimard, 2015 et *Homo Artificialis, plaidoyer pour un humanisme numérique*, Paris, Michalon, 2017.

Dans la collection

Vol. 1 – Guido Alfani, Vincent Gourdon, Isabelle Robin (dir.), *Le parrainage en Europe et en Amérique. Pratiques de longue durée (XVIe-XXIe siècle)*, 2015.

Vol. 2 – Stéphane Jettot & Marie Lezowski (dir./eds.), *L'entreprise généalogique. Pratiques sociales et imaginaires en Europe (XVe-XIXe siècles) / The Genealogical Enterprise. Social Practices and Collective Imagination in Europe (15th–20th century)*, 2016.

Vol. 3 – Gregorio Salinero & Miguel Ángel Melón Jiménez (dir.), *Le temps des listes. Représenter, savoir et croire à l'époque moderne*, 2018.

Vol. 4 – Bertrand Haan & Jean-Philippe Priotti (dir.), *Une Europe des affaires (XVIe-XVIIIe siècles). Mobilités, échanges et identités*, 2018.

Vol. 5 – Gregorio Salinero, Águeda García Garrido & Radu G. Paun (dir.), *Paradigmes rebelles. Pratiques et cultures de la désobéissance à l'époque moderne*, 2018.

Vol. 6 – Marie Bolton, Patrick Fournier & Claude Grimmer (dir.), *Médecine et santé dans les campagnes. Approches historiques et enjeux contemporains*, 2019.

www.peterlang.com

www.ingramcontent.com/pod-product-compliance
Ingram Content Group UK Ltd.
Pitfield, Milton Keynes, MK11 3LW, UK
UKHW021828140426
5217IPUK00017B/1253